U0339879

实用急危重症医学

主编　张众慧　刘新转　李铭明　马福燕

　　　刘　伟　周　景　姜希富

黑龙江科学技术出版社

HEILONGJIANG SCIENCE AND TECHNOLOGY PRESS

图书在版编目（CIP）数据

实用急危重症医学 / 张众慧等主编. -- 哈尔滨：
黑龙江科学技术出版社，2023.12
ISBN 978-7-5719-2227-6

Ⅰ．①实… Ⅱ．①张… Ⅲ．①急性病－诊疗②险症－
诊疗 Ⅳ．①R459.7

中国国家版本馆CIP数据核字（2023）第237366号

实用急危重症医学
SHIYONG JIWEIZHONGZHENG YIXUE

主　　编	张众慧　刘新转　李铭明　马福燕　刘　伟　周　景　姜希富
责任编辑	包金丹
封面设计	宗　宁
出　　版	黑龙江科学技术出版社
	地址：哈尔滨市南岗区公安街70-2号　邮编：150007
	电话：（0451）53642106　传真：（0451）53642143
	网址：www.lkcbs.cn
发　　行	全国新华书店
印　　刷	黑龙江龙江传媒有限责任公司
开　　本	787 mm×1092 mm　1/16
印　　张	21.25
字　　数	534千字
版　　次	2023年12月第1版
印　　次	2023年12月第1次印刷
书　　号	ISBN 978-7-5719-2227-6
定　　价	198.00元

急危重症医学是近半个多世纪发展起来的一门新兴学科，是研究机体（包括高危者）器官功能障碍病理生理过程及其诊治的临床医学。急危重症患者的病情危重且复杂多变，医护人员必须动态掌握患者病情变化，给予准确救护方案并根据患者实际病情变化及时合理地调整救护方法，方能赢得抢救时机，提高对急危重症患者抢救的成功率，降低病死率。因此，急危重症的救护要求医护人员必须拥有高素质、高水平，且具备跨专业、多学科能力。近年来，急危重症救治领域的进展迅速，广大临床医护人员急需掌握最新的理论和技术，并将其出色地运用于临床救护当中。在这样的背景下，我们特组织了一批在急危重症救护领域具有丰富经验的医护人员，他们在繁忙工作之余编写了本书。

本书将临床医师的诊疗思维、渊博的医学知识及丰富的临床经验融会合一，详细介绍了常见急危重症及易发展为急危重症疾病的病因、病理、发病机制、临床表现、诊断与鉴别诊断、救治流程、救治关键、救治方案等，并结合了临床急危重症诊疗领域的新理论和新进展。本书内容丰富、资料翔实，并兼顾科学性、前沿性、可读性和可操作性，对临床医护人员的工作和学习大有裨益，既适合急诊室、重症监护病房等处的医护人员使用，又适合其他各专科医护人员阅读参考。

本书编者均来自临床一线，工作繁忙，书稿撰写经验较少，在编写过程中难免存在局限性，若书中存在疏漏之处，敬请广大读者批评指正。

《实用急危重症医学》编委会

2023 年 6 月

CONTENTS ·········· 目 录

第一章

急危重症常用操作技术

第一节 气管插管术

将导管插入气管内建立人工气道的方法称为气管插管术。它是急危重症患者抢救及治疗的基本操作之一。

一、适应证

(1)心搏、呼吸骤停者。

(2)需保护气道者:昏迷患者为防止呕吐物误吸、气管支气管分泌物过多咳痰无力不能自行排出者、喉反射缺如者。

(3)需机械通气者:呼吸衰竭患者经药物治疗无效需行机械通气,长时间全麻或使用肌松剂的大手术患者。

二、禁忌证

(1)紧急抢救时,经口气管插管无绝对禁忌证。

(2)严重喉水肿。

(3)喉腔黏膜下血肿。

(4)咽喉部烧伤、创伤。

(5)咽喉部肿瘤堵塞气道。

三、作用

(1)保持呼吸道通畅。

(2)便于呼吸管理或进行机械通气。

(3)减少无效腔和降低呼吸道阻力,从而增加有效气体交换量。

(4)便于清除气道分泌物或脓血。

(5)防止呕吐或反流致误吸、窒息的危险。

(6)便于气管内用药(吸入或滴入)。

(7)特殊类型的气管导管如支气管导管(双腔导管)可分隔两侧肺而起到单肺通气,便于手术操作及防止患侧肺污染健侧肺。

四、操作前准备

(一)患者准备

向患者及家属交代操作风险及操作必要性,签署知情同意书。

(二)材料准备

喉镜及叶片、开口器、导丝、注射器、口咽通气道、胶布、气管插管导管、简易呼吸器、吸痰装置。

(三)操作者准备

戴口罩、帽子、无菌手套。

五、操作步骤

(一)体位

患者仰卧,头后仰,颈上抬,使口、咽、喉三轴线接近一直线。对于少数困难插管患者,可于头下垫薄枕使其略微前倾,此操作甚至可使患者由勉强窥视会厌变成完全暴露声门。

(二)镇静

为顺利地进行气管插管术,常需麻醉(吸入、静脉或表面麻醉),使嚼肌松弛,咽喉反射迟钝或消失。但用于急救时,应视患者病情而定。

(1)凡嚼肌松弛、咽喉反射迟钝或消失的患者如深昏迷、心肺复苏时,均可直接行气管内插管。

(2)嚼肌松弛适当,但喉镜下见咽喉反射较活跃者,可对咽喉、声带和气管黏膜表面麻醉。

(3)躁动又能较安全接受麻醉药的患者,可静脉注射地西泮(安定)10~20 mg或硫喷妥钠100~200 mg和琥珀胆碱50~100 mg,待肌肉完全松弛后插管,应同时做人工通气。

(4)凡估计气管插管有困难(如体胖、颈短、喉结过高、气管移位等)、插管时可能发生反流误吸窒息(如胃胀满、呕吐频繁、消化道梗阻、上消化道大出血等)、口咽喉部损伤并出血、气道不全梗阻(如痰多、咯血、咽后壁脓肿等)或严重呼吸、循环抑制的患者,应在经环甲膜穿刺或经口施行咽喉喷雾表面麻醉后清醒插管。

(三)插管

(1)术者用右手拇指推开患者下唇和下颌,示指抵住上门齿,必要时使用开口器。左手持喉镜沿右侧口角进入口腔,压住舌背,将舌体推向左侧,镜片得以移至口腔中部,显露腭垂(为暴露声门的第1标志)。喉镜顺弧度前进,顶端抵达舌根,即可见到会厌(为暴露声门的第2标志)。

(2)成人弯型镜片前端应抵达会厌谷,向上提起镜片即显露声门,而不需直接挑起会厌;婴幼儿直型镜片前端应放在会厌喉面后壁,即插管体位的会厌下方,需挑起会厌才能显露声门。暴露不佳时可略微调整镜片前端位置及轻微上挑,上提时一般沿镜柄轴线,亦可略向竖直方向,轻微上挑时注意以手腕为支撑点,严禁以上门齿作支撑点。助手轻按甲状软骨并调整按压方向有助于暴露声门。

(3)直视下插入气管导管。右手以握笔式持气管导管(握持部位在导管的中后1/3段交界处),沿喉镜片压舌板凹槽送入声门裂1 cm(心肺复苏时,建议仅于此时停止按压)后,拔出管芯再前进。把气管导管送至距声门4~6 cm(儿童2~3 cm)。一般情况下,男性患者插入深度为距上门齿 22~24 cm,女性为 20~22 cm,小儿按年龄/2+12 cm。确认插管深度后,成人套囊充气 5~10 mL。

(4)确定导管是否在气管内。①出气法:快而轻地冲击样按压患者胸骨,耳听及脸颊感受管口有否气流呼出。此法最为实用,所受干扰因素最少。②进气法:球囊通气,观察双侧胸廓是否均匀抬起,同时听诊两肺有无对称的呼吸音,而上腹部无气过水声,以确定导管已在气管内。然后安置牙垫,拔出喉镜。

(5)固定导管:确定导管在气管内以后再进行外固定。用两条胶布十字交叉,将导管固定于患者面颊部;第一条胶布应把导管与牙垫分开缠绕一圈后,再将两者捆绑在一起。

六、注意事项

(1)插管前检查用物是否齐全,检查喉镜灯是否正常亮度,管芯长度调整不能超过导管尖端斜面口,检查导管气囊有无漏气。

(2)插管前后都要用纯氧面罩和简易呼吸器辅助呼吸,保证 $SpO_2 > 95\%$。

(3)经口腔明视插管操作不应超过 40 秒,如一次操作不成功,应立即面罩给氧。待血氧饱和度上升后再操作。

(4)气管插管深度一般为 22~24 cm。

(5)气囊充气恰好封闭气道,一般为 3~5 mL。

(6)正确、牢靠固定气管插管,每天检查,并及时更换固定胶布或固定带。检查气管插管深度,过浅易脱出。

七、并发症

(一)插管损伤

1.牙齿损伤或脱落,口腔、咽喉部的黏膜出血

插管操作技术不规范,可致牙齿损伤或脱落,口腔、咽喉部的黏膜损伤引起出血。用力不当或过猛,还可引起下颌关节脱位。

2.导管内径不符

气管导管内径过小,可使呼吸阻力增加;导管内径过大或质地过硬都容易损伤呼吸道黏膜,甚至引起急性喉头水肿或慢性肉芽肿。导管过软容易变形,或因压迫、扭折而引起呼吸道梗阻。预防方法为选择合适插管导管。

(二)麻醉不足

浅麻醉下行气管内插管可引起剧烈呛咳、喉头及支气管痉挛;心率增快及血压剧烈波动导致心肌缺血。严重的迷走神经反射可导致心律失常,甚至心搏骤停。预防方法:适当加深麻醉,插管前行喉头和气管内表面麻醉,应用麻醉性镇痛药或短效降压药等。

(三)误入支气管

导管插入太深可误入一侧支气管内,引起通气不足、缺氧或肺不张。导管插入太浅时,可因患者体位变动而意外脱出,导致严重意外发生。插管后及改变体位时应仔细检查导管插入深度,并常规听诊两肺的呼吸音。

(四)误入食管

气管导管误入食管,常见于困难插管患者,如不能及时发现,可能会导致患者严重缺氧,甚至

死亡。气管导管误插食管的第一个征象是听诊呼吸音消失和"呼出气"无二氧化碳;施行控制呼吸时胃区呈连续不断地隆起(胃扩张);脉搏氧饱和度骤降;全身发绀;同时在正压通气时,胃区可听到气泡咕噜声。一旦判断导管误入食管,应立即果断拔出导管,随即用球囊面罩进行通气,在此基础上再试行重新插管。

(刘长红)

第二节　气管切开术

气管切开是切开颈段气管前壁,使患者可经新建通道进行呼吸的一种技术。尤其对需要长期带管的患者,容易耐受、易于清除气道分泌物,可保持数月或数年等优点。

一、适应证

(1)口腔颌面部和咽喉部大手术的预防性气管切开。

(2)需要长时间使用呼吸机者。

(3)已行气管插管,但仍不能顺利排除支气管内分泌物者。

(4)因上呼吸道阻塞、狭窄、头面部外伤等,无法进行气管插管者。

(5)紧急情况下,环甲膜切开术多适用于颌面部、颈椎、头、颈和多发创伤的即刻气道控制,以及其他无法行气管插管的患者,可立即缓解上呼吸道的梗阻。

二、禁忌证

(1)已经明确呼吸道梗阻发生在环甲膜水平以下者为绝对禁忌证。

(2)有出血倾向为相对禁忌证。

三、操作前准备

(一)患者准备
告知患者穿刺目的、操作过程及注意事项,并签署知情同意书;监测患者血压、呼吸、脉搏。

(二)材料准备
气管切开包、消毒用品、麻醉药品、注射器、胶布、无菌手套、简易呼吸器/呼吸机。

(三)操作者准备
戴口罩、帽子,操作前洗手。

四、操作步骤

(一)体位
情况允许,患者取仰卧位,肩下垫枕,头向后仰、颈正中位,充分暴露颈前部气管。不能耐受者可取半卧位。

(二)定位
一般选择第2、第3、第4气管软骨环。

（三）消毒及检查器械

常规消毒皮肤。戴无菌手套,检查穿刺针是否通畅或检查切开包物品的完整性。

（四）麻醉

局部浸润麻醉,情况紧急可不麻醉。

（五）实施切开

(1)切开皮肤,钝性分离皮下组织至软骨,切断软骨环,做 T 形造口。

(2)逐渐切除气管软骨片,使切口呈规整的圆形,最后插入气管切开导管。

(3)在气管切开的手术中密切观察患者心率、血压及外周血氧饱和度的变化,有异常及时处理。

(4)手术完成后固定气管切开套管,固定寸带松紧,以容纳一个手指为宜,并在套管下垫好纱布垫。并摆好患者体位,整理用物。

五、注意事项

(1)与气管插管的"两点"固定不同,气管切开仅"一点"固定,容易发生移位,导致引流不畅或气管内损伤。

(2)气管切开也容易导致气管狭窄,不能反复操作,第 2 次切开或气管插管的难度皆较大,多用于病情好转后需长期保留人工气道的患者;或一般仅需一次建立人工气道的患者。

(3)防止外套管脱出,若套管脱出又未及时发现,可引起窒息。套管太短、固定带子过松、气管切口过低、颈部肿胀或开口纱布过厚等均可导致外套管脱出。

六、并发症

（一）皮下气肿

是术后常见的并发症,与气管前软组织分离过多,气管切口外短内长或皮肤切口缝合过紧有关。自气管套管周围逸出的气体可沿切口进入皮下组织间隙,沿皮下组织蔓延,气肿可达头面、胸腹部,但一般多限于颈部。大多数于数天后可自行吸收,不需做特殊处理。

（二）出血

术后 24 小时易发生,原因多为术中止血不彻底。应及时更换纱布垫,保持呼吸道通畅,及时吸痰。若严重出血则需手术处理。

（三）气胸及纵隔气肿

在暴露气管时,向下分离过多、过深,损伤胸膜后,可引起气胸。右侧胸膜顶位置较高,儿童尤甚,故损伤机会较左侧多。轻者无明显症状,严重者可引起窒息。如发现患者呼吸困难缓解或消失,而不久再次出现呼吸困难时,则应考虑气胸,X 线片可确诊。

（四）气管食管瘘

少见,切开气管前壁时损伤到后壁所致。操作时宜缓慢进针,避免损伤气管后壁。

（五）感染

多发生在手术 48 小时以后,较常见。

七、气管导管脱出的急救

(1)有自主呼吸的患者一旦发生气管套管脱出,首先要安慰患者,帮助患者加强自主呼吸,可用面罩吸氧,然后再重新置管。

(2)无自主呼吸的患者一旦气管套管脱出,分两种情况进行急救。气管切开术后三天局部可形成窦道,在三天内未形成窦道前若发生套管脱出,急救比较困难。①气管切开处窦道形成后发生套管脱出的处理:首先重新置管,如果置入困难,应立即做人工呼吸,胸外按压。②气管切开三天内未形成窦道的急救:试行重新置管,操作时可能困难,要抓紧时间,不成功马上改经口气管插管。重新置管,床边备气管切开包,使用气管牵开器迅速找到气管原切口,将切口暴露,指用气管钩和手指将气管提起使气管插管重新置入。

(刘长红)

第三节　正压机械通气技术

正压通气是呼吸支持技术最重要的组成部分,其生理学效应是全身性的,同时具有"双刃剑"的特点,包括对呼吸力学、肺通气、肺换气、循环及其他胸外脏器的影响,在改善通气与氧合的同时,也可能导致多种并发症,如血流动力学障碍、呼吸机相关肺损伤、呼吸机相关肺炎、与呼吸机诱导的膈肌功能不全等。有创正压通气与无创正压通气均遵循正压通气的原理,但由于无创正压通气具有"漏气通气"的特点,其应用指征与有创正压通气具有很大的不同,其操作影响因素更多。由于各病种具有不同的病理生理特点,其正压通气的目标、通气参数的调节有所不同。

一、正压通气呼吸力学基础与监测

呼吸运动本身是呼吸肌活动产生胸膜腔压力的变化,从而驱动呼吸的流量与容量变化的物理过程。正压通气的基本原理是通过增加气道内压,从而影响呼吸的流量与容量的变化,引起一系列的生理学变化。呼吸力学是以物理力学的观点和方法来研究与呼吸运动有关的压力、容量和流速三要素及相关的顺应性、阻力和呼吸做功等参数特性的一门学科。呼吸力学的动态监测是合理运用机械通气的基础。近年来,随着微处理技术和高灵敏传感器的快速发展,呼吸力学监测已从原来简单的、静态的、有限的数字监测演变为动态的、实时的智能化检测和分析。

(一)常用压力的概念

1.胸膜腔内压(Ppl)

胸膜腔内压又称胸腔内压,是指胸膜腔内的压强与大气压之差。其大小等于肺内压与肺回缩力之差,一般为负压,正常功能残气位时的 Ppl 大约为 -0.5 kPa(-5 cmH_2O)。但当用力呼气或正压通气时可为正压。

2.肺泡压(Palv 或 PA)

肺泡压又称肺泡内压,为肺泡内压与大气压的差值,等于胸腔内压与肺的弹性回缩压(Pel)之和,即 Palv＝Ppl＋Pel。肺泡压随着呼吸运动周期性变化。

3.气道压(Paw 或 Pao)

气道压又称气道内压,是指气道内压与大气压的差值,随着呼吸运动呈周期性变化。正压通气的原始作用是增加吸气相的 Paw。

4.跨肺压(PL)

PL 是指 Palv 与 Ppl 之间的差值,即 PL＝Palv－Ppl。然而,在实际应用中难以直接测定 Palv。在气道阻断和流量为零的条件下,Pao 与 Palv 相等;Ppl 通常用食管内压(Peso)来替代。因此,PL＝Pao－Peso(气道阻断和流量为零条件下)。它反映在相应的肺容量时肺的阻抗(主要是弹性回缩力)。PL 与肺容量的关系曲线是肺实质的力学上的重要特征,其斜率代表肺的顺应性,其压力代表在相应的肺容量位的势能。

5.气流驱动压(Pfr)

气流驱动压是指克服摩擦阻力使流体流动的压力差。肺通气的直接驱动力是气道口与肺泡之间的压力差。

6.跨胸壁压(PW)

PW 是指 Ppl 与体表压力(Pbs)的差值,即 PW＝Ppl－Pbs＝Ppl－0＝Ppl。由于呼吸肌的活动会直接导致胸廓的运动,影响 Ppl 的测定。因此,只有在呼吸肌完全放松下和气流为零的条件下,Ppl 才能反映 PW。

7.跨呼吸系统压(Prs)

Prs 是指呼吸运动过程中所需要克服的整个呼吸系统的总体压力,也是引起呼吸运动和肺容量变化的总动力,为 PL 和 PW 的总和,即 Prs＝PL＋PW。对于机械通气的患者,Prs 等于呼吸机的外加压力(通常在气道开口处测得,用 Pao 表示)与呼吸肌收缩产生的压力(Pmus)之和,用公式表示为 Prs＝Pao＋Pmus。如果呼吸肌完全放松(如控制模式通气时),Pmus＝0,Prs＝Pao,通过测定 Pao 就可简单地检测出 Prs;而当完全自主呼吸时,呼吸机的外加压力为 0,Prs＝Pmus,即呼吸肌收缩产生的力量克服呼吸运动的全部能耗。

8.内源性呼气末正压(PEEPi)

呼吸频率过快导致呼气时间过短、呼气阻力增高、高通气量等多种原因可导致呼气末肺泡内残留的气体过多,呼气末肺容积(EELV)高于功能残气位,即存在动态肺过度充气(DPH)。在肺的弹性回缩下导致呼气末肺泡内压为正值,称为 PEEPi,又称 auto-PEEP。PEEPi 根据测定的方法不同可分为静态内源性呼气末正压(PEEPi,st)和动态内源性呼气末正压(PEEPi,dyn)。由于各肺区的时间常数(反映肺泡充盈和排空速度)不一致,PEEPi,st 与 PEEPi,dyn 有一定的差别,一般情况下 PEEPi,dyn＜PEEPi,st。

9.体表压(Pbs)

体表压一般为大气压。通常将大气压作为参照零点,因此其值为 0 cmH_2O。

(二)呼吸阻力相关指标

1.气道阻力(Raw)

气道阻力是气体流经呼吸道时气体分子间及气体分子与气道壁发生摩擦造成的阻力。因气道开口压和肺泡内压之差是驱动气体在呼吸道流动的直接动力,因此 Raw＝(Pao－Palv)/F＝Pfr/F。气道阻力是非弹性阻力的主要成分,占80%～90%。

2.弹性阻力(E)

弹性阻力是指弹性组织对抗变形和弹性回位而产生的阻力。弹性阻力的倒数就是顺应性。

3.惯性阻力

惯性阻力是指物体在起动、变速、换向时因惯性所产生的阻止运动的力。通常情况下,惯性阻力可忽略不计。

(三)压力-容积曲线

现代正压机械通气的主要生理学基础之一是压力-容积曲线(P-V 曲线)。根据检查的压力不同,P-V 曲线包括有呼吸系统、肺或胸廓 P-V 曲线。在机械通气的患者中最常用的是呼吸系统 P-V 曲线,而研究中最常用的是肺的 P-V 曲线,对机械通气中参数的调节具有重要的指导意义。

1.呼吸系统 P-V 曲线

呼吸系统 P-V 曲线是描述肺容积与跨呼吸系统压力之间相互关系的曲线,反映呼吸系统顺应性在不同肺容量位的变化。图形的横坐标是跨呼吸系统压力,纵坐标是肺容积。正常情况下吸气相是一条 S 形曲线,呼气相与吸气相并不完全重合,两者构成一环形,也称 P-V 环。

静态 P-V 曲线能够较好地反映呼吸系统各部位的顺应性特征,但考虑到检测实施的问题,通常以准静态的检测方法获得准静态 P-V 曲线代替静态 P-V 曲线。通常在所有呼吸肌放松和低呼吸流量状态下检测 Pao 与肺容量变化的关系来获得。典型的 S 形曲线的上、下各有一折点,与肺泡的过度扩张和开放有关。在低肺容量区,曲线较平坦,顺应性低。在正常人的功能残气位(FRC),肺与胸廓的弹性回缩力大小相等、方向相反,呼吸系统总压力为零(Prs=0)。中段容量区域曲线陡直几乎呈线性,顺应性最大。正常呼吸发生的压力和容量变化处于此段容量区域内。在高肺容量区域,呼吸系统的顺应性减少。典型的 P-V 环中出现 4 个拐点:吸气肢的低位拐点(LIP)、吸气肢的高位拐点(UIP)、呼气肢的呼气相拐点(EIP)和呼气相低位拐点(LIP,e)。目前临床上主要是应用吸气相的 LIP 和 UIP。以这两个点区分,吸气 P-V 曲线可以分出低位平坦段、中间陡直段和高位平坦段。

2.顺应性(C)

顺应性是指在外力作用下弹性组织的可扩张性,顺应性与弹性阻力呈倒数关系。顺应性的大小通常用单位压力变化(ΔP)所引起的容量变化(ΔV)来表示,即 $C=\Delta V/\Delta P$。

(四)流量-容量曲线

以功能残气量为零点,流量(F)变化为横坐标,潮气量(Vt)变化为纵坐标的关系曲线称为流量-容积曲线(F-V 曲线)。F-V 曲线反映气道阻力和胸肺弹性阻力的综合变化。

(五)有关呼吸做功指标

1.呼吸做功(WOB)

呼吸做功指在每次呼吸过程中,用于克服阻力(肺和胸廓的弹性阻力、气道阻力、组织阻力)而实现肺通气所做的功。呼吸的动力可来源于呼吸肌(正常情况下为吸气肌)和/或呼吸机。WOB 常用呼吸过程所需压力和容积变化的积分表示。

2.弹性功(Wel)

克服呼吸系统弹性阻力所做的功。

3.阻力功(Wres)

克服呼吸阻力(气道阻力,肺组织黏性阻力、胸廓黏性阻力)所做的功。

4.吸气做功(Wi)和呼气做功(Wex)

WOB 可分为吸气做功(Wi)和呼气做功(Wex)。正常人平静呼吸时,吸气过程中吸气肌活动做功,是主动、耗能的。吸气功等于阻力功和弹性功之和。呼气过程依靠肺和胸廓弹性回缩力,是被动、无能耗过程。但当呼气阻力明显增加或通气要求增加时,呼气肌肉参与呼气做功。

5.附加功(WOBimp)

机械通气下,克服呼吸机管路和气管插管所做的功。

6.生理呼吸功(WOBphy)

克服自身阻力所做的功。正常人平静呼吸下为 0.3～0.6 J/L。

7.呼吸机做功

机械通气时呼吸机所做的功。

(六)中枢驱动的相关指标

呼吸中枢驱动是吸气时呼吸中枢发出的激发吸气肌收缩的神经冲动。常用的中枢驱动测定指标有口腔闭合压(P0.1)、平均吸气流量(Vt/Ti)和膈肌肌电图(EMGdi)。过去多数采用 P0.1 和 Vt/Ti 进行评估。近年来,随着食管 EMGdi 检测方法的进步和成熟,采用 EMGdi 进行呼吸中枢驱动的评估明显优于 P0.1 和 Vt/Ti。

二、有创正压通气

有创机械通气是指通过建立人工气道(经鼻或经口气管插管、气管切开),应用正压机械通气方式,达到维持、改善和纠正患者由于诸多原因所致的急慢性重症呼吸衰竭的一种治疗措施。常见的有创人工气道包括气管插管(包括经口气管插管和经鼻气管插管)和气管切开、喉罩等。有创正压通气为临床医学中不可缺少的生命支持手段,为治疗原发病提供了时间,极大地提高了呼吸衰竭的治疗水平。

有创正压通气是治疗各种类型呼吸衰竭的有效通气方式,临床医师应熟练掌握机械通气的适应证和禁忌证。这是因为使用有创正压通气会对患者的呼吸生理、血流动力学和循环、中枢、胃肠道、肝肾功能等多器官造成影响;并且不同的病情及同一患者的病情的不同阶段对机械通气的呼吸机模式、参数均有不同的要求,必须要求临床医师随时进行调整,以增加人-机协调性,最大限度减少呼吸机对患者的不良反应,预防和降低机械通气并发症的发生。

(一)适应证

1.心跳、呼吸停止

任何原因引起的心跳、呼吸停止,均应尽早进行心肺脑复苏。及早进行有创呼吸机辅助通气,是心肺复苏的必需治疗之一,可避免因严重缺氧造成的全身器官功能尤其是脑功能的不可逆性的损害。

2.胸、肺部疾病

目前胸、肺部疾病中需要使用有创正压通气的情况包括有慢性阻塞性肺疾病急性加重期(AECOPD)、重症肺炎、急性呼吸窘迫综合征(ARDS)及胸部大手术术后的呼吸支持。针对 AE-COPD 患者,早期可应用无创呼吸机辅助通气,但随着 $PaCO_2$ 水平的升高,患者意识障碍的出现,或出现气道分泌物排出困难,或呼吸肌的疲劳,均应尽早进行有创通气治疗。

重症肺炎、ARDS 患者出现严重呼吸困难伴低氧血症[$PaO_2 < 8.0$ kPa(60 mmHg)]或是呼吸窘迫致辅助呼吸肌的动用明显时,尽管尚能维持 PaO_2 在 8.0 kPa(60 mmHg)水平以上,仍应考虑使用有创通气治疗,避免严重缺氧造成的全身脏器损伤。

大手术术后(心脏及大血管手术、胸部手术)出现低氧血症、呼吸衰竭应及时使用呼吸机治疗。已经进行有创通气的患者,应每天评估心肺功能。

除了有反常呼吸运动的连枷胸是应用有创呼吸机的指征,其他胸部外伤导致的呼吸衰竭无法纠正时,也应及早进行有创正压通气。

3.神经-肌肉系统疾病

神经-肌肉疾病是指一系列累及周围神经系统和/或肌肉的疾病,主要包括运动神经元病、周围神经病、神经-肌肉接头疾病和肌肉疾病等,分为中枢性疾病和周围性疾病。中枢性疾病主要指由呼吸中枢受损产生的中枢性呼吸抑制和受损,常见的有脑卒中、脑炎、脑外伤、脑部手术的直接损伤或各种原因所致的脑水肿、癫痫持续状态等。周围性疾病是指脊髓及脊髓神经根、呼吸肌受损引起的呼吸困难甚至呼吸停止。导致呼吸肌受累的常见神经-肌肉疾病有运动神经元病(如肌萎缩侧索硬化)、多发性周围神经病(如吉兰-巴雷综合征)、神经-肌肉接头传递障碍性肌病(如重症肌无力、炎症性肌病)等。

4.循环系统疾病

尽管有创正压通气后胸腔内压增高可造成回心血量的减少,导致心排血量下降,从而可能造成血流动力学的不稳定,但并非是使用有创通气的禁忌证。如急性肺水肿、心脏疾病(大面积心肌梗死、心肌炎等)、心脏大手术术后等病例,当无创通气无法纠正呼吸衰竭、稳定心肺功能时,应及时进行有创通气治疗。

5.中毒造成的呼吸衰竭

中毒引起的呼吸抑制,继而出现了氧分压下降或二氧化碳潴留,当呼吸衰竭无法缓解,应考虑使用有创呼吸机辅助通气,避免因缺氧造成全身器官损害。临床上常见的是因药物中毒,其中包括各种催眠镇静药,如吗啡、苯二氮䓬类、巴比妥类等;麻醉药过量,如芬太尼、肌松剂、氯胺酮等。此外,急诊多见农药中毒,如有机磷、有机氯等。此时,应使用有创通气治疗直至中毒病因被清除。需要注意的是,由于某些手术过程需要使用肌松剂,因此需重视肌松剂的残余作用。残余肌松剂可引起术后呼吸功能损害和增加术后肺部并发症的发生率,减弱机体对缺氧性通气反应的代偿能力,此时应进行有创通气治疗,直至药物引起的神经-肌肉阻滞作用消失,自主呼吸恢复。

6.腹部外伤、腹腔感染或腹部大手术术后

腹部外伤、腹腔感染或大手术术后需要密切监测腹内压,当患者腹胀明显、腹内压明显增高时,可直接影响肺功能,导致肺顺应性下降、气道阻力增加,使肺通气量、功能残气量、残气容量进行性下降;此外,同步上升的胸膜腔内压升高及肺泡张力下降,也可导致肺血管阻力升高,诱发肺水肿,进而造成肺外 ARDS。因此,针对这类患者,应密切监测腹内压引起的呼吸功能的改变,必要时行有创正压通气,直至病因解除。

总之,掌握应用有创呼吸机的指征是宜早不宜晚,尤其是对大部分急性呼吸衰竭的患者,应密切评估病情,以免增加病死率。当造成呼吸衰竭的病因不明时,应尽早进行有创正压通气治疗,纠正严重低氧血症,在维持患者生命的同时积极寻找病因。另外,如需进行有创通气,应首先建立人工气道。目前建立人工气道的方法主要有 3 种:经口气管插管、经鼻气管插管、气管切开。临床医师应熟练掌握建立人工气道的方法,尤其是存在急性呼吸衰竭、严重低氧血症患者,迅速而有效建立人工气道可及早缓解低氧血症;同时应注意,在建立人工气道的同时,应做好氧储备,防止因严重低氧血症出现心跳、呼吸停止,从而对患者的生命造成无可挽回的损失。

(二)禁忌证

一般来说,有创正压通气没有绝对的禁忌证。对于进行机械通气的患者,临床医师应针对其病情变化采用适当的通气策略及调整呼吸机参数,减少人-机对抗。对于某些特殊病例,应采用特殊的通气方式,如分侧肺通气等。以下情况可视为有创正压通气的相对禁忌证。

1.严重肺大疱

当 AECOPD 出现呼吸衰竭而无创通气不能缓解病情时,需要进行有创通气治疗。但巨大肺大疱可能在正压通气下出现破裂,导致医源性气胸,加重缺氧。因此,临床医师应熟练掌握呼吸机的通气方式,根据患者病情随时调整呼吸机参数,减少医源性肺损伤;一旦出现气胸,应立即进行引流。

2.张力性气胸及纵隔气肿未行引流

对于气胸,尤其是张力性气胸,应先进行胸腔闭式引流,否则有创正压通气会进一步加重气胸;若病情不允许,应争取两者同时进行。这是因为未经引流的气胸或纵隔气肿会因为正压通气使肺脏破口无法闭合,已闭合的破口也可能因为正压通气重新破裂,从而使得气胸进一步加重,肺组织受压更加明显,甚至造成医源性张力性气胸。对于高危患者,一旦出现低氧等临床表现,应尽早排除气压伤。

3.大咯血或严重误吸引起窒息

因大咯血或严重误吸造成气道阻塞,在气道未通畅前,原则上不宜立即进行机械通气,否则机械通气会将血块或误吸物压入小气道引起阻塞性肺不张;此时应尽早通畅气道,吸出血液或误吸物。注意,在保持气道通畅的同时应密切评估患者呼吸衰竭是否能够纠正,否则应行机械通气治疗。

4.低血容量性休克未纠正

因正压通气可造成回心血量的减少,当低血容量性休克出现血流动力学不稳定时,进行机械通气可进一步加重休克,此时应尽快补足血容量。但值得注意的是,在休克未纠正前患者已经出现了呼吸衰竭乃至危及生命时,也应尽早进行机械通气治疗,同时尽快纠正休克。

5.支气管-胸膜瘘

存在支气管-胸膜瘘的患者进行正压通气时,气体会在支气管-胸膜瘘处进出,若瘘口已与周围胸膜组织粘连,气体不能进入胸膜腔造成肺组织受压;但若瘘口尚未与周围胸膜组织粘连,正压通气的气体可能造成医源性气胸,从而不能达到满意的临床疗效。因此,必须进行机械通气的支气管-胸膜瘘的患者,应尽早针对病因进行治疗,与此同时,根据病情及时调整呼吸机参数,通常可选择高频通气的方式帮助瘘口修复。

6.严重活动性肺结核

当活动性肺结核病灶范围不大时可进行机械通气治疗,如合并大咯血、肺大疱或气胸时应慎用,具体原因可见前述。同时,应做好医院感染的防护,使用密闭式吸痰管及细菌过滤器有助于控制院内感染。

7.急性心肌梗死并心源性休克

以往认为,心肌梗死造成血流动力学不稳定使用机械通气会进一步加重休克,因此将心肌梗死列为有创正压通气的禁忌证。但近年来的观点认为,当心肌梗死合并严重呼吸衰竭时,应尽早进行呼吸机治疗。但此时应密切监测血流动力学,积极针对原发病进行治疗,改善心功能,降低病死率。

8.临床医师对呼吸机性能不了解

当临床医师缺乏应用呼吸机治疗的基本知识或对呼吸机性能不了解时,可能存在不合理使用呼吸机,造成医源性肺损伤。因此,应在有经验的医师指导下进行机械通气,减少对患者的危害。

针对不同患者和同一患者病情的变化,应随时评估呼吸机使用的模式和参数,减少人-机对抗。

(三)通气支持方式分类

根据呼吸机通气的机制,可将呼吸机的基本的通气支持方式分为4类:指令(控制)、辅助、支持、自主呼吸。

1.指令通气(MV),亦称控制通气(CV)

呼吸机以预设频率定时触发,按照预设的呼吸频率、吸气时间、潮气量或气道压送气,在达到预设时间时切换为呼气。这种模式下,呼吸机完全代替患者的自主呼吸,因此能最大限度缓解呼吸肌疲劳、降低氧耗。持续指令通气(CMV)模式下,患者在呼吸机预设频率以外的自主呼吸不能触发呼吸机通气,因此,当患者有强烈的吸气动作时,会因不能触发呼吸机通气而引起严重的人-机不同步,所以CMV模式只适合用于自主呼吸完全停止或极其微弱者,如全麻、中枢神经系统疾病、镇静药物中毒等。CMV模式是完全的呼吸机控制通气,患者不能调节自主吸气时间,不能调节自主吸气量。若参数设置不当则会出现过度通气或通气不足,长时间应用该模式也易引起呼吸肌萎缩和呼吸机依赖。

2.辅助通气(AV)

患者存在自主呼吸,通过吸气用力时压力触发或流量触发而触发呼吸机按预设潮气量(或吸气压力)、吸气时间送气,在预设时间切换为呼气。该模式适合于有自主呼吸但通气不足者。该模式人-机同步性高,因此可减少镇静药物应用,锻炼呼吸肌,可作为撤机前准备。该模式缺点:分钟通气量受自主呼吸频率影响,若自主呼吸不稳定将影响通气的稳定性。

3.支持通气(SV)

患者存在自主呼吸,通过吸气用力时压力触发或流量触发而触发呼吸机送气,达到预设的气道压力或潮气量;当患者自主吸气流速下降到设定的呼气灵敏度的流速时,呼吸机停止送气,切换为呼气。该通气方式允许患者自主呼吸,可协助患者克服吸气阻力和扩张气道,减轻患者呼吸做功;该模式由患者自己决定吸气时间、呼气时间、流速、呼吸深度,因此人-机协调性好;亦有利于呼吸功能锻炼。由于吸气动作完全由患者触发,因此该模式适合用于有自主呼吸能力、通气阻力相对较低而需辅助通气的患者,或存在呼吸机疲劳的患者,可以作为撤机模式,但对于呼吸中枢、呼吸运动、呼吸功能不稳定的患者不适合单独应用该通气模式。

4.自主呼吸

与支持通气相类似,该通气模式是由患者自主吸气触发呼吸机送气,但吸气时间、潮气量、吸气与呼气切换则完全由患者自身情况决定。该模式不提供通气辅助,不能用于无自主呼吸或呼吸中枢功能、呼吸肌功能低下的患者。

将上述呼吸机不同的通气目标、通气机制、基本通气支持方式进行相应的组合,成为常见的呼吸机通气模式。由于常用通气模式属于固定的潮气量或压力通气,通气过程中未能自动根据患者呼吸系统的动态性变化引起的气道压或潮气量变化及时调整变化,因此人-机同步性及患者舒适性欠佳,且容易导致气道峰压或平台压升高。新型呼吸机通气模式则能根据所监测的呼吸系统顺应性自动调整合适的送气量,属于智能模式,譬如容量控制压力支持通气、压力调节容量控制通气等。

(四)常用的通气模式

1.指令(控制)、指令(控制)+辅助模式

(1)压力控制通气(PCV)模式:工作原理是呼吸机快速送气升高气道压直至达预设水平,之

后送气速度减慢以维持预设压力直至预设吸气时间结束。由于该通气模式的吸气峰压是预设的,且存在较长的压力平台时间,因此气体分布均匀,不容易发生气压伤。但是为维持恒定的气道压,潮气量会随胸、肺顺应性和气道阻力变化而变化。

(2)容量控制通气(VCV):工作原理是呼吸机在预设吸气时间内送气直至达预设潮气量。该模式能保证潮气量,但气道压力可变,因此容易造成气压伤,对心血管系统影响大。如吸气峰流速不足、触发灵敏度低,患者总呼吸功增加。

由于控制通气模式下,送气完全由呼吸机触发,与自主呼吸无关,患者在呼吸机预设频率以外的自主呼吸不能触发呼吸机通气,容易造成严重人-机不同步,因此现在的呼吸机并无单独的控制通气模式,而是将控制通气与允许自主呼吸的辅助通气相结合,如 A/C 模式,间歇指令通气模式等。

(3)A/C 模式:控制通气(CV)和辅助通气(AV)相结合的通气模式,即呼吸机既可以按预设频率定时触发,也可以由患者自主呼吸触发呼吸机送气,呼吸机按预设潮气量(或吸气压力)、吸气时间送气,在预设时间切换为呼气。如果患者无自主呼吸或者自主呼吸未能触发呼吸机送气,则通气方式为 CV;如果患者存在自主呼吸,且自主呼吸触发的通气频率超过预设频率时,通气方式为 AV;如果自主呼吸触发的呼吸频率低于预设频率时,则通气方式为 A/C。该模式既保证通气的安全性,也提高了人-机同步性。但该模式仍具有与 CV 或 AV 模式相类似的缺点,即假如参数设置不当,可导致通气不足或通气过度。

部分呼吸机在定容型 A/C 模式中增加 auto-flow 功能:在送气过程中,呼吸机根据患者的吸气用力程度,在一定限度内调节送气气流,使吸气流速与患者用力相适应,提高人-机同步性;潮气量增大,压力变为方波;适合用于高碳酸血症患者。

(4)间歇指令通气(IMV):控制通气(CV)与自主呼吸相结合的通气模式。呼吸机以预设频率定时触发,按照预设的呼吸频率、吸气时间、潮气量或气道压送气,在预设时间切换为呼气;在相邻两次正压通气之间允许患者自主呼吸,并且不受呼吸机预设参数影响。若呼吸机送气与自主呼吸同步,则为同步间歇指令通气(SIMV)。IMV 与 SIMV 的不同之处在于后者存在触发时间窗,当患者自主呼吸触发时间点落在触发时间窗以内,则呼吸机按照预设的呼吸频率、吸气时间、潮气量或气道压送气,在预设时间切换为呼气,即辅助通气;当患者自主呼吸触发时间点落在触发时间窗以外,则为自主呼吸。触发时间窗是呼吸机预设的,不同呼吸机品牌的触发时间窗的位置及时间长度不同,多数设置为指令通气呼吸周期 25%。譬如,倘若呼吸机的触发时间窗位于呼吸周期的前 1/4 的时间段内,当设置呼吸频率为 10 次/分,即呼吸机送气的时间间隔为 6 秒,触发时间窗则位于前该呼吸周期的前 1.5 秒,在这 1.5 秒内,如患者有自主呼吸触发,则呼吸机按照预设参数送气,如没有自主呼吸触发,则在 1.5 秒后,呼吸机将给予一次指令通气。在下一次指令通气及触发时间窗前,如患者有自主呼吸触发,则仅为自主呼吸模式,吸气时间及潮气量等不受呼吸机影响。由于自主呼吸必须通过呼吸机进行,阻力、无效腔增加,会增加患者呼吸做功,因此,该模式常常与压力支持通气相结合,即 SIMVPSV 模式。理论上来说,由于 SIMV 模式具有同步性,可提高患者的舒适度,但是也依然存在人-机不同步的情况。

(5)压力限制通气(PLV):一种压力限制的定容通气模式。先由操作者测定平台压,将平台压+3 cmH$_2$O 设为最大通气压力(限制值),当气道压达到设置的最大通气压力后,呼吸机自动减慢吸气流速,在预设的吸气时间内缓慢地输送剩余的潮气量。对于气道-肺阻力增大者,该模式对气道峰压进行限制,但也容易导致平台压升高;若将压力限制较低,则不能达到期望的潮气量。

2.支持通气

(1)压力支持通气(PSV):预设压力为目标的支持通气模式,压力为方波,流量为递减波,流量转换。压力支持水平和患者自主呼吸的强度决定潮气量,当患者气道阻力增加或肺顺应性降低时,如不及时增加支持的压力水平,则不能保证足够潮气量。单独应用压力支持通气模式时,压力支持水平通常不建议超过 2.0 kPa(20 cmH₂O),若患者需要超过 2.0 kPa(20 cmH₂O)压力支持水平才能获得足够潮气量,说明患者自主呼吸能力不足,应更换为辅助或控制通气模式。当压力支持水平下调<0.8 kPa(8 cmH₂O),则给予的支持压力仅有克服人工呼吸回路阻力的作用。PSV 模式可作为撤机模式,但也常与 SIMV 模式联合应用。

(2)指令频率通气(MRV):属于自主呼吸模式。工作原理为预设目标呼吸频率后,呼吸机持续监测 4 个周期患者的呼吸频率,然后呼吸机自动调整压力支持水平,以维持患者的实际呼吸频率与目标呼吸频率一致。如果患者的实际呼吸频率超过目标呼吸频率 3 次/分,则压力支持水平自动增加 0.1 kPa(1 cmH₂O)。若患者的实际呼吸频率低于目标呼吸频率 3 次/分,则压力支持水平自动降低 0.1 kPa(1 cmH₂O)。该模式目前主要应用于撤机过程。

3.自主呼吸

持续气道正压(CPAP)指自主呼吸的吸气或呼气期间均保持气道正压。优点是使陷闭的肺泡开放,增加肺泡内压和功能残气量,改善通气/血流比例失调,增加氧合。

(五)呼吸机参数设置

呼吸机常规通气参数包括潮气量(Vt)、呼吸频率(f)、吸气时间(Ti)或吸呼比(I/E)、吸气流速、触发敏感度、FiO₂、呼吸末正压(PEEP)、报警范围、湿化器。

1.潮气量的设置

潮气量(Vt)的设定是机械通气时首先要考虑的问题。潮气量调节由一只针状气体流量调节阀控制,顺时针方向调节流量增加,反之则减少。容量控制通气时,潮气量设置的目标是保证足够的气体交换及患者的舒适性,成人潮气量一般为 6～8 mL/kg。潮气量大小的设定应考虑以下因素:胸肺顺应性、气道阻力、呼吸机管道的可压缩容积、氧合状态、通气功能和发生气压伤的危险性。潮气量设置过程中,为防止发生气压伤,一般要求气道平台压力不超过 3.9 kPa(40 cmH₂O)。此外,还要考虑呼吸机的类型,当应用对管路的可压缩容量能自动代偿的呼吸机时,比应用不能自动代偿的呼吸机潮气量要减小,因为此时设置的潮气量就是实际输送给患者的潮气量。潮气量过大,可导致气道压过高和肺泡过度扩张,诱发呼吸机相关性肺损伤,这在 ARDS 患者尤易发生。潮气量过小,易引起通气不足。特殊状况下,如有肺大疱、可疑气胸、血容量减少尚未纠正、血压下降等,先将潮气量设置在较低水平,以预防通气不足;对于脑出血或缺血、脑外伤等中枢系统疾病引起急性呼吸衰竭,在纠正缺氧的前提下,保持轻度过度通气,有助于减轻脑血管扩张,降低颅内压,潮气量可设置为 8～10 mL/kg。对于压力控制通气,潮气量的大小主要由预设的压力水平、吸气时间、呼吸系统的阻力及顺应性决定;最终应根据动脉血气分析进行调整。

2.呼吸频率的设置

呼吸频率(f)的设置应考虑通气模式、潮气量的大小、PaCO₂ 目标水平和患者自主呼吸能力等因素。一般新生儿为 40～50 次/分,婴儿为 30～40 次/分,成人通常设定为 12～20 次/分,急/慢性限制性肺疾病如 ARDS、胸廓畸形、肺间质纤维化和大量胸腔积液等也可根据分钟通气

量和目标 $PaCO_2$ 水平超过 20 次/分,机械通气 15～30 分钟后,应根据 PaO_2、$PaCO_2$ 和 pH 进一步调整机械通气频率。另外,机械通气频率的设置不宜过快,以避免肺内气体闭陷、产生内源性 PEEP。一旦产生内源性 PEEP,将影响肺通气/血流,增加患者呼吸功,并使气压伤的危险性增加。假如自主呼吸频率快(＞28 次/分)时,初始呼吸频率不易设置过低,否则易出现呼吸机对抗,随着引起自主呼吸频率增快原因的去除,再将呼吸频率逐减下调。

3.吸气时间(Ti)或吸呼比(I/E)的设置

机械通气时呼吸机吸呼比的设定应考虑机械通气对患者血流动力学的影响、氧合状态、自主呼吸水平等因素,适当的设置能保持良好的人-机同步性。正常的呼吸方式吸气时间长,呼气时间短,I：E 通常设置为 1：(1.5～2.5),平均 1：2。存在自主呼吸的患者,呼吸机送气应与患者吸气相配合,以保证两者同步。一般吸气需要 0.8～1.2 秒,吸呼比 1：(1.5～2)。吸气时间有助于吸入气分布,呼气时间有助于二氧化碳排出。对于控制通气的患者,一般吸气时间较长、吸呼比稍高可提高平均气道压力,改善氧合。但延长吸气时间,减少呼气时间,可导致气体陷闭和内源性 PEEP,应注意监测患者血流动力学的改变。而且,吸气时间过长,患者不易耐受,可能导致人-机对抗,往往需要使用镇静剂,甚至肌松剂,临床应用中需注意。通常对于限制性疾病吸呼比可设置为 1：(1～1.5),阻塞性通气障碍可适当延长呼气时间,调至 1：(2.5～3),心功能不全为 1：1.5,ARDS 可适当延长吸气时间,甚至反比呼吸。容量控制通气模式可以设定吸气暂停时间,吸气暂停时间一般计入吸气时间内。

4.吸气流速的设置

许多呼吸机需要设定吸气流速,吸气峰流速一般情况下以使气流满足患者吸气努力为目标。容量控制模式下,根据患者吸气力量的大小和分钟通气量,临床上常用的吸气流速,成人为 40～100 L/min,平均约 60 L/min;婴儿为 4～10 L/min。流速与送气时间的乘积即为潮气量,在潮气量设定的条件下,调节吸气流速就是调节吸气时间,吸气流速越高,吸气时间越短;这种情况下潮气量、流速、吸气时间是相互关联的。吸气流速可影响①气体在肺内的分布;②二氧化碳排出量;③无效腔与潮气量比值和静动脉分流占血流量比值,因此也影响 PaO_2。由于吸气流速的大小将直接影响患者的呼吸功和人-机配合,应引起临床医师重视。流速波形在临床常用减速波或方波。压力控制通气时,吸气峰值流率是由预设压力水平和患者吸气力量共同决定的,还需要设置吸气触发后达到目标压力所需的时间,这一参数在有些呼吸机上为压力上升时间,通常设为 0.05～0.1 秒,在有些呼吸机上为压力上升的斜率,通常设为 75％ 左右,一般以使吸气流速恰好满足患者吸气努力为目标。

5.触发灵敏度的设置

此类参数的作用在于决定呼吸机何时向患者送气,合适的触发灵敏度设置将明显使患者更舒适,促进人-机协调。按触发信号的来源可分为由呼吸机触发和患者触发。呼吸机触发一般是指时间触发,参数为呼吸频率,呼吸机按照预设的呼吸频率定时给患者送气。此种触发方式多用于患者自主呼吸较弱或无自主呼吸时,如昏迷状态、全麻术后恢复期患者等。患者触发需要患者存在自主呼吸,触发信号为患者吸气动作导致的管路内流速或压力的变化。这种变化在呼吸机上体现为触发灵敏度,相应的有流速触发灵敏度和压力触发灵敏度。由于呼吸机和人工气道可产生附加阻力,为减少患者的额外做功,应将触发灵敏度设置在较为敏感的水平上,但又不至于引起与患者用力无关的自发切换。一般情况下,压力触发灵敏度通常设为 -0.05～-0.20 kPa(-0.5～-2 cmH_2O)。气管插管管径过小或狭窄、气道阻塞、肺实质僵硬等均可增加触发系的不敏感性。流速触发灵敏度通常设为 $1\sim3$ L/min。上述两种触发方式可以单独使用,亦可联合应用。值得注意的是,触发灵敏度设置过于敏感时,气道内微小的压力和流量改变即可引起自动触发,反而令患者不适。

6.吸入氧浓度的设置

FiO_2 指呼吸机送入气体中氧气所占的百分比,此参数的调节以能维持患者的血氧饱和度正常为目的。选择 FiO_2 需要考虑患者氧合状况、PaO_2 目标值、PEEP 和血流动力学状态。机械通气初始阶段可应用较高 FiO_2($>60\%$)以迅速纠正严重缺氧,以后通常设为能维持血氧饱和度 $>90\%$ 前提下的最低氧浓度,由于吸入高浓度氧可产生氧中毒性肺损伤,一般要求吸入氧浓度 $<60\%$。低氧血症未得完全纠正时,不能以一直提高 FiO_2 的方式纠正缺氧,可采用其他方式,如加用 PEEP 等。但如果病情严重,在吸痰前,纤维支气管操作过程中可给予短时间的高浓度氧。

7.呼气末正压的设置

PEEP 指在呼气末维持气道内压为正压,PEEP 具有较为复杂的生理效应,应用 PEEP 可增加肺泡内压和功能残气量,在整个呼吸周期维持肺泡的开放,使萎陷的肺泡复张,增加肺的顺应性;能对肺水的分布产生影响,改善通气/血流比例;还可减少由于内源性 PEEP 造成的吸气功增加等。应用 PEEP 不当可导致气道压增加;胸腔内压升高,回心血量减少,心排血量降低;增加中心静脉压和颅内压。

8.报警设置

呼吸机上所有报警都应该正确予以设置。容量(Vt 或 MV)报警,其临床意义是预防漏气和脱机。高水平设置与 Vt 或 MV 相同;低水平能维持生命的最低 Vt 或 MV 水平;压力报警分上、下限,用于对气道压力的监测。一般情况下,高压限设定在正常气道峰压上 $0.5\sim1$ kPa($5\sim10$ cmH$_2$O),低压下限设定在能保持吸气的最低压力水平。低压报警装置是对脱机的另一种保护措施,高压报警多提示咳嗽、分泌物堵塞、管道扭曲、自主呼吸与机械通气拮抗或不协调等。窒息报警用来监控强制性或自主呼吸。呼吸机停机或患者无呼吸时报警,窒息设置为患者提供完全的通气支持,一般窒息报警多设定 >15 秒。FiO_2 报警一般高于或低于实际设置的 FiO_2 $10\%\sim20\%$。

9.湿化问题

有创通气患者均应进行气道湿化。进行主动湿化时,建议湿度水平在 $33\sim44$ mgH$_2$O/L,Y 型接头处气体温度在 $34\sim41$ ℃,相对湿度达 100%。高温的报警高限应该是不高于 41 ℃,低温报警值应该以不低于 Y 型管接头处温度 2 ℃为宜。有创通气患者进行被动湿化时,建议热湿交换器提供的吸入气湿度至少达到 30 mgH$_2$O/L。

三、无创正压通气

(一)无创正压通气的概念与范畴

无创通气(NIV)是指无须建立人工气道(气管插管等)的机械通气方法,包括气道内正压通气、胸外负压通气、腹部正压带、植入型膈肌起搏、摇动床等。无创正压通气(NPPV 或 NIPPV)是通过多种类型的接口器连接患者与呼吸机的正压通气方法。双水平正压通气[BiPAP——压力支持(PSV)或压力控制(PCV)+呼气末正压(PEEP)]和持续气道内正压(CPAP)是目前最常用的通气模式。随着无创通气技术的不断发展和临床研究的深入,NPPV 的应用日益普遍,几乎取代了其他几种无创通气的方法。因此,现在狭义的无创通气通常是指 NPPV。因此,后续的叙述主要是针对 NPPV 的临床应用等问题。

(二)NPPV 的总体应用指征

总的来说,与有创通气相似,无创正压通气通过提供有效的呼吸支持,改善患者的通气及气体交换,并降低患者呼吸做功。因此其应用的指征是各种疾病导致的急性呼吸衰竭和慢性呼吸衰竭。

1.患者的病情严重程度

即是否有需要辅助通气的指标:①中至重度的呼吸困难,表现为呼吸急促(COPD 患者的呼吸频率>24 次/分,充血性心力衰竭患者的呼吸频率>30 次/分);动用辅助呼吸肌或胸腹矛盾运动;②血气异常[pH<7.35,$PaCO_2$>6.0 kPa(45 mmHg),或氧合指数(OI)<26.7 kPa(200 mmHg)]。

2.对 NPPV 治疗的反应性

症状和血气改善,基础疾病控制;症状和血气保持稳定,基础疾病有所进展,但无紧急插管的指征;符合以上条件者均可继续应用无创正压通气治疗。

3.暂时无应用 NPPV 的禁忌证

对于慢性呼吸衰竭患者,NPPV 应用的参考指征:①疲劳、晨起头痛、嗜睡、夜梦、遗尿、呼吸困难等症状。②肺心病体征。③气体交换障碍:对于限制性肺病和中枢性低通气患者,白天 $PaCO_2$>6.0 kPa(45 mmHg)或夜间 SaO_2<90%并持续 5 分钟以上或>10%的总监测时间。对于稳定期 COPD 患者,$PaCO_2$≥7.3 kPa(55 mmHg)或 6.7 kPa(50 mmHg)<$PaCO_2$≤7.2 kPa(54 mmHg)伴 SaO_2<88%持续时间>10%总监测时间。④急性呼吸衰竭缓解后仍持续较长时间的二氧化碳潴留。⑤因急性呼吸衰竭反复住院。⑥无应用 NPPV 的禁忌证。

(吴 熙)

第四节 心包穿刺术

一、适应证

(一)诊断性穿刺

心包腔积液压迫症状不严重,需检查积液性质以明确诊断者。

(二)治疗性穿刺

心包腔积液且有明显的心脏压塞症状需穿刺放液以缓解症状者,或需抽脓冲洗,注入治疗药物者。

二、操作步骤

(一)穿刺部位

先叩诊心浊音界,或在超声波引导下穿刺。常用穿刺点如图所示(图 1-1)。

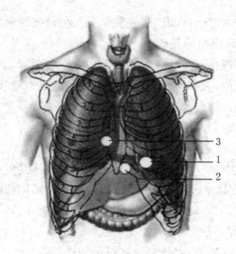

图 1-1　心包穿刺点(1,2,3)

(1)心尖部穿刺点:一般在左侧第 5 肋间心绝对浊音界内侧约 2 cm 处,沿肋骨上缘进针,针尖方向向内、向后、稍向上并指向脊柱方向,缓慢刺入心包腔内。

(2)剑突下穿刺点:剑突下与左肋缘交角区,穿刺针从剑突下,前正中线左侧刺入,针头与腹壁从30°~40°角,针尖方向向上、向后并稍向左沿胸骨后壁进针。

(3)右胸前穿刺点:右胸第 4 肋间心绝对浊音界内侧 1 cm 处,穿刺针向内、向后指向脊柱推进。

(二)体位

患者取坐位或半坐卧位,位置要舒适。

(三)确定穿刺点

术者再一次检查心界,确定穿刺点,穿刺点可用甲紫在皮肤上标记。

(四)消毒

术者戴帽子、口罩及无菌手套,常规消毒皮肤,铺巾。

(五)麻醉

用 1%~2%利多卡因溶液 2~3 mL 以小号针头刺入皮肤后,按上述进针方向。缓慢进针,边进针、边回抽、边注射做局部浸润麻醉。穿过心包膜时针尖有"落空"感,如抽出液体后不再注射麻药,并记录进针方向与深度,然后拔出局麻针。

(六)进针

将针尾带有胶皮管的穿刺针由穿刺点刺入皮肤(胶皮管先以止血钳夹住),穿刺进针方法同上,进入心包腔后可感到心脏搏动而引起的震动,此时应稍退针,避免划伤心肌。助手立即用血管钳夹住针头以固定深度,术者将注射器套于穿刺针的胶皮管上,然后放松胶皮管上止血钳,缓慢抽吸液体,记录液体量,留标本送检。

(七)术毕

拔出针头,针孔处局部消毒,以无菌纱布覆盖,胶布固定,嘱患者卧床休息。

三、注意事项

(1)术前应向患者作好解释以消除顾虑,并嘱患者在穿刺时切勿咳嗽或深呼吸。

（2）穿刺点要合适，进针方向要准确，深度要适当。一般进针深度心尖部穿刺点为 3～5 cm，剑突下穿刺点为 4～7 cm，同时应视积液多少和心浊音界大小而定。左侧有胸膜增厚、左侧胸腔积液或心包积脓时常选择剑突下穿刺点，心包积液以右侧较多，心脏向右扩大者仅选择右胸前穿刺点。

（3）第一次穿刺最好按超声波检查测定的位置和深度进行，或在超声波引导下穿刺，较安全、准确。

（4）穿刺针头接管应保持轻度负压，边进针边抽吸，直至抽出液体。若未能抽出液体，又未触到心脏搏动，应缓慢退回针头后改变进针方向重新穿刺，切忌盲目反复试抽。

（5）首次抽液量不宜超过 100 mL，再次抽液时一般也不宜超过 300 mL。抽液速度不宜过快、过多，以免因使大量血液回心而导致肺水肿。但在化脓性心包炎时，应每次尽量抽尽脓液。

（6）术中和术后均应密切观察呼吸、血压、脉搏等的变化。如术中患者出现面色苍白、气促、出汗、心悸等症状，立即停止手术，并做相应处理。如抽出血性液体，应暂停抽液，检查进针方向与深度，并观察抽出血性液体在干燥试管中是否凝固，如血性液体不久即凝固，表示很可能来自心脏，立即终止手术。

（周　　景）

第五节　胸膜腔穿刺术

一、适应证

（一）诊断性穿刺

胸腔积液性质待定，需穿刺抽取积液做实验室检查者。胸部外伤后疑有血胸、气胸，需进一步明确者（图 1-2）。

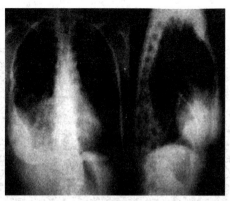

图 1-2　右侧胸腔积液

（二）治疗性穿刺

渗出性胸膜炎积液过多，久不吸收，或持续发热不退，或大量积液（或积血）或积气，影响呼吸、循环功能，进行放液（或抽气）治疗或注入药物，或脓胸抽脓治疗并注入药物。

二、操作步骤

(1)胸腔积液患者嘱其面向椅背坐于椅上,双手前臂置于椅背上,前额枕于前臂。危重症者,取仰卧或半卧位,将前臂置于枕部,行患侧胸腔穿刺。

(2)穿刺点应取胸部叩诊实音最明显处进行,或通过 X 线透视或超声波检查定位。一般在肩胛下角第 7～9 肋间(图 1-3),或腋中线第 6～7 肋间,或腋前线第 5 肋间为穿刺点。包裹性积液穿刺部位应结合 X 线透视或超声波检查决定穿刺点。穿刺点可用甲紫在皮肤上标记。

(3)气胸抽气,一般取半卧位,穿刺点取第 2～3 肋间锁骨中线处(图 1-4),或第 4～5 肋间腋前线处。

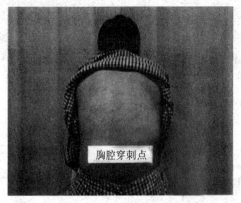

图 1-3　右侧胸腔穿刺点

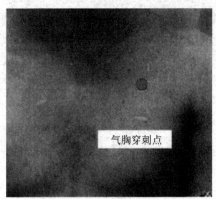

图 1-4　左侧气胸穿刺点

(4)术者戴口罩、帽子及无菌手套,穿刺部位皮肤常规消毒,铺洞巾。用 1％～2％利多卡因溶液 2～3 mL,沿穿刺点肋间的肋骨上缘进针,边进针边注入麻醉药做逐层浸润麻醉至胸膜。并刺入胸腔,试抽胸腔积液,记录针头刺入深度,作为抽液时的参考。

(5)将针尾带有胶皮管的穿刺针由穿刺点刺入皮肤(胶皮管先以止血钳夹住),针尖缓慢穿过壁层胸膜进入胸腔时,可感到针尖抵抗突然消失的"落空感"。接上注射器,松开止血钳,抽吸胸腔内积液。注射器抽满后,夹紧胶皮管,取下注射器,将液体注入容器中,以便计量或送检。如此反复(图 1-5)。

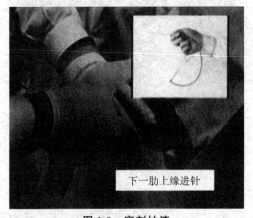

图 1-5　穿刺抽液

(6)抽液完毕,需胸腔内注药者可注入适量药物,然后拔出穿刺针,针孔处局部消毒,以无菌纱布按压1～3分钟,胶布固定,嘱患者卧床休息。

三、注意事项

(1)操作前应向患者说明穿刺的目的,以消除其顾虑。

(2)麻醉必须深达胸膜,进针不宜过深或过浅.过高或过低。应避免在第9肋间隙以下穿刺,以免穿透膈肌损伤腹腔脏器。每次排出注射器内液体时均应夹紧胶皮管,以防空气进入胸膜腔。

(3)一次抽液不可过多、过快。诊断性穿刺抽液一般为50～100 mL。以减压为目的时,第1次不宜超过600 mL,以后每次不要超过1 000 mL。感染性胸腔积液应一次尽量抽净。创伤性血胸穿刺时,宜间断放出积血,随时注意血压,并加快输血输液速度,以防抽液过程中突然发生呼吸循环功能紊乱或休克。

(4)穿刺过程中应避免患者咳嗽及体位转动,必要时可先服可待因。术中若出现连续咳嗽、咳泡沫痰等现象或头晕、面色苍白、眼花、出冷汗、胸闷、昏厥等胸膜变态反应,应立即停止抽液,让患者平卧。观察血压、呼吸、脉搏情况,必要时皮下注射0.1%肾上腺素0.3～0.5 mL或进行其他对症处理。

(5)危重伤病员穿刺时,一般取平卧位,不宜为穿刺而过多移动体位。

(姜希富)

第二章

急危重症常用药物

第一节　拟肾上腺素药

拟肾上腺素药是一类化学结构与药理作用和肾上腺素、去甲肾上腺素相似的药物,通过兴奋(激动)肾上腺素 α 受体和 β 受体,引起类似肾上腺素能神经兴奋的效果。临床主要用为升压药、平喘药、治鼻充血药等。

按作用方式拟肾上腺素药可分为三类。①直接作用类:直接与肾上腺素受体结合而发挥作用,如肾上腺素、去甲肾上腺素、异丙肾上腺素等。②间接作用类:通过促进去甲肾上腺素能神经释放去甲肾上腺素而发挥作用,如酪胺。③兼具直接和间接作用类:如麻黄碱和间羟胺等。

按其对不同肾上腺素能受体的选择性而分为三大类。①α 受体激动药:主要通过激动 α 肾上腺素能受体而发挥作用。②α、β 受体激动药:对 α 和 β 受体均能激动。③β 受体激动药:主要通过激动 β 受体而发挥作用。

一、去甲肾上腺素

(一)药理作用

去甲肾上腺素(NA)是肾上腺素能神经的主要神经递质,主要作用于 α 受体(以 α_1 受体为主),对心脏 β_1 受体作用明显较弱,对 β_2 受体几无作用。具有很强的血管收缩作用,使全身小动脉和小静脉都收缩(但冠状血管扩张),外周阻力增高,血压上升。

(二)应用

临床上主要利用它的升压作用,用于各种休克(但出血性休克禁用),以提高血压,保证对重要器官(如脑)的血液供应;使用时间不宜过长,否则可引起血管持续强烈收缩,使组织缺氧情况加重。应用酚妥拉明以对抗其过分强烈的血管收缩作用,常能改善休克时的组织血液供应。

1.抗休克

在心血管急诊处理中,当血流动力学有明显改变,低血压和心源性休克时为应用 NA 的主要适应证。总外周阻力(SVR)降低时,用 NA 特别有效。情况紧急时,可用 1 mg 稀释至 20 mL 后静脉缓慢推注,密切注意心率和血压的变化,当血压回升后即改用静脉滴注维持。一般用 1~2 mg加入 5％葡萄糖液或 0.9％氯化钠注射液 100～250 mL 中静脉滴注。从小剂量开始(4～10 $\mu g/min$),观察反应,用输液泵调节滴速以确立和维持血压在正常低限[通常使收缩压维持在

12.0～13.3 kPa(90～100 mmHg)],一般维持数小时,待血压平稳后改用多巴胺、间羟胺混合静脉滴注维持血压。另外,可与肾上腺素能 α 受体阻滞剂合用,如 NA 3 mg 与酚妥拉明 10 mg 合用,静脉滴注以阻滞 α 受体兴奋作用,而保留 β 受体兴奋作用,并可对抗 α 受体阻滞剂的降压作用。嗜铬细胞瘤摘除后,遇到血压急剧下降时,可用0.5～1.0 mg 稀释后缓慢静脉注射来纠正低血压,继而静脉滴注维持血压,待循环功能稳定后,逐渐减量至停药。

2.治疗上消化道出血

可用 4～8 mg 加入 100 mL 冰盐水中,口服或由胃管灌入。

(三)注意事项

(1)高血压、动脉硬化症及器质性心脏病患者禁用。由于可诱发妊娠末期子宫收缩,引起胎儿窒息,故晚期妊娠妇女禁用。

(2)不良反应:①局部组织缺血坏死,静脉滴注时间过长、浓度过高或药液漏出血管外,可引起局部缺血坏死,如发现外漏或注射部位皮肤苍白,应更换注射部位,进行热敷,并用酚妥拉明 5～10 mg 加入 0.20%～0.25% 普鲁卡因或利多卡因 10～20 mL,或生理盐水 20 mL 内作局部浸润注射以防治组织坏死;②急性肾功能不全:滴注时间过长或剂量过大,可使肾脏血管强烈收缩,产生少尿、无尿和肾实质损伤,故用药期间尿量至少保持在每小时 25 mL 以上。此外,容量血管强烈收缩可引起过多静脉血回流,有加重右心负荷而导致急性右心衰竭和肺水肿的危险。

(3)用药过程中需严密观察血压、心率、尿量,并注意随时调整滴速,切勿造成血压过高和血压的大起大落,以免脑血管意外和心泵衰竭。同时,长时间静脉滴注后,停药时应逐渐减量,如突然停用,可因周围血管扩张或低血容量而引起血压骤降。

(4)肾上腺皮质激素:可加强血管对 NA 的敏感性,减轻 NA 对血管壁的不良刺激,两者可混合使用。

(5)氯仿、氟烷或环丙烷麻醉时,使用 NA 可诱发心律失常甚至室颤。

(6)利血平、胍乙啶、可卡因及 MAO 抑制剂可加强 NA 的升压作用;三环抗抑郁药(如丙米嗪)可使本品升压作用剧烈增加。

(7)氯丙嗪等吩噻嗪类药物引起的血压下降可用 NA 对抗,而肾上腺素则禁用。

(8)不宜与偏碱性药物如氨茶碱等配伍注射,以免失效。在碱性溶液中如与谷氨酸钠、碳酸氢钠相遇,易变紫色,并降低活性。

二、肾上腺素

(一)药理作用

肾上腺素为正常机体肾上腺髓质分泌的内源性儿茶酚胺。临床应用的肾上腺素是从家畜(牛、羊)的肾上腺髓质中提取或用人工方法合成。皮下注射本品因能收缩血管,故吸收缓慢;肌内注射的吸收远较皮下注射为快;肌内注射作用持续 10～30 分钟,皮下注射作用维持 1 小时左右。

肾上腺素是具有 α 和 β 受体双重兴奋作用,使心肌收缩力加强,心率加快,心肌耗氧量增加,使皮肤、黏膜及内脏小血管收缩,使冠状血管和骨骼肌血管扩张。对血压的影响与剂量有关,在常用剂量下,收缩压上升而舒张压不升高,剂量大时,收缩压与舒张压均上升。此外还有松弛支气管和胃肠道平滑肌的作用。

(二)应用

1.过敏性休克

肾上腺素常用于抢救过敏性休克,如青霉素引起的过敏性休克。具有兴奋心肌、升高血压、松弛支气管等作用,故可缓解过敏性休克的心跳微弱、血压下降、呼吸困难等症状。皮下注射0.5~1.0 mg,也可用0.1~0.5 mg缓慢静脉注射(用0.9%盐水注射液稀释到10 mL)。也可加入液体中静脉滴注。

2.心脏骤停

可用于抢救因麻醉和手术中的意外、药物中毒或心脏传导阻滞等原因引起的心脏骤停,以0.25~0.50 mg心内注射,同时做心脏按压、人工呼吸、纠正酸血症。对电击引起的心脏骤停亦可用于配合电除颤或利多卡因等进行抢救。

3.支气管哮喘

用于治疗支气管哮喘作用迅速但不持久,皮下注射0.25~0.50 mg,3~5分钟即见效,仅能维持1小时。必要时可重复应用。

4.其他

可加少量于局麻药中,能减少局麻药的吸收而延长其药效,并减少其毒副作用,亦可减少手术部位的出血;可用于抑制黏膜出血,将浸有(1:200 000~1:500 000)溶液的纱布填塞出血处能起到止血作用;皮下注射1:1 000溶液0.2~0.5 mL用于治疗荨麻疹、血清反应等。

(三)禁忌证

高血压、心脏病、糖尿病、甲亢、洋地黄中毒、外伤性及出血性休克、心源性哮喘等忌用。

(四)注意事项

(1)治疗量可出现焦虑不安、心悸、血压升高、震颤、无力、眩晕、头痛、呕吐、四肢发冷;有时可引起心律失常,严重者可由于心室颤动而致死。用量过大或皮下注射误入血管后,可引起血压突然上升而导致脑出血。

(2)严重器质性心脏病、严重动脉硬化、心肌梗死、糖尿病、甲亢、心律失常、高血压、心源性哮喘、妊娠等禁用,但心脏复苏时例外。

(3)肾上腺素不能直接加入碳酸氢钠溶液,因碱性液可使儿茶酚胺部分灭活。

(4)胍乙啶、利血平、可卡因及丙米嗪类三环抗抑郁剂可抑制肾上腺素能神经突触前膜摄取去甲肾上腺素和肾上腺素,与肾上腺素合用时可引起严重高血压。

(5)氯丙嗪等吩噻嗪类药物及α受体阻滞剂等,有α受体阻断作用,当引起血压下降而需使用血管收缩药时,忌用肾上腺素。因肾上腺素的α作用被阻断而β作用可产生进一步的血管扩张,可导致严重休克。

三、异丙肾上腺素

(一)药理作用

为非选择性肾上腺素β受体激动剂,对β_1和β_2受体均有强大的激动作用,对α受体几无作用。主要作用如下。

(1)作用于心脏β_1受体,加强心肌收缩力,使心率加快、传导加速,心排血量和心肌耗氧量增加。

(2)作用于血管平滑肌β_2受体,使骨骼肌血管明显舒张,肾、肠系膜血管及冠状动脉亦不同程度舒张,血管总外周阻力降低。其心血管作用导致收缩压升高,舒张压下降,脉压变大。

(3)作用于支气管平滑肌 β_2 受体,使支气管平滑肌松弛。本品解除支气管痉挛作用比肾上腺素强,但对支气管黏膜血管无收缩作用,故消除黏膜水肿的作用不及肾上腺素。

(4)促进糖原和脂肪分解,增加组织耗氧量。临床主要用于支气管哮喘、中毒性休克及房室传导阻滞等。

(二)应用

1.支气管哮喘急性发作

成人一般用 10～15 mg 舌下含服,1 天 3 次;极量:一次 20 mg,一天 60 mg。0.25％气雾剂吸入:常用量每次 0.1～0.4 mg,极量一次 0.4 mg,一天 2.4 mg。重复使用的间隔时间不应少于2 小时。

2.房室传导阻滞

二度者采用舌下含片,每次 10 mg,每 4 小时 1 次;三度者如心率低于 40 次/分时,可用0.5～1.0 mg 加入 5％葡萄糖液 250～500 mL 内静脉滴注,开始宜慢,根据心率和心律反应来确定最低有效剂量,滴速一般为 2～20 μg/min。

3.抗休克

对血容量已补足,心排血量较低及 CVP 较高的感染中毒性休克最为适用。以 0.5～1.0 mg 加入 5％葡萄糖液 250 mL 内静脉滴注,根据心率调整滴速,使收缩压维持在 12.0 kPa(90 mmHg)、脉压在 2.7 kPa(20 mmHg)以上、心率 120 次/分以下。片剂:每片10 mg,纸片:每片 5 mg。

(三)禁忌证

伴有心绞痛、心肌梗死、甲状腺功能亢进、嗜铬细胞瘤患者忌用。

(四)注意事项

(1)异丙肾上腺素在碱性溶液中易迅速破坏,故不宜与碱性药配伍;口服易被胃酸破坏,故不宜口服。临床用舌下、吸入和静脉内给药。

(2)不良反应有恶心、头痛、眩晕、震颤等,也可引起心动过速、室性心律失常等,严重者可致心室纤颤。

(3)尽量避免与肾上腺素同用,以免引起致死性心律失常。包括洋地黄中毒在内的各种快速性心律失常和低钾血症时,禁用异丙肾上腺素。

(4)钾盐引起血钾增高,增强本品对心肌的兴奋作用,易致心律失常,禁止合用。

(5)心肌炎、心绞痛、心肌梗死、甲亢和心动过速者应禁用。

四、多巴胺与多巴酚丁胺

(一)药理作用

多巴胺属于儿茶酚胺类药物,是去甲肾上腺素前体,既可激动 α 受体和 β 受体,还可激动多巴胺受体。生理作用是刺激 α 和 β 受体影响心脏,药理作用是肾上腺素能受体激动效应和外周多巴胺受体激动效应,并呈剂量依赖性。

多巴酚丁胺为选择性心脏 β_1 受体激动剂,对 β_2 受体和 α 受体作用较弱,对多巴胺受体则无作用。本品增强心肌收缩力比加快心率明显是其优点,并能加快房室传导。治疗剂量能增加心肌收缩力和心排血量,而对心率影响不大,耗氧量增加亦不多。临床对心肌梗死后或心脏手术时心排血量低的休克患者有较好疗效,优于异丙肾上腺素,较为安全。用于心排血量低和心率慢的心力衰竭患者,其改善左心室功能的作用优于多巴胺。

(二)应用

多巴胺常用于治疗低血压和各种类型的休克,尤其是自主循环恢复(ROSC)之后的低血压。如果在补足血容量之后血压仍低,可联合使用正性肌力药物如多巴酚丁胺或其他升压药物如去甲肾上腺素,以增加心排血量和动脉灌注压。

静脉内应用,常用剂量 $2\sim20$ $\mu g/(kg \cdot min)$。小剂量 $1\sim4$ $\mu g/(kg \cdot min)$ 时主要是多巴胺样激动剂作用,有轻度正性肌力和肾血管扩张作用,$5\sim10$ $\mu g/(kg \cdot min)$ 时主要兴奋 β 受体,可增加心肌收缩力和心排血量,$10\sim20$ $\mu g/(kg \cdot min)$ 时 α 受体激动效应占主导地位,使外周血管阻力增加,更大剂量则减少内脏器官血流灌注。尽管小剂量多巴胺理论上可用于维持肾血流量或改善肾功能,但大多临床循证研究均未提示其在这方面的益处。

多巴酚丁胺用法和用量与多巴胺相似,但对急重症患者来讲,药物反应的个体差异较大,老年患者对多巴酚丁胺的反应显著下降。剂量>20 $\mu g/(kg \cdot min)$ 可使心率增快$>10\%$,能导致或加重心肌缺血。用药 72 小时后可出现耐受,如需继续应用需增大剂量。

(三)禁忌证

嗜铬细胞瘤、甲状腺功能亢进禁用多巴胺。严重心脏流出道梗阻禁用多巴酚丁胺。

(四)注意事项

(1)可引起心动过速和室性期前收缩等心律失常;尤其当剂量超过 20 $\mu g/(kg \cdot min)$ 时,更应注意观察。如出现收缩压增高$1.3\sim2.7$ kPa($10\sim20$ mmHg)以上或心率加快 $10\sim15$ 次/分以上,应认为过量,宜减量或暂停给药。剂量超过 20 $\mu g/(kg \cdot min)$,可使心率增加 10%,超过 40 $\mu g/(kg \cdot min)$ 时,可能会导致中毒。此外,本品连用 3 天后可因 β 受体下调而逐渐失效。

(2)可能有头痛、恶心、心悸、气急等不良反应,减少剂量后即可消失。

(3)因能促进房室传导,故快速心房颤动患者禁用。

(4)梗阻型肥厚性心肌病患者禁用。

(任文焦)

第二节　肾上腺素受体阻滞剂

一、α受体阻滞剂

(一)酚妥拉明

酚妥拉明属短效制剂,非选择性抑制 α_1、α_2 受体,降低周围血管阻力,增加心排血量,对嗜铬细胞瘤引起的高血压危象有特效,$5\sim15$ mg 静脉注射,静脉滴注$0.1\sim2.0$ mg/min。临床还用于:①拮抗外周血管痉挛,如雷诺氏病;②对抗拟交感胺药外漏。

静脉注射时可出现心率增快、心律失常及心绞痛,少数可出现严重的直立性低血压。

(二)乌拉地尔

乌拉地尔主要阻断突触后 α_1 受体,使外周阻力降低;同时激活中枢 5-羟色胺 1A 受体,降低延髓心血管中枢的交感反馈调节,外周交感张力下降。用于除合并妊娠外的大多数高血压危象,尤其糖尿病、肾功能不全或伴前列腺肥大的老年高血压患者。10～50 mg 缓慢静脉注射,降压效果常在 5 分钟内显现,如效果不满意,可重复应用,后滴注维持。静脉输注的最大药物浓度不超过 4 mL,滴注速度根据患者的血压调整。持续静脉滴注一般不超过 7 天。

乌拉地尔可降低心脏前后负荷和平均肺动脉压,改善心功能,对心率无明显影响,可治疗严重充血性心力衰竭。

血压下降过快可致头痛、恶心、出汗、心律失常、胸部压迫感或呼吸困难。主动脉狭窄患者、孕妇禁用。

(三)拉贝洛尔

拉贝洛尔具有 α_1 受体和非选择性 β 受体阻滞作用,可以同时有效降低动脉压和左心室收缩速率(dp/dt),对主动脉夹层分离的治疗特别有效,也适用于除急性心力衰竭外的大多数高血压危象和伴肾功能减退者。首剂 10～20 mg 2 分钟静脉注射,然后每 10～15 分钟追加 20～60 mg(直至总量达 300 mg)到心率和血压控制为止。静脉持续滴注从 2 mg/kg 起直至 5～20 mg/kg,可以达到维持量。

支气管哮喘者禁用。

二、β 受体阻滞剂

(一)普萘洛尔

普萘洛尔为非选择性、竞争性 β_1 和 β_2 受体阻滞剂,无内在拟交感活性。使心肌收缩力下降、射血时间延长、心排血量下降、心肌耗氧下降、窦房结和房室结传导减慢、心率减慢、肾素释放减少、外周血管阻力下降、血压降低。肾血流和肾小球滤过率下降,尿钠排泄减少,引起水钠潴留。使呼吸道阻力增加,特别是在哮喘者。抑制糖原分解及抑制胰岛素分泌。提高子宫的兴奋性,特别是对非孕子宫。口服吸收完全,但血浆浓度个体差异大,峰浓度在 60～90 分钟时出现。静脉注射后迅速起效,但治疗有效血浆浓度个体差异很大,一般在 50～100 ng/mL,超过 100 ng/mL 被认为是高度 β 受体阻滞。可通过血脑及胎盘屏障,可进入母乳。消除半衰期为 3.4～6.0 小时。几乎完全在肝内代谢,代谢产物通过尿液和大便排出体外。

普萘洛尔适用于原发性高血压、心绞痛、心律失常、偏头痛、急性心肌梗死等。

与强心苷药物复合使用控制心室率时,两药有协同作用,剂量不宜过大。与挥发性麻醉药合用加重心脏抑制。糖尿病患者使用要注意低血糖的发生。

可能会造成支气管痉挛,或药物过量所致充血性心力衰竭、严重心动过缓、房室传导阻滞。突然停药 24～48 小时,可出现反跳症状,如高血压、心率加快、心绞痛。长期大量使用会发生中枢神经系统症状。

(二)美托洛尔

美托洛尔表现为选择性 β_1 受体阻断作用,大剂量时有微弱的 β_2 受体阻断作用。使心率、心肌收缩力、心排血量降低,心脏射血时间延长,每搏输出量无变化,心肌耗氧量下降。减慢窦-房、房-室传导速度,没有内源性拟交感活性。降低血压的作用可能与心排血量下降、中枢交感冲动发放减少、肾素分泌减少有关。肺动脉压无明显变化。对胰岛素释放的抑制作用要弱于普萘洛尔,更有利于糖尿病患者。收缩支气管平滑肌作用弱。口服吸收完全,肝脏的首过效应达到 50%,用药 15 分钟后起效,作用持续 6 小时。静脉注射后 20 分钟作用达到高峰,作用持续 5～8 小时。可通过胎盘和血-脑屏障,进入母乳。主要在肝内代谢,代谢产物经肾排泄,消除半衰期为 3~4 小时。

美托洛尔适用于高血压、心绞痛、急性心肌梗死、心房颤动、室上性心动过速、充血性心力衰竭等。二、三度房室传导阻滞,心动过缓,严重心力衰竭禁忌。哮喘、糖尿病、肝功能不全患者慎用。可发生轻微上腹部不适、倦怠、皮疹、头晕、失眠、严重心动过缓、低血糖等不良反应。

(三)艾司洛尔

艾司洛尔为超短效 β_1 受体阻滞剂,但在大剂量时有微弱的 β_2 受体阻滞作用。使心率、心肌收缩力、心排血量降低,心脏射血时间延长,每搏输出量无变化,使心肌耗氧量下降。减慢窦-房、房-室传导速度,没有内源性拟交感活性。消除半衰期 9 分钟,主要被红细胞酯酶代谢,代谢产物通过肾脏排泄,作用持续约 30 分钟。

艾司洛尔适用于室上性或窦性心动过速、心房扑动或心房颤动、高血压及急性心肌缺血。

禁用于窦性心动过缓、心源性休克、二度及三度以上房室传导阻滞,进行性心力衰竭者。慎用于哮喘、糖尿病、肾衰竭、心功能代偿良好的心力衰竭者。与利血平复合使用加强降低血压的作用,可使琥珀胆碱的作用时间延长 60%。

本药是超短效药,不良反应持续时间也短,一般无须处理,待药效作用消失即可。常见的不良反应是低血压、心动过缓、晕厥、恶心呕吐、便秘、头晕、焦虑、皮疹等。

(任文焦)

第三节　强心苷类药物

洋地黄强心苷是一类来源于许多植物的古老的药物。代表药物有地高辛、洋地黄毒苷、毛花苷 C 等。它们的作用性质基本相同。

一、药理作用

强心苷的作用机制不完全清楚,已知是对心肌细胞的直接作用,通过抑制细胞膜上的 Na^+-K^+-ATP 酶而产生心肌收缩力增加,心肌纤维收缩速度加快,心排血量增加,这一效应仅见于泵功能受损的心脏,对正常心脏无作用或使心排血量轻度降低。

(一)正性肌力作用

此种作用即增强心肌收缩力、缩短收缩时间、延长舒张时间的作用。心功能不全患者由于其心肌收缩力减弱,心排血量降低,致交感神经张力增大。强心苷增强心脏收缩功能后,通过压力感受器反射性地降低交感神经张力致使外周血管阻力下降,加上舒张期延长,使回心血量增加,从而使心排血量增加;同时因心室容积缩小,心室壁张力减少,使心肌耗氧减少,这是不同于儿茶酚胺类药的一个特点。

(二)负性频率作用

此种作用即减慢心率的作用,主要见于心功能不全而心率过快的患者。

(三)对心肌电生理特性的影响

小剂量强心苷通过增强心肌收缩力反射性地兴奋迷走神经,减慢 Ca^{2+} 内流而减慢房室结的传导速度,此作用可被阿托品所拮抗。治疗量强心苷通过兴奋迷走神经降低窦房结的自律性,减慢房室结传导。

(四)对心电图的影响

治疗量强心苷最早使 T 波幅度变小、双相或倒置,ST 段呈鱼钩状;P-R 间期延长,Q-T 间期缩短,P-P 间期延长。

(五)对其他系统的影响

对心功能不全的患者,主要由于强心苷增强了心肌收缩力,心排血量增加,尿量明显增多。中毒剂量的强心苷可兴奋延髓及后区催吐化学感受区而引起呕吐。严重时可出现中枢神经兴奋症状,如行为异常、谵妄,甚至惊厥。

二、应用

(一)充血性心力衰竭

常与肾素-血管紧张素转换酶抑制药、利尿剂、β 受体阻滞剂复合使用治疗或预防左心室功能衰竭。改善右心功能,使尿量增加,肢体水肿减轻;改善左心功能,使肺淤血减轻,改善气短、端坐呼吸、阵发性夜间呼吸困难的症状。对慢性心力衰竭需要长期治疗的效果要远好于急性心力衰竭,对后者用拟肾上腺药物为好。

(二)心房颤动和扑动

本药主要用于减慢心室率,但由于药物起效慢,在术中不作为首选,一般首选 β 受体阻滞剂、地尔硫草或维拉帕米。

(三)慢性心力衰竭所致窦性心动过速或期前收缩

通过改善心功能可缓解窦性心动过速和期前收缩,但对非心力衰竭者无效。

(四)阵发性室上性心动过速

如果伴有心力衰竭,强心苷为首选。否则选用迷走神经兴奋的方法。

(五)心绞痛

对于同时有心脏扩大和心力衰竭者使用,且常复合使用 β 受体阻滞剂。

(六)心源性休克

一般没有治疗效果,尤其是继发于心肌梗死的。

(七)心肌梗死

仅用于心肌梗死伴有室上性心动过速者。

三、禁忌证

慎用于严重肺疾病、严重心力衰竭、急性心肌梗死、急性心肌炎、低氧血症、黏液水肿等,在这些患者易诱发心律失常。慎用于高血压、房室传导阻滞者(最好有起搏器)。对老人、肾功能不全、缩窄性心包炎、心脏流出道梗阻者用药要特别慎重。禁用于心室颤动、多源性室性期前收缩或预激综合征所致室上性心动过速。

四、毒性反应

(一)临床表现

1.胃肠道反应

胃肠道反应为中毒早期反应,常见食欲缺乏、恶心、呕吐、腹泻等。

2.中枢神经系统反应及视觉障碍

有眩晕、头痛、疲倦、谵妄等,还有黄视症、绿视症及视物模糊等。

3.心脏反应

心脏反应为最严重的毒性反应。可见各种类型的心律失常。

(1)异位节律点的自律性增高:引起室性期前收缩及房性或室性心动过速,严重时发展成心室颤动。出现阵发性心动过速,提示中毒较严重,应立即抢救。

(2)抑制房室传导:可引起各种程度的传导阻滞。

(3)抑制窦房结:可引起窦性心动过缓,偶可见窦性停搏。

(二)中毒处理

1.氯化钾

较轻的中毒患者,可口服氯化钾 1 g(溶于水后服用),每天 3 次,或服 10%氯化钾,每天3 次。重症患者,应静脉点滴 10%或 15%氯化钾 10 mL,加于 5%葡萄糖液 500 mL 中,滴速 0.25～0.50 mmol/min,每天总量 3 g。滴速过快或滴液浓度过大,均可引起输液部位的静脉疼痛。

2.天门冬氨酸钾镁

用 10%天门冬氨酸钾镁 10 mL(含钾 2.9 mmol、镁 1.75 mmol),加于 5%葡萄糖液 300～500 mL 中静脉滴点,效果可能较好些。镁离子可作为钾离子载体使钾离子进入细胞内。

3.利多卡因

处理快速室性心律失常,利多卡因较适用,因为它对房室交界区传导无影响。剂量为每次 1～2 mg/kg,静脉注射,或配成 1～2 mg/mL 的静脉滴点液,以每分钟 1～2 mL 滴速静脉滴点。

4.苯妥英钠

长期用于处理因洋地黄中毒引起的心律失常,但疗效并不理想。首剂 100～150 mg,用注射用水稀释,缓慢静脉注射。注射速度过快,可引起血压下降,甚至心室停搏。

5.临时起搏

临时起搏适用于因洋地黄中毒所致一度Ⅱ型房室传导阻滞或三度房室传导阻滞。

(三)不良反应

除了毒性反应外,还会有雌性化趋向、高敏反应、各种皮疹,可对同系列的药产生交叉高敏反应。

五、注意事项

(1)在做心电转复前 1～2 天停止用药,防止转复后发生心律失常。

(2)低血钾加重药物毒性,要注意检查血钾,特别是使用利尿剂或其他降低血钾药物的患者。

(3)钙剂可以加强强心苷正性肌力作用和毒性,应避免使用钙剂或非常谨慎使用。与β受体、钙通道阻滞剂复合使用,加重房室传导阻滞,甚至引起完全性阻滞,用药剂量要因个体进行调整,特别是肾功能异常者。胺碘酮、普罗帕酮、维拉帕米会加重本药毒性,应减小剂量。

(4)与拟交感药、琥珀胆碱复合使用会增加心律失常的发生。

(任文焦)

第四节　硝酸酯及亚硝酸酯类药物

一、硝酸甘油

(一)适应证

对急性冠脉综合征、反复性缺血性胸痛或不适的患者,高血压危象或者充血性心力衰竭,硝酸甘油可作为一线药物应用。

(二)使用方法

对怀疑有心绞痛的患者,应首先舌下含服 1 片硝酸甘油,如不适症状未能缓解,3～5 分钟后可以重复应用,总剂量不超过 3 片。静脉给药时,硝酸甘油 50～100 mg 加入生理盐水中静脉持续滴注,硝酸甘油的起始剂量为 10～20 μg/min,每 5～10 分钟增加 5 μg 或者 10 μg/min,直至达到所期望的血流动力学状态或临床效果。小剂量硝酸甘油(30～40 μg/min)主要引起静脉扩张,大剂量者(150～500 μg/min)引起动脉扩张。持续维持高血药浓度(用药时间持续超过24 小时)可能快速诱发耐药性产生,因此推荐间隔性给药。

(三)不良反应

(1)头痛:可于用药后立即发生,可为剧痛和呈持续性。

(2)偶可发生眩晕、虚弱、心悸和其他直立性低血压的表现,尤其在直立、制动的患者。

(3)治疗剂量可发生明显的低血压反应,表现为恶心、呕吐、虚弱、出汗、苍白和虚脱。

(4)晕厥、面红、药疹和剥脱性皮炎均有报告。

(四)注意事项

(1)应使用能有效缓解急性心绞痛的最小剂量,过量可能导致耐受现象。片剂用于舌下含服,不可吞服。

(2)小剂量可能发生严重低血压,尤其在直立位时。舌下含服用药时患者应尽可能取坐位,以免因头晕而摔倒。

(3)应慎用于血容量不足或收缩压低的患者。

(4)诱发低血压时可合并反常性心动过缓和心绞痛加重。

(5)可使肥厚梗阻型心肌病引起的心绞痛恶化。

(6)可发生对血管作用和抗心绞痛作用的耐受性。

(7)如果出现视物模糊或口干,应停药。剂量过大可引起剧烈头痛。

(8)禁忌证:禁用于心肌梗死早期(有严重低血压及心动过速时)、严重贫血、青光眼、颅内压增高和已知对硝酸甘油过敏的患者。还禁用于使用枸橼酸西地那非(万艾可)的患者,后者增强硝酸甘油的降压作用。

(9)孕妇及哺乳期妇女用药:尚不知是否引起胎儿损害或者影响生育能力,故仅当确有必要时方可用于孕妇。亦不知是否从人乳汁中排泌,故哺乳期妇女应谨慎。

(10)药物过量可引起严重低血压、心动过速、心动过缓、传导阻滞、心悸、循环衰竭导致死亡、晕厥、持续搏动性头痛、眩晕、视力障碍、颅内压增高、瘫痪和昏迷并抽搐、脸红与出汗、恶心与呕吐、腹部绞痛与腹泻、呼吸困难与高铁血红蛋白血症。

二、硝酸异山梨酯

(一)适应证

(1)冠心病治疗和心绞痛的防治;心肌梗死后持续心绞痛的治疗。

(2)各种不同病因所致左心室衰竭。

(3)肺动脉高压的治疗。

(二)使用方法

(1)注射液:用5%葡萄糖注射液稀释后从1~2 mg/h开始静脉滴注,根据患者的反应调整剂量,最大剂量为8~10 mg,用药期间须密切观察患者的心率及血压。由于个体反应不同,需个体化调整剂量。

(2)口服给药:①预防心绞痛,一次5~10 mg,一天2~3次,一天总量10~30 mg,由于个体反应不同,需个体化调整剂量。②治疗心绞痛,一次5~10 mg,一天3~4次,可增至20~40 mg,每6小时一次,由于个体反应不同,需个体化调整剂量。

(三)不良反应

用药初期可能会出现硝酸酯引起的血管扩张性头痛,通常连续使用数天后,症状可消失。还可能出现面部潮红、眩晕、直立性低血压和反射性心动过速。偶见血压明显降低、心动过缓、心绞痛加重和晕厥。

(四)注意事项

(1)低充盈压的急性心肌梗死患者,应避免收缩压低于12.0 kPa(90 mmHg)。主动脉和/或二尖瓣狭窄、直立性低血压及肾功能不全者慎用。

(2)禁忌:急性循环衰竭(休克、循环性虚脱);严重低血压[收缩压<12.0 kPa(90 mmHg)];急性心肌梗死伴低充盈压(除非在有持续血流动力学监测的条件下);肥厚梗阻型心肌病;缩窄性心包炎或心包填塞;严重贫血;青光眼;颅内压增高;对硝基化合物过敏者。

(3)孕妇及哺乳期妇女用药:动物试验中未观察到对胚胎的毒性效应,也不清楚ISMN是否经乳汁排泌,但由于缺少孕妇及哺乳期妇女用药的经验,故需慎用。

(4)儿童用药:这类药物的研究均在成人中进行,无比较儿童与成人用药情况的资料,故不推荐用于儿童。

(5)老年患者用药:老年患者对本类药物的敏感性可能更高,更易发生头晕等反应。

(6)与血管过度扩张有关的反应有颅内压增高、眩晕、心悸、视物模糊、恶心与呕吐、晕厥、呼吸困难、出汗伴皮肤潮红或湿冷、传导阻滞与心动过缓、瘫痪、昏迷、癫痫发作或死亡,无特异性的拮抗剂可对抗ISMN的血管扩张作用,用肾上腺素和其他动脉收缩剂可能弊大于利,处理方法包括抬高患者的下肢以促进静脉回流及静脉补液。也可能发生高铁血红蛋白血症,治疗方法是静脉注射亚甲蓝1~2 mg/kg。

(卿德强)

第五节　钙通道阻滞剂

钙离子作为生物细胞的重要信使,参与细胞许多重要功能的调节,包括心脏起搏、心肌细胞和骨骼肌及血管平滑肌的兴奋-收缩偶联、神经递质释放、腺体分泌及基因表达等。因此,钙通道在维持细胞和器官的正常生理功能上起到极为重要的作用。作用于钙通道的药物有两大类:第一类为钙通道激动剂,目前只作为研究的工具药使用;第二类为钙通道阻滞剂,是目前临床应用中一类重要的药物。

一、硝苯地平

硝苯地平又名硝苯吡啶、心痛定、利心平,是二氢吡啶类代表药,属第一代二氢吡啶类钙通道阻滞剂,在临床应用已有20多年历史。

(一)药理作用

1.扩血管作用

选择性扩张阻力血管,对静脉的扩张作用较小。静脉注射时能明显扩张肱动脉,增加前臂血流量,但不明显影响静脉回流。对冠状血管也有明显扩张作用,包括狭窄的冠状动脉和痉挛的血管,增加冠脉流量和缺血区氧和营养供应,加速缺血区代谢产物运输,改善心肌代谢。扩张肺血管,降低肺血管阻力和平均肺动脉压,对同时伴有心绞痛和轻度心力衰竭患者可产生有益的血流动力学效果。因硝苯地平对心脏也有负性肌力作用,对严重心力衰竭患者可能加重心力衰竭。

2.对心脏的作用

体外试验或直接从冠状动脉内给药证明,硝苯地平对离体心脏有轻度负性肌力作用,对房室结的抑制作用较弱。全身给药时,因扩张血管,降低血压,反射性地兴奋交感神经,使心率加快,心收缩力加强,掩盖了对心脏的直接作用,可能表现出轻度心收缩力增强和心率加快。

3.对血脂的影响

降低 β-血小板球蛋白的血浆浓度。增加高密度脂蛋白 HDL 和 HDL2 及载脂蛋白 A-Ⅰ 和 A-Ⅱ,减少载脂蛋白 E 和低密度脂蛋白。降低 LDL/HDL 和载脂蛋白 B/A-1 的比值。

4.对动脉粥样硬化的作用

动物试验证明,硝苯地平可减慢动脉粥样硬化的进程,在恒河猴和小型猪动脉粥样硬化模型都表现出明显的抗动脉粥样硬化作用。临床试验也有不少报道证明,该药能减轻或抑制动脉粥样硬化病变的发生和发展。经冠脉造影确诊为冠心病患者,分别用硝苯地平、普萘洛尔及硝酸异山梨酯(消心痛)治疗,2年后复查结果表明,新病变出现率分别为 10%、34% 和 29%。说明钙通道阻滞剂抑制动脉粥样硬化斑块进展的作用强于 β 受体阻滞剂和硝酸酯类。

5.对肾脏的作用

对原发性高血压患者,可明显降低肾血管阻力,增加肾血流量和肾小球滤过率,但对正常人的肾小球滤过率无明显影响。在快速给药时,可增加血浆肾素活性,在长期治疗中对肾素的影响不明显。在引起血浆肾素升高的青年人和高血压患者,并不同时伴有醛固酮增加,但 ATⅡ 可能升高。硝苯地平有轻度排 Na^+ 利尿作用,也增加尿 K^+ 的排泄。

(二)临床应用

1.高血压

适用于轻、中度高血压,其疗效与β受体阻滞剂和利尿剂相当。与β受体阻滞剂或 ACEI 合用可明显增加降压效果,因β受体阻滞剂可减少硝苯地平引起的心率增快和血浆肾素活性的增加。也可和利尿剂合用增加降压效果。

2.心绞痛

缓解心绞痛患者的临床症状,改善心肌缺血(运动或心房起搏诱发的缺血),缓解变异型心绞痛患者的冠脉痉挛。对心肌缺血患者,减少 ST 段降低的频率。

3.雷诺氏综合征

硝苯地平有明显扩张肢端动脉血管的作用,特别是小动脉和毛细血管前括约肌,解除血管痉挛,增加肢端供血。也可用于冻疮的治疗。硝苯地平也有扩张食管括约肌的作用。

(三)不良反应

有恶心、头痛、呕吐、眩晕、潮红和心悸等,可能为其扩张血管所致。有时出现心动过速,与β受体阻滞剂合用可对抗。久用可引起水、钠潴留,与利尿剂合用可减轻。

二、维拉帕米

维拉帕米又名异搏定、戊脉胺,是最早被研究的钙通道阻滞剂,临床广泛用于治疗心血管疾病。

(一)药理作用及临床应用

1.抗心绞痛

动物试验证明,维拉帕米能减少动脉粥样硬化斑块形成,扩张冠状血管,增加冠状血管侧支循环,缩小心肌梗死范围,阻止再灌注引起的心律失常。临床发现,维拉帕米能减少冠脉搭桥手术后动脉粥样硬化的进程,通过其负性肌力作用,减少心脏做功。减少心肌耗氧,保护线粒体功能。减少心肌组织中 NA 的释放,改善心肌缺血患者的舒张功能。减慢房室传导和降低窦房结的兴奋性,发挥抗室上性心律失常作用。

对不稳定型心绞痛,能预防心肌梗死,增加侧支循环,防止急性心肌梗死和室上性心律失常。在冠状动脉粥样硬化性心脏病患者,可防止冠脉梗死和心绞痛发生。

2.抗心律失常

离体实验证明,维拉帕米能降低窦房结起搏细胞的自律性,减慢窦性频率。在整体动物,此作用可部分被反射性交感神经兴奋所抵消。抑制慢反应细胞动作电位的上升速度,减慢传导,对房室结的作用更为明显,心电图表现 P-R 间期延长,此为治疗室上性心动过速的基础。对阵发性室上性心动过速最有效,是治疗室上性心动过速的首选药物。也可用于心房颤动、心房扑动和房性期前收缩,对房室交界区心动过速疗效也很好。

3.抗高血压

维拉帕米具有明显扩张外周血管作用,降低全身血压。是临床治疗轻、重度高血压的第一线药物,其降压效果类似 ACEI、β受体阻滞剂和利尿剂。对老年人和肾素偏高的高血压患者,能获得更好疗效。也适用于因肾功能不良而不宜用利尿剂或因哮喘而不宜用β受体阻滞剂的患者。与利尿剂、ACEI 合用可治疗顽固性高血压。

维拉帕米不降低正常血压,对高血压患者,可降低静止期和运动时的血压。口服 160 mg,在

1.5～2.0 小时内降压作用可达高峰,作用维持约 4 小时。静脉注射 5～10 mg,可出现明显降压,作用维持约 10 分钟。

一般情况下主要表现为全身血管阻力降低,对心排血量的影响不明显,因为对心脏的负性肌力作用和负性传导作用抵消了因后负荷降低所增加的心排血量。对有左心衰竭的患者(射血分数低于 35％时)可能引起心排血量减少。

与 β 受体阻滞剂比较,维拉帕米对心率无明显影响,而 DHPs、尼卡地平、尼群地平可使心率增快。

对伴有冠状动脉疾病者,维拉帕米通过扩张大的冠状血管和小血管,增加冠脉流量。

此外,维拉帕米也能改善肝血流和门静脉压,抑制由胶原、肾上腺素、ADP 引起的血小板聚集,对肾功能、糖代谢及脂肪代谢无明显影响。

(二)禁忌证

严重左心室功能不全;低血压[收缩压小于 12.0 kPa(90 mmHg)]或心源性休克;病态窦房结综合征(已安装并行使功能的心脏起搏器患者除外);二度或三度房室阻滞(已安装并行使功能的心脏起搏器患者除外);心房扑动或心房颤动患者合并房室旁路通道;已知对盐酸维拉帕米过敏的患者。

(三)不良反应

以推荐的单剂量和每天总量为起始剂量并逐渐向上调整用药剂量,严重不良反应少见。发生率在 1％～10％的不良反应:便秘、眩晕、恶心、低血压、头痛、外周水肿、充血性心力衰竭、窦性心动过缓、一度、二度或三度房室阻滞、皮疹(1.2％)、乏力、心悸、转氨酶升高(伴或不伴碱性磷酸酶和胆红素的升高,这种升高有时是一过性的,甚至继续使用维拉帕米仍可消失)。发生率<1％的不良反应:低血压、心动过速、面部潮红、溢乳、牙龈增生、非机械性麻痹性肠梗阻等。

三、地尔硫䓬

(一)药理作用

(1)地尔硫䓬对血管平滑肌和心肌的药理效应相对平衡。地尔硫䓬增加心脏缺血区的灌注而不产生窃血现象,同时扩张心、脑血管。地尔硫䓬也扩张肾小球前动脉,增加肾血流量,增加滤过。

(2)为具有负性变时性作用的钙通道阻滞剂,可使心率减慢 5～10 次/分,抑制因外周血管扩张而产生的神经体液反射。

(3)于劳力时有扩张狭窄血管作用;能延长心脏舒张时间,增加心肌灌注;可改善心肌收缩;减慢心率,减轻心脏做功;地尔硫䓬有解除冠脉痉挛的显著作用,对隐匿性缺血或不稳定性心绞痛有效。

(4)有资料表明,地尔硫䓬还有抗血小板聚集,刺激 LDL 受体合成,减少溶酶体对 LDL 受体的分解,有利于 LDL 清除的抗动脉粥样硬化作用。

(5)地尔硫䓬作用于窦房结和房室结,抑制电生理活动各过程,尤其 0 相位;高浓度的地尔硫䓬也可阻滞快钠通道,有抗室上性心律失常作用。

(二)临床应用

1.高血压

适用于治疗轻、中度高血压,连续用药 1 年,不产生耐受性,其降压作用和等效量 β 受体阻滞剂、ACEI、氢氯噻嗪类似。

35

2.心绞痛

减少心绞痛发作频率,对有 ST-T 间期改变的患者,能产生保护作用,对非 Q 波心肌梗死,地尔硫䓬能明显减少心脏事件的发生率。

3.心律失常

治疗室上性心动过速和心房颤动或扑动。硫氮酮抑制慢钙内流,延长有效不应期,减慢房室传导,减慢心率。

(三)禁忌证

病态窦房结综合征未安装起搏器者;二或三度房室传导阻滞未安装起搏器者;收缩压低于12.0 kPa(90 mmHg);对本品过敏者;严重心功能不全或肺充血者。

(四)不良反应

1.常见不良反应

水肿、头痛、恶心、眩晕、皮疹、无力。

2.少见的不良反应(<1%)

(1)心血管系统:心绞痛、心律失常、房室传导阻滞、心动过缓、束支传导阻滞、充血性心力衰竭、心电图异常、低血压、心悸、晕厥、心动过速、室性期前收缩。

(2)神经系统:多梦、遗忘、抑郁、步态异常、幻觉、失眠、神经质、感觉异常、性格改变、嗜睡、震颤。

(3)消化系统:厌食、便秘、腹泻、味觉障碍、消化不良、口渴、呕吐、体重增加、碱性磷酸酶、乳酸脱氢酶、谷草转氨酶、谷丙转氨酶轻度升高。

(4)皮肤:瘀点、光敏感、瘙痒、荨麻疹。

(5)其他:弱视、CPK 升高、口干、呼吸困难、鼻出血、易激惹、高血糖、高尿酸血症、阳痿、肌痉挛、多尿、夜尿增多、耳鸣、骨关节痛、脱发、多形性红斑、锥体外系综合征、齿龈增生、溶血性贫血、出血时间延长、白细胞减少、紫癜、视网膜病变、血小板减少、剥脱性皮炎。

(崔宝利)

第六节 利 尿 剂

利尿剂是一类促进体内电解质(Na^+ 为主)和水分的排出而增加尿量的药物。通过影响肾小球滤过,肾小管的再吸收和分泌等功能而实现其利尿作用,但主要是影响肾小管的重吸收。主要用于治疗水肿性疾病、心力衰竭及维持水和电解质的平衡等。

一、分类

利尿剂的分子结构不同,在肾单位的作用部位和作用机制也各异,目前常用的利尿剂分为以下几类。

(一)高效利尿剂

这类利尿剂作用快且强大,作用部位主要在肾小管髓襻升支粗段,所以又称襻利尿剂,包括呋塞米、依他尼酸(利尿酸)、布美他尼(丁尿胺)和托拉塞米等,是目前作用最强的一组利尿剂。

其中呋塞米最为常用。

(二)中效利尿剂

中效利尿剂又称噻嗪类利尿剂,此类药基本结构相同,在肾小管的作用部位及作用机制相同,但作用强度、起效快慢及作用维持时间不同。氢氯噻嗪和氯噻酮是此类药中最基本的药物。此类药物主要通过抑制髓袢升支粗段皮质部 Na^+ 的重吸收而产生利尿作用,另外对近曲小管和远曲小管 Na^+ 的重吸收也有轻微的抑制作用。

(三)低效利尿剂

低效利尿剂包括螺内酯、氨苯蝶啶等。此类药物作用于远曲小管和集合管,抑制 Na^+-K^+ 交换,减少 Na^+ 的重吸收和 K^+ 的排泄,起到留钾利尿的作用,又称保钾利尿剂。另外,乙酰唑胺为代表的碳酸酐酶抑制剂一类药物也属低效利尿剂,可抑制近曲小管碳酸酐酶的活性,减少近曲小管碳酸酐氢钠的吸收而产生轻度利尿作用。

(四)渗透性利尿剂

以甘露醇为代表的一类渗透性药物,通过升高血浆和肾小管液的渗透压,增加肾小球滤过率,抑制肾小管对水和 Na^+ 的重吸收,产生利尿作用。由于具有很强的组织脱水作用,又称为脱水药。山梨醇和尿素因不良反应较多,已很少使用。由于各类利尿剂物所具有的药理作用基础不同,临床所见并发症也各异,以下将按药物种类分别描述。

二、常用药物及临床应用

(一)呋塞米

1.适应证

临床上用于治疗心脏性水肿、肾性水肿、肝硬化腹水、功能障碍或血管障碍所引起的四周性水肿,并可促使上部尿道结石的排出。其利尿作用迅速、强大,多用于其他利尿剂无效的严重患者。由于水、电解质丢失明显等原因,故不宜常规使用。静脉给药(20～80 mg)可治疗肺水肿和脑水肿。药物中毒时可用以加速毒物的排泄。

2.不良反应

(1)常见者与水、电解质紊乱有关,尤其是大剂量或长期应用时,如直立性低血压、休克、低钾血症、低氯血症、低氯性碱中毒、低钠血症、低钙血症及与此有关的口渴、乏力、肌肉酸痛、心律失常等。

(2)少见者有变态反应(包括皮疹、间质性肾炎甚至心脏停搏)、视物模糊、黄视症、光敏感、头晕、头痛、食欲缺乏、恶心、呕吐、腹痛、腹泻、胰腺炎、肌肉强直等,骨髓抑制导致粒细胞减少,血小板减少性紫癜和再生障碍性贫血,肝功能损害,指(趾)感觉异常,高糖血症,尿糖阳性,原有糖尿病加重,高尿酸血症。耳鸣、听力障碍多见于大剂量静脉快速注射时(每分钟剂量4～15 mg),多为暂时性,少数为不可逆性,尤其当与其他有耳毒性的药物同时应用时。在高钙血症时,可引起肾结石。尚有报道本药可加重特发性水肿。

3.注意事项

(1)过度脱水可使血尿酸和尿素氮水平暂时升高。

(2)药物剂量应从最小有效量开始,然后根据情况调整剂量。

(3)宜静脉给药。

(4)存在低钾血症或低钾血症倾向时,应注意补钾。

(5)与降压药合用时,后者剂量应酌情调整。

(二)氢氯噻嗪

1.适应证

(1)水肿性疾病:排泄体内过多的钠和水,减少细胞外液容量,消除水肿。常见的包括充血性心力衰竭、肝硬化腹水、肾病综合征、急慢性肾炎水肿、慢性肾衰竭早期、肾上腺皮质激素和雌激素治疗所致的钠、水潴留。

(2)高血压:可单独或与其他降压药联合应用,主要用于治疗原发性高血压。

(3)中枢性或肾性尿崩症。

(4)肾石症:主要用于预防含钙盐成分形成的结石。

2.不良反应

(1)水、电解质紊乱所致的不良反应较为常见。低钾血症较易发生与噻嗪类利尿剂排钾作用有关,长期缺钾可损伤肾小管,严重失钾可引起肾小管上皮的空泡变化,以及引起严重快速性心律失常等异位心律。低氯性碱中毒或低氯、低钾性碱中毒,噻嗪类特别是氢氯噻嗪常明显增加氯化物的排泄。此外低钠血症亦不罕见,导致中枢神经系统症状及加重肾损害。脱水造成血容量和肾血流量减少亦可引起肾小球滤过率降低。上述水、电解质紊乱的临床常见反应有口干、烦渴、肌肉痉挛、恶心、呕吐和极度疲乏无力等。

(2)高血糖:本药可使糖耐量降低,血糖升高,此可能与抑制胰岛素释放有关。

(3)高尿酸血症:干扰肾小管排泄尿酸,少数可诱发痛风发作。由于通常无关节疼痛,故高尿酸血症易被忽视。

(4)变态反应,如皮疹、荨麻疹等,但较为少见。

(5)血白细胞减少或缺乏症、血小板减少性紫癜等亦少见。

(6)其他,如胆囊炎、胰腺炎、性功能减退、光敏感、色觉障碍等,但较罕见。

3.注意事项

(1)肾上腺皮质激素、促肾上腺皮质激素、雌激素、两性霉素B(静脉用药),能降低本药的利尿作用,增加发生电解质紊乱的机会,尤其是低钾血症。

(2)非甾体抗炎镇痛药尤其是吲哚美辛,能降低本药的利尿作用,与前者抑制前列腺素合成有关。

(3)与多巴胺合用,利尿作用加强。

(4)与降压药合用时,利尿降压作用均加强。

(5)与抗痛风药合用时,后者应调整剂量。

(6)洋地黄类药物、胺碘酮等与本药合用时,应慎防因低钾血症引起的不良反应。

(7)乌洛托品与本药合用,其转化为甲醛受抑制,疗效下降。

(8)增强非去极化肌松药的作用,与血钾下降有关。

(9)与碳酸氢钠合用,发生低氯性碱中毒机会增加。

(三)螺内酯

1.适应证

尿作用弱,缓慢而持久,其利尿作用与体内醛固酮水平有关,对醛固酮增高的水肿患者作用较好,反之则作用较弱。临床上较少单用,常与其他利尿剂合用,治疗伴有醛固酮升高的顽固性水肿,如肝硬化、心力衰竭等引起的水肿。

2.不良反应

(1)常见不良反应:①高钾血症,最为常见,尤其是单独用药、进食高钾饮食、与钾剂或含钾药物如青霉素钾等,以及存在肾功能损害、少尿、无尿时。即使与噻嗪类利尿剂合用,高钾血症的发生率仍可达 8.6%~26.0%,且常以心律失常为首发表现,故用药期间必须密切随访血钾和心电图。②胃肠道反应,如恶心、呕吐、胃痉挛和腹泻;尚有报道可致消化性溃疡。

(2)少见不良反应:①低钠血症,单独应用时少见,与其他利尿剂合用时发生率增高;②抗雄激素样作用或对其他内分泌系统的影响,长期服用本药在男性可致男性乳房发育、阳痿、性功能低下,在女性可致乳房胀痛、声音变粗、毛发增多、月经失调、性功能下降;③中枢神经系统表现,长期或大剂量服用本药可发生行走不协调、头痛等。

(3)罕见不良反应:①变态反应,出现皮疹甚至呼吸困难;②暂时性血浆肌酐、尿素氮升高,主要与过度利尿、有效血容量不足、引起肾小球滤过率下降有关;③轻度高氯性酸中毒;④肿瘤,有报道 5 例患者长期服用本药和氢氯噻嗪发生乳腺癌。

3.注意事项

(1)肾功能不全或已有高钾血症患者应避免使用。

(2)肝功能异常患者、糖尿病、代谢性酸中毒等情况下,谨慎使用。

(3)与排钾利尿剂合用可减少高钾血症和代谢性酸中毒的发生。

(4)应用钙盐和钠盐对抗高钾对心脏的影响。

(5)应用葡萄糖加胰岛素使 K^+ 进入细胞内。

(6)应用排钾利尿剂或透析手段促使 K^+ 的排出。

(7)用碳酸氢钠可以纠正代谢性酸中毒;过敏者行抗过敏对症处理。

(四)甘露醇

1.适应证

(1)组织脱水药:用于治疗各种原因引起的脑水肿,降低颅内压,防止脑疝。

(2)渗透性利尿剂:用于鉴别肾前性因素或急性肾衰竭引起的少尿;亦可应用于预防各种原因引起的急性肾小管坏死。

(3)作为辅助性利尿措施治疗肾病综合征、肝硬化腹水,尤其是当伴有低蛋白血症时。

(4)对某些药物逾量或毒物中毒(如巴比妥类药物、锂、水杨酸盐和溴化物等),本药可促进上述物质的排泄,并防止肾毒性。

2.不良反应

(1)心功能衰竭:主要为急性肺水肿,急性左心衰竭。

(2)低血容量:因多合并有高钠血症,会出现明显的口渴,并有疲乏、无力、心悸、头晕等,尿量明显减少,检查皮肤干燥、无弹性、眼球下陷、心率快。较严重时血压可下降,患者出现意识障碍。

(3)肾小管上皮损伤:肾小管受到损害,对甘露醇的不通透性消失,使逐渐失去利尿作用。肾小管损伤可表现为少尿,严重者可有急性肾衰竭。

(4)变态反应:偶尔可见皮疹、喷嚏、流涕、呼吸困难,严重者可有过敏性休克。

3.注意事项

(1)已有心功能损害者、血容量不足者应慎用。心功能不全者禁用。

(2)已确诊为急性肾衰竭者不应再使用甘露醇。

(3)加强监测,包括电解质、血浆渗透压、尿量、肾功能等,及时处理异常变化。脱水过度造成血容量不足的,可首先给予等渗的生理盐水以补充有效循环血量,使循环和肾脏功能得以改善;然后可给予低渗的液体,但需注意,水的补充治疗应缓慢进行,可在第 12～24 小时补充 50％,在第 24～48 小时补充剩余部分,以免引起脑细胞水肿。

(4)心功能衰竭的治疗,在减轻前负荷可使用强效利尿剂,同时给予强心药物。出现肾毒性作用应立即停药,有过敏倾向者要慎重。

(董　妍)

第七节　止痛镇静类药物

一、咪达唑仑

(一)药理作用

咪达唑仑是苯二氮䓬类中水溶性最强的药物。其作用强度是地西泮的 2～3 倍,血浆清除率高于地西泮和劳拉西泮,半衰期短(2～3 小时),故其起效快,持续时间短,清醒相对较快,适用于治疗急性躁动的患者。咪达唑仑的肝脏清除率要高于其他药,每天反复给药或长时间持续输注时,其血药浓度下降较其他药物快。丙泊酚、西咪替丁、红霉素和其他细胞色素 P450 酶抑制剂可明显减慢咪达唑仑的代谢速率。咪达唑仑是目前 ICU 镇静主要选择的药物。

(二)临床应用

(1)麻醉前用药:经口服、肌内注射或静脉注射都有效,效果优于地西泮和羟嗪。肌内注射剂量为 5～10 mg,注射后 10～15 分钟产生镇静效应,经 30～45 分钟产生最大效应,对呼吸和循环无明显影响。口服剂量须加倍。对小儿可用直肠注入,剂量为 0.3 mg/kg。

(2)全麻诱导和维持静脉注射:咪达唑仑作为全麻诱导,效果优于地西泮,而稍逊于硫喷妥钠,主要适用于不宜用硫喷妥钠的重危患者。剂量 0.1～0.4 mg/kg,依年龄、体格情况和是否用术前药而定。

用于静脉复合或静吸复合全麻的维持,可采取分次静脉注射或持续静脉输注的方法,并与其他有镇痛效能的药物(芬太尼、氯胺酮等)合用,或同时吸入恩氟烷、异氟烷等全麻药。可适用于各类手术,尤其适用于心血管手术、颅脑手术及需全麻的门诊小手术。

(3)局麻和部位麻醉时作为辅助用药可产生镇静、松弛、遗忘作用,并可提高局麻药的惊厥阈,其效果优于地西泮。特别适用于消化道内镜检查、心导管检查、心血管造影、脑血管造影、心律转复等诊断性和治疗性操作。一般剂量为 0.10～0.15 mg/kg。

(4)ICU 患者镇静:对于需用机械通气支持的患者,可用此使患者保持镇静,控制躁动。即使用于心脏手术后患者,对血流动力的影响也很小。

(三)注意事项

咪达唑仑的代谢产物活性低,长时间用药后会有蓄积和镇静效果的延长,在肾衰竭患者尤为明显;部分患者还可产生耐受现象。注射过快或剂量过大时可引起呼吸抑制、血压下降,低血容量患者多见。缓慢静脉输注可有效减少其不良反应。

二、丙泊酚

丙泊酚又名异丙酚,是一种新型的快效、短效静脉麻醉药,苏醒迅速而完全,持续输注后无蓄积,为其他静脉麻醉药所无法比拟。目前普遍用于麻醉诱导、麻醉维持,也常用于麻醉中、手术后与 ICU 病房的镇静。

(一)药理作用

静脉注射丙泊酚诱导后起效快,诱导平稳,无肌肉不自主运动、咳嗽、呃逆等不良反应。诱导剂量能产生意识消失,而小剂量可产生镇静作用。丙泊酚可降低 CBF 及 CMR,且与剂量相关。丙泊酚降低颅内压和脑需氧量,尤其在颅内压增高的患者,丙泊酚降低颅内压的效果更显著。丙泊酚抑制 EEG 活动,一般认为无镇痛作用,可能有止呕作用。

丙泊酚能产生明显的心血管抑制作用,能引起剂量依赖性的心排血量减少及收缩压、舒张压和平均动脉压下降,但对心率影响较小。丙泊酚引起血压下降,主要是由于周围血管阻力降低的缘故。丙泊酚对心血管的抑制作用与患者年龄和注射速度有关,同样剂量在老年人可引起程度严重的低血压。丙泊酚没有显著的交感神经阻滞或 β 受体作用。

丙泊酚具有明显的呼吸抑制作用,能产生剂量依赖性的呼吸频率和潮气量减少,高碳酸血症的呼吸兴奋作用亦被减弱。与阿片类药物合用后,呼吸抑制作用更加明显。与等效剂量的硫喷妥钠相比,丙泊酚引起呼吸抑制的发生率更高。

丙泊酚对肝肾无损害,可明显降低眼内压,尤其已有眼内压增高的患者,降压效果更加显著。由于丙泊酚的高脂溶性,可以通过胎盘,并且可从乳汁分泌,故禁用于孕妇、哺乳期妇女。有报道,极少数患者使用丙泊酚后出现癫痫样活动,如惊厥和角弓反张,个别病例延迟到数小时或数天后发生。有癫痫史的患者使用丙泊酚有出现惊厥的可能。

(二)临床应用

1.于麻醉诱导及短小手术操作的麻醉镇静

诱导剂量为 1.0～2.5 mg/kg,95％有效量(ED95)成人未给术前药者为 2.25～2.50 mg/kg,术前给阿片类或苯二氮䓬类药者应酌减。60 岁以上诱导量,给术前药者 1 mg/kg,未给术前药者1.75 mg/kg。儿童诱导量需稍增加,其 ED95 为2～3 mg/kg。

2.维持麻醉

麻醉维持一般采用连续静脉滴注或以微量泵持续输注,也可在麻醉诱导后每隔数分钟追加10～40 mg 维持麻醉。连续输注或滴注时,一般在诱导后持续给 100～200 $\mu g/(kg \cdot min)$,然后根据患者对手术刺激的反应调整注药速度。

3.ICU 内施行机械通气与手术中镇静

一般输注达 30 $\mu g/(kg \cdot min)$ 以上便能使记忆消失,长时间的镇静也能迅速苏醒。镇静与苏醒时的血浆药物浓度,在 24 小时与 96 小时时相似。与咪达唑仑镇静相比,异丙酚苏醒更快,可控性强,这有利于早期拔除气管内导管及恢复呼吸道的咳嗽反射。丙泊酚也可用于手术后患者自控镇静,但用于心脏或其他大手术后,及老年人术后剂量应酌减。

(三)注意事项

单次注射时可出现暂时性呼吸抑制和血压下降、心动过缓,对血压的影响与剂量相关,尤见于心脏储备功能差、低血容量的患者。老年人用量应减少。丙泊酚的溶剂为乳化脂肪,长期或大量应用可能导致高三酰甘油血症;2％的丙泊酚可降低高三酰甘油血症的发生率,因此更适宜于

ICU 患者应用。

三、右美托咪定

右美托咪定是 α_2 肾上腺能受体激动剂,对于 α 肾上腺能受体,右美托咪定对 α_2 的选择性远高于 α_1,具有中枢性的镇静、抗焦虑、催眠和镇痛效应。最早用于 ICU 机械通气患者的短期镇静。

(一)药理作用

右美托咪定与蓝斑核上产生去甲肾上腺素的神经元细胞膜 α_2 肾上腺素受体结合,抑制腺苷酸环化酶的活性,减少细胞中 cAMP 的含量,增加细胞内合成代谢过程。神经末梢钙激活的钾离子通道开放,钾离子外流,同时,通过钙通道的钙离子内流减少,导致细胞膜超极化,发生突触后抑制;突触前膜钙离子内流减少,抑制前膜上去甲肾上腺素的释放,发生突触前抑制。上述两种机制抑制蓝斑核神经元发出冲动,阻断蓝斑核至皮层下的上行去甲肾上腺素通路的兴奋传导,从而产生镇静催眠作用。简言之,右美托咪定通过作用内源性的睡眠激发通路产生自然睡眠模式,患者容易被唤醒而且能够按照指令配合,没有干扰时又可以进入睡眠状态,且不影响睡眠时的脑血流量。

右美托咪定对心血管系统呈现短暂的两相心血管反应,尤其在输注早期且呈剂量依赖性。1 $\mu g/kg$ 的剂量引起短暂的血压升高和反射性的心率减慢,在年轻患者或健康志愿者则更常见。血压升高的原因可能是血管平滑肌上的 α_2B 受体受到激动。慢速输注或避免一次性大剂量用药可避免血压升高的发生。右美托咪定也能引起低血压,通常在输注 10 分钟之后,可能与中枢交感抑制有关。需要关注的是交感神经兴奋减少,迷走神经活动相对增强而引起心动过缓,虽然大多数可以自行缓解,但如果采用适当稀释、减缓输注、补充足够的血容量并加以严密的监护等措施,可以提高使用右美托咪定的安全性。

右美托咪定对呼吸的影响较小,即使在比较深的镇静状态下,仅表现分钟通气量减少,而动脉氧分压及二氧化碳通气反应等并不受到影响,即机体对高碳酸血症的觉醒反应维持正常。

右美托咪定具有一定的镇痛作用,但机制尚未明确,可能与刺激脊髓背角的 α_2C 和 α_2A 受体,减少促伤害性介质传递,减少 P 物质和谷氨酸盐及介导神经元间超极化等方式直接抑制疼痛传递。临床上可以见到右美托咪定具有节省阿片类药量的作用,作为神经阻滞技术的辅助药物能够延长镇痛时效,可能与抑制 C 纤维和 Aδ 纤维上神经信号的传导有关。

(二)临床应用

1.全身麻醉辅助镇静

右美托咪定具有镇静催眠作用,可以用于麻醉诱导期及麻醉维持期,甚至可以用于全麻苏醒期的辅助镇静。麻醉诱导前静脉泵注右美托咪定 $0.5\sim1.0$ $\mu g/kg$,维持 10 分钟以上,可以减轻插管反应。

2.区域阻滞辅助镇静镇痛

在区域阻滞操作前给予右美托咪定 $0.2\sim0.7$ $\mu g/kg$,泵注 $10\sim15$ 分钟,可使患者镇静满意,提高舒适度,且不影响呼吸。同时可以增强区域阻滞的镇痛效果。

3.有创检查及 ICU 患者的辅助镇静

有创检查包括胃肠镜检查、介入治疗和支气管镜检查等。可给予 $0.2\sim1.0$ $\mu g/kg$ 的负荷剂量,泵注时间不少于 10 分钟,之后以 $0.2\sim0.8$ $\mu g/(kg \cdot h)$ 维持。ICU 患者机械通气镇静可给予

$0.4\ \mu g/(kg \cdot h)$泵注,并根据镇静深度调整。可以使患者获得满意的镇静,解除焦虑和烦躁,同时可以被唤醒配合检查。

4.其他

由于右美托咪定产生的镇静类似自然睡眠,且对呼吸不抑制。对于困难气道的患者可以保留自主呼吸镇静下纤支镜引导插管;清醒开颅、保留功能区手术也是右美托咪定较好的适应证,在开颅后泵注右美托咪定负荷剂量$0.5\ \mu g/kg$(15分钟),然后$0.2\sim0.5\ \mu g/(kg \cdot h)$维持,调整麻醉深度使患者能够被唤醒。另外,脑部深部电极植入术也可以使用右美托咪定维持镇静。

(三)注意事项

(1)右美托咪定可以减少阿片类药物的用量,增加其镇痛作用,降低其术后恶心、呕吐的发生率,减少其血流动力学的改变,减轻其引起的呼吸抑制,对抗其引起的肌肉强直,同时还能提供有效的镇静作用。

(2)心动过缓和低血压是右美托咪定常见的不良反应,因此在应用右美托咪定时,应注意选择合适的患者、采用合理的给药剂量和给药速度,对低血容量和心脏传导阻滞的患者应慎用。

四、芬太尼

芬太尼合成于1960年,属于苯基哌啶类药物,是当前临床麻醉中最常用的麻醉性镇痛药。临床所用的制剂为其枸橼酸盐。

(一)药理作用

临床上芬太尼的镇痛强度为吗啡的$75\sim125$倍,作用时间约30分钟。芬太尼对呼吸有抑制作用,主要表现为频率减慢。静脉注射后$5\sim10$分钟呼吸频率减慢至最大限度,抑制程度与等效剂量的哌替啶相似,持续约10分钟后逐渐恢复。剂量较大时潮气量也减少,甚至停止呼吸。

芬太尼对心血管系统的影响很轻,不抑制心肌收缩力,一般不影响血压。可引起心动过缓,此种作用可被阿托品对抗。小剂量芬太尼可有效地减弱气管插管的高血压反应,其机制可能是孤束核及第9和第10脑神经核富含阿片受体,芬太尼与这些受体结合后可抑制来自咽喉部的刺激。

芬太尼也可引起恶心、呕吐,但没有释放组胺的作用。

(二)临床应用

芬太尼、舒芬太尼和阿芬太尼主要用于临床麻醉,作为复合全麻的组成部分。芬太尼与氟哌利多合用,组成所谓Ⅱ型NLA。由于这三药对心血管系统的影响都很小,常用于心血管手术麻醉。舒芬太尼的镇痛作用最强,用于复合全麻的效果更佳,心血管状态更稳定。阿芬太尼由于其药代动力学特点,很少有蓄积作用,短时间手术可用于分次静脉注射,长时间手术可用持续静脉滴注,应用更加灵活方便。

瑞芬太尼由于其独特的药代动力学特点,更适于静脉滴注。控制输注速率时,可达到预定的血药浓度。用于心血管手术患者,其清除率在心肺转流后无改变。其缺点是手术结束停止滴注后镇痛效应消失。目前所用的制剂中均含甘氨酸,不能用于椎管内注射。

(三)注意事项

(1)快速静脉注射芬太尼可引起胸壁和腹壁肌肉僵硬而影响通气,可用肌松药处理。由于其药代动力学特点,芬太尼反复注射或大剂量注射后,可在用药后$3\sim4$小时出现延迟性呼吸抑制,临床上应引起警惕。

(2)可产生依赖性,但较吗啡和哌替啶轻。

(孟　娜)

第三章

心搏骤停与心肺复苏

第一节 心 搏 骤 停

心搏骤停是指各种原因所致的心脏射血功能突然中止,其最常见的机制为心室颤动(VF)或无脉性室性心动过速(VT),其次为心室静止及无脉电活动(PEA)。心搏骤停后患者即出现意识丧失、脉搏消失、呼吸停止,经及时有效的心肺复苏部分患者可存活。心脏性猝死(SCD)是指未能预料的于突发心脏症状1小时内发生的心因性死亡。心搏骤停不治是心源性猝死最常见的直接死亡原因。

心肺复苏(CPR)是抢救生命最基本的医疗技术和方法之一,包括胸外按压、开放气道、人工通气、电除颤纠正(VF/VT)及药物治疗等,目的是使患者的自主循环恢复和自主呼吸恢复,并最终实现脑复苏。

一、心搏骤停的原因

引起心搏骤停的原因有很多,了解并掌握心搏骤停的常见原因(表 3-1)有助于指导心肺复苏和诊断性检查。

表 3-1　心搏骤停的常见原因

分类	原因	疾病或致病因素
心脏		冠心病、心肌病、心脏结构异常、瓣膜功能不全
呼吸	通气不足	中枢神经系统疾病、神经-肌肉接头疾病、中毒或代谢性脑病
	上呼吸道梗阻	中枢神经系统疾病、气道异物阻塞、感染、创伤、新生物
	呼吸衰竭	哮喘、慢性阻塞性肺疾病、肺水肿、肺栓塞
循环	机械性梗阻	张力性气胸、心脏压塞、肺栓塞
	有效循环血量过低	出血、脓毒血症、神经源性休克
代谢	电解质紊乱	低钾血症、高钾血症、低镁血症、高镁血症、低钙血症
	药物滥用	抗心律失常药、洋地黄类药物、β受体阻滞剂、钙通道阻滞剂、三环类抗抑郁药
中毒	毒品滥用	可卡因、海洛因
	有毒物质中毒	一氧化碳、氰化物
环境		雷击、触电、高温、低温、淹溺

二、病理生理机制

心搏骤停会导致全身血流中断,然而不同器官对缺血损伤的敏感性不同,甚至同一器官的不同部位对缺血损伤的敏感性也有所差别。脑是人体中最易受缺血损伤的重要器官,其中尤以分布在大脑皮质层、海马和小脑的神经元损伤最为明显;其次易受缺血损伤的器官是心脏;肾脏、胃肠道、骨骼肌较脑和心脏耐受缺血的能力更强。

正常体温下,心脏停搏10秒,会出现意识丧失、抽搐;心脏停搏20秒,会出现叹气样呼吸或呼吸断续;心脏停搏40秒,会出现瞳孔散大;心脏停搏60秒时,由于延髓缺血缺氧使呼吸中枢抑制,呼吸功能停止;心脏停搏3分钟,开始出现脑水肿;心脏停搏5分钟后,脑细胞开始发生不可逆的缺血损害;心脏停搏8分钟内未行心肺复苏,患者将脑死亡。心搏骤停与心肺复苏相关的缺血再灌注损伤的病理生理机制按时间可依次划分为骤停前期、骤停期、复苏期、复苏后期四个阶段。

(一)骤停前期

心搏骤停前,机体潜在的疾病及促发心搏骤停的因素能明显影响心肌细胞的代谢状态,也将影响复苏后心肌细胞的存活能力。如窒息引起的心搏骤停,之前的低氧血症和低血压状态消耗了细胞能量储备,导致酸中毒,又可明显加剧复苏中缺血损伤的程度。相反,心肌细胞能对慢性或间断性缺血产生预处理效应,从而对较长时间的缺血有较好的耐受性。

(二)骤停期

心搏骤停引起血液循环中断后,数秒内即可导致组织缺氧和有氧代谢中断。在这种情况下,细胞代谢转为无氧代谢。无氧代谢所产生的三磷酸腺苷极少,难以维持细胞存活所必需的离子浓度梯度。能量消耗的速度因组织不同而不同,同时取决于其能量储备和代谢需求程度。心肌能量的消耗与心搏骤停时的心律失常相关,与无脉电活动或心室停搏相比较,发生颤动的心肌要消耗更多的能量。能量的耗竭导致细胞膜去极化,从而触发启动了一系列代谢反应,包括细胞内钙超载、大量自由基产生、线粒体功能异常、基因异常表达、降解酶的激活和炎症反应等。

(三)复苏期

复苏期仍是全身缺血病理过程的延续,标准的胸外按压产生的心排血量仅为正常时的30%左右,并随着复苏开始时间的延迟和胸外按压时间的延长而下降。大量研究表明,标准心肺复苏所产生的灌注压远不能满足基础状态下心和脑的能量需求。最初数分钟,发生内源性儿茶酚胺和血管活性肽的大量释放,增加了次要组织血管的收缩,使血液优先供应脑和心脏。血液灌注的优先分配机制在心肺复苏期具有重要的意义,因为心肺复苏的目的就是产生足够的心肌血液灌注使心脏重新恢复有效的节律机械收缩功能,减少重要器官(脑)的缺血损伤。然而,机体在自主循环恢复后持续存在着血管收缩状态,对血流动力学有着明显不良的影响。复苏成功后,血管收缩导致后负荷明显增加,给已相当脆弱的心脏增加了额外负担,同时导致一些次要缺血器官继续保持缺血状态。关于该期有以下两个理论。

1.心泵理论

胸外按压时心脏受到胸骨和胸椎的挤压,使心脏和大动脉之间产生压力梯度,这种压力梯度驱使血液流向体循环和肺循环。心脏瓣膜能防止血液倒流,然而随着复苏时间的延长,除了主动脉瓣以外,其他瓣膜的功能将逐渐减弱。

2.胸泵理论

胸外按压时胸腔内压力增高,在胸腔内血管和胸腔外血管之间形成了压力梯度,血液顺着压力梯度流向外周动脉系统。由于上腔静脉和颈内静脉连接部位的静脉瓣具有防止血液逆流的功能,故在按压情况下逆流到静脉系统的血液量受限。根据胸泵理论,由于右心室和肺动脉之间没有压力梯度,故此时具有的作用仅为血流的被动通道。

(四)复苏后期

复苏后期的病理生理类似于休克综合征,其特征表现为持续缺血诱发的代谢紊乱和再灌注启动的一系列级联代谢反应,两者都会导致细胞的继发性损伤。在初始缺血阶段存活下来的心肌细胞可能由于随后的再灌注损伤而导致死亡。复苏后综合征是指严重的全身系统缺血后多器官功能障碍或衰竭。

心搏骤停复苏成功后心脏功能会明显受抑制,受抑制的心肌称为"心肌顿抑"。复苏后心功能不全的程度和可逆性与诱发心搏骤停的前驱致病事件、心搏骤停期间的心脏节律、心搏骤停持续时间及复苏期间应用肾上腺素能药物的总剂量相关。复苏后内脏器官缺血所释放的心肌抑制因子可使心功能不全进一步恶化。在相当多的患者中,既往和发病时的进行性、局灶性心肌缺血(心绞痛或心肌梗死)可引发心脏其他部位的心肌功能不全。

三、临床表现

心搏骤停的典型表现为意识突然丧失、呼吸停止、大动脉搏动消失的"三联征"。

四、诊断

(一)诊断要点

(1)患者意识突然丧失,面色可由苍白迅速呈现发绀。

(2)大动脉搏动消失,触摸不到颈动脉、股动脉搏动。

(3)呼吸停止或开始叹息样呼吸,呼吸逐渐缓慢,进而停止。

(4)双侧瞳孔散大。

(5)可伴有短暂抽搐、大小便失禁或口眼歪斜,随即全身松软。

(6)心电图表现:①心室颤动;②无脉性室性心动过速;③心室静止;④无脉性电活动。

(二)具体诊断方法

1.病史及体征

向家人、目击者和急救医疗服务体系(EMSS)人员详细询问发病过程,可为判断患者的发病原因和预后提供重要信息。收集的发病情况包括患者心搏骤停时是否被目击、发病时间、当时状态(吃饭、运动、受伤)、服用何种药物、开始心肺复苏的时间、初始心电图表现、急救人员所采取的措施等。既往史包括既往健康状况和精神状态,有无心脏、肺脏、肾脏疾病或其他恶性肿瘤史,有无感染或出血,有无冠心病或肺栓塞的高危因素,同时需要了解患者当前服用的药物和过敏史等。

仔细的体格检查具有重要意义,包括:①检查气道是否通畅,确保人工通气顺利;②查实患者心搏骤停的诊断依据;③寻找患者心搏骤停病因的证据;④动态监测有无干预措施所引起的并发症。体格检查必须在心肺复苏不受影响的情况下进行,复苏后需多次重复查体,以了解治疗效果和复苏可能带来的并发症(表3-2)。

表 3-2　异常体征提示心搏骤停可能的原因及相关并发症

查体	异常体征	可能病因
一般表现	苍白、冰凉	出血、低温
气道	分泌物、呕吐物或血液	误吸、气道阻塞
	正压通气阻力异常增高	张力性气胸、气道阻塞、支气管痉挛
颈部	颈静脉怒张	张力性气胸、心脏压塞、肺栓塞
	气管移位	张力性气胸
胸部	胸骨切开术瘢痕	既往心脏手术史
	单侧呼吸音	张力性气胸、插管进入右侧支气管、误吸
肺脏	呼吸音遥远、无呼吸音或无胸廓起伏	插管误入食管、气管阻塞、严重支气管痉挛
	哮鸣音	误吸、支气管痉挛、肺水肿
	啰音	误吸、肺水肿、肺炎
心脏	听不清心音	血容量过低、心脏压塞、张力性气胸、肺栓塞
腹部	膨胀和浊音	腹主动脉破裂、宫外孕破裂
	膨胀和鼓音	气管插管误入食管、胃胀气
直肠	鲜血、黑便	消化道出血
肢体末端	动脉搏动双侧不对称	主动脉夹层
	肾透析动/静脉分流或瘘管	高钾血症
皮肤	针孔痕迹或溃疡	静脉药瘾
	烧伤	烟雾吸入、触电

2.复苏的有效性监测

心肺复苏过程中,通常根据心电波形和大动脉搏动判断复苏的有效性。心肺复苏过程中的心肌血流量是由主动脉舒张压和右心房舒张压之差,即冠状动脉灌注压(CPP)决定的。心搏骤停和复苏过程中心电图监测只显示心电活动,不能反映心肌收缩功能。以下搏动指标被用于临床和试验研究。

(1)冠状动脉灌注压:冠状动脉灌注压大小与心肌灌注量呈正相关,被认为是反映心肺复苏有效性的"金标准"和可靠性指标。实验和临床研究均表明,维持冠状动脉灌注压在 2.0 kPa (15 mmHg)以上是复苏成功的必要条件。由于有创性 CPP 监测的操作费时费力,故复苏的紧迫性限制了其实际应用。

(2)中心静脉血氧饱和度:这是另一种能较可靠地监测复苏有效性的指标。由于复苏过程中机体氧耗、动脉血氧饱和度和血红蛋白浓度相对不变,因此中心静脉血氧饱和度能更直接地反映心排血量的多少。正常情况下中心静脉血氧饱和度波动于 $60\% \sim 80\%$,复苏过程中如中心静脉血氧饱和度低于 40%,则几乎没有自主循环恢复的机会。但中心静脉血氧饱和度的监测同样牵涉到有创置管的问题,并限制了其在临床上的广泛使用。

(3)呼气末 CO_2 分压($ETCO_2$):这是心肺复苏期间反映心排血量的可靠指标。研究表明,$ETCO_2$ 与冠状动脉灌注压、脑灌注压变化呈正相关。在未使用血管药物的情况下,$ETCO_2$ 低于 1.3 kPa(10 mmHg)提示预后不良。此指标具有无创、简便、反应灵敏的特点。

（李铭明）

第二节　成人基础生命支持

一、目的

成人基础生命支持的目的是早期识别心搏骤停并迅速启动紧急医疗服务体系,尽快实施心肺复苏术(CPR)及电除颤,重建的自主循环及呼吸功能,最终实现拯救生命的目的。

二、适应证

成人基础生命支持的适应证是心搏骤停,即突然意识丧失,同时无正常呼吸或完全无呼吸,并伴有大动脉搏动消失的患者。呼吸、心跳停止的患者被分为两类,即目击倒地和意识丧失。

三、禁忌证

成人基础生命支持无绝对禁忌证,在下列情况下可不实施心肺复苏。

(1)周围环境可能对施救者产生严重或致命的伤害,且被抢救者无法移动。

(2)被抢救者已经出现不可逆死亡的明显临床体征(如尸僵、尸斑、断头、横断损伤或尸体腐烂等)。

(3)被抢救者立有有效的"不进行心肺复苏"的生前预嘱。

四、操作前准备

(1)施救者必须接受过基础生命救护相关培训。

(2)一旦发现患者突然倒地并失去反应,立即启动 EMSS。

(3)如现场有危险因素存在,应迅速将患者转移至安全地带,在保证施救者、患者及其他人员安全的环境下进行心肺复苏。

五、操作步骤

(一)各项动作要领

1.识别

(1)有反应标准:患者出现任何肢体运动、眼部运动或发出声音(格拉斯哥评分大于3分)。

(2)判断意识:双手拍患者的双侧肩部并呼唤患者,看患者是否有反应(图 3-1)。

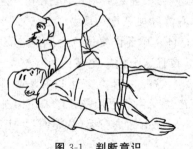

图 3-1　判断意识

2.判断呼吸

看患者是否有呼吸动作,无正常呼吸("捯气")等同于呼吸停止。判断时间不超过10秒(图3-2)。

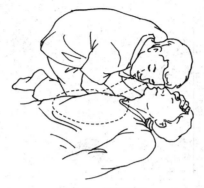

图 3-2 判断呼吸

3.检查脉搏

此项操作仅限于医务人员。施救者用一手的示指及中指指尖触患者的甲状软骨,并向近抢救者一侧滑动2 cm左右,在肌间沟处触及颈动脉(在甲状软骨水平、胸锁乳突肌内侧),感受其搏动(图3-3)。检查时间不超过 10 秒。

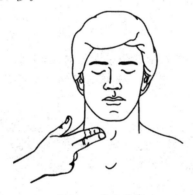

图 3-3 检查脉搏

此项检查假阳性率、假阴性率都很高,因此对非医务人员不要求操作。

(二)胸外按压

尽快开始有效的胸外按压是心搏骤停复苏成功的基础。

(1)体位:将患者摆放为平卧位,置于硬板床或地上,撤出头及身下的一切物品(图3-4)。

(2)按压部位:按压患者的胸骨下半部分(图3-5)。

(3)按压方法:操作者一手掌根部放于按压处,另一手掌重叠于手背上,两手交叉互扣,指尖抬起,避免接触患者胸壁;双臂伸直,身体前倾,使肩、肘、腕关节的连线与地面垂直,双肩在患者胸骨正上方,用上半身的重量及肩臂肌力量向下用力均匀按压(图3-6)。

(4)按压频率:不少于 100 次/分。

(5)按压深度:按压深度不小于 5 cm。

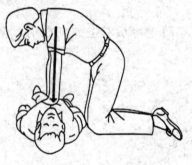

图 3-4　胸外按压体位

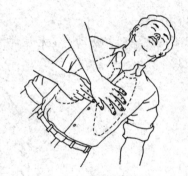

图 3-5　胸外按压部位

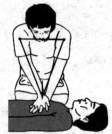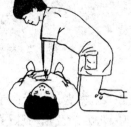

图 3-6　胸外按压方法

(三)开放气道

1.仰头举颏法

急救者位于患者一侧,一手的掌根部置于患者的前额,手掌向后方施加压力,另一手的示指和中指托住患者下颏的骨性部分,举起下颏,使患者下颌尖至耳垂的连线与地面垂直(图 3-7)。

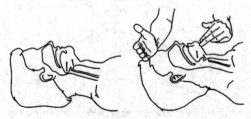

图 3-7　仰头举颏法

2.推举下颌法

怀疑患者颈椎损伤时采用此方法。急救者位于患者头侧,两手拇指置于患者口角旁,其余四指托住患者的下颌部位,保证患者头部和颈部固定,用力将患者的下颌角向上抬起(图 3-8)。

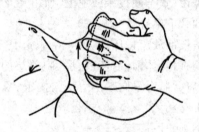

图 3-8　推举下颌法

(四)人工通气

1.口对口人工通气

(1)在开放气道的情况下,急救者用按前额手的拇指与示指捏紧患者鼻孔(图3-9)。

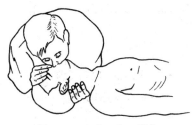

图 3-9　口对口人工通气

(2)急救者自然吸气后,将患者的口完全包被在自己的口中,将气体吹入患者肺内,使患者胸廓抬举。

(3)吹气完毕后,急救者离开患者口部,并松开捏紧患者鼻孔的手指,可见患者胸部向下回弹。继续第二次通气。

(4)每次吹气时间不少于1秒。

2.球囊面罩通气

球囊面罩又称"简易呼吸器"或"复苏球",由面罩、氧气导管、球体、单向阀、氧气储气阀和氧气储气囊等部分组成(图3-10)。

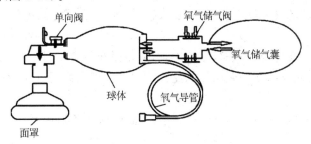

图 3-10　球囊面罩的结构组成

(1)连接球囊相应部件,并将氧气源连好,将氧气流量调至12～15 L/min。无氧气时,可以直接通空气。

(2)单人操作时,用一只手持球体,另一只手持面罩。

(3)将面罩贴紧扣在患者的口鼻处,尖端朝向患者头部,宽端朝向患者脚侧。

(4)在保持气道开放的条件下,以"E-C手法"固定面罩,使之不漏气(图3-11)。

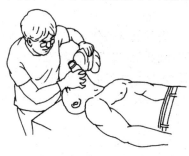

图 3-11　E-C 手法

（5）挤压球体,使气体送入患者肺内。

（6）挤压时间不少于 1 秒,挤压强度以看到患者胸廓有起伏动作为宜。

无论是口对口人工通气还是球囊面罩通气,都不宜送气太快、太强,因为这样可能造成患者气管、口鼻腔内的压力突然升高,超过贲门关闭压而使气体进入胃内。

(五)心肺复苏操作流程

1.胸外按压与通气比例

无论单人复苏还是双人复苏,在没有建立高级气道之前,按压与呼吸之比均为 30∶2。"高级气道"是指能够使全部或大部分气体进入肺内的气道,如喉罩、气管插管等。

2.复苏流程

复苏流程为:判断意识→呼救→判断呼吸、大动脉搏动→心脏按压→开放气道→人工通气→心脏按压。判断意识时,患者可能没有意识,也可能有意识,急救者应当对两者的处理都能够掌握。

(六)特殊情况

1.患者有意识

询问患者跌倒的原因,进行基本检查。

2.患者无意识,有呼吸

将患者摆放为昏迷体位,防止误吸,同时呼叫救援,安排转运。

3.患者无意识,无呼吸,有心跳

进行"只人工呼吸"的复苏操作,按照前述人工呼吸的方法,每分钟 8～10 次。

4.除颤

只要除颤器一到达现场,即刻进行心律检查,如果是可除颤心律,应当立即除颤。除颤后立即开始"以心脏按压为起点的新一轮循环的复苏"。"可除颤心律"包括心室颤动和无脉室速。

5.并发症

心肺复苏的并发症包括胸骨、肋骨骨折、气胸、血胸、腹腔脏器破裂等。

六、相关知识

(一)复苏伦理

（1）理论上,心肺复苏只针对"心搏骤停"的患者,但复苏的目的包括抢救患者,同时也包括对家属的心理安慰,因此除断头和出现尸僵、尸斑等明确死亡者,可能都需要进行"复苏"。

（2）患者有明确的"不接受复苏意愿",并有明确依据,可以不进行复苏操作。

（3）在不确定患者的意愿时,要采取"患者利益最大化"原则。

(二)时间是最关键因素

（1）当心搏骤停时,脑内储存的氧只能维持使用 15 秒,而糖只能维持使用 4～6 分钟,这就是为什么必须在 4～6 分钟开始复苏才能保证患者脑组织存活的原因。

（2）恢复自主循环是关键。即使是完全正规的心脏按压,射血量也只有自主心律的 30%。对于可除颤心律,除颤是恢复自主循环(ROSC)的最有效方法。除颤每延误 1 分钟,患者生存的可能性便下降 7%～10%。

(三)防止复苏后综合征

防止复苏后综合征也是复苏的关键因素,因此根据指南,生存链的环节增加为 5 个。

尽快识别与呼救急救系统,尽快 CPR,尽快除颤,尽快进行有效的高级心血管生命支持,心搏骤停后的综合治疗。

(李铭明)

第三节 成人高级心血管生命支持

成人高级心血管生命支持(ACLS)通常由专业急救人员到达现场或在医院内进行,通过应用辅助设备、特殊技术和药物等,进一步提供更有效的呼吸、循环支持,以恢复患者的自主循环和呼吸功能。

ACLS 是在基本生命支持的基础上,对已有自主循环恢复和未恢复的心搏骤停患者,使用人工气道或机械通气,建立静脉液体通路并给予复苏药物的进一步治疗。可归纳为 A、B、C、D,即 A(airway)人工气道;B(breathing)机械通气;C(circulation)建立液体通道,使用血管加压药物及抗心律失常药物;D(differential fiagnosis)寻找心搏骤停的原因。ACLS 包含了生存链中早期电除颤和早期高级生命支持两个环节。

一、人工气道及机械通气

CPR 过程中进行人工通气的目的是维持血液充分氧合和清除二氧化碳潴留。在 BLS 和 ACLS 阶段应给患者吸 100% 的氧、使动脉血液饱和度达到最大化。心搏骤停最初数分钟内,心脑氧供受到血流中断的影响最大,此时胸外按压较人工通气更重要,应尽可能避免因建立人工气道和检查心律等影响胸外按压。

应该熟练掌握球囊-面罩供氧和通气方法。在 CPR 过程中,插入气管导管或喉罩气道势必会影响胸外按压,因此急救时应该权衡两者当时的重要性,可以在对患者 CPR、电除颤无反应,或自主循环恢复后再建立高级人工气道。

二、复苏药物的选择

(一)给药途径的选择

1.静脉途径

急救时应放置较大的外周静脉注射针,一般药物经由外周静脉到达心脏需要 1～2 分钟的时间,静脉注射后再推入 20 mL 液体有助于药物进入中心循环。但建立外周静脉通路不应中断 CPR,此时 CPR 要比药物干预更重要。

2.经气管途径

如果静脉通路不能建立,复苏药物可经由气管内给予,用量是经静脉给药剂量的 2～2.5 倍。给药应当用 5～10 mL 注射用水或生理盐水稀释后注入气管内。

3.经骨髓途径

由于骨髓内有不会塌陷的血管丛,因此是另一种可供选择的给药途径,其效果相当于中心静脉通道。如果无法建立静脉通道的话,可建立经骨髓给药通道。

（二）给药时机

在 1～2 次电击和/或 CPR 后,如室颤/室性心动过速(VF/VT)持续存在,推荐给予血管加压药物,但不能因给药而中断 CPR。应当在 CPR 过程中和检查心律后尽快给药,其流程为 CPR→检查心律→给药→电除颤。药物准备应当在心律检查前完成,以便其后尽快给药,从而可以在随后的 CPR 中到达中心循环。

在 2～3 组电除颤、CPR 和应用血管收缩药后,若 VF/VT 仍持续存在,可使用抗心律失常药物;对有长 QT 间期的尖端扭转型室性心动过速,可选用镁剂。

（三）复苏药物的选择

1.血管加压药物

有证据表明,应用血管加压药物有助于患者初始阶段的自主循环恢复。

(1)肾上腺素:肾上腺素在复苏过程中的作用主要是激动 α 受体,提高复苏过程中心脏和脑的灌注压。目前推荐成人患者给予肾上腺素 1 mg,每隔 3～5 分钟可重复给药一次。

(2)血管升压素:血管升压素是非肾上腺素能外周血管收缩剂,能同时导致冠状动脉和肾动脉收缩。多个动物实验表明,血管升压素较肾上腺素有益,但无证据证明血管升压素(每次 40 U)比肾上腺素(每次1 mg)更有效。可选用血管升压素代替首次或第 2 次肾上腺素治疗。

2.阿托品

目前无前瞻性对照研究支持或反对在心室静止或 PEA 中应用阿托品。由于迷走神经张力过高可导致和/或加剧心室静止,故阿托品可以用于心室静止或 PEA。推荐剂量为每次 1 mg,每隔 3～5 分钟重复给药一次,最大剂量为 3 mg。

3.抗心律失常药物

(1)胺碘酮:应用胺碘酮(300 mg 或 5 mg/kg)比利多卡因(1.5 mg/kg)更能提高患者的入院存活率,并能提高 VF/VT 对电除颤的反应。对 CPR、电除颤和血管升压素无反应的 VF/VT,可首选胺碘酮 300 mg 静脉注射,无效可再加用 150 mg。

(2)利多卡因:利多卡因可降低自主循环恢复率和使心室静止增加,可以作为无胺碘酮时的替代药物。初始剂量为 1～1.5 mg/kg,静脉注射;如 VF/VT 持续,可给予额外剂量 0.5～0.75 mg/kg,每隔5～10 分钟静脉推注 1 次,最大剂量为 3 mg/kg。

(3)镁剂:镁剂能有效中止尖端扭转型室性心动过速。可用 1～2 g 硫酸镁溶于 5％的葡萄糖溶液 10 mL 中缓慢静脉推注,而后可用 1～2 g 硫酸镁溶于 5％的葡萄糖溶液 50～100 mL 中静脉滴注(5～60 分钟)。

三、体外膜肺氧合技术(ECMO)

ECMO 是"体外膜肺氧合"的英文简称,又称"体外维生系统",其起源于体外循环技术(CPB),最初是通过体外血液气体交换来治疗可逆性的呼吸衰竭,继而成为手术室外各种原因引起的心肺功能衰竭的暂时性替代措施,并取得了一定的治疗效果。它是代表一个医院,甚至一个地区、一个国家的危重症急救水平的一门技术。

（一）ECMO 的发展简史

1953 年,投入使用的鼓泡式氧合器为心脏手术的实施提供了体外循环,具有划时代的意义,其不但使心脏外科迅猛发展,同时也将为急救专科谱写新的篇章。1956 年,有人研发了气体交换膜,随后膜式氧合器(膜肺)逐渐在临床普及使用。膜肺的气体交换能力强,生物相容性好,血液破坏少,气栓发生率低,尤其是纤维膜肺,其良好的稳定性和安全性为长时间体外氧合应用提供了可能。于是,学者们立即有了将此技术转化为一门支持抢救技术的想法,但始终突破不了维持数小时的时间限制。直到1972年,有人报道了3天的体外循环成功抢救外伤患者,于是一些医院相继开展了ECMO,但很快因成功率低而告一段落。20世纪80年代,一些医院将ECMO用于治疗新生儿呼吸衰竭并取得了成功,这是吸入NO、高频振荡通气、肺泡表面活性物质替代等治疗措施都无法实现的。1989年以来,登记在体外生命支持组织(ELSO)中的临床应用ECMO的例数超过了2.4万例,多数为新生儿,因而ECMO已经成为新生儿急性肺损伤的标准治疗手段。ECMO对成人肺损伤的疗效尚存在争议,但普遍认为此技术是一项安全有效的维持生命的临时救治手段。至1994年有了阶段性的总结:ECMO对新生儿的疗效优于成人,对呼吸功能衰竭的疗效优于心脏功能衰竭。随着医疗技术、材料技术、机械技术的不断发展,ECMO的支持时间不断延长,对成人的疗效不断提高,从而被更广泛地用于临床危重症急救。甚至一些医疗中心将ECMO装置定为救护车的基本配置,使ECMO走向院前而更好地发挥急救功能。

(二)ECMO同传统的体外循环的区别

ECMO同传统的体外循环的区别有以下几点:①ECMO是密闭性管路,无体外循环过程中的储血瓶装置,体外循环则有储血瓶作为排气装置,是开放式管路;ECMO采用的是肝素涂层材质,并且是密闭系统管路,无相对静止的血液。②激活全血凝固时间(ACT)为200～250秒,体外循环则要求ACT大于480秒;ECMO维持时间1～2周,有超过100天的报道,体外循环一般不超过8小时;体外循环需要行开胸手术,需要时间长,要求条件高,很难实施。③ECMO多数不必行开胸手术,可在简陋的条件下以极快的速度建立循环,熟练的团队可将时间缩短到10分钟以内,这使ECMO可广泛应用于临床急救。

(三)ECMO的原理和类型

1.原理

ECMO治疗时,先将患者体内的静脉血液引流至储血罐,然后由机械泵将血泵入氧合器,经膜肺将血液氧合、排出二氧化碳并加温后,再通过另一路管道回输患者体内。引流体外和泵入体内的管道之间有一备用的短路,其作用是一旦回路发生或机械故障时,可迅速将机体与ECMO系统脱离,从而确保临床使用安全。

2.类型

ECMO主要分为两种模式:V-V ECMO模式与V-A ECMO模式。

(1)V-V ECMO模式经静脉将静脉血引出,经氧合器氧合并排出二氧化碳后泵入静脉。通常选择股静脉引出,颈内静脉泵入,也可根据患者情况选择双侧股静脉。其原理是静脉血在流经肺之前已部分行气体交换,以弥补肺功能的不足。在ECMO支持下可降低呼吸机的吸入氧浓度(<60%)和气道压(<4 kPa),从而避免或减轻肺损伤。(V-V ECMO)模式适合单纯肺功能受损、无心脏停搏危险的病例,其使血液重复转流,效率低于V-A ECMO模式,因而不适用于心功能不能及时得到纠正的心衰患者。

(2)V-A ECMO模式经静脉将静脉血引出,经氧合器氧合并排出二氧化碳后泵入动脉。成人通常选择股动/静脉,新生儿及幼儿选择颈动/静脉,也可行开胸手术进行动/静脉置管。V-A ECMO模式的优点是可同时支持心脏功能,其缺点是干扰了正常循环的血液分配和搏动方式,可造成脑、肺、心肌的损害,气栓的发生率较高,此外动脉置管结扎后(尤其在小儿)容易发生血管重构畸形。V-A ECMO模式适合心功能衰竭、肺功能严重衰竭并有心脏停搏可能的病例。由于V-A ECMO

管路是与心肺并联的管路,故运转过程中会增加心脏后负荷,同时流经肺的血量减少。当心脏完全停止跳动时,V-A ECMO 模式下心肺血液滞留,容易产生血栓而导致不可逆损害。如果超声诊断心脏完全停止跳动超过 3 小时,则应立即开胸置管,转换成 A-A-A 模式。两条插管分别从左、右心房引出,经氧合器氧合并排除 CO_2 后泵入动脉,防止心肺内血栓形成及肺发生水肿。

ECMO 方式的选择要参照病因、病情,灵活选择。总体来说,V-V ECMO 模式为肺替代的方式,V-A ECMO 方法为心肺联合替代的方式。心脏功能衰竭及心肺衰竭病例选 V-A ECMO 模式,肺功能衰竭选用 V-V ECMO 模式,长时间心跳停止选 A-A-A 模式。而在病情的变化过程中,还可能不断更改转流方式。

(四)ECMO 的适应证

1.新生儿肺疾病

适应 ECMO 治疗的新生儿肺疾病包括胎粪吸入综合征、先天性膈疝、肺部感染等所导致的肺动脉高压。一般认为,新生儿氧合指数(OI)≥40 时为 ECMO 的启用标准(氧合指数＝平均气道压力×吸入氧浓度×100÷动脉氧分压)。ECMO 的目标是维持机体的正常气体交换,通常V-A ECMO 模式应维持回路中静脉血氧饱和度高于 75％,而采用 V-V ECMO 模式时脉搏氧饱和度监测应在 85％ 以上。一旦转流稳定,肺内机械通气一般调整为低呼吸频率(5～10 次/分)、低气道压和一定的 PEEP,FiO_2 在 21％～40％。因新生儿很少有慢性基础肺疾病,故应用ECMO 支持后生存率相对较高。对药物和常规呼吸支持治疗无效的持续性肺高压患儿,采用ECMO 治疗在保证充分氧供的同时,避免了常规机械通气对肺的进一步损伤,并可降低肺血管阻力,从而为患儿重新建立正常的体-肺循环和存活创造了条件。

2.肺损伤

急性呼吸衰竭、急性肺损伤、ARDS 误吸、创伤、严重肺部感染、脓毒血症等可直接或间接造成肺损伤,继而引起的呼吸衰竭和 ARDS 是 ECMO 的适应证,特别适用于小儿或成人的急性肺损伤。在传统方法治疗过程中,如病情继续进展或伴心血管功能不稳定的呼吸衰竭患者,为保持良好的气体交换,避免通气过度和气道高压,ECMO 也不失为一种临时挽救生命的手段。目前对何时该启用 ECMO 尚无统一标准,成人 ARDS 的一个入选指标是吸入纯氧 2 小时后 PaO_2 ＜6.7 kPa(50 mmHg),但该指标的合理性和严谨性仍需进一步评估和统一。由于 ECMO 只是暂时的替代措施,因此不适用于不可逆的心、肺、脑疾病和预后不良的患者。相对禁忌证则包括老年、免疫抑制、脑外伤、左心衰竭、肝素诱导的血小板减少症等。

3.心脏手术

CPB 脱机困难的心脏手术患者,治疗期间必须保证正常肺通气以防肺不张,并注意维持正常的动脉血二氧化碳分压和氧分压。极少数先天性心脏病新生儿行心脏手术前,也有使用ECMO 作为心脏过渡训练。

4.肺梗死或气道梗阻

对急性肺梗死和气道梗阻的患者,快速建立 ECMO 是一种有效的抢救措施。

5.心肺移植手术

ECMO 不仅可为晚期心肺功能衰竭而等待移植手术的患者争取足够的时间,也可改善患者的全身状况,对预后有利。ECMO 还可为顺利渡过手术和术后恢复期"保驾护航",如肺移植术后的再灌注水肿和呼吸衰竭者,尤其是对肺动脉高压行单肺移植者。在心脏移植后,心肌顿抑常导致顽固性的心功能衰竭,而 ECMO 支持则为心肌顿抑的恢复创造了条件。虽然主动脉内球囊反搏更常用于临床,但它只针对左心系统,不能对严重心衰患者提供足够的循环支持,且在股动脉较细的小儿患者中使用受限。在这些情况下,ECMO能代替球囊反搏或两者联合治疗。

6.其他

ECMO在临床上难于处理的代谢性酸中毒、心肌炎、顽固性休克、无心跳供体的脏器保护等方面也能发挥特殊的治疗价值。并发或并存急性肾衰竭、肝衰竭时,需要行血液透析治疗,可将血透机或其他支持装置连接在ECMO回路上,用于支持多脏器功能。

ECMO本身并不能治疗以上疾病,其应用的必要性体现在能克服上述治疗方法的不足,提供暂时性的全身支持,为心肺功能的恢复赢得时间,从而提高患者的生存机会。

(五)ECMO的管理

ECMO支持过程中必须掌握好氧供和氧耗的平衡。氧供在一定程度上反映了膜肺氧合功能,氧耗反映了组织有氧代谢的情况。ECMO可因温度降低、麻醉和肌松药的应用、自身心肺的休息状态使氧耗下降,也可因肌颤、高儿茶酚胺、高温、感染等使氧耗增加。氧供和氧耗的比值在一般情况下为4:1。如果动脉血氧合完全,机体的代谢正常,其最佳的静脉氧饱和度应为75%。当供氧量明显减少时,组织将发生缺氧并伴有酸中毒、低血压、乳酸血症等。在ECMO治疗中,氧供和氧耗比值的重要性比动脉血氧饱和度达到100%更为重要。最好的方法是连续监测静脉氧饱和度,努力使其维持在65%~75%,静脉氧饱和度可大致反映氧代谢情况。也应连续检测血气分析。通常ECMO中PaO_2维持在10.7~16.0 kPa(80~120 mmHg),$PaCO_2$维持在4.7~6.0 kPa(35~45 mmHg)。膜肺气体交换有很高的调节作用,以FiO_2控制PaO_2,以通气量控制$PaCO_2$。

ECMO过程中需全身肝素化,除开始给的肝素外,以后每小时给肝素30~60 U/kg,使ACT维持在200~250秒。ACT影响因素多,单纯ACT监测应动态判读。如条件允许,可进行凝血功能检测,另外如血栓弹力图和凝血分析仪(Sonoclot)凝血与血小板功能监测已经在不少临床机构获得应用,从而有助于对凝血机制进行全面、快速的动态监测。

ECMO过程中,维持多少血细胞比容(Hct)为最佳尚无定论。如果溶血较严重,出现血红蛋白尿,应适当碱化尿液,促进血红蛋白的排出,保护肾功能。ECMO期间,如靠药物肾脏不能充分调节酸碱和水电解质平衡,可在ECMO旁路中应用透析器或超滤器,可有效纠正高钾,排出肌酐、尿素氮等物质,但超滤时应注意液体进出平衡。

ECMO支持期间,动脉血压可稍低,特别是在ECMO初期较明显。血压低的原因是多方面的,如血液稀释、平流灌注、炎性介质释放等。ECMO中,平均动脉压不宜太高,在6.7~8.0 kPa(50~60 mmHg)即可。组织灌注的情况主要根据静脉血气或末梢经皮氧饱和度监测未反映。

ECMO需要良好的配合,长期的肝素化、气管插管可使患者口腔、鼻腔出血,要经常对上述部位进行清洗。患者应经常适度翻身,避免发生压疮。常规给予抗生素预防感染。血液在体外循环时温度有下降的趋势,应注意保持体温在35~36℃。温度太高,氧耗增加;温度太低,易发生凝血和血流动力学紊乱。ECMO过程中还应重视能量的补充,可通过CO_2的产生量计算出能量的消耗,平均每天补充的热量为238.49 kJ/kg。ECMO过程中膜肺可出现血浆渗漏、气体交换不良、栓塞等一系列功能障碍,如情况严重应紧急更换膜肺。

通常ECMO持续3天到数周。随着ECMO的持续支持,患者的心肺功能也在逐渐恢复。当ECMO循环流量仅为患者血流量的10%~20%,可维持正常代谢时,应考虑终止ECMO。如果患者在终止ECMO 1~3小时内情况稳定,可拔除循环管道,并对血管进行修复。ECMO终止

24～48 小时后,呼吸机可逐渐撤离。

(六)ECMO 治疗的并发症

ECMO 治疗的并发症主要包括机械性原因和生理性原因两大类。

(1)机械性原因包括氧合器功能不良、回路血栓堵塞或脱落、机械泵或加热器故障、置管和拔管相关并发症等。一旦发生上述并发症,应迅速让患者机体从 ECMO 上脱离,并恢复治疗前的机械通气,同时处理相应的回路问题。

(2)生理性原因主要包括出血及血栓形成、脑损伤等。ECMO 一般采用全身肝素化,故出血不可避免,但严重出血将危及患者生命。处理原则依然是保证外科充分止血,精确调整抗凝强度,及时补充消耗的凝血因子、血小板和纤维蛋白原,监测患者全身凝血系统变化。婴幼儿由于大多经颈部插管,可能造成脑损伤。另外,无论婴幼儿或成人,都可能出现因颅内出血或血栓造成的脑损伤。

(七)ECMO 的终止

终止指标:①不可逆性脑损伤;②其他重要器官严重衰竭;③顽固性出血;④肺部出现不可逆损伤。一旦明确上述情况应终止 ECMO,避免人力、物力的浪费。

(八)新型 ECMO 的研发与应用

1.A-V ECMO

A-V ECMO 模式是血液从动脉经过专门用于该模式的低阻力体外膜肺回流到静脉,血流直接依靠动静脉之间的压力差推动,因而无须血泵装置。研究表明,10％～15％的心搏量经过气流量 5 L/min 的 A-V ECMO 可满足二氧化碳的清除,而对氧交换意义较小。血流量主要取决于管道直径和平均动脉压。A-V ECMO 临床应用的可行性和安全性已得到证实,它可使高碳酸血症患者的 $PaCO_2$ 明显下降。A-V ECMO 模式的最大优点在于避免了与机械泵有关的并发症,减少了血液破坏和简化了临床管理;缺点为动脉置管并发症增多,心脏负荷增加。A-V ECMO 模式适用于急性呼吸衰竭、高碳酸血症、需行保护性肺通气又要避免高 CO_2 分压的 ARDS 合并脑损伤患者。其禁忌证包括心力衰竭、休克和外周动脉阻塞性疾病。当然,对于这种新的 A-V ECMO 模式,尚需更多的研究和临床实践,才能对其作出正确的评价。

2.小型膜肺及微型可植入型膜肺

整合血泵动力和氧合功能,甚至能加热血液的微型人工心肺装置正在开发研制中,其将大大减少血液的破坏和提高效率,更有利于临床操作和应用。其中一种是将简易化设计的微型氧合器置入腔静脉内,但由于压力较低的静脉血经过氧合器时流速缓慢,氧合效率很低,故无法满足 ARDS 患者的氧合需求。于是有人设想研制一种将阻力较小的氧合器和微轴血泵相结合的血管内肺膜。还有一种设想是通过右心房的压力作为泵动力,利用可植入性氧合器获得长期气体交换辅助,这一设计思路已在动物(绵羊)试验中获得成功,正在投入临床试验。

总之,ECMO 的临床应用给体外循环带来了新的理念和定位,它是心肺辅助循环的一种拓展。众多实验和临床资料证实,ECMO 对改善机体氧合、排出多余 CO_2、维持血流动力学的稳定、促进心肺功能的恢复十分有效。而只有正确掌握适应证和选择转流方式,加强 ECMO 期间的管理,尽可能降低和减少相关并发症,才能更好地提高对危重症患者治疗的成功率。

(李铭明)

第四章

急性创伤

第一节 头部创伤

一、病史采集

抢救人员和急诊人员所见到的患者情况多种多样,仔细询问病史方可避免遗漏严重的病情。要从患者和目击者那里获得重要的信息,确定创伤发生的原因和机制。

目击者会证实患者出现意识丧失,其意识状态是否发生变化(例如,事故当时患者清醒,之后出现昏迷)。同样重要的是要明确患者是不是先出现意识丧失,接着发生了事故。

需要补充的病史包括是否出现惊厥发作,患者在指令下,不自主地或是在强刺激下出现肢体活动,是否表现出特殊的姿势。

如果患者意识清醒,应当询问其是否有疼痛,尤其注意询问颈椎疼痛。要向患者询问事故的细节,如果患者不能说出,应当认为患者当时出现了意识丧失。

如果可能的话,应获取患者以往详细的就医资料。精神状态的变化可能由急性低血糖及摄入药物或乙醇引起。如果患者既往有心血管疾病病史,那么他的机动车事故可能由急性心肌梗死发作引起。

二、体格检查

对于头部创伤患者最重要的就是意识状态的观察。意识状态的恶化是不良的信号,提示有危及生命的颅内出血。对患者的意识状态用描述性词语进行记录,反映出患者自主的动作,对指令或疼痛的反应,这一点非常重要。

对患者的颈椎进行检查,触摸脊柱,注意明显的缺损和异常柔软的区域。意识障碍或在乙醇、药物影响中的患者,如果其受伤方式可能引起颈椎损伤,要按照颈椎损伤来处置,除非已排除该损伤。

进行全面快速的神经系统检查,观察伤者双侧瞳孔的大小、对称性和对光反射灵敏性。可以用以下三种方法的一种来检查眼外肌的运动情况:观察自发眼球运动、直接要求患者活动眼球或者外肌。查体:对于创伤患者要待排除颈椎损伤后再进行。在急诊室中应快速进行第Ⅱ～Ⅻ脑神经的检查,四肢活动、肌力和感觉检查,注意生理反射是否健存,程度如何,是否存在病理反射,如足底的巴宾斯基征。急诊室中要进行肛诊,评价括约肌的张力和感觉。

检查患者的耳道和鼓膜。耳鼓后或耳道内出血可能提示颅底骨折,耳道中可见脑脊液则有诊断意义。同时检查鼻腔,是否存在脑脊液瘘。但是对于无法坐起的患者,脑脊液瘘的存在很难判断。

为了统一评价标准,为不同的观察者提供判断依据而制定的格拉斯哥昏迷评分,提供了一组固定的观察指标。格拉斯哥昏迷评分与生存和认知功能的预后相关。得分低的患者(<5 分)死亡率高,认知功能恢复差,而高分的患者(>8 分)则预后良好。

婴幼儿头部创伤的一个重要原因是儿童虐待,急诊科医师需要考虑到这一点。通常受伤儿童是被提起肩部或上臂剧烈摇晃,造成颅内血管破裂出血。直接创伤也可出现,造成颅骨骨折,伴或不伴颅内出血。

当然,除上述神经系统检查外,全面的体格检查应同时进行。检查患者的呼吸道,并保持通畅,维持患者的循环状态。应考虑并排除严重的胸部、腹部及盆腔创伤。检查患者的四肢,明确是否存在骨折及神经血管情况。应当仔细检查是否存在尿道和排泄道断裂。对男性患者进行前列腺位置检查,因为严重创伤往往伴有膀胱和尿道损伤。如果肛诊指套染血,则应注意直肠或结肠损伤,但并不常见。

三、治疗

(一)院前阶段

对于明确头部创伤患者最首要的处置是呼吸道管理,有两方面原因:第一,控制呼吸道,保持肺部足够的通气是降低颅内压最迅速的治疗方法;第二,要避免患者因血液、呕吐物和分泌物而窒息。某些地方仅仅可以实施抬高下颌,口咽通气的简单操作。理想的方式是气管内插管。对于呼吸存在但无反应的患者可经鼻气管插管,它的优点在于可以保持颈部固定,不需要头颈部后伸。不能经鼻腔插管或是发现时即出现呼吸停止的患者可采用经口插管,尽量减少颈部的移动。插管后应给予过度通气以迅速降低二氧化碳分压。

对于重大面部创伤,无法进行常规的经鼻腔、口腔气管插管的患者,可给予环甲膜切开。

如果有可能出现颈椎损伤,必须给予妥善固定。意识清醒的患者,诉说颈部疼痛,或触诊可及异常柔软的部位,应当以下列手段固定:硬颈托、头部一侧垫沙袋、将头部绑于夹板或担架上。昏迷的患者,应当按照颈椎损伤来处置,直至排除颈椎损伤。患者一旦被固定,护理人员应当准备好吸引器,随时使用。如果必须要移动患者或者调整体位,应将患者整体转向一侧,保持头部固定,尽可能维持颈部的制动。

抢救现场可开始静脉输液,如果抢救人员判定患者除头部创伤外无其他的创伤,可以给予生理盐水维持静脉通路。如果伴有其他严重创伤,或出现低血容量的表现,应立即给予生理盐水或乳酸林格液扩充血容量。尽管头部创伤的治疗原则是尽量减少液体摄入,但应首先给予足够的液体以维持血压和脉搏。

严重头部创伤的患者往往伴有面部创伤,这为患者的现场处置和搬运造成了困难。意识清醒、没有颈椎损伤或其他严重创伤的患者,在运送过程中往往采取坐位,以便将血液排入容器。有颈椎损伤或意识状态不良的患者要采取颈部制动、侧卧位或俯卧位运送,以利于血液流出,否则这些分泌物会被重新吸收。

(二)急诊室阶段

如果在现场尚未采取上述的措施,可以在急诊室中进行。患者到达急诊室后,应快速并尽可能同时进行下列处置:重新进行一次神经系统查体,包括之前所述的各个方面;检查患者的呼吸道;判断颈椎的情况。排除颈椎损伤后,可以进行其他诊断性检查,必要时可以给予经口腔气管插管。

在患者需要积极的呼吸道干预,而没有足够时间排除颈椎损伤时,就会遇到矛盾。一些情况下,面罩手动通气可以坚持到影像学排除颈椎损伤。如果必须立刻进行干预,则应在保持头颈部制动的前提下小心地给予经鼻腔或口腔气管插管,如果插管不成功则选择环甲膜切开。

如前所述,对于单纯的头部创伤,可在现场开放静脉通路,给予生理盐水或乳酸林格液慢滴。如果其他创伤引起了低血容量的表现,则应当马上给予补液治疗,维持患者的液体平衡要优先于头部创伤的处置。

患者到达急诊室后,应当立即留置经鼻腔胃肠减压管和 Foley 尿管,置管的原因包括缓解急性胃扩张,避免胃内容物反流,清空胃内容物防止窒息。置管后应检查这两个管中是否有血液。一种罕见的但是致死率非常高的胃管并发症可能出现在筛板骨折的患者身上。如果插管时稍有不慎,胃管可能经过骨折处,吸出颅内容物而非胃内容物。

脑水肿的控制和颅内压的降低依靠下列几种手段。首先最有效的手段也是过度通气,降低循环中的二氧化碳分压使脑血管床收缩,进而降低颅内压。反复监测动脉血气分析,应将二氧化碳分压控制在 $2.7 \sim 4.0$ kPa($25 \sim 30$ mmHg)。最近有报道称潮气末二氧化碳张力监测可以提供快速有效的指导,同时可经血气分析来验证。

应用利尿药是第二种手段。给予患者 20% 的甘露醇,按 $0.25 \sim 1$ g/kg 静脉滴注,进行渗透性利尿,之后可每 6 小时给予 20 g 静脉滴注,后期需要增大剂量方可达到之前的利尿效果。大剂量利尿药可对体液平衡和胶体渗透压带来重大的影响。在颅内压监测的指导下,小剂量反复应用利尿药($0.18 \sim 0.25$ mg/kg)效果良好,并且可以避免并发症的出现。

接受甘露醇治疗的患者可能出现反跳现象,因此一些医师更倾向于选择静脉滴注呋塞米。最近有临床试验支持了呋塞米的治疗作用。

类固醇皮质激素的应用仍然是降低颅内压的常规手段。有证据表明类固醇皮质激素可有效缓解脑肿瘤伴发的脑水肿,但并没有结论证明它们对头部创伤后脑水肿同样有效,其效果也逐渐开始被怀疑。尽管如此,一般我们推荐静脉应用地塞米松,起始剂量为 10 mg,之后的 48 小时内每 6 小时给予 4 mg,接下来的 $5 \sim 7$ 天里减量。

巴比妥疗法是控制颅内压升高的有效措施。一般来说,这项措施的应用要求持续颅内压监测,因此不作为首选,而是在神经系统检查完成后进行。

在急诊室里患者可能出现一次或多次惊厥发作,但这并非创伤后经常遇到的。惊厥多见于脑组织结构性损伤、贯通伤、脑内出血和压缩性颅骨骨折患者。与其他患者相同,病情的评估和处置要尽快进行,并需要控制惊厥发作。最理想的是在不影响意识状态的情况下控制惊厥,这样可以避免忽略其他危及生命的颅内病变。按照常规负荷量和维持量静脉滴注苯妥英钠,惊厥持续状态则需要静脉滴注地西泮来缓解。如果这些药物作用不足可加用苯巴比妥,但它会改变患者的意识状态,干扰对病情的进一步判断。无论如何,终止惊厥发作是首要的。

对于严重创伤患者,要仔细检查是否有其他部位创伤。尽快行胸片检查以排除气胸、血胸、肺不张和肋骨骨折。如果受伤方式可能造成骨折应同时拍骨盆片。四肢摄片也很必要,但并不优先。

主流的诊断方法是CT检查,这项检查为头部创伤的诊断带来了革命性的变化。头部创伤患者如果有意识状态的改变,应立刻进行CT检查。有学者建议即使没有神经系统症状,颅骨骨折患者也应接受CT检查,因为并发症往往发生在这些患者身上。这项检查的优势在于快速和无创。急性创伤中,X线片的对比并不足以诊断颅内出血。新鲜的或最近出现的出血灶比脑组织的衰减值大,表现为硬膜外、硬膜下或颅内密度增高区域。2周后血肿吸收,不易与周围脑组织区分。对于急性出血,不应用造影剂即可定位出血部位;但怀疑亚急性硬膜下出血时,要应用造影剂使原本等密度的液体聚集区增强显示。当然这项检查也不是完全保险的,少数情况下双侧血肿的患者中线不发生移动,进而可能遗漏诊断。此外,每台机器都会有某个部位的颅骨扫描不佳,称为"死点",医师应当注意到每台机器的特点。

大量研究表明MRI检查对创伤后的颅内病理改变很有诊断意义,尤其是针对CT检查不能显示的亚急性硬膜下血肿,但它不能显示颅内骨折,而且检查时间比CT检查时间长。

腰椎穿刺不用于头部损伤的患者。抽取小脑幕下压迫圆锥的脑脊液会形成脑疝使患者病情恶化。另外,对诊断也无帮助。压力计不能反映颅内压增高,脑脊液中不含血液会使医师误认为没有颅内血肿,脑脊液中有血液也没有意义,因为脑挫伤、蛛网膜下腔出血及脑膜撕裂伤会造成血液检验呈阳性反应。

四、常见的头部创伤

(一)头皮裂伤

头皮裂伤是急诊科日常处理较为常见的损伤。头皮血运丰富,其血管位于帽状腱膜和真皮层之间。相比较身体的其他部位,头皮比较坚韧,血管收缩困难,这就造成一个小缺损会引起大出血。若不及时采取止血措施的话,患者失血量很大,会使血细胞比容下降10～15点。止血措施会减少大出血并充分暴露创口,以下几种止血措施:肾上腺素利多卡因局部浸润伤口、压迫颅骨;如果帽状腱膜撕裂,钳夹住腱膜反折到真皮上以填塞血管。

止血后,应充分冲洗残留在伤口中的异物,一方面要充分检查伤口,检查帽状腱膜和外板的受损情况,一方面要清除残余的异物或凝血块。

隔层缝合修补撕裂伤部位,表皮、真皮、皮下组织和帽状腱膜单层缝合。缝合修补帽状腱膜很重要,若肌肉没有完全贴附的话,以后可能再次出血,秃顶男子可不修补该层。若考虑到美容效果,2～3层可采用整形外科技术。

腱膜下疏松结缔组织的撕裂或断裂造成了头皮裂伤,大块头皮撕裂能够得到修复,因为头皮血管位于皮下和真皮层及帽状腱膜层之间。

(二)脑震荡

脑震荡定义为由于头部钝伤造成的大脑一过性神经系统紊乱。许多医师认为有意识丧失的患者可诊断为该病,但是一些文献指出神经系统症状紊乱表现多样,包括意识模糊、头晕、健忘、恶心、呕吐,若出现了上述症状即使没有意识丧失也可诊断。

一般来说,当出现神经系统紊乱症状时,常持续时间较短,几秒钟、几分钟或几个小时;意识丧失可能是由于肾素血管紧张素系统紊乱引起,该系统起着维持人体觉醒的功能。

从解剖上看,没有关于人脑受损方面的研究。但从动物试验来看,有文献指出可表现为中央性尼氏小体溶解,还有文献认为没有改变。在目前的诊断水平上没有发现什么病理改变。

处理这些患者主要是观察,一些症状轻微、神经系统检查正常的患者可在家观察,身边需有一个人负责观察患者的症状变化。意识丧失时间较长的患者(>10 分钟)、持续出现呕吐的患者、家庭条件不允许等患者可收入院。给予非麻醉性镇痛剂镇痛。

相当一部分患者在病后的数周、数月甚至数年仍有一些后遗症表现,主要表现为头痛。72 小时如果头痛持续存在且非麻醉性镇痛剂不能缓解的话,可给予麻醉性镇痛剂。其他一些常见后遗表现为头晕眼花、疲劳、精神不集中、失眠、焦虑等。关于这些患者的症状及持续时间是器质上的还是功能上的存在争议。这些患者需要专门的神经科医师长期随访评估治疗。若头痛剧烈,不可等待症状继续恶化,需行 CT 检查。

(三)脑挫裂伤

挫裂伤即为脑组织的损伤,受伤的部位有出血,临床表现为意识减退(嗜睡)并有神经系统阳性症状。这些症状因部位而不同,有的表现为受伤的同侧出现异常,有的为对侧出现异常。

这些患者需要仔细检查,行 CT 检查以排除手术指征,有必要时可收入院。需重复检查以免症状加重,护理要得当。

(四)颅骨骨折

颅骨骨折的影响不是骨折本身而是骨折吸收及其伴随的脑部损伤和继发血肿形成。一般来说,颅骨骨折患者需入院观察 24 小时。

穿过脑膜中动脉的线性骨折需特别注意,可能会影响动脉的血运,产生硬膜外血肿。另外,横穿脑膜中动脉的骨折因持续的颅内出血造成意识改变。凹陷性骨折通常需收入院手术处理骨折片。开放性骨折需要在手术室行冲洗清创术。

若发现鼓膜后有血的患者,即使颅骨 X 线片表现为正常,也疑似诊断为颅底骨折。通常,颅底骨折的唯一影像学表现为蝶窦的液气平。极少可能的情况,蝶窦的液气平是由于面骨骨折而不是颅底骨折引起。

骨折涉及筛板或至中耳可引起脑脊液耳漏或鼻漏。一般针对这些脑脊液漏的患者需观察 1~2 周。如果漏没有自行愈合的话,需手术修补漏。报道称 90% 的漏无须手术即可自行愈合。这些患者的风险主要为感染而不是漏本身。这些患者可预防性服一些能够穿透血-脑屏障的抗生素预防感染直到漏愈合。青霉素 500 mg 口服,6 小时一次或氯霉素每天 50 mg/kg,分四次口服。发热患者行腰椎穿刺检查以确诊是否存在脑脊液感染并行细菌学检查。枕骨骨折有 33% 出现并发症,包括蛛网膜下腔出血、后颅窝血肿、脑挫伤、顶叶和枕叶损伤、对冲性损伤、脑神经损伤。

(五)颅内出血

1.硬膜外出血

硬膜外出血表现为患者头部受到创伤,短暂意识丧失后恢复正常,然后于几分钟或几小时后出现颅内压增高的症状。血肿由动脉出血造成,故硬脑膜向内凸。CT 上硬膜外出血表现为双凸透镜样高密度影。逐渐表现为意识减退、瞳孔扩大、偏瘫等,硬膜下出血或颅内出血也可以出现。另外,大多数患者症状不会加重。一些小的创伤的患者意识没有丧失,仅表现为硬膜外血肿形成,1/5 的硬膜外血肿患者意识丧失,昏迷不醒。

头部损伤出现硬膜外血肿占 1%~2%,虽然采取治疗措施,一经诊断,硬膜外出血仍有 25%~50% 的死亡率,这是由于部分患者创伤较小,5%~10% 不伴随颅骨骨折,所以急诊科医师早期不能确诊,直到出现明显脑疝症状后方能确诊。

2.硬膜下出血

与硬膜外出血相比,尽管也有许多小的皮质动脉出血,但其原因主要是由于静脉阻塞所致。血液在硬膜内,扩散至整个硬膜区域,而不是像硬膜外出血那样在局部形成凸起。CT 检查表现为颅骨和脑之间的新月形高密度影,脑组织向内移位,常伴随脑组织受损。一般血肿在 7～21 天变成等密度,之后形成低密度灶。

这与典型的硬膜外出血相似,伴有意识丧失的头部损伤症状更典型,患者意识可有一定程度的好转但不能完全恢复正常。头痛、瞳孔扩大、性情改变及颈强直等是主要的症状和体征。硬膜下出血根据临床症状出现的早晚主要分为三大类:急性、亚急性和慢性。急性需出现症状、意识改变后 24 小时内进行处理,亚急性时间在 2～14 天,慢性为 14 天之后。

急性硬膜下出血的死亡率在 60%～80%。若受伤后 4 小时内发现血肿并行手术治疗,可将死亡率降至 30%。亚急性死亡率在 12%～25%,慢性死亡率在 3%～15%。儿童的硬膜下出血患者尤其需要重视,这是儿童发病率和死亡率的重要原因。婴儿可通过硬膜下穿刺治疗。

3.脑内出血

脑内出血主要发生在颞叶前部和额叶后部,这些区域的脑实质容易坏死,颞叶容易发生水肿通过小脑幕疝出,这就需要尽早作出诊断,及时手术。头部损伤有 1%～2% 发生脑内出血,死亡率约为 55%。

损伤 48 小时后出血颅内血肿,早期 CT 检查表现为脑挫伤,这些患者可出现神经系统症状急剧恶化,这时需立即再次行 CT 检查,手术引流血肿以减少发病率和死亡率。

4.蛛网膜下腔出血

蛛网膜下腔是急性头部损伤最易出血的部位,蛛网膜下腔出血患者一般都有头痛和颈强直,通常不需手术。

(六)颅脑贯通伤

颅脑贯通伤通常为子弹伤,是一种极为严重的脑部损伤。由于脑组织大面积损伤,死亡率极高。大多数患者到达急诊室时处于昏迷状态,就像其他的损伤一样,维持气道通畅、控制颅内压是抢救的关键。检查和诊断的关键是子弹是否穿过中线,造成大脑两侧损伤,若是这种情况的话,患者一般无法抢救。一般很少存在单侧损伤。患者就算存活下来,也会遗留程度不同的神经系统症状。

一些极少数的情况下,颅脑贯通伤的患者到达急诊室时是清醒的,虽然经常迷糊,但还能够说话。此时需要及时清理呼吸道、机械通气。急诊科医师不要误认为这样的患者病情较轻,这些患者很快出现症状恶化,需要及时行 CT 检查。

(李铭明)

第二节　脊髓损伤

脊髓损伤在全身损伤中约占 0.3%,但在自然灾害中,如房屋倒塌、矿山、坑道塌陷中,脊髓损伤发生率要高得多。多发于年轻人,80% 为 40 岁以下男性。好发部位是中颈椎及胸腰段脊柱部,大量统计表明,胸腰段脊柱损伤的发生率最高,颈椎损伤有上升趋势,占第 2 位。在脊柱火器损伤则以胸椎发生率为最高,在一些发达国家,火器伤已居交通事故、高处坠落伤之后的第3位原因。脊柱损伤并发脊髓损伤的发生率各家报道差异较大,约为20%。

一、发生机制

脊髓损伤主要由外力作用所致,但亦受脊柱脊髓内在因素影响,内在因素包括如先天性发育性椎管狭窄、椎间盘退变、脊柱先天畸形及其他脊柱疾病等,可加重脊髓损伤。主要致伤暴力如下。

(一)间接暴力

间接暴力指外力不直接作用于脊髓而致脊髓损伤。多为闭合性损伤,见于房屋倒塌、矿井塌方、高处坠落、跳水意外、交通事故或运动中的物体直接打击脊柱,其导致脊髓损伤的主要因素如下。

1.椎体骨折

爆裂性骨折,骨折片进入椎管压迫脊髓,也可见于单纯椎体后缘骨折向后移位导致脊髓受压,造成脊髓神经细胞和传导束直接损伤,或引起脊髓血运障碍、继发脊髓灰质和传导束损伤等。

2.脊椎脱位

向前脱位椎的椎板或原位椎的椎体后上缘压迫脊髓。脊髓损伤主要决定于暴力作用于脊柱发生脊椎骨折或骨折脱位的瞬间骨性结构对脊髓的毁灭性打击,但在复位前骨折片或骨组织压迫也是重要因素。

3.关节突骨折

如向椎管内移位可破坏椎管形态,使其容积减小,出现脊髓压迫。

4.脊椎附件骨折

如椎板、椎弓、棘突骨折等,骨折块向椎管内移位。

5.软组织压迫

(1)椎间盘因素:损伤后致破裂、突出或膨出并突向椎管压迫脊髓。普通X线检查常无明显改变。常见于屈曲性颈椎损伤。

(2)韧带因素:黄韧带皱褶突向椎管压迫脊髓,多见于颈椎过伸性损伤。

(3)血管因素:脊髓或硬膜外血管损伤致硬膜外出血和血肿压迫。更重要的是供养脊髓的血管损伤,致脊髓缺血损伤。

(4)脊髓因素:传导暴力作用造成脊髓震荡或脊髓挫裂伤,损伤后继发脊髓水肿、出血,椎管容积进一步减小,加重脊髓自身损伤。

(二)直接暴力

直接暴力指外力直接作用于脊髓而致的损伤,多为开放性脊髓损伤。

1.脊髓火器伤

脊髓火器伤多见于战时子弹或弹片入椎管损伤脊髓,或损伤脊髓其近旁。冲击压力波损伤脊髓,特别是椎旁者,X线检查脊髓未见异常但脊髓损伤。

2.锐器性损伤

锐器性损伤多由金属刀刃穿透椎体或椎板间隙等进入椎管损伤脊髓,偶见木、竹器致伤。在平时和战时都可发生。

(三)影响因素

1.椎管的容积

椎管的容积若损伤前已有椎管狭窄存在,轻微外伤即可致脊髓损伤,如先天性椎管狭窄、骨质或韧带增生等引起的继发性椎管狭窄。

2.脊柱的稳定性

脊柱的稳定性若原有韧带损伤、松弛、脊柱不稳,则外伤易致椎管形态破坏,损伤脊髓。如先天性齿状突缺如、类风湿性脊柱炎等。

3.脊柱、脊髓原有疾病

强直性脊柱炎患者因病椎间融合,脊柱活动度差,受外伤时不能缓冲外力,易发生脊髓损伤,多见于颈椎。椎间盘退变患者常因脊柱外伤而突出导致脊髓损伤,中年以上椎间盘已有退变性改变者可同时出现多个椎间盘突出。

4.脊柱畸形

如短颈畸形、齿状突发育不全、颅底凹陷、脊柱侧凸畸形、先天性或获得性脊柱后凸畸形等。

二、病理变化

根据伤后病理改变演变趋势分为完全性和不完全性两种,两者在开始时都表现为脊髓灰质出血,前者出血早而多,并逐渐出现中心坏死,进而发展到脊髓坏死,后者出血而少,且很快停止发展,并逐渐恢复正常。

(一)原发性病理改变

1.脊髓震荡

脊髓损伤后出现短暂性功能抑制状态。大体病理尤明显器质性改变,显微镜下仅有少许水肿,神经细胞和神经纤维未见破坏现象,可以完全恢复。

2.脊髓挫伤

各种机械性因素所致的脊髓损伤,主要病理改变如下。

(1)髓内出血、血肿、血管痉挛或血栓,组织坏死。

(2)神经细胞破坏:胞体肿胀、染色体溶解、胞核消失、尼氏小体聚集、胞质无定形或呈空泡状。

(3)神经传导束变化:轴突变性、分离、轴索间隙增宽形成空泡;脱髓鞘、轴索裸露;髓鞘、轴索断裂,缩成球状。

(4)脊髓挫伤的轻重程度相差较大,造成该型损伤后脊髓恢复的结果不一,挫伤严重,灰质和传导束广泛性损伤,继发大片坏死者,最终完全纤维化,为完全损伤而不能恢复,轻者为不完全损伤,如脊髓小面积挫伤、少量出血,可有不同程度恢复。

3.脊髓断裂

两断端间常有间隙,神经元、胶质成分及经过断裂区的轴突的缺损是永久性的,也是不可修复的。脊髓断端呈现完全脊髓损伤改变,数小时后灰质中央出现片状出血、坏死,并逐渐被巨噬细胞吞噬,24小时后完全损坏,并出现白质坏死,3天后达到高峰,这种由于轴索断裂,髓鞘空泡形成,断端自溶、坏死、脱落,全过程约需3周时间。最后断端形成空腔,并为瘢痕组织所填充。

(二)继发性创伤改变

1.出血

出血是脊髓损伤后最早的反应,也是直接损伤的一部分,由于脊髓特别是灰质的供血系统丰富,其损伤后常导致大量动、静脉的破裂而引起广泛的出血,并波及一定范围,出血在达到高峰后5～10分钟减慢,并逐渐停止,出血区常发生坏死。

2.水肿

脊髓损伤后可因创伤反应、脊髓缺氧或压迫突然解除等因素而发生不同程度的水肿。水肿是紧随出血的病理变化,一般持续4～7天达到高峰,然后静止并逐渐消退。水肿消退后脊髓功能可以恢复,但不一定全部恢复。

3.缺血

出血、水肿与供血障碍均可致脊髓缺血,如大动脉损伤,可致脊髓数节段缺血,缺血常导致坏死。

4.血管收缩

脊髓损伤后,病变区坏死组织释放大量的儿茶酚胺和前列腺素,使脊髓滋养血管痉挛,脊髓血运障碍,损伤面积。

5.缺氧、微循环障碍、神经递质改变、阿片类、氧自由基、正肾素代谢物质改变等

试验研究证实上述各种因素均对脊髓损伤后的病理变化产生促进作用,加重原发损伤的程度。

三、临床表现

常在脊髓损伤的不同程度出现不同的临床症状,脊髓损伤的轻重程度不一,出现的症状也各不相同。

(一)脊髓休克期

脊髓遭受创伤和病理损害时即可发生功能的暂时性抑制,表现出运动、感觉、反射和自主神经系统的一系列变化,称为脊髓休克期。脊髓休克期持续时间长短不同,在脊髓震荡及不完全脊髓损伤,可无休克其甚为短暂,至临床检查时,已无休克表现,脊髓损伤平面越广,持续时间越长,最常可达6周,休克期表现如下。

(1)损伤平面以下运动障碍,一般表现为瘫痪,其范围与损伤部位和程度有关,第4颈椎以上平面损伤时表现为四肢瘫痪,胸髓以下脊髓损伤表现为双下肢瘫痪。瘫痪多为弛缓性,即肌张力低下或完全无张力。

(2)损伤平面以下深浅感觉完全丧失。

(3)损伤节段以下腱反射多消失。

(4)脊髓休克后期,反射逐渐恢复,根据其表现可判断脊髓损伤的严重程度,即脊髓完全性或不完全性损伤。

(二)脊髓休克后期

1.完全性脊髓损伤

(1)损伤平面以下完全瘫痪,肌力0级,肢体运动功能完全丧失。

(2)损伤平面以下深、浅感觉完全丧失,包括肛门周围与肛门内感觉丧失。

(3)在四肢瘫出现总体反射,肌张力增高,呈痉挛性瘫痪,即损伤平面以下肢体受到刺激表现为上肢及下肢肌肉痉挛,下肢内收,屈髋屈膝,踝跖屈,腹肌痉挛,反射性排尿及阴茎勃起,肢体反射性屈曲后并不立即伸直,呈单相反射。

(4)在颈胸椎损伤,下肢腱反射亢进,出现病理反射,阴茎海绵体反射与肛门反射出现,表明脊髓休克期的结束。

2.不完全性脊髓损伤

(1)运动障碍:依脊髓损伤节段水平和范围不同有很大差别,重者可仅有某些运动,而这些运动不能使肢体出现有效功能,轻者可以步行或完成某些日常工作。运动功能在损伤早期即可开始恢复,其恢复出现越早,预后越好。

(2)不完全性感觉丧失,其范围和部位根据损伤严重程度和部位不同有明显差异,损伤平面以下常有感觉减退、疼痛和感觉过敏等表现。

(3)肢体受刺激出现屈曲反射后又可伸展原位,呈双相反射。

3.脊髓不完全损伤综合征

(1)中央脊髓综合征:常见于颈椎过伸性损伤。临床表现为上肢重于下肢的四肢瘫痪,也可以是上肢单侧瘫痪,双下肢无瘫痪,损伤平面2~3节段支配区上肢表现为下运动神经元性损害,下肢为上运动神经元性损害。手部功能障碍明显,严重者有手内在肌萎缩,恢复困难。可同时出现损伤平面以下触觉和深感觉障碍,有时会出现括约肌功能丧失。

(2)脊髓半侧损伤综合征:又称脊髓半横断损伤,损伤侧脊髓上行和下行传导束损伤。临床表现为损伤平面以下同侧肢体上运动神经元性瘫痪和触觉、深感觉丧失,同侧肢体表现为痉挛性瘫痪,深反射亢进,并出现病理反射;对侧肢体痛、温觉消失或损伤略高水平节段有感觉过敏。

(3)前脊髓综合征:由于脊髓前动脉支配区脊髓受损所致,脊髓后柱和后角未受损。主要病因:椎体压缩、爆裂骨折,碎骨块突入椎管或椎间盘突出压迫脊髓前方;脊髓前动脉损伤或受压致脊髓相应部分供血障碍。临床表现为损伤平面以下肢体瘫痪,浅感觉如痛觉、温度觉减退或丧失,深感觉如位置觉、震动觉存在。括约肌功能也有障碍。

(4)脊髓后部综合征:由于脊髓后结构和脊神经后根受损所致。主要病因是脊柱过伸性损伤致后结构破坏陷入椎管。临床表现感觉障碍和神经根刺激症状为主。即损伤平面以下深感觉障碍,躯干及肢体对称性疼痛,少数病例可出现运动障碍和锥体束征。

(5)神经根损伤综合征:由于一侧神经挫伤所致,可仅伤及脊神经前根、后根或同时伴有脊髓前角、后角损伤。常见病因有脊柱侧屈损伤骨折脱位及椎间盘突出。临床表现为损伤节1~2个神经根支配区功能区功能障碍,可无感觉障碍,亦可出现麻木、疼痛或感觉过敏,或同时伴有运动障碍。

(6)马尾圆锥损伤综合征:由马尾神经或脊髓圆锥损伤所致,主要病因是胸腰段或其下方脊柱的严重损伤。临床特点:表现为弛缓性瘫痪,其支配区所有感觉丧失,骶部反射部分或全部丧失,膀胱和直肠呈下运动神经元瘫痪,因括约肌张力降低,出现大小便失禁。马尾损伤程度轻时可和其他周围神经一样再生,甚至完全恢复,但损伤重或完全断裂则不易自愈。

(三)迟发性脊髓损害脊柱损伤

早期无神经症状,经数周或数月后,出现脊髓受压和脊髓损伤表现者为迟发性脊髓损害。常见病因有:椎间盘损伤、突出致脊髓受压;脊柱不稳、成角、移位致脊髓磨损;椎体骨折,骨块向椎管内移位或骨痂向椎管内生长压迫脊髓;脊柱损伤后椎管内囊肿形成或发生慢性蛛网膜炎。患者在脊柱损伤当时未发生截瘫或虽曾发生过损伤平面以下截瘫,但随后症状又有所减轻,经数周、数月或数年后逐渐出现脊髓受累症状,表现出相应的运动、感觉、反射和自主神经功能障碍,严重者表现为截瘫。

1.诊断要点

(1)判断有无脊柱损伤,其部位、程度和性质如何。

(2)判断有无脊髓损伤。

(3)确定脊髓损伤的部位:包括横截面和纵向范围。

(4)判断脊髓损伤性质:压迫、震荡、挫裂伤、离断伤等。

(5)判断脊髓损伤程度:属于完全性或不完全性损伤。

(6)检查有无合并伤:如颅脑外伤、胸腹脏器损伤、大血管损伤、休克、中毒及四肢骨折等。

2.诊断方法

(1)了解外伤史和损伤机制:详细的外伤史可为诊断提供重要线索。临床症状和体征主要根据局部疼痛、肢体瘫痪等主诉及局部压痛和肢体运动、感觉、反射障碍等体征进行分析判断。对于合并颅脑损伤、昏迷、休克、中毒而无局部疼痛主诉者,除了解受伤机制外尚可借助其他辅助检查。

(2)定位诊断:美国脊柱损伤协会列出了判断运动损伤水平的关键肌肉和感觉损伤水平的关键感觉分布区。正常四肢肌肉,均由2个或更多神经根支配,肌力在Ⅳ级以上,当支配的下位神经根损伤,则肌力降为Ⅲ级或以下,此即为运动损伤平面,感觉分为减弱、障碍与消失,障碍即为损伤平面。

4 分级诊断临床上简单分为完全性和不完全性损伤。完全性损伤指损伤平面以下感觉、运动、反射和自主神经功能完全丧失;不完全损伤指神经损伤平面以下存在非反射性神经功能。

Frankel 系统分级法是根据神经损伤水平以下神经功能保留程度来判断脊髓损伤程度,分级标准如下。①Frankel A:完全性损伤,第4~5骶节,无任何感觉或运动功能。②Frankel B:损伤平面以下保留有感觉功能,并扩展到第4~5骶节,但无运动功能。③Frankel C:损伤平面以下保留运动功能,大部分关键肌的肌力<Ⅲ级。④Frankel D:损伤平面以下保留了运动功能,大部分关键肌肉肌力至少Ⅲ级。⑤Frankel E:运动和感觉功能正常。

3.辅助检查

(1)影像学检查。①普通X线检查:常用的是颈、胸、腰椎正位片和侧位片,必要时加拍左、右斜位及颈椎张口位片。观察椎体及附件有否骨折、移位及椎旁阴影是否增宽等。②脊柱体层摄片:可更精确了解脊椎骨折情况,尤其是骨折块突入椎管、颈2齿状突及侧块骨折、关节突骨折等。一般在普通X线片不能明确时进行。③脊髓造影:判断脊髓是否遭受骨块、突出之椎间盘或血肿等压迫,提示脊髓损伤平面和范围。但对急性颈椎损伤进行脊髓造影有一定危险性,随着MRI设备的普及,应用越来越少。④CT扫描:可用于判断椎管容积,有否骨折或骨折块突入椎管,有否椎间盘突出和了解脊髓损伤的间接资料,其优点是可以在避免反复搬动患者情况下获得清晰的椎管内图像,为治疗提供可靠依据。⑤MRI检查:是检查脊髓损伤检查方法,除可观察椎骨及椎间盘损伤外,尚可判断脊髓损伤情况,如压迫、挫伤、断裂、水肿、出血及空洞形成等。

(2)腰椎穿刺:在确定无颅内高压情况下行腰椎穿刺,若脑脊液内含有血液或脱落的脊髓组织,说明脊髓有实质损伤,至少蛛网膜下腔有出血。若奎肯试验提示梗阻,则说明脊髓受压。两者都为早期手术提供依据。

4.电生理检查

(1)体感诱发电位:可记录周围神经到脊髓的诱发电位,在脊髓损伤时用以判断脊髓功能和结构的完整性,并对预后的估计起一定的帮助作用。

（2）肌电图和神经传导速度检查：常用于补充不足，很少单独用于估计脊髓损伤的预后。

5.治疗选择

（1）现场救护：脊髓损伤常合并其他脏器损伤，病情严重，单纯高位颈髓损伤常合并呼吸困难，危及生命。正确快速的现场救护可降低病死率和残废率。①保持呼吸道通畅：因颈、胸髓损伤伴有呼吸肌麻痹、通气功能障碍，在现场行气管插管，最好是经鼻插管，或给予面罩给氧，监测血氧饱和度如现场患者呼吸窘迫，血氧饱和度持续低于80%，即可现场给予气管切开、置管、球囊辅助呼吸，快速搬运至医院。②凡疑有脊柱、脊髓损伤者一律按有此损伤处理。③制动：脊髓损伤和脊柱损伤的制动具有同等重要的意义。脊髓损伤可采用简易支具及沙袋制动，制动越早，二次损伤越轻。④正确搬运：在脊柱、脊髓损伤未处理之前不宜随意转动或搬动，应尽可能在采用支具或临时固定器材固定后方可搬动。搬患者要求：至少需要3个人，动作轻柔，平抬平放，避免扭曲或转动；采用无弹性担架，防止过伸、过屈。运输途中注意观察生命体征，如有休克应用低足高位，并注意保暖，但应避免使用热水袋，以免烫伤，还应注意预防褥疮。

（2）急诊处理：①快速准确的全身检查。②急救复苏：保持气道通畅并给氧，必要时建立通气管道给予辅助呼吸；维持血液循环和有效灌注，有条件时行中心静脉置管和肺动脉楔压置管，以利血压监测。③神经系统检查：只要病情允许，可检查患者的双臂、双手、双腿、双足的运动及括约肌张力，判断其与脊髓损伤的关系。④若患者在急救现场未得到制动，到急诊室后应及时采取有效制动措施。除各种支具外，牵引也是有效的制动方法。⑤脱水剂使用：确定脊髓损伤后可使用激素、呋塞米等脱水剂。⑥影像学检查：病情许可者可行X线、CT或MRI检查，以明确损伤节段和损伤程度。

（3）脊柱骨折复位、固定。①复位：整复脊柱骨折脱位，恢复椎管形态是脊髓减压最有效的途径，在脊柱复位前没必要进行脊髓造影或其他特殊检查。常用脊柱复位方法如下：颈椎稳定性损伤可采用Glisson枕颌带牵引。颈椎不稳定性损伤常采用颅骨牵引，一些学者采用Halo头盆环牵引装置，认为具有高度稳定功能和牵引作用。颅骨牵引重量按年龄、体型和体重酌情考虑，通常在中下颈椎以每椎节15～20 kg，例如，第6～7颈椎骨折脱位牵引重可用9～14 kg，牵引方向视损伤机制和复位节段而定，牵引过程中，床旁应有医师持续观察，每半小时摄床旁X线一次检查骨折复位情况。寰枕联合处高位颈椎损伤，头颅在脊柱上方保持中位，如有颅颈畸形，则不应一次性复位，可在轻重量持续牵引下缓慢复位，复位过快可引起呼吸、心搏骤停，危及生命。胸腰椎骨的脱位可根据不同情况采用卧床休息、悬吊牵引、闭合手法复位和体位复位法。手术开放复位：若牵引和手法复位不成功或牵引过程中神经症状加重，则采取手术开放复位。②固定：建立和维持脊柱的稳定性直到骨性愈合非常重要，稳定的骨性环境才能为脊髓损伤的修复创造必须的条件。颈椎损伤通常在3～4周通过牵引维持，待软组织和骨性结构初步愈合后采用头颈胸石膏或颈部石膏围固定。有颈髓损伤者应持续牵引或用Halo牵引固定架制动。待骨伤愈合后方可解除。如脊柱损伤经复位后仍有不稳定者可采取脊柱融合或内固定术。常用的脊柱融合方法有枕颈融合术、前路椎体间融合术、后路椎板间、关节突间或横突间融合术。

（4）椎管减压：在脊柱复位后通过脊髓造影、CT扫描、MRI检查手术中或确定仍有脊髓受压，如碎骨块、椎间盘突入椎管内或异物残留，需行减压取除，以恢复椎管的正常容积。常用的减压方法如下。①前路减压术：适用于脊髓损伤伴有椎间盘突出或碎骨块突入椎管压迫脊髓前方导致运动功能丧失、感觉功能尚存者，多用于颈髓损伤。②侧前方减压术：适用于胸椎或胸腰椎损伤，从椎管前方压迫脊髓者。术中应避免器械直接进入椎管内操作，以免加重脊髓损伤。③后路椎板切除减压术:适用于椎板骨折下陷或脱位前移压迫脊髓后方者;原有颈椎病、椎管狭窄、强直性脊柱炎,脊髓受压症状迅速恶化者;腰椎骨折脱位或疑有马尾损伤者;有硬膜外出血,需行血肿清除者;腰椎骨折脱位伴马尾断裂者,在行骨折脱位复位内固定时尽量吻合神经,注意要在神经束排列整齐的状况下端对端吻合。椎板切除操作要点:椎板骨折者应先咬下位椎板,然后用神经剥离子托起骨折椎板,再用椎板咬骨钳咬除;椎板脱位前移者应先整复脱位,在未完全复位前咬除椎板,再完全复位;有条件时可在持续牵引下用气钻切除椎板,可避免椎板下放置任何器械。

6.药物治疗

(1)类固醇皮质激素:能维持细胞膜和溶酶体膜的稳定性及体液、电解质平衡,防止细胞受损、溶酶体释放,保持血管的完整性;防止和减轻脊髓水肿,减少神经组织损害对抗氧自由基等。宜在伤后 8 小时内应用,尽可能选用大剂量。常用甲泼尼龙,在伤后 8 小时内应用,首次冲击量 30 mg/kg,静脉滴注 15 分钟,45 分钟后 5.4 mg/(kg·h),静脉滴注,持续 23 小时,伤后 8 小时以外不用。伤后 3 小时内应用则应维持 24 小时;伤后 3~8 天应用,维持时间应到 48 小时。此外还可采用地塞米松 20 mg,3 天内每 6 小时重复 1 次,3 天后逐渐减量,7~10 天停药,以免长期大剂量使用激素出现并发症。

(2)利尿剂:脊髓损伤因局部细胞外液过多,发生不同程度的水肿,受压加重,因此受伤后应限制水、钠的摄入量,减少水、钠潴留,减轻脊髓水肿,保持脊髓功能。另外尚可选用或交替使用以下利尿剂。①呋塞米:20 mg 静脉滴注,1~2 次/天,持续 3~6 天。②20%甘露醇:1~2 g/kg,快速静脉滴注,1 次 6 小时,持续 3~6 天。③50%葡萄糖液:60 mL 静脉推注,每 4~6 小时 1 次。④其他利尿剂:可选用氢氯噻嗪、氯胺酮及乙酰唑胺等。

(3)东莨菪碱:可通过调整微循环改善脊髓损伤后毛细血管破裂出血和堵塞造成的微循环障碍,减轻脊髓缺血、坏死,有利于脊髓功能恢复。使用越早越好,宜在伤后当天使用,0.3 mg 肌内注射,每 3~4 小时 1 次,持续 3 天。

(4)痉挛状态:脊髓损伤后痉挛状态是指损伤平面以下反射弧高度兴奋,脊髓基本反射(包括牵张反射、屈肌反射、血压反射、膀胱反射、排便反射、阴茎勃起反射)亢进。①巴氯芬:抑制性神经递质 γ 氨基丁酸(GABA)的协同剂,成人初始剂量为 15 mg/d,逐渐增至有效剂量,维持量 30~70 mg/d,儿童初始量为 0.75~0.25 mg/(kg·d)。②地西泮:作用于中枢,起类似于下行麻痹抑制运动系统的作用,初始剂量 2 mg,2 次/天,可逐渐加大到 20 mg/d,有些患者可耐受 10 mg,4 次/天。③可乐定:中枢性 α 肾上腺素能阻滞剂。剂量 0.1~0.5 mg/d,口服或经皮肤给药。④丹曲林:外周性抑制肌浆网钙离子释放,减低骨骼肌收缩力。初始剂量 25 mg,2 次/天,逐渐增加到有效剂量,最大量 100 mg,4 次/天。⑤封闭治疗:解痉药物无效时可选择性对某些运动点或神经采用局麻药行封闭,如产生疗效,可改用长效 2%~5%石炭酸或无水乙醇,多能取得疗效。硬膜外腔或蛛网膜下腔注射无水乙醇可破坏圆锥反射、脊神经根或合并截瘫平面上升,应慎用。⑥肉毒毒素:注入痉挛肌肉内可缓解痉挛约 3 个月。

7.高热与低温处理

高位脊髓损伤特别是颈髓完全性损伤四肢瘫痪患者,常因各种因素导致机体产热和散热失衡,出现体温异常,少数为高热,多数为低体温,导致机体生理功能紊乱,严重者可死亡。

(1)高热的处理。①物理降温:大血管走行浅表处放置冰袋,如颈部、腋下、腹股沟、肘部;50%乙醇擦浴,除上述部位,尚可轻擦额、面颊、胸背部、臀部或股部;调节室温,可用空调将室温维持于 20~22 ℃,并用电扇通风。②输液:补充水、电解质、糖和氨基酸,补偿高热消耗(输入经降温处理的液体)。③药物降温:必要时使用冬眠药物。降温时应注意不能过快、过低,以免造成体温过低而引起机体功能衰竭。

(2)低温的处理。①物理复温:提高室温,保持环境温度,提高体内温度。具体措施有热水袋、电热毯、电热器及加温液体输入等。复温达 34 ℃后即停止继续升温,膝用被盖保持升温至36 ～37 ℃。②纠正水、电解质紊乱,监测心、肺功能,保持足够供氧,及时处理异常情况。

8.高压氧治疗

高压氧治疗可以增加血氧饱和度,改善组织供氧,使受伤脊髓的缺氧得以缓解或改善,减轻脊髓的充血和水肿,对脊髓功能的恢复有良好作用。另外,组织氧含量的增加可以促进损伤部位新生的成纤维细胞的胶原合成,增加受伤脊髓的胶原形成。目前多主张在脊髓损伤后早期4～6 小时开始用高压氧治疗,2～3 次/天,每次 90～120 分钟,连续 3 天。但必须注意,高压氧治疗有氧中毒的可能,一旦出现全身不适、耳鸣、恶心、头痛、嗜睡及其他氧中毒症状,应及时中断治疗,伤后超过 8 小时再使用高压氧治疗的效果不佳。

9.康复指导

康复治疗可提高脊髓损伤患者的生存质量,延长寿命,应自脊髓损伤后即开始,贯穿在治疗的全过程。包括心理康复、护理康复、理学康复(包括理疗、按摩、被动运动训练和医疗体育等)、生活和社会活动训练等内容。应遵守循序渐进的原则,有计划有步骤地进行。

10.预后

脊髓损伤的节段、范围和严重程度不同,其预后差别显著。

(1)伤死率:脊髓损伤节段愈高,病死率愈高,颈第 1～2 节段损伤多于损伤当时死亡;颈第 3～4 节段损伤也极易因呼吸功能障碍早期残废,即使早期存活者也可因各种原因或并发症死亡,其伤死率约 50%。单纯胸脊髓或腰脊髓损伤较少发生早期死亡。

(2)功能恢复:可借助体感诱发电位判断脊髓损伤的功能恢复趋势。非完全性损伤,SEP 波形,波幅和潜伏期正常者,脊髓功能可望恢复;非完全损伤,SEP 潜伏长波幅降低者预后也较好;SEP 消失,表示脊髓休克或完全性脊髓损伤,预后不良,也可能是脊髓后部损伤,运动功能可能有部分恢复。

11.研究进展

脊髓损伤是致残率很高的疾病,近几十年对脊髓损伤的治疗有了很大的进步,主要表现在临床上对脊柱骨折脱位的复位固定及解除脊髓压迫的方法有了不少发展,由于康复治疗的改进,使截瘫患者的活动及生活自理程度有了很大的发展,大量针对脊髓损伤病理生理机制的研究,使得脊髓损伤机制的理论及治疗方法不断丰富和发展。脊髓损伤的病理机制决定脊髓损伤的性质与脑损伤不一样脊髓损伤除损伤前、后角神经细胞外,还损伤脊髓长传导束,神经细胞的损伤导致其支配节段的感觉、运动障碍长传导束损伤则导致损伤平面以下所有感觉、运动、反射障碍。因此,从某种意义上讲,脊髓损伤的修复主要是传导束即神经纤维损伤的修复,已有较多的体内外试验研究证实神经细胞轴突具有再生能力,目前较多的试验研究主要集中在通过外科手术的方法恢复或重建脊髓神经传导功能,并有望取得突破,这些研究包括胚胎神经组织、脊髓组织、周围神经组织移植,但研究的结果令人沮丧;异体或自体于细胞移植是近年来研究的一个热点,并取得了许多令人鼓舞的成果,但距离成功再造脊髓组织及功能尚有漫长的道路。

常规治疗方面,由于继发性脊髓损伤的过程为渐进性,为药物治疗脊髓损伤提供了机会,及时有效的治疗可使病变局限,促进神经功能恢复,目前的研究多集中在如何阻止继发性损伤的发生和发展上。由于继发性脊髓损伤是多种机制综合作用的结果,因而针对各种机制均有不同的旨在逆转继发性脊髓损伤过程的治疗方法,有些治疗方案尚未应用于临床,但给临床治疗脊髓损伤带来了希望。脑源性神经生长因子是近年来发现并已克隆其基因的一种神经生长因子,属于转化生长因子B超家族成员,尽管对保护损伤神经元及促进修复作用研究较多,而且其应用已进入Ⅱ期临床,但对作用机制目前仍了解甚少。

(李铭明)

第三节 骨 创 伤

一、骨折

骨的完整性、连续性发生部分或完全断裂者称为骨折。其原因多为外伤,亦可因骨骼病变而引起病理骨折。外伤可造成多部位骨折及合并伤,亦可并发内脏、神经及血管损伤,或骨折断端与外界相通而成为开放性骨折,严重者可发生休克、脂肪栓塞综合征、呼吸窘迫综合征、筋膜间室综合征、深静脉血栓形成及败血症等。故应注意全身及局部情况,尤其颅脑、胸腹部脏器、重要神经血管及伤口情况,如早期处理不当或忽略,常导致严重后果,甚至危及生命。

(一)临床表现和诊断

1.病史

一般有外伤史,应注意有无引起骨骼改变的全身或局部性病变,以排除病理性骨折。

2.主要症状体征

局部疼痛、肿胀、瘀斑、局部压痛、畸形和功能障碍,可有异常活动与骨擦音、伤口出血及骨折端外露、骨传导音改变等。青枝、嵌入、裂纹骨折,或有较多肌肉包绕的部位,如股骨颈骨折等,体征常不明显,应警惕漏诊。

3.影像学检查

影像学检查包括正侧位透视及摄片,必要时摄斜位片或健侧对称部位X线片,亦可在2周后摄片以确定诊断。尚可明确骨折类型,移位情况,为治疗提供依据。CT扫描应是X线检查后的进一步检查手段,以明确骨折移位、骨片大小和分布等细节,并可获得三维重建影像。

4.其他检查

检查有无因骨折而引起的并发症及合并伤。

(二)急救措施

急救是骨折治疗的重要环节。现场处理原则,首先是防治休克,并防止进一步损伤重要神经、血管、脏器及由闭合性骨折转变为开放性骨折,预防感染,为以后治疗创造良好条件。疑骨折者按骨折处理。

1.一般处理

迅速了解病情,询问病史及检查勿费时过多。

(1)防治休克局部固定、吸氧、补充血容量。

(2)保持呼吸道通畅。

（3）镇静止痛：口服止痛片或三七片，剧痛者注射哌替啶、吗啡或苯巴比妥钠。脑震荡和老年、小儿患者不得用吗啡。

（4）保暖，但勿热敷局部。

2.伤口处理

（1）止血剪开衣或裤，用无菌敷料或干净布类覆盖伤口加压包扎，或用止血钳钳夹、结扎止血。如无效，则用止血带。应用气囊止血带需加衬垫，且松紧合适，一般上肢置于上臂上部、下肢置于大腿上部，每次0.5～1小时，然后放松3～5分钟。上止血带后必须有明显标记，并正确记录上止血带时间、压力大小与时间，注意交班，以免发生严重后果。

（2）外露骨折端不应复位，以无菌敷料或干净布类包扎。

（3）注射破伤风抗毒素（TAT），口服磺胺药或注射抗生素预防感染。

3.骨折固定

（1）迅速固定伤肢或躯干部，防止进一步损伤。可就地取材，就地固定。勿急于搬动或扶患者站立行走。固定物有三角巾、绷带、棉垫、夹板、托马斯夹板等，亦可以包袱布、头巾、薄木板、竹板、硬纸板、棍棒、枪支等作为替代物。固定前对患肢稍加牵引。

（2）上肢固定：锁骨骨折以三角巾悬吊患侧上肢，屈肘90°位。肩部、上臂与肘部骨折用三角巾做颈腕带悬吊，屈肘90°，腋下置一小棉垫，上臂贴近胸壁。前臂与腕部骨折用三角巾或托板固定，颈腕带悬吊，屈肘90°。手部骨折使手握绷带卷后固定。

（3）下肢固定：髋部与大腿骨折用托马斯夹、长木板于后侧或外侧进行固定，亦可利用健肢做固定物，立即将两下肢捆扎在一起。小腿骨折用托马斯夹板、木板固定，超过上下关节即可。踝与足骨折可用枕头紧围于小腿、踝足部进行临时应急固定。

4.转运患者

迅速转运患者到有条件的医院治疗。

二、脱位

构成关节的各骨之间的关节面失去正常相互位置而彼此移位者称为脱位。其原因多为外伤，以青壮年常见，亦可因关节结核、化脓性关节炎等病变导致病理性脱位。先天性脱位不在此列讨论。关节脱位与骨折之比约为1∶18，有时脱位可合并骨折。大关节脱位中以肘关节最多，其次为肩、髋关节。其主要病理变化是关节囊、韧带损伤，关节面移位，亦可因关节面外露而成为开放性脱位，错位之骨端偶可伤及内脏、重要神经血管而致严重后果。

（一）临床表现和诊断

（1）病史：一般有外伤史，注意早已存在的关节病变。

（2）主要症状体征：局部疼痛、肿胀、瘀斑、关节盂空虚、畸形、肢体缩短、弹性固定和功能障碍，可于脱位关节附近触及不正常的骨性突起及骨性标志的关系改变，亦可有伤口出血、骨端外露。

（3）影像学检查：包括正侧位X线摄片，必要时摄斜位或轴位以明确诊断，并确定脱位类型、移位情况及有无骨折等，为治疗提供依据。相对位置不明，或有骨片、软组织嵌塞时，CT扫描可提供帮助，尤其认识半脱位、骨片嵌塞等。

（4）注意有无其他部位合并伤或因脱位而引起的重要神经血管及内脏损伤等合并发生。

(二)急救措施

(1)复位越早,功能恢复越好。

(2)镇静止痛:口服止痛片、三七片,剧痛者注射哌替啶、吗啡或苯巴比妥钠。脑震荡者不用吗啡。

(3)伤口处理:用无菌敷料、干净布类覆盖伤口并加压包扎,或用止血钳钳夹、结扎止血,如无效且位于肢体远端者可应用止血带。

(4)开放性脱位注射破伤风抗霉素,口服磺胺药或注射抗生素预防感染。

(5)固定:迅速固定伤肢或躯干部,防止进一步损伤,可就地取材就地固定。勿急于搬动或扶患者站立。固定物有三角巾、绷带、棉垫、夹板、托马斯夹板等,亦可以包袱布、头巾、薄板、竹板、硬纸板、大本杂志等作为临时替代物。肩、肘关节脱位以三角巾做颈腕带悬吊伤肢,屈肘位。髋关节脱位以托马斯夹板固定,或用长木板于外侧进行固定,从腋下达足跟部。

(6)迅速转运患者到有条件的医院治疗。

三、肢体大血管损伤

肢体大血管损伤多为外伤如爆炸、刺伤、枪弹伤、骨折、脱位或软组织挫裂伤所致,常发生肢体坏死。一般分为开放性和闭合性两类。局部损伤的轻重与血管损伤程度不一定相平行,有时可因误诊而导致严重后果。血管可以因受压痉挛,亦可为挫伤后血管内膜层断裂、外膜下断裂,甚至血管部分或完全断裂。

(一)临床表现和诊断

早期诊断是减少截肢和降低病死率的关键。

(1)典型外伤史,可合并骨折、脱位。

(2)失血性休克表现。

(3)局部症状体征。①早期肢体疼痛,晚期因神经缺血,疼痛消失。②损伤远侧动脉搏动减弱或消失。③局部可有伤口、搏动性出血或闻及血流杂音。④损伤动脉远侧肢体苍白、发绀、无力或瘫痪,皮温降低,感觉减退或消失,可有水肿。

(4)X线检查及血管造影可供参考。MRA 有助于血管损伤部位的确定。多普勒亦有助于寻找血流中断定位。

(二)治疗

肢体外伤后出现血液循环障碍时,应紧急处理,必要时手术探查。

(1)止血:用无菌敷料、干净布类覆盖伤口并加压包扎,亦可用手指、手掌压迫伤口或其近侧动脉主干数分钟后再绷扎,如仍不能止血,即于肢体近侧使用止血带并做标记。

(2)合并骨折、脱位者予以固定,以减轻疼痛,并防止进一步损伤。宜尽早复位以减轻对动脉的压迫。

(3)闭合性动脉损伤应拆除过紧的包扎物、石膏管型,并屈肘(膝)以减少血管的牵拉张力。

(4)合并骨折者,在修复动脉之前可行内固定,或术后行石膏、夹板外固定。

(5)骨折和严重软组织损伤后肢体明显肿胀或有深筋膜下血肿形成,致血管受压时可行筋膜切开减压。

(6)手术探查血管。在伤后 6～8 小时,血液完全中断者需立即手术修复血管,如有部分侧支循环而出现供血不足症状,应择期手术修复血管,前臂或小腿一条动脉损伤,可不需手术修复。

如为血管痉挛,给予麻醉或以 0.25％罂粟碱溶液纱布湿敷以解除痉挛,必要时切除后吻合,注意勿将血管内膜损伤、撕(断)裂、血栓堵塞等误为血管痉挛。

探查指征。①肢体远端脉搏减弱或消失。②有活动性或动脉出血史。③巨大或继续增大的血肿。④大出血伴休克。⑤血管邻近的神经损伤。⑥伤口附近有较大动脉。⑦某些部位的骨折脱位应怀疑血管损伤,如锁骨下动脉、肱动脉、腘动脉等。

酌情进行下列 5 种血管手术。①血管缝合术:动脉壁仅有一线形裂口,内膜无挫伤,可单纯缝合。②静脉片移植修补术:动脉壁有缺损,缝合后易发生狭窄者。③血管对端吻合术:动脉大部或完全断裂者。④血管移植术:动脉完全断裂并有较长缺损,两断端不能对合或对合后张力较大者。可移植自体大隐静脉,人造血管及异体血管。⑤血管结扎术:侧支循环丰富的部位可用不吸收缝线双重结扎损伤动脉。

(7)应用抗生素,开放性者注射破伤风抗霉素。

(8)应用抗凝药与血管扩张药:静脉滴注右旋糖酐-40 等 7 天,每天 500～1 000 mL。罂粟碱 60 mg,6 小时肌内注射 1 次,用 5～7 天,亦可与托拉苏林合用,6 小时 1 次,每次肌内注射 25 mg。

四、脊柱骨折脱位合并脊髓损伤

脊柱骨折与脱位多为外伤如跌伤、压伤或扭伤所致,且多见于青壮年。其严重性在于它可引起脊髓损伤而致截瘫,甚至可因延髓损伤而迅速死亡,因此脊柱损伤首先应注意神经系统情况,骨折居于次要地位。脊柱损伤的现场急救、运送及急症处理比以后任何治疗环节均重要。

(一)病理

脊柱骨折脱位以第 1、2、5、6 颈椎,第 11、12 胸椎及第 1、2 腰椎为多见,占脊柱骨折脱位总数的 90％,其中屈曲型占 90％。常致脊髓损伤而发生水肿、出血、局部细胞浸润、神经组织破坏及神经胶质增生等病理变化。根据损伤程度可分为以下几种。

(1)脊髓休克(脊髓震荡)为暂时性传导功能抑制,出现暂时性弛缓性瘫痪。3 周后逐渐恢复,预后良好。

(2)脊髓受压:因碎骨片、韧带、椎间盘或血肿压迫脊髓,可致脊髓变性、缺血和萎缩而发生不完全瘫痪,脑干可因缺血而发生功能紊乱。较轻的急性压迫如在 24 小时内解除,神经损伤可以恢复。

(3)脊髓出血程度不等,可出现神经根刺激症状、皮肤感觉过敏与灼痛等,预后较好。中央灰质出血可向上、下方延伸而使病情恶化。进行性瘫痪是脊髓内出血的结果。脊髓中央部分出血及其周围水肿称为急性颈脊髓中央损伤综合征,上肢受累较下肢为重,预后较好。

(4)脊髓挫裂伤使微循环变慢甚至血流停止,导致缺血、缺氧而坏死。一般伤后 4 小时即开始坏死,24 小时内伤区脊髓大部发生坏死,即使脊髓未横断,功能亦不能恢复。脊髓部分或完全横断后,出现弛缓性瘫痪,6 周后渐变为痉挛性瘫痪,预后不佳。

(5)开放性脊髓损伤多为爆炸伤或刺伤,易致感染、脑脊液漏、异物存留、骨片压迫或脊髓损伤。

(二)临床表现和诊断

1.典型外伤史

注意受伤时的姿势。昏迷者应考虑有颅脑和颈椎损伤的可能。

2.可能伴有休克表现

动脉血压下降为血管扩张所致。

3.脊柱

局部疼痛、肿胀、瘀斑、血肿、压痛、肌肉痉挛、后突畸形、棘突间距增宽及功能障碍。

4.神经系统症状

可出现四肢、躯干的运动、感觉及功能障碍,如肢体不全或完全瘫痪、相应节段平面皮肤感觉减退或消失,踝、膝及腹壁反射消失、胸式呼吸消失、尿潴留、大小便失禁等。

5.影像学

(1)X线检查:包括正侧位片,必要时摄斜位片或点片,明确脊柱骨折脱位的部位、类型、移位情况、椎管畸形、椎间隙及椎间孔改变,有无椎板、椎弓、关节突骨折,骨片是否进入椎管内。对"挥鞭"损伤应提高警惕。

(2)CT显示骨折部移位情况,对了解骨片压迫脊髓神经的程度,是决定是否需要早期手术减压的重要依据。

(3)MRI有助于确认脊髓损伤、程度和减压后效果与预后等。

6.腰椎穿刺和奎肯斯特试验

确定脑脊液通畅程度,作为诊断及手术探查减压的参考。

(三)急救

目的在于保护脊髓不受损伤或不加重脊髓损伤。

1.初步诊断

迅速询问病史及检查,初步确定有无脊柱骨折脱位或合并脊髓损伤,可疑者按骨折脱位处理。若脊椎损伤不能确定,最好按颈椎损伤处理。

2.防治休克

止痛,但禁用吗啡、可待因等呼吸抑制药物,保暖防湿冷,局部忌用热敷,必要时吸氧。

3.就地固定

禁坐起或站立行走。平卧于木板担架上,门板、铺板均可为替代物,上铺薄垫。搬动时慎勿扭转头颈及躯干,数人同时用力平抬或滚动患者身体上担架,颈椎损伤者,需一人牵引颈部,保持中立位,仰卧时颈两侧各置一沙袋,或用四头带、海绵橡胶领固定。转运途中定时(2～3小时)翻身,防止压疮。担架抬移患者时不宜太软垫入,若呼吸无碍时,俯卧位最好。

4.伤口处理

用无菌敷料或干净布类覆盖伤口并包扎,注射破伤风抗毒素及抗生素。

5.保持呼吸道通畅,维持呼吸功能

必要时气管内插管或气管切开,辅以呼吸器,以挽救高位颈脊髓损伤患者的生命。

6.车中或水中急救

最重要的是复苏并防止脊柱活动。如从车中或狭窄处移出患者,需有一人将头颈托稳并维持于中立位,稍加牵引,其他人托躯干及肢体,或用一脊柱木板将头背部固定后再搬动。跳水后疑有脊柱损伤者,复苏时颈部勿过伸。

(李铭明)

第四节 脾脏创伤

脾是人体最大的淋巴器官,位于胃左侧与膈之间,相当于第 9～11 肋的深面,其长轴与左侧第 10 肋平行。脾的体积为(12～14)cm×(7～10)cm×(3～4)cm,正常人脾重为 100～250 g。脾毗邻胃、膈、胰尾、左肾和左肾上腺、结肠脾曲等重要结构,故脾的位置可因体位、呼吸和胃的充盈程度而有所变化(图 4-1)。

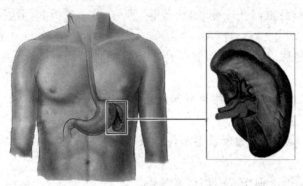

图 4-1 脾脏位置和解剖

脾色暗红,质软而脆。左季肋区受暴力时,常导致脾脏破裂。脾是腹部内脏中最容易受损伤的器官,其发病率在开放性损伤中约为 10%,在闭合性损伤中为 20%～40%。病理情况下(如血吸虫病、疟疾、黑热病、传染性单核细胞增多症、淋巴瘤等)的脾脏更容易破裂。根据病理解剖,脾破裂可以分为中央型破裂(破损在脾实质深部)、被膜下破裂(破损在脾实质周边)和真性破裂(破损累积被膜)3 种。

一、病因

主要病因有创伤性脾破裂、自发性脾破裂和医源性脾损伤 3 种。创伤性脾破裂占绝大多数,往往都有明确的外伤史,破裂部位主要取决于暴力作用的方向和部位,又可分为开放性和闭合性两类。开放性脾破裂多由刀刺、子弹贯通和爆炸等所致。闭合性脾破裂多由交通事故、坠落伤、左胸外伤和左上腹挫伤等引起。自发性脾破裂极少见,主要发生在病理性肿大的脾脏,多数有一定的诱因,如剧烈咳嗽、打喷嚏或突然体位改变等。医源性脾损伤主要是指手术操作或医疗器械使用不当造成的脾损伤。此损伤一旦发生,将影响手术过程,甚至会因此行脾切除。

二、病理生理

根据脾破裂的临床特点,一般分为 4 级。Ⅰ级,脾被膜下破裂或被膜及实质轻度损伤,脾裂伤长度<5.0 cm,深度≤1.0 cm;Ⅱ级,脾裂伤总长度>5.0 cm,深度>1.0 cm,或脾段血管受累,但脾门未累及;Ⅲ级,脾破裂伤及脾门或脾部分离断,或脾叶血管受损;Ⅳ级,脾广泛破裂或脾蒂、脾动静脉主干受损。

脾破裂由于病因和损伤程度不同,病理生理变化差异较大。中央型破裂和被膜下破裂,因脾脏包膜完整,出血受到限制,故临床上并无明显内出血征象而不易被发现。如未被发现,可形成血肿而最终被吸收。但有些血肿(特别是包膜下血肿)在某些微弱外力的影响下,可以突然破裂,应予警惕。脾实质深处的血肿也可逐渐增大而发生破裂,少数可并发感染而形成脾脓肿。

真性脾破裂时破损累积脾脏被膜,破裂部位较多见于脾上极及膈面,有时也发生在脏面。当脏面破裂,尤其邻近脾门时,有撕裂脾蒂的可能。这种类型的脾破裂出血量大,患者可迅速发生休克,导致生命危险。真性脾破裂的患者往往出现有效循环血容量锐减及组织灌注不足的病理生理改变,同时还伴随微循环改变、血液流变学改变、细胞代谢改变及器官功能的改变。

三、临床表现

脾破裂的临床症状轻重取决于脾脏损伤程度、就诊早晚、出血量多少及合并伤的类型。出血量少而慢者症状轻微,除左上腹轻度疼痛外,多无恶心,呕吐等表现。随着出血量越来越多,才会出现休克前期的表现,继而发生休克。出血量大而速度快的很快就出现低血容量性休克,出现烦躁、口渴、心慌、心悸、乏力、呼吸急促、神志不清等症状;严重者可因循环衰竭而死亡。由于血液对腹膜的刺激而有腹痛,起初在左上腹,慢慢涉及全腹,但仍以左上腹最为明显。有时因血液刺激左侧膈肌而有左肩牵涉痛,深呼吸时牵涉痛可以加重。

四、辅助检查

(一)血常规检查

可以发现红细胞数和血红蛋白含量下降,呈急性贫血表现,伤后早期也可有白细胞升高,为急性出血反应。

(二)腹部 X 线检查

可以发现肋骨骨折,并观察脾脏轮廓、形态、大小和位置改变。

(三)腹部超声

可以显示脾脏轮廓不整齐,表面欠光滑,脾包膜及实质性组织连续性中断,并可见脾脏进行性肿大和双重轮廓影,同时在脾周、肝前间隙、肝肾间隙、左右髂窝可探及液性暗区。

(四)腹部 CT 检查

CT 检查能清楚地显示脾脏形态,对诊断脾脏实质裂伤或包膜下血肿具有非常高的敏感性和特异性。

(五)放射性核素显像

一般用于病情稳定后或病情复杂时,对了解受损脾脏的功能状况有特殊价值。

(六)诊断性腹腔穿刺和腹腔灌洗

从腹腔内抽出不凝血,是判断内出血最简单易行的方法,积血 500 mL 时阳性率可达 80%。腹腔灌洗用于发现腹腔内少量出血,可提高对内出血诊断的阳性率至 90% 以上。方法是向腹腔内放置一根塑料软管,注入 500～1 000 mL 生理盐水,抽出灌洗液观察其性状并进行生化检测。

(七)选择性腹腔动脉造影

能明确显示脾脏受损的血管和部位,对脾损伤诊断的准确率可高达 100%。一般用于伤情稳定而其他方法未能明确诊断的闭合性损伤。该检查既可以明确诊断,又可以同时进行栓塞治疗。

五、诊断

(一)病史

多有胸部或腹部损伤史,左上腹或左季肋部外伤常致脾脏破裂,尤其在肋骨骨折时更易发生。有此类损伤时必须想到和排除脾脏损伤。

(二)临床表现

腹痛以左上腹为主,为持续性疼痛,部分患者伴左肩部疼痛。伴有腹膜刺激征,压痛以左上腹为显著,往往伴有轻度肌紧张和明显反跳痛。出血量大时有内出血或出血性休克的临床表现。

(三)辅助检查

包括血常规监测、腹部 X 线检查、超声检查、CT 检查、放射性核素显像、诊断性腹腔穿刺和腹腔灌洗及选择性腹腔动脉造影,有助于明确诊断。

六、治疗

随着医学免疫学的发展,人们已认识到脾脏是免疫系统的重要组成部分,在体液免疫和细胞免疫中发挥重要作用。1919 年 Morris 和 Bullock 通过详细的临床观察,认识到脾切除术后患者对感染的易感性增加。1952 年 King 和 Schumacker 首先提出脾切除后可导致严重的全身性感染,即脾切除术后凶险感染(overwhelming postsplenectomy infection,OPSI)。OPSI 主要发生于儿童,尤其是血液病患儿。目前,大家普遍认同的脾脏外伤处理原则:①抢救生命第一,保留脾脏第二。②年龄越小,保脾价值越大。③根据脾脏损伤程度和患者病情选择最佳手术方式,全部或部分地保留脾脏。④不主张保留病理性脾脏。

(一)保守治疗

对于一些包膜下或浅层脾破裂的患者,如出血不多,生命体征稳定,又无合并伤,可在严密监视血压、脉搏、腹部体征、血细胞比容及影像学变化的条件下行保守治疗。主要措施:绝对卧床、禁食水、胃肠减压、输血补液、止血、抗炎及对症治疗等,2 周后可下床轻微活动,恢复后 1 个月内应避免剧烈活动。住院期间如出现继续出血,应及时手术治疗。

(二)保脾治疗

1.脾栓塞术

脾栓塞可以栓塞脾动脉主干,也可以选择性栓塞脾动脉分支,现在以后者为主。栓塞材料包括吸收性明胶海绵、聚乙烯醇颗粒、可脱球囊、无水乙醇、碘化油、鱼肝油酸钠等。脾栓塞术保留了脾组织结构的完整,符合现代外科保留脾脏及其功能的要求。脾部分栓塞术(partial splenic embolization,PSE)降低了全脾栓塞后的严重并发症,同时也可避免脾切除术后导致严重感染。一般在局麻下,于腹股沟下方经皮行股动脉穿刺,选择性插管至脾动脉分支,将栓塞剂注入血管进行栓塞,即可以达到脾部分切除的效果。脾栓塞术后常见并发症有穿刺部位血肿、栓塞后综合征(包括腹痛、发热、恶心、呕吐等)、肺炎、肺不张、胸腔积液、脾脓肿、脾静脉或门静脉血栓形成等。

2.脾破裂修补术

脾破裂修补术适用于小而浅的脾脏裂口。选择左侧经腹直肌切口或左肋缘下斜切口进腹,吸尽腹腔积血,探查腹腔脏器。如发现脾破裂处大量出血,可以先捏住脾蒂控制出血。充分显露脾脏破裂处后,用不可吸收缝线和肝针间断缝合,打结前可以用吸收性明胶海绵或大网膜填塞裂口。缝合裂口时缝线应穿过裂口底部,以免残留无效腔,打结时要松紧适度。缝合完毕后应该仔细检查有无其他裂口,以免遗漏。如果缝合修补失败,应立即行脾部分切除术或全脾切除术。

3.脾破裂物理凝固止血

脾破裂物理凝固止血是通过微波、红外线、激光等物理方法使脾破裂处表面凝固而达到止血目的。该方法可以单独应用,也可与其他保脾手术联合应用。

4.脾破裂生物胶黏合止血

主要是用快速医用 ZT 胶、PW 喷雾胶等生物胶在脾脏裂口处形成薄膜,堵塞血管裂口而止血。主要适用于表浅且未伤及大血管的裂伤。

脾动脉临时阻断可减少脾脏血流量,使脾脏体积缩小、表面张力降低,以利于协同缝合、黏合或其他方法来共同达到止血目的。

5.脾部分切除术

分为规则性和不规则性两种。规则性脾部分切除术主要是指根据脾脏血管的分布规律所施行的脾段切除、脾叶切除和半脾切除术。不规则性脾部分切除术是指根据脾破裂的实际情况,而非一定按照脾脏血管分布规律所施行的脾部分切除术。脾部分切除术主要适用于脾脏某一部分重度破裂,无法缝合修补的情况。目前普遍认为脾切除不应超过全脾的 2/3,否则将不能维持正常脾脏功能。进入腹腔后,探查脾破裂的情况,拟定预切线,切开脾被膜,用电刀或超声刀切断脾实质,所遇血管钳夹离断,近心端用丝线双重结扎。断面可用肝针和不可吸收缝线间断缝合。有空腔脏器损伤时不应行脾部分切除术。

6.脾破裂捆扎术

脾破裂捆扎术是通过压迫脾脏周边,减少脾门向裂口的供血,从而达到止血目的。手术方法是用肠线沿脾脏的横轴与纵轴进行多道捆扎,捆扎后肠线形成"♯"形分布,应有捆扎线靠近裂口或跨越其上,从而达到压迫止血的目的。对捆扎止血效果不理想的,可用吸收性明胶海绵或大网膜填塞裂口之后再行捆扎。

(三)自体脾组织大网膜内移植

脾脏功能的重要性越来越多地被认识,自体脾组织大网膜内移植对行脾切除术后保留脾脏功能有重要意义。通常将相对完整的 1/3 脾脏剪切成硬币大小的脾片,再将脾片缝合固定在大网膜内放回腹腔。该方法可以减少 OPSI 和血栓形成的发生率,但应根据患者综合病情制订方案,必须遵循生命第一、移植脾片第二的原则。另外,移植脾片的大小和数量也是手术成败的关键,移植脾片太多会引起腹腔粘连,数量太少又不能有效发挥脾脏功能。通常将相对完整的 1/3脾脏剪切成硬币大小的脾片,移植数量从 5 片、10 片至几十片到 100 余片,报道不一,尚无统一标准。

(四)脾切除术

对于开放性脾损伤,合并空腔脏器破裂的脾损伤,病理脾自发性破裂,年老体弱、全身情况差,不允许行保脾手术的情况,应行急诊脾切除术。脾切除术可以分为开腹手术和腹腔镜手术。

1.开腹脾切除术

可以选用上腹正中切口、左旁正中切口、左肋缘下斜切口等。进腹后,首先用手指捏住脾蒂,控制出血,同时吸尽腹腔内游离血液,清除血凝块,确认脾损伤程度。探查中如果发现脾脏裂口内有血凝块,切勿取出,以防增加出血。经简单分离后用粗线或血管钳阻断脾蒂,将脾脏由腹腔左外侧翻向内侧,并托出腹壁切口外,在脾窝内置入纱布垫,防止脾脏回缩。向下分离脾结肠韧带,所遇血管结扎后切断,游离脾下极;分离脾肾韧带,再向上分离脾上极的脾膈韧带;分离脾胃韧带,结扎切断胃短血管及其分支,直至脾上极。脾脏游离后,将其托起并仔细分离胰尾和脾蒂,用血管钳钳夹脾蒂,切断脾蒂,移除脾脏,脾蒂残端先用 7 号丝线结扎,再用 4 号丝线贯穿缝扎。如果脾脏动、静脉较粗大,需将其分别结扎后再切断。腹腔彻底止血后,于脾窝处放置腹腔引流管一根,关腹术毕。若脾脏较大时,则不需将脾脏托出切口外,上述操作全部在腹腔内进行。

2.腹腔镜脾切除术

腹腔镜技术已经越来越多地应用于腹部外科急诊手术中,当发生脾脏破裂时,如果患者生命体征平稳,心肺功能无明显异常,能够耐受二氧化碳气腹,则可以考虑行全腹腔镜下脾切除术或手助腹腔镜下脾切除术。

(1)体位与套管位置:患者取头高右倾体位,监视器置于患者头侧,术者、扶镜手及第一助手均位于患者右侧,术者居中,扶镜手位于其右侧,第一助手位于其左侧。取脐与左肋缘中点连线的中点放置 10 mm 套管(A 点)为观察孔,建立气腹后在腹腔镜直视下于剑突左侧肋缘下 2 cm 处放置 5 mm 套管(B 点)及左腋前线肋缘下 2 cm 处放置 12 mm 套管(C 点)为主操作孔,剑突右侧肋缘下 2 cm 处放置 5 mm 套管(D 点)为辅助操作孔(图 4-2～图 4-3)。

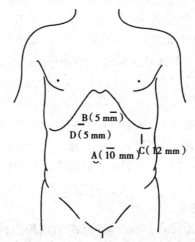

图 4-2　全腹腔镜下脾切除术套管位置

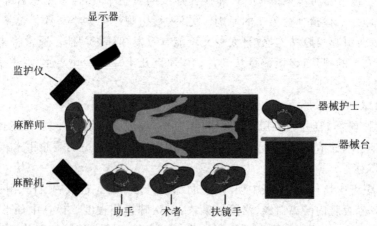

图 4-3　全腹腔镜下脾切除术手术室布局

如果施行手助腹腔镜下脾切除术,则首先做上腹正中切口或右侧腹直肌旁辅助切口,长度约为 6 cm,置入蓝碟手助器,术者左手置入患者腹腔后,再放置观察孔及操作孔套管。

(2)探查腹腔:首先吸尽腹腔内游离血液和血凝块,探查脾脏的膈面、脏面、上极、下极和脾门等处,找到出血部位。脾脏探查完毕后,还应探查其他脏器有无损伤破裂。

(3)阻断脾动脉:用超声刀或双极电凝刀自幽门下方向胃近端离断胃结肠韧带、脾胃韧带和胃短血管,在胰尾上缘游离暴露脾动脉主干,用丝线结扎阻断,或用血管夹夹闭,不必切断。

(4)处理脾脏韧带:通常从脾脏下极开始,用超声刀分离脾结肠韧带、脾胃韧带中下部及脾肾韧带,显露脾蒂。第一助手将脾下极抬起,在脾门处自下而上逐支分离出脾蒂血管分支,用丝线结扎或用血管夹夹闭后离断。最后处理胃脾韧带上部及脾膈韧带,移除脾脏。处理脾蒂时也可以用腔内切割缝合器夹闭并离断脾动静脉。腹腔彻底止血后,于脾窝处放置腹腔引流管一根,关腹术毕。

七、术后处理

(一)术后注意事项

术后应严密观察血压、脉搏、呼吸和引流液性状,注意有无活动性出血、胰漏、胃肠漏等并发症。动态监测血小板数量,如血小板过高应及时给予抗凝治疗,避免长时间卧床导致的下肢深静脉血栓形成。给予液体支持和营养支持,应用抗生素预防感染,对儿童及衰竭患者要注意 OPSI。患者清醒后应取半卧位,鼓励并协助患者深呼吸和咳痰,以防止膈下积液和肺部感染的发生。排气后可以拔除胃管,从流质饮食过渡到半流质饮食、普食。

(二)术后并发症防治

1.出血

术后腹腔内出血一般发生在术后早期,常为术中止血不彻底、结扎线脱落或凝血机制障碍引起的手术创面渗血。对于肝硬化和血液病患者,应针对性地纠正凝血功能。对于怀疑结扎线脱落的患者,应立刻再次手术止血。

2.上消化道大出血

对于肝硬化门静脉高压症患者,脾切除术破坏了门体静脉间的侧支循环,使门脉系统的血流更为集中地经过胃冠状静脉流向胃底和食管下段,更容易发生食管胃底静脉曲张破裂、门静脉高压性胃炎、应激性溃疡,从而导致严重的上消化道大出血。首选治疗方案是保守治疗,补足循环血量,应用抑酸药和垂体加压素,放置三腔二囊管压迫止血等。条件允许时也可行内镜治疗或介入治疗。

3.肺部感染

患者术后往往因疼痛而使膈肌活动受限,导致左膈下积液感染,并引起胸腔内炎症反应、肺不张,继发肺部感染。主要临床表现是咳嗽咳痰、持续发热、呼吸不畅等。预防措施主要是术中减少对膈肌的刺激、术后取半卧位、鼓励患者咳嗽咳痰,以及深呼吸、及时处理膈下积液。

4.膈下积液、腹腔感染

膈下积液感染的主要原因是术中胰腺损伤、止血不彻底、术后引流不通畅及患者免疫功能低下等。其临床表现为持续高热、左季肋区疼痛等。预防措施有术中彻底止血、避免损伤胰尾、保持引流通畅、使用有效抗生素等。如果已经形成膈下脓肿,可以在 B 超或者 CT 引导下穿刺置管引流。

5.脾热

脾切除术后 2~3 周,患者持续低热,体温波动在 38 ℃左右,常常可自行缓解。脾热的发生机制尚不明确,可能与脾静脉血栓形成、腹腔包裹性积液、免疫因素等有关。对这些患者首先要排除全身性感染,其次要排除局部感染,如切口感染、膈下感染、肺部感染等常见术后并发症。对于脾热症状不明显者,可采取精神安慰及对症治疗,发热多可自行消退。对于体温较高,持续时间较长者,可以首选足量广谱抗生素,短期应用观察疗效。如效果不明显,可加用适量肾上腺皮质激素。如效果仍不满意,可试用中医中药调理或全面停药观察。

6.血栓形成

脾切除术后血小板迅速升高,一般在 2 周达到高峰。血小板计数升高至 $600\times10^9/L$ 时为血栓形成危险因素,栓塞发生于肠系膜上静脉、门静脉残端及主干时可造成严重后果。临床表现多为上腹疼痛、恶心、呕吐、发热、血便等。脾切除术后应常规监测血小板,及时给予肠溶阿司匹林、双嘧达莫(潘生丁)等药物处理。静脉血栓形成多用抗凝、祛聚治疗,肠系膜上静脉血栓形成应根据病情积极给予介入或手术治疗。

7.伤口感染

部分患者由于免疫功能低下、营养状况不良,易发生伤口感染、全层或部分裂开。主要预防措施是及时改善患者营养状况,重视伤口换药,发现感染后及时充分敞开引流,治疗糖尿病等合并症。

8.肠梗阻

脾切除术后,因腹腔内积血积液、脾窝空虚、下床活动时间晚等原因,可导致肠粘连、肠梗阻的发生。患者主要表现为恶心、呕吐、腹胀、腹痛、排气排便减少或停止等症状。治疗措施以胃肠减压、禁饮食、灌肠等保守治疗为主,如果肠梗阻症状不能缓解,则应该考虑手术治疗。

9.肝性脑病

重症肝硬化患者,由于术前就存在肝功能不良、黄疸、腹水等症状,又遭受大量失血、手术应激等因素的影响,极易诱发肝性脑病,以内科治疗为主。

10.OPSI

OPSI 的发病率因不同脾切除原因而异,外伤所致脾切除的 OPSI 发病率最低(0.5%~1%),血液系统疾病所致脾切除的 OPSI 发病率最高(1%~25%)。OPSI 在切脾后数天至终身均可发病,但多在术后2~3 年。儿童易患,主要是婴幼儿,其发病率虽然不高,但发病急、死亡率高。OPSI 的临床特点是起病隐匿、发病突然、来势凶猛,症状包括骤起寒战、高热、头痛、腹泻、恶心、呕吐、昏迷、休克、弥漫性血管内凝血(DIC)和多器官功能障碍综合征(MODS)等。50%患者的致病菌为肺炎链球菌,其次为脑膜炎奈瑟菌、大肠埃希菌、流感嗜血杆菌。对已诊断为 OPSI 的患者,应及时进行细菌培养及药敏试验,同时给予积极有效的抗感染、抗休克治疗,维护重要脏器功能,可以获得较好的疗效。为预防脾切除术后 OPSI 的发生,在坚持"抢救生命第一,保留脾脏第二"的原则下尽量保留脾脏(特别是儿童)已被越来越多的外科医师所接受,应缩小全脾切除术的适应证,提倡脾修补术、脾脏部分切除术及脾脏移植术等保脾手术。另外,预防 OPSI 可用多价肺炎球菌疫苗,丙种球蛋白及中药(如人参、黄芪、白花蛇舌草等)。

八、延迟性脾破裂

延迟性脾破裂(delayed rupture of the spleen,DRS)是创伤性脾破裂的一种特殊类型,临床上不多见。DRS的临床诊断标准是腹部钝性创伤后（48小时内,隐匿期）无腹内损伤的临床证据,或B超等特殊检查正常,后来又发生脾破裂。DRS出现症状的时间距离受伤时间长短不一,大部分患者在受伤2周内,个别病例长达数周或数月,甚至更长。DRS早期症状不典型,病情变化快,如果不能得到及时有效的诊治,病死率较高。

DRS多见于交通事故、钝器伤、坠落伤、挤压伤、摔伤等。其发生机制:①脾实质损伤而脾包膜完整,包膜下出血及血肿经过一段时间后张力增大,包膜破裂,出现腹腔内大出血。②脾包膜裂伤后,局部血凝块与周围组织嵌顿包裹裂口,在轻微外力影响下,血凝块脱落,导致腹腔内大出血。③脾包膜破裂较小,出血少,持续一段时间后才表现出腹腔大出血症状。

DRS的临床表现往往有左上腹疼痛、左肩放射痛,深呼吸时加重,另外可以出现脉搏细速、皮肤苍白、四肢厥冷、尿量减少、烦躁不安、神志模糊等休克表现。也有患者在轻度左季肋部或左上腹外伤后局部疼痛或体征很快消失,或轻度损伤后无明显不适,而在伤后2周左右因咳嗽、打喷嚏等腹内压突然增高,或无任何先兆而突然出现全腹剧痛、休克等脾破裂症状。DRS容易发生诊断延迟和误诊,应注意以下几点:①左上腹及左季肋区有外伤史的患者,应在伤后密切观察病情变化,定期监测血常规等常规检查。②定期检查血压、脉搏,进行体格检查,了解腹部体征。③动态监测B超、CT等影像学检查,B超简便易行,是DRS的主要检查方法,可发现脾脏背面覆盖一层不均等回声组织带,与脾脏界限清楚,是包膜下积血和血凝块的反射层,称为超声"被覆征",是脾破裂出血尤其是DRS的特有图像,CT检查能更准确的评估脾脏损伤程度及部位。④借助其他检查来完善诊断,包括选择性腹腔动脉造影、诊断性腹腔穿刺和腹腔灌洗等。⑤有条件的医院也可以用腹腔镜进行探查,其优点是直观可靠,并且可以同时采取有效的治疗措施。

DRS治疗需根据脾脏损伤程度决定,主要分为保守治疗和手术治疗。保守治疗包括绝对卧床休息、暂禁食,禁止增加腹压的咳嗽与排便,维持正常血容量,必要时输血治疗,另外给予抗感染、止血药及对症治疗。定期监测血压、脉搏、尿量、血常规、B超、CT等检查,严密观察病情变化及腹部体征。通过动态观察评估病情变化及保守治疗效果。若病情加重应及时手术治疗。因保守治疗疗效不确定且治疗时间较长,选择保守治疗时应充分告知患者及家属利弊。手术治疗主要包括脾修补术、脾部分切除术、脾动脉结扎术及脾切除术等。对生命体征平稳、血流动力学稳定的患者,有条件的医院可以开展腹腔镜下手术治疗,但术中必须注意气腹压力不宜过高,以免造成气体栓塞。在诊治腹部外科急症患者时应重视DRS的可能性,提高警惕。

九、医源性脾损伤

医源性脾损伤主要指手术操作或医疗器械使用不当造成的脾损伤。医源性脾损伤多发生于食管癌、十二指肠溃疡、胃溃疡、胃癌、结肠癌、胰腺肿瘤等手术中。引起医源性脾损伤的原因:①麻醉效果不理想,手术视野暴露不良;②拉钩用力不当或角度不适;③特殊的体形与体位。医源性脾损伤多数在术中或手术结束时检查腹腔时发现,也有极少数病例是在关腹后发现。其治疗同样遵循"抢救生命第一、保留脾脏第二"的原则。其次应根据脾脏损伤的程度进行适当处理,切忌为避免医疗纠纷而对重度脾破裂的患者行保脾手术,从而导致更严重的后果。医源性脾损伤的治疗包括脾脏局部电凝、脾动脉结扎、生物胶粘合、大网膜或吸收性明胶海绵填塞、脾部分切除或全脾切除术等。对于医源性脾破裂的预防应注意以下几点:术野暴露清楚、精细轻柔操作;术中维持良好的麻醉状态;拉钩牵拉适度,及时调整角度;手术全程应时刻注意保护脾脏。

（李铭明）

第五节　多发严重创伤

多发严重创伤指一次创伤暴力引起两处解剖部位或脏器的较严重创伤。所导致的创伤病理学影响深重。临床创伤上有时漏诊,故需注意全身状况变化和轻重缓急,循序有度处理。

一、临床表现

(一)全身症状

严重的损伤引起的全身性反应是综合性的,是十分复杂的。

1.休克

在伤后 1~4 天,可出现休克现象,表现为神志淡漠、面色苍白、四肢厥冷、出虚汗、脱水、烦躁不安或昏睡不动、口干、尿量少、脉搏细速、血压偏低,体温可升高。

2.早期易发生各种并发症

如呼吸窘迫综合征、急性肾衰竭等而表现相应的临床征象。

(二)局部症状

则依据其损伤的部位和范围决定。

1.颅脑损伤

(1)意识障碍:是颅脑损伤的共同特点。脑震荡多半历时较短,很少超过半小时,苏醒后有明显的近事遗忘症(逆行性遗忘)。脑挫裂伤和脑干损伤,出现昏迷可达数天或更长,颅内血肿常现在伤后有短暂昏迷,继之一段时间清醒或意识好转,以后又出现烦躁不安与再度昏迷。中间清醒期最初于伤后 1~2 小时,较长可达数天。硬脑膜下血肿可表现有持续昏迷。

(2)颅压增高症状:依据损伤的性质和严重程度不同,表现轻重不同,可有嗜睡、意识丧失、头痛、呕吐等症状。

(3)瞳孔变化:两侧瞳孔散大或固定,多表示将近死亡或脑干损伤。两侧瞳孔缩小为中脑、延髓损伤。单侧瞳孔散大,常见于同侧的硬脑膜外或硬脑膜下出血、颞叶沟回小脑幕切迹疝等。

(4)锥体束征:脑挫裂伤及颅内血肿在伤后可立即出现神经系统阳性体征(如偏瘫、失语),脑干损伤可表现为去大脑僵直。

(5)呼吸循环紊乱:以脑干损伤最为显著,重者短期内表现有呼吸、循环停止。

2.胸部损伤

较严重的胸部损伤一般均伴有休克及血气胸,临床突出表现为呼吸系统症状,不同程度呼吸困难、胸痛、气急、咯血、发绀,重者在伤后 24~48 小时出现急性呼吸窘迫综合征。

3.腹部损伤

腹部损伤表现有腹痛、压痛和肌紧张。腹壁损伤多限于受伤部位,以后扩展到全腹;实质性脏器损伤,腹膜刺激症状较轻;出血量多有移动性浊音,并伴有休克、胆汁性腹膜炎或空腔脏器损伤,腹膜刺激症状颇为明显,腹壁可呈"板样"强直。

4.骨关节损伤

特别是多节段、多部位、粉碎、开放性骨折,或伴脊髓损伤,见骨关节损伤有关内容。

二、诊断

(一)诊断基本要求

(1)患者多半有严重创伤的病史,平时以工伤和交通事故为主。

(2)患者多半病况危急,意识障碍,不能合作回答问题和配合检查,因而体检应是全面细致,反复检查,以免发生延误诊断或漏诊。急救的判断首先应注意下列周身情况:①呼吸道梗阻和呼吸状况;②心脏的功能;③神志意识变化;④休克;⑤活动性大出血。

(二)各部位损伤诊断

1.脑部损伤

凡疑有颅脑损伤患者除做详细的临床检查,询问病史,观察意识状况、瞳孔大小、锥体束征、颅压增高等体征外,可做下列特殊检查。

(1)腰椎穿刺:脑震荡者,脑脊液不含血,压力和细胞数正常。脑挫裂伤,脑脊液可由粉红色至血色。颅内血肿时,若是硬膜外血肿,脑脊液可呈清亮,但压力高,而硬膜下或颅内血肿则为血性。

(2)颅骨 X 线检查:可明确头颅有无骨折,硬膜外血肿骨折线常在颞部,顶部穿过硬脑膜中动脉沟;硬脑膜下血肿多在枕部;颅内血肿则可见凹陷骨折或贯通伤。

(3)脑超声检查:颅内血肿可见中线波向病对侧移位,并有助于鉴别脑挫伤。

(4)脑血管造影:在外伤患者前后位上发现大脑皮质与颅骨内板分离,即可诊断为硬膜外或硬膜下血肿。

2.胸部损伤

(1)体检应注意呼吸困难状况,胸廓两侧是否对称,有无反常呼吸,气管是否偏斜,有无皮下气肿,听诊呼吸音是否消失或减弱。

(2)X 线检查可明确有无肋骨骨折的血气胸。有呼吸衰竭者,X 线检查可见双侧肺野有散在片状浸润阴影。CT 和 MRI 检查可交互应用或作复查。

(3)严密做血气分析监护,观察呼吸功能状况。

3.腹部损伤

(1)体检:注意受伤部位的形状、大小,有无肋骨、脊柱或骨盆骨折。腹部体征决定腹部膨胀程度,腹式呼吸是否存在;有无压痛、反跳痛、腹肌紧张等部位及其程度;肝浊音界是否消失;有无移动性浊音及肠鸣音;直肠指检了解有无直肠或骶部损伤,指检时有无触痛,指套是否带血。

(2)血液学检查:内出血时红细胞数、血红蛋白含量下降,白细胞计数增高。腹腔内有炎症时,白细胞计数和中性粒细胞比例增高,但必须反复检查血象,观察其改变。胰腺损伤早期或小肠破裂后,血胰淀粉酶会升高。泌尿系统损伤时可出现血尿。

(3)影像学检查:了解有无气腹、膈肌位置和运动、肠积气和积液等。内脏穿孔直立位膈下或左侧卧位肋缘下有游离气体。腹膜后脏器破裂,腰肌边缘清晰度消失或是在肠管界限外有气泡。横膈破裂,空腔脏器可在胸腔内发现。心脏与纵隔右移,左下叶肺不张,应考虑到创伤性膈疝。病情稍稳定可平卧者可以行 CT 扫描观察损伤部位及炎症、积气、积液累及范围。

(4)腹腔穿刺:对早期诊断内出血或膈下游离气体的胃肠道破裂很有价值,对于伴有颅脑损伤的昏迷患者,更属必要。

(5)腹腔灌洗检查:有很高的准确性,可使用在怀疑腹内损伤者或诊断困难的病例。操作方法可在脐下 5.0～7.5 cm 区域用 2％利多卡因浸润麻醉,并于中线切开,通过皮肤及腹膜把一个套管向盆腔内插入腹腔里。马上流出不凝的鲜血,表明腹腔内有出血,而且是手术指征。否则用 1 L 0.9％氯化钠注射液滴入腹腔中,保留 1 分钟,1 分钟后用虹吸方法吸出,鉴别流出液体。但它不能确定损伤部位,还可引起并发症,如液体灌入腹壁、出血、回流液引不出来、大网膜静脉刺破或刺破膀胱。

(6)腹腔镜检查:可发现损伤部位和类型,少数可在镜下修补破损部位。

三、治疗

(一)休克

伴有休克的患者,必须进行抗休克疗法,补充有效循环血容量。如伴有内脏或肢体广泛挤压伤,有巨大伤口大出血时,就应在积极治疗休克的同时,进行紧急手术。

(二)窒息

窒息往往是急性多发损伤的严重症状,缺氧能导致伤势加重,故清除呼吸道内阻塞物、保持呼吸道通畅是首要措施。在有意识障碍、面颈部及胸部损伤的患者,必要时应行气管插管或气管切开,并应在血气分析监护下合理供氧。

(三)不同部位的损伤

对多发性损伤,需根据不同部位的损伤分清主次、轻重、缓急进行处理,先处理危及生命较大的损伤,其余的可先做必要的初步急救处理。

1.颅脑损伤

(1)预防脑水肿:在伤后 2～3 天给 50％葡萄糖溶液 60～100 mL,静脉滴注,每天 3～4 次,并可与 20％甘露醇交替使用。

(2)饮食及补液:限制补液量,成人每天以 1 500～2 000 mL 为宜,以免加重脑水肿。

(3)高热或严重脑挫裂伤及脑干损伤患者,可行人工冬眠降温治疗。

(4)脑细胞激活剂与抗脑水肿的其他药物,如静脉注射氢化可的松 100～300 mg 或地塞米松 5～10 mg,以及使用氨乙基异硫脲、细胞色素 C 等。

(5)严重脑挫裂伤,保守治疗无效,可考虑行减压术(包括内减压术、切除部分脑组织)。颅内血肿患者,钻孔发现血肿后应立即清除,以期迅速解除脑受压,然后再根据情况采用扩大骨孔办法或骨瓣开颅。

2.胸部创伤

(1)有反常呼吸的患者,小范围可使用厚棉垫压于伤处的薄弱胸壁上,然后用胶布或绷带固定,一般可采用肋骨悬吊及骨折内固定术,并可使用呼吸机辅助呼吸。

(2)血胸、气胸、乳糜胸等,必须根据具体情况采用穿刺抽液、闭式引流或开胸手术,使伤侧肺尽快地膨胀,清除纵隔摆动。

(3)气管支气管破裂的急性期患者,首先进行胸腔穿刺或肋间插管闭式引流,严重者应立即进行手术。

(4)纵隔气肿:凡有纵隔内组织损伤者,应立即给予手术修补,伴有高压性气胸,即做胸腔闭式引流;急性呼吸和循环系统功能紊乱者,应在胸骨切迹上行紧急横行小切口,切开气管前筋膜,引流排气;一般局限的轻度纵隔气肿不需特殊处理,多可自行吸收。

(5)肺挫裂伤:若肺有大量出血,可用升压素 10 U 加入 5％葡萄糖溶液或生理盐水 200 mL

中静脉滴注,于 20 分钟内注完,必要时可每 2～4 小时重复 1 次。如肺裂面大,肺门血管有破裂,出血严重,病情危急,应考虑施行紧急开胸手术,做修补缝合或肺叶、肺段切除术。

3.腹部损伤

(1)单纯腹壁损伤,可按一般软组织损伤处理。

(2)有内脏损伤应及早控制出血,修复内脏和防止感染。

(3)经各种检查和严密观察,仍不能排除内脏损伤时,尽早剖腹探查。

(4)内脏损伤伴有腹膜炎,受伤 48 小时以上,腹腔感染已趋局限化者,可考虑非手术治疗。

(5)合并其他部位的腹部损伤或多处损伤者,根据损伤严重程度,有步骤地进行积极治疗。

4.其他

预防和控制继发感染,适当补充营养,加强护理工作,防止并发症,增强患者战胜疾病的信心。

(任文焦)

第五章

神经系统危重症

第一节 开放性颅脑损伤

开放性颅脑损伤是颅脑各层组织开放伤的总称,它包括头皮裂伤、开放性颅骨骨折及开放性脑损伤,而不是开放性脑损伤的同义词。硬脑膜是保护脑组织的一层坚韧纤维膜屏障,此层破裂与否,是区分脑损伤为闭合性或开放性的分界线。

开放性颅脑损伤的原因很多,大致划为两大类,即非火器伤与火器伤。

一、非火器性颅脑损伤

各种造成闭合性颅脑损伤的原因都可造成头皮、颅骨及硬脑膜的破裂,造成开放性颅脑损伤,在和平时期的颅脑损伤中,以闭合伤居多,开放性伤约占16.8%,而后者中又以非火器颅脑损伤较多。

(一)临床表现

1.创伤的局部表现

开放性颅脑伤的伤因、暴力大小不一,产生损伤的程度与范围差别极大。创伤多位于前额、额眶部,亦可发生于其他部位,可为单发或多发,伤口整齐或参差不齐,有时沾有头发、泥沙及其他污物,有时骨折片外露,也有时致伤物如钉、锥、铁杆嵌顿于骨折处或颅内。头皮血运丰富,出血较多,当大量出血时,需考虑是否存在静脉窦破裂。

2.脑损伤症状

患者常有不同程度的意识障碍与脑损害表现,脑部症状取决于损伤的部位、范围与程度。其临床表现同闭合性颅脑损伤部分。

3.颅内压改变

开放性脑损伤时,因颅骨缺损、血液、脑脊液及破碎液化坏死的脑组织可经伤口流出,或为脑膨出,颅内压力在一定程度上可得到缓冲。如伴脑脊液大量流失,可出现低颅压状态。创口小时可与闭合性脑损伤一样,出现脑受压征象。

4.全身症状

开放性颅脑损伤时出现休克的机会较多,不仅因外出血造成失血性休克,还可由于颅腔呈开放性,脑脊液与积血外溢,使颅内压增高得到缓解,颅内压引起的代偿性血压升高效应减弱。同时伴有的脊柱、四肢及胸腹伤可有相应的症状及体征。

(二)辅助检查

1.X线平片

颅骨的X线平片检查有助于骨折的范围、骨碎片与异物在颅内的存留情况的了解。

2.颅脑CT扫描

可显示颅骨、脑组织的损伤情况,能够对碎骨片及异物定位,发现颅内或脑内血肿等继发性改变。CT较X线平片更能清楚地显示X线吸收系数低的非金属异物。

(三)诊断

开放性颅脑损伤一般易于诊断,根据病史、检查伤口内有无脑脊液或脑组织,即可确定开放性损伤的情况。X线平片及CT扫描更有利于伤情的诊断。少数情况下,硬脑膜裂口很小,可无脑脊液漏,初诊时难以确定是否为开放性脑损伤,而往往手术探查时才能明确。

(四)救治原则与措施

1.治疗措施

首先做创口止血、包扎、纠正休克,患者入院后有外出血时,应采取临时性止血措施,同时检查患者的周身情况,有无其他部位严重合并伤,是否存在休克或处于潜在休克。当患者出现休克或处于休克前期时,最重要的是先采取恢复血压的有力措施,加快输液、输血,不必顾虑因此加重脑水肿的问题,当生命体征趋于平稳时,才适于进行脑部清创。

2.手术原则

(1)早期清创:按一般创伤处理的要求,尽早在伤后6小时内进行手术。在目前有力的抗生素防治感染的条件下,可延长时限至伤后48小时。

(2)彻底清创手术的要求:早期彻底清除术,应一期缝合脑膜,将开放性脑损伤转为闭合性,经清创手术,脑水肿仍严重者,则不宜缝合硬脑膜,而需进行减压术,避免发生脑疝。

(3)并存脏器伤时,应在输血保证下,迅速处理内脏伤,第二步行脑清创术。这时如有颅内血肿,脑受压危险,伤情特别急,需有良好的麻醉处理,输血、输液稳定血压,迅速应用简捷的方法,制止内出血,解除脑受压。

(4)颅骨缺损一般在伤口愈合后3～4个月进行修补为宜,感染伤口修补颅骨至少在愈合半年后进行。

3.手术方法

应注意的是,术中如发现硬脑膜颜色发蓝、颅内压增高,疑有硬膜下血肿,应切开硬脑膜探查处理。脑搏动正常时,表明脑内无严重伤情,无必要切开探查,以免将感染带入脑部。开放性脑损伤的清创应在直视下进行,逐层由外及里冲净伤口,去除污物、血块,摘除碎骨片与异物,仔细止血,吸去糜烂失活的脑组织,同时要珍惜脑组织,不做过多的切除。保留一切可以保留的脑血管,避免因不必要的电凝或夹闭脑的主要供血动脉及回流静脉引起或加重脑水肿、脑坏死及颅内压增高。脑挫裂伤较严重,颅内压增高,虽经脱水仍无缓解,可容许做内减压术。清创完毕,所见脑组织已趋回缩、颅内压已降低的情况下,缝合硬脑膜及头皮。

钢钎、钉、锥等较粗大锐器刺入颅内,有时伤器为颅骨骨折处所嵌顿。如伤员一般情况好,无明显颅内出血症状者,不宜立即拔出,特别是位于动脉干与静脉窦所在处和鞍区的创伤。应摄头颅X线片了解颅内伤器的大小、形态和方位,如异物靠近大血管时,应进一步行脑血管造影,查明异物与血管等邻近结构的关系,据此制定出手术方案,术前做好充分的输血准备。行开颅手术时,先切除金属异物四周的颅骨进行探查,若未伤及静脉,扩大硬脑膜破口,在直视下,缓缓将异物退出,随时观察伤道深处有无大出血,然后冲洗伤道、止血,放置引流管,缝合修补硬脑膜,闭合伤口,术后24～36小时拔除引流管。

颅面伤所致开放性脑损伤,常涉及颌面、鼻窦,眼部及脑组织。

清创术的要求:①做好脑部清创与脑脊液漏的修补处理。②清除可能引起的创伤感染因素。③兼顾功能与整容的目的。手术时要先扩大额部伤口或采用冠状切口,翻开额部皮瓣,完成脑部清创与硬膜修补术,然后对鼻窦作根治性处理。最后处理眼部及颌面伤。

脑挫裂伤、脑水肿及感染的综合治疗同闭合性颅脑外伤。

二、火器性颅脑损伤

火器性颅脑损伤是神经外科的一个重要课题。战争时期,火器性颅脑损伤是一种严重战伤,尤其是火器性颅脑穿通伤,处理复杂,死亡率高。在和平时期也仍然是棘手的问题。创伤医学及急救医学的发展,虽使火器性颅脑损伤的病理生理过程得到进一步阐明,火器性颅脑损伤的抢救速度、诊疗条件也有了很大的提高,但是其死亡率仍高。

(一)分类

目前按硬脑膜是否破裂将火器性颅脑损伤简化分为非穿通伤和穿通伤两类。

1.非穿通伤

常有局部软组织或伴颅骨损伤,但硬脑膜尚完整,创伤局部与对冲部位可能有脑挫裂伤,或形成血肿。此类多为轻、中型伤,少数可为重型。

2.穿通伤

穿通伤即开放性脑损伤。颅内多有碎骨片、弹片或枪弹存留,伤区脑组织有不同程度的破坏,并发弹道血肿的机会多,属重型伤,通常将穿通伤又分为以下几种。

(1)非贯通伤:只有入口而无出口,在颅内入口附近常有碎骨片与异物,金属异物存留在颅内,多位于伤道的最远端,局部脑挫裂伤较严重。

(2)贯通伤:有入口和出口,入口小,出口大。颅内入口及颅外皮下出口附近有碎骨片,脑挫裂伤严重,若伤及生命中枢,伤员多在短时间内死亡。

(3)切线伤:头皮、颅骨和脑呈沟槽状损伤或缺损,碎骨片多在颅内或颅外。

(4)反跳伤:弹片穿入颅内,受到入口对侧颅骨的抵抗,变换方向反弹停留在脑组织内,构成复杂伤道。

此外按投射物的种类又可分为弹片伤、枪弹伤,也可按照损伤部位来分类,以补充上述的分类法。

(二)损伤机制与病理

火器性颅脑损伤的病理改变与非火器伤有所不同,伤道脑的病理改变分为三个区域。

1.原发伤道区

原发伤道区是反映伤道的中心部位,内含毁损液化的脑组织,与出血和血块交融,杂有颅骨碎片、头发、布片、泥沙及弹片或枪弹等。伤道的近侧可由于碎骨片造成支道,间接增加脑组织损伤范围,远侧则形成贯通伤、非贯通或反跳伤。脑膜与脑的出血容易在伤道内聚积形成硬膜外、硬膜下、脑内或脑室内血肿。伤道内的血肿可位于近端、中段与远端。

2.挫裂伤区

在原发伤道的周围,脑组织呈点状出血和脑水肿,神经细胞、少枝胶质细胞及星形细胞肿胀或崩解。致伤机制是由于高速投射物穿入密闭颅腔后的瞬间,在脑内形成暂时性空腔,产生超压现象,冲击波向周围脑组织传递,使脑组织顿时承受高压及相继的负压作用而引起脑挫裂伤。

3.震荡区

震荡区位于脑挫裂区周围,是空腔作用之间接损害,伤后数小时逐渐出现血液循环障碍、充血、淤血、外渗及水肿等,但尚为可逆性。

另外,脑部可能伴有冲击伤,乃因爆炸引起的高压冲击波所致,脑部可发生点状出血、脑挫裂伤和脑水肿。

脑部的病理变化可随创伤类型、伤后时间、初期外科处理及后期治疗情况而有所不同。脑组织的血液循环与脑脊液循环障碍,颅内继发性出血与血肿形成,急性脑水肿,并发感染等,皆可使病理改变复杂化。

(三)临床表现

1.意识障碍

伤后意识水平是判断火器性颅脑损伤轻重的最重要指标,是手术指征和预后估计的主要依据。但颅脑穿通伤有时局部有较重的脑损伤,可不出现昏迷。应强调连续观察神志变化过程,如伤员在伤后出现中间清醒期或好转期,或受伤当时无昏迷随后转入昏迷,或意识障碍呈进行性加重,都反映伤员存在急性脑受压征象。在急性期,应警惕创道或创道邻近的血肿,慢性期的变化可能为脓肿。

2.生命体征的变化

重型颅脑伤员,伤后多数立即出现呼吸、脉搏、血压的变化。伤及脑干部位重要生命中枢者,可早期发生呼吸紧迫,缓慢或间歇性呼吸,脉搏转为徐缓或细远,脉律不整与血压下降等中枢性衰竭征象。呼吸深而慢,脉搏慢而有力,血压升高的进行变化是颅内压增高、脑受压和脑疝的危象,常指示颅内血肿。开放伤引起外出血,大量脑脊液流失,可引起休克和衰竭。出现休克时应注意查明有无胸、腹伤、大的骨折等严重合并伤。

3.脑损伤症状

伤员可因脑挫裂伤、血肿、脑膨出而出现相应的症状和体征。蛛网膜下腔出血可引起脑膜刺激征。下丘脑损伤可引起中枢性高热。

4.颅内压增高

火器伤急性期并发颅内血肿的机会较多,但弥散性脑水肿更使人担忧,主要表现为头痛、恶心、呕吐及脑膨出。慢性期常是由于颅内感染、脑水肿,表现为脑突出,意识转坏和视盘水肿,到一定阶段,反映到生命体征变化,并最终出现脑疝体征。

5.颅内感染

穿通伤的初期处理不彻底或过迟,易引起颅内感染。主要表现为高热、颈强直、脑膜刺激征。

6.颅脑创口的检查

这在颅脑火器伤是一项特别重要的检查。出入口的部位、数目、形态、出血、污染情况均很重要,出入口的连线有助于判断穿通伤是否横过重要结构。

(四)辅助检查

1.颅骨 X 线平片

对颅脑火器伤应争取在清除表面砂质等污染后常规拍摄颅片。拍片不仅可以明确是非贯通伤还是贯通伤,颅内是否留有异物,并了解确切位置,对指导清创手术有重要作用。

2.脑超声波检查

观察中线波有无移位作为参考。二维及三维超声有助于颅内血肿、脓肿,脑水肿等继发性改变的判断。

3.脑血管造影

在无 CT 设备的情况下,脑血管造影有很大价值,可以提供血肿的部位和大小的信息。脑血管造影还有助于外伤性颅内动脉瘤的诊断。

4.CT 扫描

颅脑 CT 扫描对颅骨碎片、弹片、创道、颅内积气、颅内血肿、弥散性脑水肿和脑室扩大等情况的诊断,既正确又迅速,对内科疗效的监护也有特殊价值。

(五)诊断

作战时,因伤员多,检查要求简捷扼要,迅速明确颅脑损伤性质和有无其他部位合并伤。早期强调头颅 X 线平片检查,对明确诊断及指导手术有重要意义。晚期存在的并发症、后遗症可根据具体情况选择诊断检查方法:脑超声波、脑血管造影及 CT 扫描等。在和平时期,火器性颅脑损伤伤员如能及时被送往有条件的医院,早期进行包括 CT 扫描在内的各种检查,可使诊断确切,以利早期治疗。

(六)救治原则与措施

1.急救

(1)保持呼吸道通畅:简单的方法是把下颌向前推拉,侧卧,吸除呼吸道分泌物和呕吐物,也可插管过度换气。

(2)抢救休克:早期足量的输血、输液和保持呼吸道通畅是战争与和平时期枪伤治疗的两大原则。

(3)严重脑受压的急救:伤员在较短时间内出现单侧瞳孔散大或很快双瞳变化,呼吸转慢,估计不能转送至手术医院时,则应迅速扩大穿通伤入口,创道浅层血肿常可涌出而使部分伤员获救,然后再考虑转送。

(4)创伤包扎:现场抢救只做伤口简单包扎,以减少出血,有脑膨出时,用敷料绕其周围,保护脑组织以免污染和增加损伤。强调直接送专科处理,但已出现休克或已有中枢衰竭征象者,应就地急救,不宜转送。尽早开始大剂量抗生素治疗,应用 TAT。

2.优先手术次序

大量伤员到达时,伤员手术的顺序大致如下。

(1)有颅内血肿等脑受压征象者,或伤道有活动性出血者,优先手术。

(2)颅脑穿通伤优先于非穿通伤手术,其中脑室伤有大量脑脊液漏及颅后窝伤也应尽早处理。

(3)同类型伤,先到达者,先作处理。

(4)危及生命的胸、腹伤优先处理,然后再处理颅脑伤;如同时已有脑疝征象,伤情极重,在良好的麻醉与输血保证下,两方面手术可同时进行。

3.创伤的分期处理

(1)早期处理(伤后 72 小时以内):早期彻底清创应于 24 小时以内完成,但由于近代有效抗生素的发展,对于转送较迟,垂危或其他合并伤需要紧急处理时,脑部的清创可以推迟至 72 小时。一般认为伤后 3～8 小时最易形成创道血肿,故最好在此期或更早期清创。

(2)延期处理(伤后 3～6 天):伤口如尚未感染,也可以清创,术后缝合伤口,置橡皮引流,或两端部分缝合或不缝依具体情况而定。伤口若已感染,则可扩大伤口和骨孔,使脓液引流通畅,此时不宜脑内清创,以免感染扩散,待感染局限后晚期清创。

(3)晚期处理(伤后 7 天以上):未经处理的晚期伤口感染较重,应先药物控制感染,若创道浅部有碎骨片,妨碍脓液引流,也可以扩大伤口,去除异物,待后择期进一步手术。

(4)二期处理(再次清创术):颅脑火器伤可由于碎骨片、金属异物的遗留、脑脊液漏及术后血肿等情况进行二次手术。

(七)清创术原则与方法

麻醉、术前准备、一般清创原则基本上与平时开放性颅脑损伤的处理相同,在战时,为了减轻术后观察和护理任务,宜多采用局麻或只有短暂的全身麻醉。开颅可用骨窗法和骨瓣法,彻底的颅脑清创术要求修整严重污染或已失活的头皮、肌肉及硬脑膜,摘尽碎骨片,确实止血。对过深难以达到的金属异物不强求在一期清创中摘除。清创术后,颅内压下降,脑组织下塌,脑搏动良好,冲净伤口,缝合修补硬脑膜,缝合头皮,硬脑膜外可置引流 1～2 天。

对于脑室伤,要求将脑室中的血块及异物彻底清创,充分止血,术毕用含抗生素的生理盐水冲净伤口,对预防感染有一定作用,同时可做脑室引流。摘出的碎骨片数目要与 X 线平片之数目核对,避免残留骨片形成颅内感染的隐患。新鲜伤道中深藏的磁性金属异物和弹片,可应用磁性导针伸入伤道吸出。颅脑贯通伤出口常较大,出口的皮肤血管也易于损伤,故清创常先从出口区进行。若入口处有脑膨出或血块涌出,则入口清创优先进行。

下列情况需行减压术,硬脑膜可不予缝合修补:①清创不彻底。②脑挫裂伤严重,清创后脑组织仍肿胀或膨出。③已化脓之创伤,清创后仍需伤道引流。④止血不彻底。

(八)术后处理

脑穿通伤清创术后,需定时观察生命体征、意识、瞳孔的变化,观察有无颅内继发出血、脑脊液漏等。加强抗脑水肿、抗感染、抗休克治疗。保持呼吸道通畅,吸氧。躁动、癫痫高热时,酌情使用镇静药,冬眠药和采用物理方法降温,昏迷瘫痪伤员,定时翻身,预防肺炎,压力性损伤和泌尿系统感染。

(九)颅内异物存留

开放性颅脑损伤,特别是火器伤常有金属弹片及碎骨片、草木、泥沙、头发等异物进入颅内。当早期清创不彻底或因异物所处部位较深,难以取出时,异物则存留于颅内。异物存留有可能导致颅内感染,其中碎骨片易伴发脑脓肿,而且可促使局部脑组织退行性改变,极少数金属异物尚可有位置的变动,从而加重脑损伤,从而需手术取出异物。摘除金属异物的手术指征:①直径大于 1 cm 的金属异物因易诱发颅内感染而需手术。②位于非功能区、易于取出且手术创伤及危险性小。③出现颅内感染征象或顽固性癫痫及其他较严重的临床症状者。④合并有外伤性动脉瘤者。⑤脑室穿通伤,异物进入脑室时,由于极易引起脑室内出血及感染,且异物在脑室内移动可以损伤脑室壁,常需手术清除异物。手术方法可分为骨窗或骨瓣开颅直接手术取除异物及采用立体定向技术用磁性导针或异物钳取除异物。前者有造成附加脑损伤而加重症状的危险,手术宜沿原伤道口进入,避开重要功能区,可应用于表浅部位及脑室内异物取除。近年来,由于立体定向技术的发展,在 X 线颅骨正侧位片及头部 CT 扫描准确定位及监控下,颅骨钻孔后,精确地将磁导针插入脑内而吸出弹片;或利用异物钳夹出颅内存留的异物。此种方法具有手术简便,易于接受,附加损伤少等优点,但当吸出或钳夹异物有困难时,需谨慎操作,以免损伤异物附近的血管而并发出血。手术前后需应用抗生素预防感染,并需重复注射 TAT。

(张众慧)

第二节 颅内血肿

一、概述

颅内血肿属颅脑损伤严重的继发性病变,在闭合性颅脑损伤中约占 10%;在重型颅脑损伤中占40%～50%。颅内血肿继续发展,容易导致脑疝。因此,颅内血肿的早期诊断和及时手术治疗非常重要。

一般而言,急性颅内血肿量幕上超过 20 mL,幕下 10 mL 即可引起颅内压增高症状。由于脑实质不能被压缩,所以调节颅内压作用主要在脑脊液和脑血容量之间进行。颅内压增高时只有 8%的颅腔代偿容积。若颅内高压的发生和发展较为缓和,颅腔容积的代偿力可以充分发挥,这在颅内压监测示容积压力曲线上可以看到。若颅内高压的发生与发展十分急骤,超出容积代偿力,越过容积压力曲线的临界点,则可很快进入失代偿期。此时,颅腔容积的顺应性极差,即使从脑室入出 1 mL 脑脊液,亦可使压力下降0.4 kPa(3 mmHg)以上。若颅内高压达到平均体动脉压水平时,脑灌注压已少于 2.6 kPa(20 mmHg),则脑血管趋于闭塞,中枢血液供应濒临中断,患者将陷于脑死亡状态。

(一)分类

颅内血肿类型如下。

1.按血肿在颅内结构的解剖层次不同可分为 3 种类型

(1)硬脑膜外血肿:指血肿形成于颅骨与硬脑膜之间者。

(2)硬脑膜下血肿:指血肿形成于硬脑膜与蛛网膜之间者。

(3)脑内(包括脑室内)血肿:指血肿形成于脑实质内或脑室内者(见图 5-1)。

2.按血肿的症状出现时间的不同亦分为 3 型

(1)急性型:伤后 3 天内出现者,大多数发生在 24 小时以内。

(2)亚急性型:伤后 4～21 天出现者。

(3)慢性型:伤后 3 周以后出现者。

3.特殊部位和类型的血肿

如颅后窝血肿、多发性血肿等。因其各有临床特点而与一般血肿有所区别。

(二)临床表现

1.症状与体征

(1)头痛、恶心、呕吐:血液对脑膜的刺激或颅内血肿引起颅内压增高可引起症状。一般情况下,脑膜刺激所引起的头痛、恶心和呕吐较轻。在观察中若症状加重,出现剧烈头痛、恶心和频繁呕吐时,可能有颅内血肿,应结合其他症状或必要时采用辅助检查加以确诊。

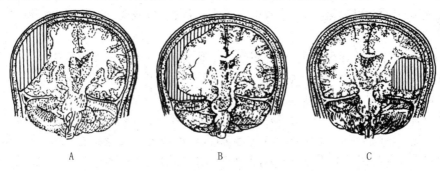

图 5-1　颅内血肿类型

A.硬脑膜外血肿;B.硬脑膜下血肿;C.脑内血肿

(2)意识改变:进行意识障碍为颅内血肿的主要症状之一。颅内血肿出现意识变化过程,与原发性脑损伤的轻重有密切关系,通常有 3 种情况:原发性脑损伤较轻,可见到典型的"中间清醒期"(昏迷→清醒→再昏迷),昏迷出现的早晚与损伤血管的大小或出血的急缓有关,短者仅 20～30 分钟,长者可达数天,但一般多在 24 小时内。有的伤后无昏迷,经过一段时间后出现昏迷(清醒→昏迷),多见于小儿,容易导致漏诊;若原发性脑损伤较重,则常表现为昏迷程度进行性加深(浅昏迷→昏迷),或一度稍有好转后又很快恶化(昏迷→好转→昏迷);若原发性脑损伤过于严重,可表现为持续性昏迷。一般认为,原发性昏迷时间的长短取决于原发性脑损伤的轻重,而继发性昏迷出现的迟早主要取决于血肿形成的速度。所谓的中间清醒期或中间好转期,实质上就是血肿逐渐长大,脑受压不断加重的过程,因而,在此期内,伤员常有躁动、嗜睡、头痛和呕吐加重等症状。在排除了由于药物引起的嗜睡或由于尿潴留等原因引起的躁动后,即应警惕有并发颅内血肿的可能。

(3)瞳孔改变:对于颅内血肿者,阳性体征的出现极为重要。一侧瞳孔进行性散大,光反应消失,是小脑幕切迹疝的重要征象之一。在瞳孔散大之前,常有短暂的瞳孔缩小,这是动眼神经受刺激的表现。瞳孔散大多出现在血肿的同侧,但约 10% 的伤员发生在对侧。若脑疝继续发展,则脑干受压更加严重,中脑动眼神经核受损,可出现两侧瞳孔均散大,表明病情已进入垂危阶段。

一般情况下,出现两侧瞳孔散大,可迅速注入脱水药物,如一侧缩小而另一侧仍然散大,则散大侧多为脑疝或血肿侧;如两侧瞳孔仍然散大,则表示脑疝未能复位,或由于病程已近晚期,脑干已发生缺血性软化。若术前两侧瞳孔均散大,将血肿清除后,通常总是对侧瞳孔先缩小,然后血肿侧缩小;如术后血肿侧瞳孔已缩小,而对侧瞳孔仍然散大,或术后两侧瞳孔均已缩小,但经过一段时间后对侧瞳孔又再次散大,多表示对侧尚有血肿;如术后两侧瞳孔均已缩小,病情一度好转,但经一段时间后手术侧的瞳孔再度散大,应考虑有复发性血肿或术后脑水肿的可能,还应及时处理。瞳孔散大出现的早晚,也与血肿部位有密切关系。颞区血肿,瞳孔散大通常出现较早,额极区血肿则出现较晚。

(4)生命体征变化:颅内血肿者多有生命体征的变化。血肿引起颅内压增高时,可出现Cushing 反应,血压出现代偿性增高,脉压增大,脉搏徐缓、充实有力,呼吸减慢、加深。血压升高和脉搏减慢常较早出现。颅后窝血肿时,则呼吸减慢较多见。随着颅内压力的不断增高,延髓代偿功能衰竭,出现潮式呼吸乃至呼吸停止,随后血压亦逐渐下降,并在呼吸停止后,经过一段时间心跳亦停止。如经复苏措施,心跳可恢复,但如血肿未能很快清除,则呼吸恢复困难。一般而言,如果血压、脉搏和呼吸3项中有2项的变化比较肯定,对颅内血肿的诊断有一定的参考价值。但当并发胸腹腔脏器损伤并发休克时,常常出现血压偏低、脉搏增快,此时颅内血肿的生命体征变化容易被掩盖,必须提高警惕。

(5)躁动:常见于颅内血肿伤员,容易被临床医师所忽视,或不做原因分析即给予镇静剂,以致延误早期诊断。躁动通常发生在中间清醒期的后一阶段,即在脑疝发生(继发性昏迷)前出现。

(6)偏瘫:幕上血肿形成小脑幕切迹疝后,疝出的脑组织压迫同侧大脑脚,引起对侧中枢性面瘫和对侧上下肢瘫痪,同时伴有同侧瞳孔散大和意识障碍,也有少数伤员的偏瘫发生在血肿的同侧,这是因为血肿将脑干推移致对侧,使对侧大脑脚与小脑幕游离缘相互挤压,这时偏瘫与瞳孔散大均发生在同一侧,多见于硬脑膜下血肿;血肿直接压迫大脑运动区,由于血肿的位置多偏低或比较局限,故瘫痪的范围也多较局限,如额叶血肿和额颞叶血肿仅出现中枢性面瘫或中枢性面瘫与上肢瘫,范围较广泛的血肿亦可出现偏瘫,但一般瘫痪的程度多较轻,有时随着血肿的发展,先出现中枢性面瘫,而后出现上肢瘫,最后出现下肢瘫。矢状窦旁的血肿可出现对侧下肢单瘫,跨矢状窦的血肿可出现截瘫。左侧半球血肿还可伴有失语;由伴发的脑挫裂伤直接引起,这种偏瘫多在伤后立即出现。

(7)去脑强直:在伤后立即出现此症状,应考虑为原发性脑干损伤。如在伤后观察过程中出现此症状时,则为颅内血肿或脑水肿继发性脑损害所致。

(8)其他症状:婴幼儿颅内血肿可出现前囟突出。此外,由于婴幼儿的血容量少,当颅内出血量达100 mL左右即可产生贫血的临床表现,甚至发生休克。小儿的慢性血肿可出现头颅增大等。

2.影像学检查

(1)颅骨X线平片:在患者身体情况允许时,应行颅骨X线平片检查,借此可确定有无骨折及其类型,尚可根据骨折线的走行判断颅内结构可能出现的损伤情况,利于进一步的检查和治疗。颅盖骨折X线平片检查确诊率为95%～100%,骨折线经过脑膜中动脉沟、静脉窦走行区时,应注意有无硬脑膜外血肿发生的可能。颅底骨折经X线平片确诊率仅为50%左右,因此,必须结合临床表现做出诊断,如有无脑神经损伤及脑脊液漏等。

(2)头颅CT扫描:目前诊断颅脑损伤最理想的检查方法。可以准确地判断损伤的类型及血肿的大小、数量和位置。脑挫裂伤区可见点、片状高密度出血灶,或为混杂密度;硬脑膜外血肿在脑表面呈现双凸球镜片形高密度影;急性硬脑膜下血肿则呈现新月形高密度影;亚急性或慢性硬脑膜下血肿表现为稍高密度、等密度或稍低密度影。

(3)头颅MRI扫描:一般较少用于急性颅脑损伤的诊断。头颅CT和MRI扫描对颅脑损伤的诊断各有优点。对急性脑外伤的出血,CT显示较MRI为佳,对于亚急性、慢性血肿及脑水肿的显示,MRI常优于CT。急性早期血肿在T_1及T_2加权图像上均呈等信号强度,但亚急性和慢性血肿在T_1加权图像上呈高信号,慢性血肿在T_2加权图像上可见低信号边缘,血肿中心呈高信号。应注意血肿与脑水肿的MRI影像鉴别。

(三)手术技术

1.早期手术

对有颅内血肿可能的伤员,应在观察过程先把头发剃光,并做好手术器械的消毒和人员组织的准备,诊断一经确定,即应很快施行手术。对已有一侧瞳孔散大的脑疝伤员,应在静脉滴注强力脱水药物的同时,做好各项术前准备,伤员一经送到手术室,立即进行手术。对双侧瞳孔散大、病理呼吸、甚至呼吸已经停止的伤员,抢救更应当争分夺秒,立即在气管插管辅助呼吸下进行手术。为了争取时间,术者可带上双层手套(不必刷手),迅速进行血肿部位钻孔,排出部分积血,使脑受压得以暂时缓解,随后再扩大切口或采用骨瓣开颅,彻底清除血肿。

2.钻孔检查

当病情危急,又未做 CT 扫描,血肿部位不明确者,可先做钻颅探查。在选择钻孔部位时,应注意分析损伤的机制,参考瞳孔散大的侧别、头部着力点、颅骨骨折的部位、损伤的性质及可能发生的血肿类型等安排钻孔探查的先后顺序(见图 5-2)。

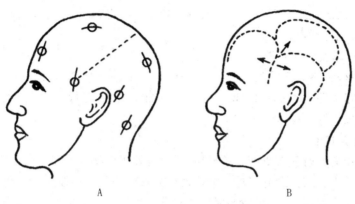

图 5-2　钻孔探查和开颅手术切口设计

A.常用钻孔探查部位;B.开颅手术切口设计

(1)瞳孔散大的侧别:因多数的幕上血肿发生在瞳孔散大的同侧,故首先应选择瞳孔散大侧进行钻孔。如双侧瞳孔均散大,应探查最先散大的一侧。如不知何侧首先散大,可在迅速静脉滴入强力脱水药物过程中观察,如一侧缩小而另侧仍散大或变化较少,则首先在瞳孔仍然散大侧钻孔。

(2)头部着力部位:可借头皮损伤的部位来推断头部着力点。如着力点在额区,血肿多在着力点处或其附近,很少发生在对冲部位,应先探查额区和颞区。如着力点在颞区,则血肿多发生在着力部位,但也可能发生在对冲的颞区,探查时宜先探查同侧颞区,然后再探查对侧颞区。如着力点在枕区,则以对冲部位的血肿为多见,探查应先在对侧额叶底区和颞极区,然后同侧的额叶底区和颞极区,最后在着力侧的颅后窝和枕区。

(3)有无骨折和骨折部位:骨折线通过血管沟,并与着力部位和瞳孔散大的侧别相一致时,以硬脑膜外血肿的可能性为大,应首先在骨折线经过血管沟处钻孔探查。若骨折线经过上矢状窦,则应在矢状窦的两侧钻孔探查,并先从瞳孔散大侧开始。如无骨折,则以硬脑膜下血肿的可能性为大,应参考上述的头部着力部位确定钻孔探查顺序。

(4)损伤的性质:减速性损伤的血肿,既可发生在着力部位,也可发生在对冲部位,如枕部着力时,发生对冲部位的硬脑膜下血肿机会较多,故应先探查对冲部位,根据情况再探查着力部位。前额区着力时,应探查着力部位。头一侧着力时,应先探查着力部位,然后再探查对冲部位。加速性损伤,血肿主要发生在着力部位,故应在着力部位探查。

3.应注意多发血肿存在的可能

颅内血肿中约有 15% 为多发性血肿。在清除一个血肿后,如颅内压仍很高,或血肿量少不足以解释临床症状时,应注意寻找是否还有其他部位的血肿,如深部的脑内血肿和邻近部位的血肿等。怀疑多发血肿,情况容许时,应立即进行 CT 检查,诊断证实后再行血肿清除。

4.减压术

清除血肿后脑迅速肿胀,无搏动,且突出于骨窗处,经注入脱水药物无效者,在排除多发性血肿后,应同时进行减压术。术中脑膨出严重,缝合困难者,预后多不良。

5.注意合并伤的处理

闭合性颅脑伤伤员在观察过程中出现血压过低时,除注意头皮伤的大量失血或婴幼儿颅内血肿所引起外,应首先考虑有其他脏器损伤,而未被发现,必须仔细进行全身检查,根据脏器出血和颅内血肿的急缓,决定先后处理顺序。一般应先处理脏器出血,然后行颅内血肿清除手术。如已出现脑疝,可同时进行手术。

6.复发血肿或遗漏血肿的处理

术后病情一度好转,不久症状又加重者,应考虑有复发性血肿或多发性血肿被遗漏的可能。如及时再次进行手术清除血肿,仍能取得良好效果。如无血肿,则行一侧或双侧颞肌下减压术,也可使伤员转危为安。

(四)并发症及其防治

部分颅内血肿患者同时伴有重型颅脑损伤,因全身处于应激状态和长期昏迷,极易造成全身并发症。其中肺部并发症、肾衰竭、严重上消化道出血及丘脑下部功能失调等严重并发症是临床患者死亡和伤残的主要原因之一,正确处理这些并发症是颅脑救治工作中的重要环节。

1.肺部感染

肺部感染十分常见,它可进一步加重脑损害,形成恶性循环,是导致死亡的重要原因。防治措施如下。

(1)保持呼吸道通畅:①保持口腔清洁,及时彻底清除口腔及呼吸道的分泌物、呕吐物及凝血块等,做好口腔护理,用 3%过氧化氢或生理盐水清洗口腔,防止口唇皮肤干燥裂开和及时治疗口腔炎、黏膜溃疡及化脓性腮腺炎等口腔感染。②定时翻身叩背,经常变换患者体位,以利于呼吸道分泌物排出,防止呕吐物误吸,并定时采用拍击震动法协助排痰。定时改变体位除能预防压力性损伤形成外,尚能减轻肺淤血,提高氧气运送能力,克服重力影响造成的气体分布不均,改善通气与灌注的比例,并能促进分泌物的排出。拍击震动可使小支气管分泌物松动而易于排至中气管和大气管中,利于排出体外。③消除舌后坠,舌后坠影响呼吸通畅者,应取侧卧位并抬起下颌或采用侧俯卧位,仰卧时放置咽导管等,以改善呼吸道通气情况。④解除支气管痉挛,由于炎症的刺激,常引起支气管痉挛和纤毛运动减弱或消失,导致通气不畅和痰液积聚,故解除支气管痉挛对防治肺部感染甚为重要,严重支气管痉挛时可用氨茶碱或异丙肾上腺素肌内或静脉注射。一般可用雾化吸入。⑤及时清理呼吸道,彻底吸痰对预防颅脑损伤患者肺部感染是极其重要的,可经口腔、鼻腔或气管切开处吸痰。吸痰动作要轻柔,吸痰管自气管深部左右前后旋转,向外缓慢退出,防止因吸力过大或动作过猛造成口腔、气管黏膜损伤,引起出血。⑥纤维支气管镜吸痰和灌洗,主要用于严重误吸、鼻导管不易插入气管、插入气管内吸痰已无效或已证实大片肺不张时,应尽早行纤维支气管镜吸痰。吸痰过程中要注意无菌操作。吸痰前要先从 X 线胸片了解痰液积聚和肺不张的部位,进行选择性吸引;双侧肺病变时应先吸重的一侧,后吸轻的一侧,防止发绀发生。吸引时间不宜过长,一般不超过1分钟。吸痰过程中要进行心电、血压、呼吸和氧饱和度的监测,观察口唇、指甲颜色,遇到心率增快,血压过低或过高,氧饱和度下降明显或发绀严重时应暂停操作,予以大流量面罩吸氧,待情况稳定后重新进行。严重肺部感染患者,即使在纤维支气管镜直视下进行吸痰,有时也难将呼吸道清理干净,此时可采用灌洗方法,将气管插管放入左支气管或右支气管内,注入灌洗液,当患者出现呛咳时,立即向外抽吸。可反复灌洗,左右支气管交替进行,灌洗液中可加入相应的抗生素,目前认为灌洗是治疗严重肺部感染的有效措施。⑦气管切开,颅脑损伤患者咳嗽反应差,如出现误吸、呼吸道梗阻、气管内分泌物增多而排出不畅,或合并颅面伤、颅底骨折及昏迷或预计昏迷时间长的患者,均应尽早行气管切开。气管切开及时能有效解除呼吸道梗阻,易于清除下呼吸道分泌物阻塞,减少通气无效腔,改善肺部通气功能,保证脑组织供氧,对减轻脑水肿和防治肺部感染具有积极重要作用。

(2)加强营养支持治疗,提高机体免疫力:颅脑损伤患者基础代谢率升高,能量消耗增加,蛋白分解利用大于合成,呈低蛋白血症、负氮平衡状态,营养不良可以导致机体免疫力降低。因此,对颅脑损伤患者应采用高热量、高蛋白营养支持治疗,可采用胃肠道内营养和胃肠道外营养两种方式予以补充,必要时应给予输新鲜血及血液制品等支持,同时注意维持水电解质和酸碱平衡。

(3)抗生素的应用:正确及时地选用抗生素,是肺部感染治疗成功的关键。由于颅脑损伤合并肺部感染的致病菌株不断增多,菌群复杂,毒力和侵袭力强的致病菌表现为单纯感染,而毒力和侵袭力弱的致病菌则以混合感染的形式存在。因此,临床用药宜根据细菌敏感试验。在早期尚无药敏试验之前,可根据经验用药。采用足量针对性强的抗生素,严重的混合感染应采用联合用药。临床资料显示,颅脑损伤合并肺部感染的主要病原菌为革兰阴性杆菌,其病死率高达70%。颅脑损伤合并肺部感染诊断一旦明确,经验性给药应选用广谱抗菌力强的抗生素,如第2代或第3代头孢菌素类药物或氟喹诺酮类。在经验性给药后48小时内必须密切观察患者病情,注意症状、体征、体温的变化,痰的性状和数量增减等,以评估患者病情是否好转,同时行必要的痰涂片、细菌培养及药敏试验或其他有助于病因学确诊的检查,为进一步更有效治疗提供依据。治疗中,患者体温持续不退,肺部感染症状体征及 X 线胸片检查无改善,应考虑是否存在混合感染、二重感染及抗药性病原菌。应根据反复呼吸道分泌物的培养结果,调整抗生素种类和剂量,或采用联合用药,以便达到最佳的治疗效果。抗生素的使用时间应该根据肺部感染的性质和轻重而定,不能停药太早,但也不宜长期用药。一般情况下,体温维持在正常范围 5 天左右,外周血白细胞计数已在正常范围,临床肺部感染症状体征消失者,即可考虑停药。对于严重感染、机体免疫功能低下者,疗程应适当延长。

2.上消化道出血

上消化道出血是颅脑损伤的常见并发症,文献报道其发生率为 16%～47%,多见于下丘脑损伤、脑干损伤、广泛脑挫裂伤及颅内血肿等重症患者,对患者的生命有很大威胁。

(1)预防性措施:①积极治疗原发性病变,如降低增高的颅内压,纠正休克,维持正常血氧浓度,保持水电解质及酸碱平衡等措施,解除机体的持续应激状态。②早期留置胃管,抽吸胃液及观察其性状,有利于早期发现和及时处理。③应用抗酸药物。严重颅脑损伤尤其有下丘脑损伤时,可预防性应用如氢氧化铝凝胶、雷尼替丁或法莫替丁,抑制胃酸分泌,提高胃液 pH,减轻胃肠黏膜损害。④维持能量代谢平衡,予以静脉高价营养,纠正低蛋白血症,给予大剂量维生素 A,有助于胃黏膜的再生修复。⑤减少使用大剂量肾上腺皮质激素及阿司匹林等诱发应激性溃疡的药物。

(2)非手术治疗:①密切观察病情,注意血压、脉搏及呕血或黑便的数量。②持续胃肠减压,吸尽胃液及反流的胆汁,避免胃扩张。③停用肾上腺皮质激素。④应用维生素 K、酚磺乙胺、巴曲酶、凝血因子Ⅰ及抗纤维蛋白溶解药等止血药物。⑤建立通畅的静脉通道，对大出血者应立即输血，进行抗休克治疗。⑥抗酸止血治疗，通过中和胃酸、降低胃液 pH 或抑制胃液分泌，达到抗酸止血目的。常用药物包括氢氧化铝凝胶、西咪替丁、雷尼替丁、法莫替丁、奥美拉唑、生长抑素等。⑦局部止血治疗，胃管注入冰盐水去甲肾上腺素液(去甲肾上腺素 6～8 mg 溶于 100 mL 等渗冰盐水中)，每 4～6 小时可重复使用 1 次。⑧内镜止血治疗，可经内镜注射高渗盐水、肾上腺素混合液或注射医用 99.9％纯乙醇，使血管收缩，血管壁变性及血管腔内血栓形成而达到止血目的；或经内镜通过激光、高频电凝、热探头及微波等热凝固方式，起到有效的止血作用；也可通过内镜活检管道将持夹钳送入胃腔，直视下对出血部位进行钳夹止血，适用于喷射性小动脉出血。⑨选择性动脉灌注血管紧张素，经股动脉插管，将导管留置于胃左动脉，持续灌注血管紧张素，促使血管收缩，达到止血目的。

(3)手术治疗：部分患者出血量大或反复出血，经非手术治疗无效，应考虑行手术治疗。可根据情况选择全胃切除、胃部分切除、幽门窦切除加迷走神经切除或幽门成形加迷走神经切除等手术方式。

3.急性肾衰竭(ARF)

颅脑损伤出现急性肾衰竭是一严重的并发症，其病情发展快，对机体危害大，如处理不当，可导致严重后果。

(1)预防性措施：①消除病因，积极抗休克，控制感染，及时发现和治疗弥散性血管内凝血，积极治疗脑损伤、清除颅内血肿，防治脑水肿，避免神经源性肾衰竭的发生。②及时纠正水、电解质失衡，对颅脑损伤患者，要补充适量的含钠盐溶液，避免过分脱水，维持有效循环血量，改善和维护肾小管功能和肾小球滤过率，减少肾衰竭的发生。③减轻肾脏毒性损害作用，避免或减少使用对肾脏有损害的抗生素及其他药物(如氨基糖苷类抗生素)；积极碱化尿液，防止血红蛋白在肾小管内形成管型；对已有肾功能损害者，减少或停用甘露醇降颅内压，改用甘油果糖或呋塞米注射液，可取得同样降颅压效果；积极控制感染消除内毒素的毒性作用。④解除肾血管痉挛，减轻肾缺血，休克患者伴有肾衰竭时，不宜使用易致肾血管收缩的升压药物(如去甲肾上腺素等)；如补充血容量后仍少尿，可用利尿合剂或扩血管药物(如多巴胺)以解除肾血管痉挛。

(2)少尿或无尿期的治疗：①严格控制液体入量，准确记录 24 小时液体出入量，包括显性失水、隐性失水及内生水，按"量出为入，宁少勿多"的原则进行补液。②控制高钾血症，高血钾是急性肾衰竭的危险并发症，可引起严重心律失常，威胁患者生命。因此，必须每天 1 或 2 次监测血清钾离子浓度及心电图变化，及时处理。措施包括禁用钾盐，避免使用含钾离子的药物(青霉素钾盐)、陈旧库存血及控制含钾离子饮食的摄入；彻底清创，减少创面坏死和感染引起的高血钾；积极预防和控制感染，纠正酸中毒，防治缺氧和血管内溶血；供给足够热量，减少蛋白质分解；高渗葡萄糖液加胰岛素静脉滴注，使钾离子转移至细胞内；5％碳酸氢钠对抗钾离子对心脏的毒性作用；应用阳离子交换树脂，每次 15 g，口服，每天 3 次；对抗心律失常：钙剂能拮抗钾离子的抑制心脏作用和兴奋、加强心肌收缩作用，减轻钾离子对心脏的毒性作用。③纠正酸中毒，可根据患者情况给予 11.2％乳酸钠，5％碳酸氢钠或 7.2％三羟甲基氨基甲烷溶液，每次 100～200 mL 静脉滴注。④供给足够热量，减少蛋白分解，采用低蛋白、高热量、高维生素饮食，减少机体蛋白质的分解，减轻氮质血症及高血钾。同时应用促进蛋白质合成的激素苯丙酸诺龙或丙酸睾酮。⑤防治感染，患者应适当隔离，注意口腔、皮肤及会阴部的护理。在应用抗生素控制感染时，应考虑药物半衰期在肾功能不全时的延长因素，适当减少用药剂量及用药次数，避免引起肾脏毒性反应或选用对肾脏无毒性损害的抗菌药物。⑥透析治疗,随着透析设备的普及及技术上的提高,对急性肾衰竭患者,近年多主张早期进行透析治疗,对减轻症状、缩短病程、减少并发症和争取良好预后有着重要意义;对防治水中毒、高钾血症及其他电解质紊乱、消除体内代谢毒物或产物、纠正酸中毒、改善全身症状等都有肯定作用。

(3)多尿期的治疗:急性肾衰竭进入多尿期,病情初步好转,患者的尿量明显增加,体内电解质特别是钾离子大量丢失,需积极补充入量,以防止细胞外液的过度丧失造成缺水,补液量以每天出量的1/3～1/2为宜,每天根据电解质测定结果,来决定补充适量的钾盐、钠盐,以维持水、电解质的平衡。同时要补充足够的维生素,逐步增加蛋白质的摄入,以保证组织修复的需要,积极治疗感染,预防并发症的发生,纠正贫血,使患者迅速康复。

(4)恢复期的治疗:此期患者仍十分虚弱,还应加强支持治疗,增强抗病能力;定期复查肾功能,避免使用损害肾脏的药物,注意休息,积极治疗原发病,促进肾功能的完全恢复。

二、急性与亚急性硬脑膜外血肿

在颅脑损伤中,硬脑膜外血肿占30%左右,可发生于任何年龄,但以15～30岁的青年比较多见。小儿则很少见,可能因小儿的脑膜中动脉与颅骨尚未紧密靠拢有关。血肿好发于幕上半球的凸面,绝大多数属于急性,亚急性型者少见,慢性型者更为少见。现在主要讨论急性与亚急性硬脑膜外血肿的内容。

(一)出血来源与血肿位置

1.出血来源

(1)脑膜中动脉:最为常见的动脉破裂出血点。脑膜中动脉经棘孔进入颅腔后,沿脑膜中动脉沟走行,在近翼点处分为前后两支,当有骨折时,动脉主干及分支可被撕破出血,造成硬脑膜外血肿。脑膜中动脉的前支一般大于后支,骨沟也较深,故前支较后支更容易遭受损伤,发生血肿的机会也更多,而且血肿形成的速度也更快。

(2)静脉窦:骨折若发生在静脉窦附近,可损伤颅内静脉窦引起硬脑膜外血肿,血肿多发生在矢状窦和横窦,通常位于静脉窦的一侧,也可跨越静脉窦而位于其两侧,称骑跨性血肿。

(3)脑膜中静脉:与脑膜中动脉伴行,较少损伤,出血较缓慢,容易形成亚急性或慢性血肿。

(4)板障静脉或导血管:颅骨板障内有网状的板障静脉和穿通颅骨的导血管。骨折时出血,流入硬脑膜外间隙形成血肿,系静脉性出血,形成血肿较为缓慢。

(5)脑膜前动脉和筛动脉:是硬脑膜外血肿出血来源中少见的一种,发生于前额部和颅前窝颅底骨折时,出血缓慢,易漏诊。

此外,少数病例并无骨折,可能是外力造成颅骨与硬脑膜分离,以致硬脑膜表面的小血管撕裂,此类血肿形成亦较缓慢。

2.血肿位置

硬脑膜外血肿最多见于颞部区、额顶区和颞顶区。近脑膜中动脉主干处的出血,血肿多在颞区,可向额区或顶区扩展;前支出血,血肿多在额顶区;后支出血,则多在颞顶区;由上矢状窦出血形成的血肿则在它的一侧或两侧;横窦出血形成的血肿多在颅后窝或同时发生在颅后窝与枕区。脑膜前动脉或筛动脉所形成的血肿则在额极区或额叶底区。

(二)临床表现

1.症状与体征

(1)颅内压增高:由于血肿形成造成颅内压增高,患者在中间清醒期内,颅内压增高症更为明显,常有剧烈头痛、恶心、呕吐、血压升高、呼吸和脉搏缓慢等表现,并在再次昏迷前患者出现躁动不安。

(2)意识障碍:一般情况下,因为脑原发性损伤比较轻,伤后原发性昏迷的时间较短,多数出现中间清醒或中间好转期,伤后持续性昏迷者仅占少数。中间清醒或中间好转时间的长短,与损伤血管的种类及血管直径的大小有密切关系。大动脉出血急剧,可在短时间内形成血肿,其中间清醒期短,再次昏迷出现较早,多数正数小时内出现。个别严重者或合并严重脑挫裂伤,原发性昏迷未恢复,继发性昏迷又出现,中间清醒期不明显,酷似持续性昏迷。此时,与单纯的严重脑挫裂伤鉴别困难。但可详细了解伤后昏迷过程,如发现昏迷程度有进行性加重的趋势,应警惕有颅内血肿的可能。

(3)神经损害症状与体征:硬脑膜外血肿多发生在运动区及其附近,可出现中枢性面瘫、偏瘫及运动性失语等;位于矢状窦的血肿可出现下肢单瘫;颅后窝硬脑膜外血肿出现眼球震颤和共济失调等。

(4)脑疝症状:当血肿发展很大,引起小脑幕切迹疝时,则出现 Weber 综合征,即血肿侧瞳孔散大,对光反射消失,对侧肢体瘫痪,肌张力增高,腱反射亢进和病理反射阳性。此时伤情多发展急剧,短时间内即可转入脑疝晚期,有双瞳散大、病理性呼吸或去皮质强直等表现。如抢救不及时,即将引起严重的脑干损害,导致生命中枢衰竭而死亡。

2.影像学检查

(1)颅骨 X 线检查:颅骨骨折发生率高,硬脑膜外血肿患者约有 95% 显示颅骨骨折,绝大多数发生在着力部位。以线形骨折最多,凹陷骨折少见。骨折线往往横过脑及脑膜血管沟或静脉窦。

(2)CT 或 MRI 检查:对重症患者应作为首选检查项目,不仅能迅速明确诊断,缩短术前准备时间,而且可显示血肿发生的位置,为手术提供准确部位。一般而言,CT 的阳性发现在急性期优于 MRI。

(3)脑血管造影:在无 CT 设备时,如病情允许可行脑血管造影检查,在血肿部位显示典型的双凸形无血管区,并有中线移位等影像,在病情危急时,应根据受伤部位、局灶神经症状、体征及X 线颅骨平片征象果断进行血肿探查和清除术。

(三)手术技术

1.适应证

(1)伤后有明显的中间清醒期,骨折线经过血管沟或静脉窦,伴有明显脑受压症状和/或出现一侧肢体功能障碍及早期钩回疝综合征者。

(2)头颅 CT 检查,颅内有较大的血肿,中线明显移位者。

(3)经钻孔探查证实为硬脑膜外血肿者。

2.禁忌证

(1)双侧瞳孔散大,自主呼吸停止 1 小时以上,经积极的脱水、降颅内压治疗无好转,处于濒死状态者。

(2)患者一般状态良好,CT 检查见血肿量较小,且无明显脑受压症状者,在严密观察病情变化情况下,可先行非手术治疗。

3.术前准备

(1)麻醉:一般麻醉方法多采用气管插管全身麻醉,部分患者也可在局部麻醉下进行。可根据血肿部位。应采用相应的体位。

(2)术前认真采集病史,进行全身体格检查和神经系统检查,阅读辅助检查资料,明确诊断,讨论手术方案。

(3)向患者家属交代病情、手术必要性、危险性及可能发生的情况,以求理解。

(4)剃光全部头发,头皮清洗、消毒后用无菌巾包扎。

(5)备血及术前、麻醉前用药。

4.手术入路与操作

如图 5-3 所示。

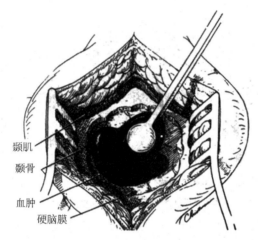

颞肌
颞骨
血肿
硬脑膜

图 5-3　骨窗开颅,硬脑膜外血肿清除术

(1)皮瓣的大小依血肿大小而定,切口一般为马蹄形,基底部较宽。以保证有充足的血液供应。

(2)按常规行皮瓣、肌骨瓣或游离骨瓣开颅,部分患者可行骨窗开颅,开瓣大小要充分,以能全部或大部暴露血肿范围为宜。

(3)翻开骨瓣后可见到血肿,血肿多为暗红色血细胞凝集块,附着在硬脑膜外,可用剥离子或脑压板轻轻将血肿自硬脑膜上游剥离下来,亦可用吸引器将其吸除。血肿清除后如遇到活动小血,应仔细寻找出血来源,探明损伤血管后,应将其电凝或用丝线贯穿结扎,以期彻底止血。位于骨管内段的脑膜中动脉破裂时,可采用骨蜡填塞骨管止血处理。如上矢状窦或横窦损伤,可覆盖吸收性明胶海绵压迫止血,出血停止后,可于静脉窦损伤处,用丝线缝合对吸收性明胶海绵加以固定。对硬脑膜表面的小血管渗血,要一一予以电凝,务求彻底止血。

(4)血肿清除、彻底止血后,应沿骨瓣周围每隔 2～3 cm,用丝线将硬脑膜与骨膜悬吊缝合。如仍存有渗血处,须在硬脑膜与颅骨内板之间放置吸收性明胶海绵止血。对骨瓣较大者,应根据骨瓣大小,于骨瓣上钻数小孔。做硬脑膜的悬吊,尽量消灭无效腔。

(5)硬脑膜外放置引流,回复骨瓣,缝合切口各层。

5.术中注意事项

(1)在清除血肿过程中,如残留薄层血块与硬脑膜紧密粘连,且无活动出血时,不必勉强剥离,以免诱发新的出血。

(2)血肿清除后,如果发现硬脑膜张力很高,脑波动较弱,硬脑膜下方呈蓝色,说明硬脑膜下可能留有血肿,应切开硬脑膜进行探查,如发现有血肿,则按硬脑膜下血肿继续处理。如未见硬脑膜下有血肿并排除邻近部位的脑内血肿时,提示可能在远隔部位存在血肿,应行 CT 复查或钻孔探查,以免遗漏血肿。

(3)如果血肿清除后,受压的脑部不见膨起回复,已无波动,多因脑疝未能复位所致。可将床头放低,行腰椎穿刺,向内注入生理盐水 20~30 mL,常能使脑疝复位,脑即逐渐膨起。若仍处于塌陷状态不见膨起,可经颞叶下面轻轻上抬钩回使之复位,或切开小脑幕游离缘,解除钩回的嵌顿。

(4)特殊紧急情况下,为争取抢救时间,可采取骨窗开颅清除血肿,但术后遗留有颅骨缺损,需后期修补。

6.术后处理

术后处理方面与一般开颅术后处理相同,但出现下列 3 种情况应予特殊处理。

(1)脑疝时间较长,年老体弱,或并发脑损伤较重,脑疝虽已恢复,但估计意识障碍不能在短时间内恢复者,宜早期行气管切开术,保持呼吸道通畅。

(2)对继发严重脑干损伤,术后生命体征不平稳。可采用人工呼吸机辅助呼吸,必要时进行冬眠低温疗法。

(3)对重症患者,如条件许可,应收入重症监护病房,进行监护。

(四)并发症及其防治

除一般颅脑损伤与开颅术后常易发生的并发症外,尤应注意:①术后应严密观察病情变化,发现复发血肿及迟发性血肿,应及时处理;②应妥善控制继发性脑肿胀和脑水肿;③重症患者可并发上消化道出血,术后早期应加以预防;④长期昏迷患者易发生肺部感染,水、电解质平衡紊乱,下丘脑功能紊乱,营养不良,压力性损伤等。在加强护理措施的同时,及时予以相应的处理;⑤出院后应于 3 个月内进行随访调查,以了解手术效果和可能存在的颅内并发症(见图 5-4)。

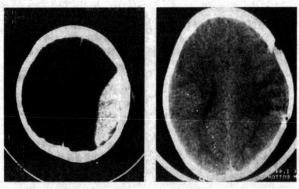

图 5-4　急性硬脑膜外血肿手术前、后
CT 扫描显示血肿已获清除,但术后局部仍有轻度水肿

三、慢性硬脑膜外血肿

(一)概述

慢性硬脑膜外血肿较少见,指伤后 3 周以上出现血肿者。一般而言,伤后 13 天以上,血肿开

始有钙化现象即可作为慢性血肿的诊断依据。

慢性硬脑膜外血肿的转归与硬脑膜下血肿不同,通常在早期血细胞凝集块状,后期在局部硬脑膜上形成一层肉芽组织,这些肉芽组织可在 CT 上显示。仅有少数慢性血肿形成包膜及中心液化,但为时较久,一般约需 5 周。临床上可发现少数迟发性硬脑膜外血肿,即首次 CT 扫描时无明显影像异常,但在相隔几小时甚至十多天之后再次 CT 扫描时,才发现血肿,这是指血肿的期龄或病程的急缓。此外,整个硬脑膜外血肿的 5%～22%,男性青年较多,原因可能是患者头部外伤时存在硬脑膜的出血源,但因伤后脑组织水肿、其他与此形成的血肿及某些引起颅内压增高的因素,形成了填塞效应而对出血源有压迫作用。但继后来采用过度换气、强力脱水、控制脑脊液漏、清除颅内血肿及手术减压等措施,或因全身性低血压的影响使颅内高压迅速降低,突然失去了填塞效应,故而造成硬脑膜自颅骨剥离,遂引起迟发性硬脑膜外血肿。

(二)临床表现

1.症状与体征

以青年男性为多见,好发部位与急性或亚急性硬脑膜外血肿相似,多位于额区、顶区、枕区等处,位于颞区较少。临床出现慢性颅内高压症状,也可出现神经系统阳性体征,如意识障碍、偏瘫、瞳孔异常或眼部症状等。

2.影像学检查

(1)慢性硬脑膜外血肿的诊断有赖影像学检查。绝大多数患者有颅骨骨折,骨折线往往穿越硬脑膜血管压迹或静脉窦。

(2)CT 扫描表现典型,见位于脑表面的梭形高密度影,周界光滑,边缘可被增强,偶见钙化。

(3)MRI 扫描 T_1 和 T_2 加权图像上均呈边界锐利的梭形高信号区。

(三)手术技术

1.适应证

对已有明显病情恶化的患者,应及时施行手术治疗。除少数血肿发生液化,包膜尚未钙化者,可行钻孔冲洗引流之外,其余大多数患者须行骨瓣开颅清除血肿,达到暴露充分与不残留颅骨缺损的目的,同时,利于术中查寻出血点和施行止血操作。

2.禁忌证

对个别神志清楚、症状轻微、没有明显脑功能损害的患者,亦有人采用非手术治疗,在 CT 监护下任其自行吸收或机化。

术前准备、手术入路与操作、术中注意事项、术后处理与并发症及其防治与急性、亚急性硬脑膜外血肿处理基本相同。

四、急性与亚急性硬脑膜下血肿

(一)概述

硬脑膜下血肿可分为急性、亚急性和慢性 3 种。急性、亚急性硬脑膜下血肿在闭合性颅脑损伤中占 5%～6%,在颅内血肿中占 50%～60%,为颅内血肿中最常见者,也是颅脑伤患者死亡的主要原因之一。

急性和亚急性硬脑膜下血肿与脑挫裂伤的关系密切,多发生在减速性损伤。大多数血肿的出血来源为脑皮质的静脉和动脉。血肿常发生在着力部位的脑凸面、对冲部位或着力部位的额、颞叶底区和极区,多与脑挫裂伤同时存在,其实为脑挫裂伤的一种并发症,称复合性硬脑膜下血肿。复合性硬脑膜下血肿受继发性脑水肿所引起的颅内压升高的限制,出血量多不大,多局限在挫裂伤部位,与挫伤的脑组织混杂在一起。当然,如脑挫裂伤和脑水肿不重,也可形成较大的血肿。另一种比较少见的称单纯性硬脑膜下血肿。由于桥静脉在经硬脑膜下隙的一段被撕裂或静脉窦本身被撕裂。血肿常分布于大脑凸面的较大范围,以位于额顶区者多见。如回流到矢状窦的桥静脉或矢状窦被撕裂,血肿除位于大脑凸面外,也可分布于两大脑半球间的纵裂内;如果回流到横窦或岩上窦的脑底区静脉撕裂,则血肿也可位于脑底区。单纯性硬脑膜下血肿伴有的原发性脑损伤多较轻,出血量一般较复合型者为多,如及时将血肿清除,多可获得良好的效果。

(二)临床表现

1.症状与体征

临床表现是在脑挫裂伤症状的基础上又加上脑受压的表现。

(1)意识障碍:复合性硬脑膜下血肿临床表现与脑挫裂伤相似,有持续性昏迷,或意识障碍的程度逐渐加重,有中间清醒期或中间好转期者较少,如果出现,时间也比较短暂。单纯性或亚急性硬脑膜下血肿由于出血速度较慢,多有中间清醒期。因此,在临床上,对伴有较重脑挫裂伤的伤员,在观察过程中如发现意识障碍加重时,应考虑有血肿存在的可能。

(2)瞳孔改变:由于病情进展迅速,复合性血肿多很快出现一侧瞳孔散大,而且由于血肿增大,对侧瞳孔亦散大;单纯性或亚急性血肿的瞳孔变化多较慢。

(3)偏瘫:主要有3种原因。伤后立即出现的偏瘫是脑挫裂伤所致;由于小脑幕切迹疝所致的偏瘫,在伤后一定时间才出现,常同时出现一侧瞳孔散大和意识进行性障碍;颅内血肿压迫运动区,也在伤后逐渐出现,一般无其他脑疝症状,瘫痪多较轻。复合性血肿时,上述3种原因均可存在,而单纯性血肿则主要为后两种原因。

(4)颅内压增高和脑膜刺激症状:出现头痛、恶心、呕吐、躁动和生命体征的变化,颈强直和克氏征阳性等脑膜刺激症状也比较常见。

(5)其他:婴幼儿血肿时,可出现前囟隆起,并可见贫血,甚至发生休克。

2.影像学检查

(1)主要依靠CT扫描,既可了解脑挫裂伤情况,又可明确有无硬脑膜下血肿。

(2)颅骨X线平片检查发现有半数患者可出现骨折,但定位意义没有硬脑膜外血肿重要,只能用作分析损伤机制的参考。

(3)磁共振成像(MRI)不仅能直接显示损伤程度与范围,同时对处于CT等密度期的血肿有独到的效果,因红细胞溶解后高铁血红蛋白释出,T_1、T_2加权像均显示高信号,故有其特殊优势。

(4)脑超声波检查或脑血管造影检查,对硬脑膜下血肿亦有定侧或定位的价值。

(三)手术技术

1.适应证

(1)伤后意识无明显的中间清醒期,表现有明显脑受压症状和/或出现一侧肢体功能障碍者。

(2)伤后意识进行性加重,出现一侧瞳孔散大等早期脑疝症状者。

(3)头颅CT检查示颅内有较大血肿和/或伴有脑挫裂伤,中线明显移位者。

(4)经钻孔探查证实为硬脑膜下血肿者。

2.禁忌证

(1)意识处于深昏迷,双侧瞳孔散大,去皮质强直,自主呼吸停止1小时以上,经积极的脱水、降颅压治疗无好转,处于濒死状态者。

（2）患者一般状态良好,CT 检查见血肿量较小和/或伴有局灶性脑挫裂伤,且无明显脑受压症状,中线移位不明显者,在严密观察病情变化情况下,可先行非手术治疗。

3.术前准备

（1）麻醉:一般麻醉方法多采用气管插管全身麻醉,部分患者也可在局部麻醉下进行。可根据血肿部位,应采用相应的体位。

（2）术前认真采集病史,进行全身体格检查和神经系统检查,阅读辅助检查资料,明确诊断,讨论手术方案。

（3）向患者家属交代病情、手术必要性、危险性及可能发生的情况,以求理解。

（4）剃去全部头发,头皮清洗、消毒后用无菌巾包扎。

（5）备血及术前、麻醉前用药。

4.手术入路与操作

根据血肿是液体状（多为单纯性硬脑膜下血肿和亚急性硬脑膜下血肿）或固体凝血块（多为复合性硬脑膜下血肿）,分别采用钻孔引流或骨瓣开颅两种不同的血肿清除方法。急性硬脑膜下血肿往往与脑挫裂伤和脑内血肿并存,且多位于对冲部位的额叶底区和颞极区,易发生于两侧,故多需采用开颅手术清除血肿。

（1）骨瓣开颅切口:按血肿部位不同,分别采取相应骨瓣开颅。因额叶底和额极的对冲伤最为多见,常采用额颞区骨瓣或双侧前额区冠状瓣开颅,具有手术野显露广泛和便于大范围减压的优点,但其缺点为不能充分显露额极区与颞极区及脑的底面,难以彻底清除上述部位坏死的脑组织,以及对出血源止血。对损伤严重者可采用扩大的翼点入路切口,即在发际内起自中线旁3 cm,向后延伸,在顶结节前转向额部,再向前下止于颧弓中点。皮瓣翻向前下,额颞骨瓣翻向颞侧,骨窗的下界平颧弓,后达乳突,前达颞窝及额骨隆突后部。这种切口可以充分显露额叶前中区与其底面、外侧裂、颞极和颞叶底区。有利于清除硬脑膜下血肿及止血,易于清除额极区和颞极底区的挫裂伤灶。如血肿为双侧,对侧亦可采用相同切口（见图5-5）。

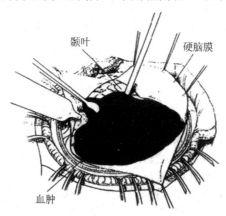

图 5-5　骨瓣开颅,硬脑膜下血肿清除术

（2）钻孔减压:对于脑受压明显,估计颅内压显著升高者,可先在设计的颞区切口线上做小的切开,颅骨钻孔后,切开硬脑膜,清除部分血肿,迅速减轻脑受压。如系两侧血肿,也用同法将对侧血肿放出后再继续扩大开颅完成手术全过程。这样可以避免加重脑移位,防止脑膨出和脑皮质裂伤,以及损伤脑的重要结构。

(3)清除血肿:翻开硬脑膜瓣后,先用生理盐水冲洗术野及冲洗出骨瓣下较远部位脑表面的血液,吸除术野内的血块和已挫裂失活的脑组织。对脑皮质出血用积极电凝耐心细致地加以止血。然后分别从颅前窝底和颅中窝底将额叶和颞叶轻轻抬起,探查脑底面挫裂伤灶。用吸引器清除失活的脑组织,并彻底止血。最后用大量生理盐水冲洗出术野内积血。

(4)减压:应视情况而定。如损伤以出血为主,脑挫裂伤不重,血肿清除后见脑组织已自行塌陷、变软、波动良好者,只需将颞鳞区做适当切除,行颞肌下减压即可;如血肿量不太多,脑挫裂伤较重,血肿清除后仍有明显脑肿胀或出现急性脑膨出,并确已证明无其他部位血肿时,在应用脱水药物的同时将额极区和颞极区做适应切除,并弃去骨瓣,行颅内外减压术,否则,术后严重的脑水肿和脑肿胀常常导致脑疝或脑干功能衰竭,患者难免死亡。

(5)关颅:用生理盐水冲洗伤口内积血,用过氧化氢(双氧水)和电凝彻底止血后,将硬脑膜边缘缝在颞肌上,伤灶处置一引流,分层缝合切口。

5.术中注意事项

(1)在翻开骨瓣切开硬脑膜时,要特别注意观察,如果硬脑膜很紧张,脑压很高,最好用宽的脑压板经硬脑膜的小切口伸入硬脑膜下将脑皮质轻轻下压,然后迅速将硬脑膜切口全部剪开,以免在切开硬脑膜的过程中,严重肿胀的脑组织由较小的切口中膨出,造成脑皮质裂伤。

(2)在清除血肿过程中,要特别注意多血管的活动出血。必须耐心细致地探查,避免遗漏并逐一加以电凝止血。

(3)对已挫伤失活的脑组织,必须彻底清除,否则术后脑水肿和颅内压增高难以控制。

6.术后处理

与一般颅脑损伤及开颅术后处理相同,但出现下列 3 种情况应予特殊处理。

(1)年老体弱,脑疝形成时间较长,原发脑损伤较重,虽经积极治疗脑疝已回复,但估计意识障碍不能在短时间内恢复者,宜早期行气管切开术,保持呼吸道通畅。

(2)对继发严重脑干损伤,术后生命体征不平稳,可采用人工呼吸机辅助呼吸,必要时进行冬眠低温疗法。

(3)对重症患者,如条件许可,应收入重症监护病房,进行生命体征及颅内压动态监护。

(四)并发症及其防治

除一般颅脑损伤与开颅术后常易发生的并发症外,尤应注意下列 4 种情况。①术后应严密观察病情变化,发现复发性血肿及迟发性血肿,应及时处理;②应妥善控制继发性脑肿胀和脑水肿;③重症患者易并发上消化道出血,术后早期应采取相应措施加以预防;④长期昏迷患者易发生肺部感染、下丘脑功能紊乱、营养不良、压力性损伤等,在加强护理措施的同时,应及时予以相应的处理。

五、慢性硬脑膜下血肿

(一)概述

慢性硬脑膜下血肿是指头部伤后 3 周以上出现症状者。血肿位于硬脑膜与蛛网膜之间,具有包膜。好发于小儿及老年人,占颅内血肿的 10%。占硬脑膜下血肿的 25%。起病隐匿,临床表现多不明显,容易误诊。从受伤到发病的时间,一般在 1～3 个月。

一般将慢性硬脑膜下血肿分为婴幼儿型及成人型。成人型绝大多数都有轻微头部外伤史,老年人额前或枕后着力时,脑组织在颅腔内的移动较大,易撕破脑桥静脉,其次静脉窦、蛛网膜粒等也可受损出血。非损伤性慢性硬脑膜下血肿十分少见,可能与动脉瘤、脑血管畸形或其他脑血管疾病有关。慢性硬脑膜下血肿扩大的原因。可能与患者脑萎缩、颅内压降低、静脉张力增高及凝血机制障碍等因素有关。

婴幼儿慢性硬脑膜下血肿以双侧居多,除由产伤和一般外伤引起外,营养不良、维生素 C 缺乏病、颅内外炎症及有出血性素质的儿童,甚至严重脱水的婴幼儿,也可发生本病。出血来源多为大脑表面汇入上矢状窦的脑桥静脉破裂所致,非外伤性硬脑膜下血肿则可能由全身性疾病或颅内炎症所致的硬脑膜血管通透性改变引起。

(二)临床表现

1.症状与体征

存在很大差异,可将其归纳为 3 种类型。①发病以颅内压增高症状为主者较常见,表现为头痛、呕吐、复视和视盘水肿等,但缺乏定位症状,易误诊为颅内肿瘤;②发病以智力和精神症状为主者,表现为头晕、耳鸣、记忆力和理解力减退,反应迟钝或精神失常等,易误诊为神经官能症或精神病;③发病以神经局灶症状和体征为主者,如出现局限性癫痫、偏瘫、失语等,易与颅内肿瘤混淆。婴幼儿型慢性硬脑膜下血肿,常表现有前囟突出、头颅增大类似脑积水的征象,常伴有贫血等症状。

2.影像学检查

(1)头颅 CT 扫描不仅能从血肿的形态上估计其形成时间。而且能从密度上推测血肿的期龄。一般从新月形血肿演变到双凸形血肿,需 3~8 周,血肿的期龄平均在 3.7 周时呈高密度,6.3 周时呈低密度,至 8.2 周时则为等密度。但对某些无占位效应或双侧慢性硬脑膜下血肿的患者,必要时尚需采用增强后延迟扫描的方法,提高分辨率。

(2)MRI 扫描更具优势,对 CT 呈等密度时的血肿或积液均有良好的图像鉴别。

(三)手术技术

1.适应证

慢性硬脑膜下血肿患者的病史相对较长,血肿体积多逐渐增大,大部分经钻孔冲洗引流的简单手术方法即可治愈,故确诊后有症状者都应手术治疗。

2.禁忌证

(1)血肿量过少,且无颅内压增高和脑压迫症状者可暂不行手术。

(2)血肿已形成厚壁甚至钙化,且患者一般情况不佳,难以耐受血肿切除术者,可视为手术禁忌证。

3.术前准备

(1)麻醉:大部分患者可在局部麻醉下进行。可根据血肿部位,应采用相应的体位。

(2)术前认真采集病史,进行全身体格检查和神经系统检查,阅读辅助检查资料,明确诊断,讨论手术方案。

(3)向患者家属交代病情、手术必要性、危险性及可能发生的情况,以求理解。

(4)剃去全部头发,头皮清洗、消毒后用无菌巾包扎。

(5)备血及术前、麻醉前用药。

4.手术入路与操作

(1)钻孔冲洗引流术:①钻孔冲洗引流法。即在血肿最厚的位置将头皮切一个 3~5 mm 小口,用骨钻经颅骨钻孔,骨缘周围涂抹骨蜡止血,可见硬脑膜发蓝,电凝硬脑膜外小血管,尖刀

"十"字划开硬脑膜,可见暗红色陈旧性血液涌出,待大部血液流出后,放入带侧孔的引流管,用生理盐水反复冲洗,直至流出的液体清亮五色透明为止,保留引流管,将切口缝合,引流管接闭式引流装置,行闭式引流。这种方法简单易行,但遇血肿较大时,冲洗有时不易彻底。②双孔冲洗引流法。于血肿的后上方与前下方各钻1孔。切开硬脑膜后,用2支导管分别置于血肿腔中,用生理盐水反复冲洗,直至流出的液体清亮无色透明为止。然后将前方导管拔出缝合切口,保留后方导管,接闭式引流装置,做闭式引流。

(2)骨瓣开颅血肿切除术:根据血肿的部位,沿血肿边缘做一大型骨瓣开颅,皮瓣呈马蹄形。瓣状切开硬脑膜,向中线翻转;如血肿外侧囊壁与硬脑膜粘连致密不易分离时,可将其一同切开和翻转。从血肿上方内侧开始,逐渐将包膜从脑表面分离后切除。如粘连致密不易分离时可留小片包膜,亦可只将外侧包膜切除。严密止血后,按常规缝合关颅。腔内置引流管引流。

5.术中注意事项

(1)采用钻孔冲洗引流术式时,因骨孔较小,插入的导管不宜过硬,而且手法要轻柔,不可强行插入引流管,避免将导管穿过内侧包膜插入脑内造成脑组织损伤。可将骨孔适当扩大以便插入引流管冲洗引流。

(2)冲洗时避免将空气注入血肿腔,应使冲洗与排液均在密闭条件下进行,以防止空气逸入,形成张力性气颅。如用两管开放冲洗时,应用生理盐水填充残腔将空气排出后再行缝合引流。

(3)采用单孔冲洗引流法冲洗较大血肿时,应将引流管更换不同方向冲洗,尽量避免遗留残血。

(4)采用开颅清除血肿术时,提倡在手术显微镜下施行,可以使止血更为彻底,脑组织损伤轻微。

6.术后处理

(1)除一般常规处理外,可将床脚垫高,早期补充大量液体(每天3 500~4 000 mL),避免低颅压,利于脑复位。

(2)记录每24小时血肿腔的引流量及引流液的颜色,如引流量逐渐减少且颜色变淡,表示脑已膨胀,血肿腔在缩小,3~5天后即可将引流管拔除。如颜色为鲜红,多示血肿腔内又有出血,应及时处理。

(四)并发症及其防治

1.脑损伤

脑损伤因放置引流管时操作技术不当而引起,应仔细操作。

2.张力性气颅

张力性气颅发生原因及防止办法已如前述。

3.硬脑膜下血肿

硬脑膜下血肿多为血肿包膜止血不彻底所致,或血肿抽吸后颅内压急剧下降引起桥静脉的撕裂,应及时再次手术处理。

4.硬脑膜外血肿

硬脑膜外血肿多为钻孔时硬脑膜与颅骨间的血管被剥离撕裂引起出血,出血后又使剥离不断扩大,应及时开颅将血肿清除。

六、脑内血肿

(一)概述

外伤性脑内血肿指外伤后发生在脑实质内的血肿。它常与枕部着力的额、颞区对冲性脑挫裂伤并存,也可由着力部位凹陷骨折所致。在闭合性脑损伤中其发生率为 0.5％～1％。外伤性脑内血肿多数属于急性,少数为亚急性。一般分为浅部与深部两型,前者又称复合型脑内血肿,后者又称单纯型脑内血肿,临床上以浅部血肿较多见。浅部血肿多由于挫裂伤的脑皮质血管破裂出血所引起,因此在血肿表面常可有不同程度的脑挫裂伤,时常与急性硬脑膜下血肿同时存在,一般而言,血肿多位于额叶和颞叶前区靠近脑底的部位;深部血肿多位于脑白质内,是脑深部血管破裂出血所致,可向脑室破溃造成脑室内出血,脑表面无明显损伤或仅有轻度挫伤,触诊可有波动感。

(二)临床表现

1.症状与体征

脑内血肿与伴有脑挫裂伤的复合性硬脑膜下血肿的症状极为相似,常出现以下症状与体征。

(1)颅内压增高和脑膜刺激症状:头痛、恶心、呕吐、生命体征的变化等均比较明显。部分亚急性或慢性脑内血肿,病程较为缓慢,主要表现为颅内压增高,眼底检查可见视盘水肿。

(2)意识改变:伤后意识障碍时间较长,观察中意识障碍程度多逐渐加重,有中间清醒期或中间好转期者较少。因脑内血肿常伴有脑挫裂伤或其他类型血肿,伤情变化多较急剧,可很快出现小脑幕切迹疝。

(3)多数血肿位于额叶、颞叶前区且靠近其底面,常缺乏定位体征,位于运动区附近的深部血肿,可出现偏瘫、失语和局限性癫痫等。

2.影像学检查

(1)头颅 CT 扫描:90％以上急性期脑内血肿可显示高密度团块,周围有低密度水肿带;2～4 周时血肿变为等密度,易于漏诊;至 4 周以上时则呈低密度。应注意发生迟发性脑内血肿,必要时应复查头颅 CT 扫描。

(2)紧急情况下可根据致伤机制分析或采用脑超声波定侧,尽早在颞区或可疑的部位钻孔探查,并行额叶及颞叶穿刺,以免遗漏脑内血肿。

(三)手术技术

1.适应证

(1)CT 诊断明确,颅内压增高或局灶症状明显者。

(2)伤后持续昏迷,出现一侧瞳孔散大或双侧瞳孔散大,经积极的脱水和降颅压治疗一侧瞳孔回缩者。

(3)硬脑膜下或硬脑膜外血肿清除后颅内压仍高,脑向外膨出或脑皮质有限局性挫伤,触诊有波动者。

(4)血肿位于重要功能区深部,经穿刺吸引后,血肿无减少,颅内压增高不见改善者。

2.禁忌证

(1)单纯型脑内血肿,血肿量较小,且无颅内压增高或仅轻度增高者。

(2)经穿刺吸引后,血肿已缩小不再扩大,颅内压增高已改善者。

(3)意识处于深昏迷,双侧瞳孔散大,去皮质强直,自主呼吸停止,经积极的脱水、降颅压治疗无好转,自主呼吸无恢复,处于濒死状态者。

3.术前准备

(1)多采用气管插管全身麻醉,钻孔引流手术可采用局部麻醉,根据血肿部位不同,采用适当体位。

（2）术前认真采集病史，进行全身体格检查和神经系统检查，阅读辅助检查资料，明确诊断，讨论手术方案。

（3）向患者家属交代病情、手术必要性、危险性及可能发生的情况，以求理解。

（4）剃去全部头发，头皮清洗、消毒后用无菌巾包扎。

（5）备血及术前、麻醉前用药。

4.手术入路与操作

（1）开颅脑内血肿清除术：选择血肿距表面最近且避开重要功能区处骨瓣开颅，翻开骨瓣时，如遇硬脑膜外或硬脑膜下有血肿时应先行清除。剪开硬脑膜后，检查脑表面有无挫伤，在挫伤重的位置常常可发现浅部的脑内血肿。如看不到血肿，可选择挫伤处为穿刺点，先行电凝脑表回小血管，然后用脑室针逐渐向脑内穿刺确定血肿位置。如脑表面无挫伤，则按 CT 确定的血肿方向在非功能区的脑回上选择穿刺点进行穿刺。确定深部脑内血肿的位置后，电凝脑表面小血管，切开 2～3 cm 的脑皮质，然后用脑压板和吸引器按穿刺的方向逐渐向脑深部分离，直达血肿腔内。探及血肿后，直视下用吸引器将血肿吸除，如有活动性出血予以电凝止血。对软化、坏死的脑组织也要一并清除。彻底止血后，血肿腔内置引流管，关闭切口。如脑组织塌陷，脑波动恢复良好，脑压明显降低，可缝合硬脑膜，还纳骨瓣，逐层缝合头皮关颅；如脑组织仍较膨隆，脑张力较高，可不缝合硬脑膜，去骨瓣减压，逐层缝合头皮关颅。

（2）脑内血肿钻孔穿刺术：适用于血肿已液化，不伴有严重脑挫裂伤及脑膜下血肿的患者。对虽未液化或囊性变，但并无颅内高压或脑受压表现的深部血肿，特别是脑基底核或脑干内的血肿，一般不考虑手术，以免增加神经功能损伤。手术方法：根据脑内血肿的定位，选择非功能区又接近血肿的部位切开头皮长 2～3 cm，颅骨钻孔，孔缘涂抹骨蜡止血。电凝硬脑膜仁的血管，硬脑膜"十"字形切开，电凝脑回表面的血管，选择适当的脑针，按确定的部位，缓缓刺入，达到预定的深度时，用空针抽吸观察。证实到达血肿后，如果颅内压高，可自任血肿积液流出，然后用空针轻轻抽吸，负压不可过大。排除部分血肿积液后，即可抽出脑穿刺针，按脑穿刺针的深度，改用软导管插入血肿腔，用生理盐水反复冲洗，直至冲洗液变清亮为止。留置导管经穿刺孔引出颅外，接闭式引流装置，术后持续闭式引流，持续引流期间，在严格无菌操作下，可经引流管注入尿激酶溶解固态血块，加强引流效果。

5.术中注意事项

（1）清除脑深部血肿时，脑皮质切口应选择非功能区和距脑表面最近的部位，不宜过大，以免加重脑损伤。

（2）提倡在手术显微镜下进行手术，以期止血彻底，脑损伤轻微。

（3）在处理接近脑组织的血肿时，应减轻吸引力，以防出现新的出血和加重脑的损伤。对与脑组织粘连较紧的血块不必勉强清除，以防引发新的出血。

（4）钻孔穿刺冲洗时，应避免将空气带入血肿腔。

6.术后处理

（1）对原发脑损伤较重，估计意识障碍不能在短时间内恢复者，应早期行气管切开术，保持呼吸道通畅。

（2）对继发严重脑干损伤，术后生命体征不平稳，可采用人工呼吸机辅助呼吸，在密切观察病情的前提下，可行冬眠低温疗法。

（3）对重症患者，如条件许可，应收入重症监护病房，进行生命体征及颅内压动态监测。

（四）并发症及其防治

（1）术后应严密观察病情变化，发现复发性及迟发性血肿，应及时处理。

（2）应妥善控制继发性脑肿胀和脑水肿。

（3）重症患者易并发上消化道出血，术后应早期采取相应措施加以预防。

（4）长期昏迷患者易发生肺部感染，水、电解质平衡紊乱，下丘脑功能紊乱，营养不良，压力性损伤等，在加强护理措施的同时，应及时予以相应的处理。

七、颅后窝血肿

（一）概述

颅后窝血肿包括小脑幕以下的硬脑膜外、硬脑膜下、脑内及多发性等 4 种血肿。按其出现症状的时间可分为急性、亚急性和慢性 3 种。颅后窝血肿较为少见，占颅内血肿的 $2.6\%\sim6.3\%$，易引起小脑扁桃体疝及中枢性呼吸、循环衰竭，病情极为险恶，病死率达 $15.6\%\sim24.3\%$。颅后窝血肿常由枕区着力的损伤所引起。颅后窝血肿中，以硬脑膜外血肿多见，出血多来自横窦，也可来自窦汇、脑膜血管、枕窦或乙状窦等。临床上以亚急性表现者为多见。硬脑膜下血肿较少见，常伴有小脑、脑干损伤，血肿主要来源于小脑表面的血管或注入横窦的静脉破裂，亦可来源于横窦和窦汇的损伤。小脑内的血肿罕见，因小脑半球挫裂伤引起。血肿范围以单侧者多见，双侧者较少。颅后窝血肿中约有 1/3 合并其他部位的颅内血肿，以对冲部位的额叶底区和颞极区硬脑膜下血肿为多见。颅后窝硬脑膜外血肿亦可伴发横窦上方的枕区硬脑膜外血肿（即骑跨性血肿）。

（二）临床表现

1.症状与体征

（1）枕部头皮伤：大多数颅后窝血肿在枕区着力部位有头皮损伤，在乳突区或枕下区可见皮下淤血（Battle 征）。

（2）颅内压增高和脑膜刺激症状：可出现剧烈头痛，频繁呕吐，躁动不安，亚急性或慢性血肿者可出现视盘水肿。

（3）意识改变：约半数有明显中间清醒期，继发性昏迷多发生在受伤 24 小时以后，若合并严重脑挫裂伤或脑干损伤时则出现持续性昏迷。

（4）小脑、脑干体征：意识清醒的伤员，半数以上可查出小脑体征，如肌张力低下、腱反射减弱、共济失调和眼球震颤等。部分患者可出现交叉性瘫痪或双侧锥体束征，或出现脑干受压的生命体征改变，如果发生呼吸障碍和去皮质强直，提示血肿对脑干压迫严重，必须迅速治疗，以免脑干发生不可逆的损害。

（5）眼部症状：可出现两侧瞳孔大小不等、眼球分离或同向偏斜。如伴有小脑幕切迹上疝，则产生眼球垂直运动障碍和瞳孔对光反射消失。

（6）其他：有时出现展神经和面神经瘫痪及吞咽困难等。强迫头位或颈部强直，提示有可能发生了枕骨大孔疝。

2.影像学检查

（1）X 线额枕前后位平片检查：多数可见枕骨骨折。

（2）头颅 CT 扫描：可见颅后窝高密度血肿影像。

(三)手术技术

1.适应证

颅后窝的容积较小,对占位性病变的代偿功能能力很差,加之血肿邻近脑干,故一旦诊断确定,除出血量小于 10 mL,患者状态良好者外,都应尽早进行手术将血肿清除。

2.禁忌证

对于血肿量小于 10 mL,患者意识清楚,无颅内压增高表现者,可在严密观察下行非手术疗法。

3.术前准备

(1)采用气管内插管全身麻醉。患者取侧卧位或侧俯卧位。

(2)术前认真采集病史,进行全身体格检查和神经系统检查,阅读辅助检查资料,明确诊断,讨论手术方案。

(3)向患者家属交代病情、手术必要性、危险性及可能发生的情况,以求理解。

(4)剃去全部头发,头皮清洗、消毒后用无菌巾包扎。

(5)备血及术前、麻醉前用药。

4.手术入路与操作

如为单侧硬脑膜外或脑内血肿,可于同侧枕下中线旁行垂直切口。如血肿位于中线或双侧或为硬脑膜下血肿时,则行正中垂直切口,切口应上超过枕外隆凸,或枕下弧形切口。遇骑跨性血肿时,可用向幕上延伸的中线旁切口,或将正中垂直切口在幕上做向病侧延伸的倒钩形切口。切开皮肤及皮下组织后,将枕下肌肉向两侧剥离,边电凝边剥离,用颅后窝牵开器牵开切口,探查有无骨折线存在。如有骨折线,应先在枕鳞区靠近骨折线处钻孔,并用咬骨钳逐渐扩大使之形成骨窗。亦可先在血肿周围做多处钻孔,而后用咬骨钳将各骨孔间咬断,骨瓣大小可按血肿的范围而定。见到硬脑膜外血肿后,清除血肿的方法与幕上硬脑膜外血肿相同。清除血肿后需彻底止血。对硬脑膜上的出血,电凝止血即可。如为横窦损伤,止血方法参照静脉窦损伤的处理。清除硬脑膜外血肿后,如见硬脑膜下呈蓝色且张力仍高时,则应将硬脑膜呈放射状切开进行探查,如发现硬脑膜下血肿或小脑内血肿,则予以清除。硬脑膜是否需要缝合,应根据血肿清除术后小脑的肿胀程度而定。为了防止术后脑肿胀对脑干的压迫,多采用不缝合的枕下减压术。仔细止血后,分层缝合切口。

5.术中注意事项

(1)要注意横窦损伤后形成的硬脑膜外骑跨性血肿,不可仅将幕下血肿清除而将幕上血肿遗漏。

(2)在未准确判断是否为非主侧横窦之前,不可轻易用横窦结扎法止血。

6.术后处理

除一般常规处理外,最好置脑室引流。

(四)并发症及其防治

除一般颅脑损伤与开颅术后常易发生的并发症外,尤应注意对呼吸道的管理。

八、多发性血肿

(一)概述

颅脑损伤后颅内同时形成一个以上不同部位及类型的血肿者称多发性血肿。该类血肿占颅内血肿总数的 14.4%～21.4%。

多发性颅内血肿一般以减速伤较加速伤为多见,在减速伤中,枕区与侧面着力较额区着力者多见。

根据部位和血肿类型的不同将血肿分为:①同一部位不同类型的多发血肿。其中以硬脑膜外和硬脑膜下血肿、硬脑膜下和脑内血肿较多见;硬脑膜外和脑内血肿较少。②不同部位同一类型的多发血肿,较多见。多数为一侧额底(极)区和颞极(底)区或双侧半球凸面硬脑膜下血肿,多发性硬脑膜外血肿则很少见。③不同部位不同类型的多发性血肿,较少见。以着力部位的硬脑膜外血肿和对冲部位的硬脑膜下血肿及脑内血肿为常见。

(二)临床表现

1.症状与体征

症状比单发性颅内血肿更严重。

(1)伤后持续昏迷或意识障碍进行加重者较多见,很少有中间清醒期。

(2)伤情变化快,脑疝出现早,通常一侧瞳孔散大后不久对侧瞳孔也散大。

(3)颅内压增高、生命体征变化和脑膜刺激症状等都较明显。

2.影像学检查

(1)当疑有多发性血肿可能时,应及早施行辅助检查如 CT、MRI 或脑血管造影。

(2)颅骨 X 线平片可以提示有无跨越静脉窦或血管压迹的骨折线。

(3)脑超声波探测若发现中线波无移位或稍有偏移而与临床体征不符时,即应考虑存在多发血肿。

(三)手术技术

根据损伤机制,估计多发血肿可能发生的部位和发生机会,合理设计手术入路、方法和先后顺序。酌情做骨窗或骨瓣开颅。依次清除血肿后,脑肿胀仍较重时,应进行一侧或两侧充分减压。

1.适应证

病情危急,头颅 CT 检查,颅内有多发血肿者。

2.禁忌证

双侧瞳孔散大,自主呼吸停止 1 小时以上,经积极的脱水、降颅内压治疗无好转,处于濒死状态者。

3.术前准备

(1)采用气管内插管全身麻醉,视不同情况决定体位。

(2)术前认真采集病史,进行全身体格检查和神经系统检查,阅读辅助检查资料,明确诊断,讨论手术方案。

(3)向患者家属交代病情、手术必要性、危险性及可能发生的情况,以求理解。

(4)剃去全部头发,头皮清洗、消毒后用无菌巾包扎。

(5)备血及术前、麻醉前用药。

4.手术入路与操作

根据血肿大小、部位,尤其是对颅内压增高或脑干受压的影响,确定对一个或几个血肿进行手术。

5.术中注意事项

清除一个血肿后,其余血肿可能因为颅内压下降而增大,需提高警惕。术后处理、并发症及其防治与脑内血肿、急性硬脑膜下血肿基本相同。

九、脑室内出血

(一)概述

脑室内出血在重型颅脑损伤患者中,发生率为 1.5%~5.7%,在头颅 CT 检查的颅脑损伤患者中,占 7.1%。外伤性脑室内出血大多数伴有脑挫裂伤,出血来源多为脑室附近的脑内血肿,穿破脑室壁进入脑室,或室管膜下静脉撕裂出血。

(二)临床表现

1.症状与体征

(1)大多数患者在伤后有意识障碍,昏迷程度重、持续时间长。

(2)瞳孔呈多样变化,如出现两侧缩小,一侧散大或两侧散大,对光反射迟钝或消失。

(3)神经局灶体征比较少见,部分患者可有轻偏瘫,有的患者呈去皮质强直状态。

(4)出现明显脑膜刺激征,呕吐频繁,颈强直和克氏征阳性比较常见。

(5)常有中枢性高热。

2.影像学检查

头颅 CT 扫描:可见高密度影充填脑室系统,一侧或双侧,有时可见脑室铸形。

(三)手术技术

1.适应证

(1)患者意识障碍进行性加重,脑室内积血较多或脑室铸形者。

(2)伴有严重脑挫裂伤,脑深部血肿破入脑室,或因开放性贯通伤继发脑室内积血者。

2.禁忌证

(1)脑内血肿量较小,患者意识情况较好,无颅内压增高或仅轻度增高者。

(2)合并有严重的脑组织损伤,意识深昏迷,以侧瞳孔散大,自主呼吸停止,濒临死亡者。

3.术前准备

(1)根据术式不同,采用局部麻醉或气管内插管全身麻醉及相应的体位。

(2)术前认真采集病史,进行全身体格检查和神经系统检查,阅读辅助检查资料,明确诊断,讨论于术方案。

(3)向患者家属交代病情、手术必要性、危险性及可能发生的情况,以求理解。

(4)剃上全部头发,头皮清洗、消毒后用无菌巾包扎。

(5)备血及术前、麻醉前用药。

4.手术入路与操作

(1)脑室内血肿引流术:颅骨钻孔脑室引流的方法与传统的脑室穿刺引流相同。首先根据脑室内血肿的部位,按侧脑室穿刺的标准入路,施行穿刺,穿刺成功后,放入脑室引流管,然后再轻转向内送入 1~2 cm,并检查确定导管确在脑室内。用生理盐水 3~5 mL 反复冲洗。待冲洗液转清时,留置引流管,经穿刺孔导出颅外,如常缝合钻孔切口。

(2)骨瓣开颅脑室内血肿清除术:骨瓣开颅,切开硬脑膜。于清除脑内血肿之后,可见血肿腔与脑室相通,此时即有血性脑脊液流出。用脑压板深入到脑室破口处。剥开脑室壁,正直视下吸出脑室内血细胞凝集块。可利用吸引器上的侧孔,调节负压强度,将血细胞凝集块吸住,轻轻拖出脑室。然后将引流管插入脑室,反复冲洗并留置引流管,作为术后持续引流。仔细止血,分层缝合切口。

5.术中注意事项

(1)穿刺脑室置引流管成功后,应注意小心冲洗交换,切不可用力推注和抽吸,以免引起新的出血。

(2)骨瓣开颅进入脑室显露血细胞凝集块后,应仔细操作,如血细胞凝集块与脑室壁粘连紧密,切忌粗暴强行完全剥离,避免损伤脑室壁引发新的出血。

6.术后处理

(1)对原发脑损伤较重,估计意识障碍不能在短时间内恢复者,应早期行气管切开术,保持呼吸道通畅。

(2)对继发严重脑干损伤,术后生命体征不平稳,可采用人工呼吸机辅助呼吸,在密切观察病情的前提下,可行冬眠低温疗法。

(3)对重症患者,如条件许可,应收入重症监护病房,进行生命体征及颅内压动态监护。

(四)并发症及其防治

(1)术后应严密观察病情变化,发现复发性及迟发性血肿,应及时处理。并做影像复查(见图5-6)。

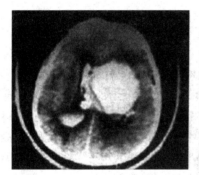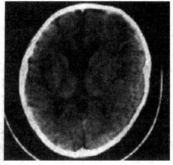

图 5-6　脑内巨大血肿手术前、后 CT 复查影像

(2)应妥善控制继发性脑肿胀和脑水肿。

(3)重症患者易并发上消化道出血,术后应早期采取相应措施加以预防。

(4)长期昏迷患者易发生肺部感染,水、电解质平衡紊乱,下丘脑功能紊乱,营养不良,压力性损伤等,在加强护理措施的同时,应及时予以相应的处理。

(张众慧)

第三节　急性颅内高压症

急性颅内压增高是多种疾病共有的一种症候群。正常成人侧卧时颅内压力经腰椎穿刺测定为0.69~0.78 kPa(7~8 cmH$_2$O),若超过 1.96 kPa(20 cmH$_2$O)时为颅内压增高。

一、颅内压的生理调节

颅腔除了血管与外界相通外,基本上可看作是一个不可伸缩的容器,其总容积是不变的。颅腔内的3种内容物——脑、血液及脑脊液,它们都是不能被压缩的。但脑脊液与血液在一定范围内是可以被置换的。所以颅腔内任何一种内容物的体积增大时,必然导致其他两种内容物的体积代偿性减少来相适应。如果调节作用失效,或颅内容物体积增长过多过速,超出调节功能所能够代偿时,就出现颅内压增高。

脑脊液从侧脑室内脉络丛分泌产生,经室间孔入第三脑室,再经大脑导水管到第四脑室,然后经侧孔和正中孔进入蛛网膜下腔。主要经蛛网膜颗粒吸收入静脉窦,小部分由软脑膜或蛛网膜的毛细血管所吸收。

脑血流量是保证脑正常功能所必需的,它决定于脑动脉灌注压(脑血流的输入压与输出压之差)。当脑动脉血压升高时,血管收缩,限制过多的血液进入颅内。当脑动脉压力下降时,血管扩张,使脑血流量不致有过多的下降。当颅内压增高时,脑灌注压减少,因而脑血流量减少。一般认为颅内压增高需要依靠减少脑血流量来调节时,说明脑代偿功能已达到衰竭前期了。

在3种内容物中,脑实质的体积变动很少,而脑血流量在一定范围内由脑血管的自动调节反应而保持相对稳定状态。所以,颅内压主要是依靠脑脊液量的变化来调节。

颅内压的调节很大程度取决于机体本身的生理和病理情况。调节有一定的限度,超过这个限度就引起颅内压增高。

二、颅内压增高的病理生理

临床常见有下列几种情况:①颅内容物的体积增加超过了机体生理代偿的限度,如颅内肿瘤、脓肿、急性脑水肿等。②颅内病变破坏了生理调节功能,如严重脑外伤、脑缺血、缺氧等。③病变发展过于迅速,使脑的代偿功能来不及发挥作用,如急性颅内大出血、急性颅脑外伤等。④病变引起脑脊液循环通路阻塞。⑤全身情况差使颅内压调节作用衰竭,如毒血症和缺氧状态。

颅内压增高有2种类型:①弥漫性增高,如脑膜脑炎、蛛网膜下腔出血、全脑水肿等。②先有局部的压力增高,通过脑的移位及压力传送到别处才使整个颅内压升高,如脑瘤、脑出血等。

三、诊断

(一)临床表现特点

在极短的时间内发生的颅内压增高称为急性颅内压增高。可见于脑外伤引起的硬膜外血肿、脑内血肿、脑挫裂伤等或急性脑部感染、脑炎、脑膜炎等引起的严重脑水肿;脑室出血或近脑室系统的肿瘤或脑脓肿等。

1.头痛

急性颅内压增高意识尚未丧失之前,头痛剧烈,常伴喷射性呕吐。头痛常在前额与双颞,头痛与病变部位常不相关。

2.视盘水肿

急性颅内压增高可在数小时内见视盘水肿,视盘周围出血。但急性颅内压增高不一定都呈现视盘水肿。因而视盘水肿是颅内压增高的重要体征,但无否定的意义。

3.意识障碍

意识障碍是急性颅内压增高的最重要症状之一,可以为嗜睡、昏迷等不同程度的意识障碍。

4.脑疝

整个颅腔被大脑镰和天幕分成3个相通的腔,并以枕骨大孔与脊髓腔相通。当颅内某一分腔有占位病变时,压力高、体积大的部分就向其他分腔挤压、推移而形成脑疝。由于脑疝压迫,使血液循环及脑脊液循环受阻,进一步加剧颅内高压,最终危及生命。常见的脑疝有2类:小脑幕切迹疝及枕骨大孔疝。

(1)小脑幕切迹疝:通常是一侧大脑半球占位性病变所致,由于颞叶海马钩回疝入小脑幕切迹孔,压迫同侧动眼神经和中脑,患者呈进行性意识障碍,病变侧瞳孔扩大、对光反射消失,病情进一步恶化时双侧瞳孔散大、去大脑强直,最终呼吸、心跳停止。

(2)枕骨大孔疝:主要见于颅后窝病变。由于小脑扁桃体疝入枕骨大孔,延髓受压。临床表现为突然昏迷、呼吸停止、双瞳孔散大,随后心跳停止而死亡。

5.其他症状

可有头晕、耳鸣、烦躁不安、展神经麻痹、复视、抽搐等。儿童患者常有头围增大、颅缝分离、头皮静脉怒张等。颅内压增高严重时,可有生命体征变化,血压升高、脉搏变慢及呼吸节律趋慢。生命体征变化是颅内压增高的危险征象。

(二)诊断要点

1.是否急性颅内压增高

急性发病的头痛、呕吐、视盘水肿及很快出现意识障碍、抽搐等则应考虑有急性颅内压增高。应做颅脑 CT 或 MRI 检查并密切观察临床症状、体征的变化。

2.颅内压增高的程度

颅内压增高程度可分 3 级:压力在 1.96～2.55 kPa(20～26 cmH$_2$O)为轻度增高;压力在 2.55～5.30 kPa(26～54 cmH$_2$O)为中度增高;超过 5.30 kPa(54 cmH$_2$O)为重度增高。如出现以下情况说明颅内压增高已达严重地步。

(1)头痛发作频繁,反复呕吐,眼底检查发现视盘水肿进行性加重者。

(2)意识障碍逐渐加深者。

(3)血压上升、脉搏减慢、呼吸节律变慢者表示颅内压增高较严重。

(4)观察过程中出现瞳孔大小不等者。

3.颅内压增高的原因

应详细询问病史并体检,做有关的实验室检查,同时做脑脊液检查,脑 CT、MRI、脑电图、脑血管造影等辅助检查可提供重要的诊断资料,从而采取相应的治疗措施。

四、治疗

降低颅内压。

(一)脱水治疗

1.高渗性脱水

20％甘露醇 250 mL/次静脉滴注,于 20～40 分钟内滴完,每 6 小时 1 次,作用迅速,可以维持 4～8 小时,为目前首选的降颅内压药物。甘油可以口服,剂量为每天 1～2 g/kg;也可静脉滴注,剂量为每天 0.7～1 g/kg。成人可用 10％甘油每天 500 mL,滴注速度应慢,以防溶血。同时应限制液体入量和钠盐摄入量,并注意电解质平衡,有心功能不全者应预防因血容量突然增加而致急性左侧心力衰竭及肺水肿。

2.利尿剂

可利尿脱水,常用呋塞米和依他尼酸,其脱水作用不及高渗脱水剂,但与甘露醇合用可减少其用量。用法:成人一般剂量为每次 20~40 mg,每天 1~6 次,肌内注射或静脉注射。

3.血清蛋白

每次 50 mL,每天 1 次,连续用 2~3 天。应注意心功能。

4.激素

作用机制尚未十分肯定,主要在于改善血-脑屏障功能及降低毛细血管通透性。常用地塞米松,每天 10~20 mg,静脉滴注或肌内注射。

(二)减少脑脊液容量

对阻塞性或交通性脑积水患者可作脑脊液分流手术,对紧急患者可作脑室穿刺引流术,暂时缓解颅内高压。也可以口服碳酸酐酶抑制剂,如乙酰唑胺,可抑制脑脊液生成,剂量为 250 mg,每天2~3 次。

(三)其他

对严重脑水肿伴躁动、发热、抽搐或去大脑强直者,可采用冬眠低温治疗,充分供氧,必要时可气管切开以改善呼吸道阻力。有条件时可使用颅内压监护仪,有利于指导脱水剂的应用和及时抢救。

(四)病因治疗

当颅内高压危象改善后,应及时明确病因,以便进行病因治疗。

(张众慧)

第四节 原发性脑出血

脑出血(ICH)是指原发性非外伤性脑实质和脑室内出血,占全部脑卒中的 20%~30%。从受损破裂的血管可分为动脉、静脉及毛细血管出血,但以深部穿通支小动脉出血为最多见。常见者为高血压伴发的脑小动脉病变在血压骤升时破裂所致,称为高血压性脑出血。

一、临床表现

(一)脑出血共有的临床表现

(1)高血压性脑出血多见于 50~70 岁的高血压患者,男性略多见,冬春季发病较多。多有高血压病史。

(2)多在动态下发病,如情绪激动、过度兴奋、排便用力过猛时等。

(3)发病多突然急骤,一般均无明显的前驱症状表现。常在数分钟或数小时内致使患者病情发展到高峰。

(4)发病时常突然感到头痛剧烈,并伴频繁呕吐,重症者呕吐物呈咖啡色。继而表现意识模糊不清,很快出现昏迷。

（5）呼吸不规则或呈潮式呼吸，伴有鼾声，面色潮红、脉搏缓慢有力、血压升高、大汗淋漓、大小便失禁，偶见抽搐发作。

（6）若患者昏迷加深、脉搏快、体温升高、血压下降，则表示病情危重，生命危险。

（二）基底节区出血

约占全部脑出血的70%，壳核出血最常见。由于出血常累及内囊，并以内囊损害体征为突出表现，又称内囊区出血；壳核出血又称为内囊外侧型，丘脑出血又称内囊内侧型。本征除具有以上脑出血的一般表现外，患者的头和眼转向病灶侧凝视和偏瘫、偏身感觉障碍及偏盲。病损如在主侧半球可有运动性失语。个别患者可有癫痫发作。三偏的体征多见于发病早期或轻型患者，如病情严重意识呈深昏迷状，则无法测得偏盲，仔细检查可能发现偏瘫及偏身感觉障碍。因此，临床一定要结合其他症状与体征，切不可拘泥于三偏的表现。

（三）脑桥出血

约占脑出血的10%，多由基底动脉脑桥支破裂所致。出血灶多位于脑桥基底与被盖部之间。大量出血（血肿＞5 mL）累及双侧被盖和基底部，常破入第四脑室。

（1）若开始于一侧脑桥出血，则表现交叉性瘫痪，即病变侧面瘫和对侧偏瘫。头和双眼同向凝视病变对侧。

（2）脑桥出血常迅速波及双侧，四肢弛缓性瘫痪（休克期）和双侧面瘫。个别病例有去脑强直的表现。

（3）因双侧脑桥出血，头和双眼回到正中位置，双侧瞳孔极度缩小，呈针尖状，是脑桥出血的特征之一。此是脑桥内交感神经纤维受损所致。

（4）脑桥出血因阻断丘脑下部的正常体温调节功能，而使体温明显升高，呈持续高热状态，此是脑桥出血的又一特征。

（5）双侧脑桥出血由于破坏或阻断上行网状结构激活系统，常在数分钟内进入深昏迷。

（6）由于脑干呼吸中枢受到影响，表现呼吸不规则或呼吸困难。

（7）脑桥出血后，如出现两侧瞳孔散大、对光反射消失、脉搏血压失调、体温不断上升或突然下降、呼吸不规则等为病情危重的表现。

（四）小脑出血

小脑出血的临床表现较复杂，临床症状和体征多种多样，因此，常依其出血部位、出血量、出血速度，以及对邻近脑组织的影响来判断。小脑出血的临床特点如下。

（1）患者多有高血压、动脉硬化史，部分患者有卒中史。

（2）起病凶猛，首发症状多为眩晕、头痛、呕吐、步态不稳等小脑共济失调的表现，可有垂直性或水平性眼球震颤。

（3）早期患者四肢常无明显的瘫痪，或有的患者仅感到肢体软弱无力，可有一侧或双侧肢体肌张力低下。

（4）双侧瞳孔缩小或不等大，双侧眼球不同轴，角膜反射早期消失，展神经和面神经麻痹。

（5）脑脊液可为血性，脑膜刺激征较明显。

（6）多数患者发病初期并无明显的意识障碍，随着病情的加重而出现不同程度的意识障碍，甚至迅速昏迷、瞳孔散大、眼-前庭反射消失、呼吸功能障碍、高热、强直性或痉挛性抽搐。

根据小脑出血的临床表现将其分为3型：①暴发型（闪电型或突然死亡型）。约占20%，患者暴发起病，呈闪电样经过，常为小脑蚓部出血破入第四脑室，并以手抓头或颈部，表示头痛严重剧烈,意识随即丧失而昏迷,亦常出现双侧脑干受压的表现,如出现四肢瘫、肌张力低下、双侧周围性面瘫、发绀、脉细、呼吸节律失调、瞳孔散大、对光反射消失。由于昏迷深,不易发现其他体征。可于2小时内死亡,病程最长不超过24小时。②恶化型(渐进型或逐渐恶化型或昏迷型)。此型约占60%,是发病最多的一型。常以严重头痛、不易控制的呕吐、眩晕等症状开始,一般均不能站立行走,逐渐出现脑干受压三联征:瞳孔明显缩小,时而又呈不等大,对光反射存在;双眼偏向病灶对侧凝视;周期性异常呼吸。更有临床意义的三联征:肢体共济失调;双眼向病灶侧凝视麻痹;周围性面瘫。迅速发生不同程度的意识障碍,直至昏迷。此时患者瞳孔散大,去大脑强直,常在48小时或数天内死亡。③良性型(缓慢进展型)。此型约占20%,多数为小脑半球中心部小量出血,病情进展缓慢,早期小脑体征表现突出,如头痛、眩晕、呕吐、共济失调、眼震、角膜反射早期消失,如出血停止,血液可逐渐被吸收,使之完全恢复,或遗留一定程度的后遗症;如继续出血病情发展转化为恶化型。

自从CT和MRI检查技术问世以来该病的病死率明显下降,尤其以上前二型如能及时就诊并做影像学检查经手术治疗常能挽救生命。

(五)脑室出血

一般为脑实质内的出血灶破入脑室,引起继发性脑室出血。由于脑室内脉络丛血管破裂引起原发性脑室出血非常罕见。较常见的是由内囊、基底节出血破入侧脑室或第三脑室。脑干或小脑出血则可破入第四脑室。出血可限于一侧脑室,但以双侧侧脑室及第三四脑室即整个脑室系统都充满了血液者多见。脑室出血的临床表现通常是在原发出血的基础上突然昏迷加深,阵发性四肢强直,脑膜刺激征阳性,高热、呕吐、呼吸不规则,或呈潮式呼吸,脉弱且速,眼球固定,四肢瘫,肌张力增高或减低,腱反射亢进或引不出,浅反射消失,双侧病理反射阳性,脑脊液为血性。如仅一侧脑室出血,临床症状缓慢或较轻。

二、辅助检查

(一)腰椎穿刺

如依据临床表现脑出血诊断明确,或疑有小脑出血者,均不宜做腰椎穿刺检查脑脊液,以防因穿刺引发脑疝。如出血与缺血性疾病鉴别难以明确时,应慎重地进行腰椎穿刺(此时如有条件最好做CT检查)。多数病例脑压升高2 kPa(200 mmH_2O)以上,并含有数量不等的红细胞和蛋白质。

(二)颅脑CT检查

CT检查可以直接显示脑内血肿的部位、大小、数量、占位征象,以及破入脑室与否。从而为制订治疗方案、疗效的观察和预后的判断等提供直观的证据。脑出血的不同时期CT表现如下。

1.急性期(血肿形成期)

发病后1周以内。血液溢出血管外形成血肿,其内含有大量的血红蛋白,血红蛋白对X线吸收系数高于脑组织,故CT呈现高密度阴影,CT值达60~80 HU。

2.血肿吸收期

此期从发病第2周到2个月。自第2周血肿周围的血红蛋白逐渐破坏,纤维蛋白溶解,使其周围低密度带逐渐加宽,血肿高密度影像呈向心性缩小,边缘模糊,一般于第4周变为等密度或低密度区。在此期若给予增强检查,约有90%的血肿周围可显示环状强化。此环可直接反映原血肿的大小和形状。

3.囊腔形成期

发病 2 个月后血肿一般完全吸收,周围水肿消失,不再有占位表现,呈低密度囊腔,其边缘清楚。

关于脑出血病因诊断问题:临床上最多见的病因是动脉硬化、高血压所致,但是应想到除高血压以外的其他一些不太常见引起脑出血的病因。尤其对 50 岁以下发病的青壮年患者,更应仔细地考虑有无其他病因的可能。如脑实质内小型动静脉畸形或先天性动脉瘤破裂;结节性动脉周围炎、病毒、细菌、立克次体等感染引起动脉炎,导致血管壁坏死、破裂;维生素 C 和 B 族维生素缺乏、砷中毒、血液病;颅内肿瘤侵犯脑血管或肿瘤内新生血管破裂,抗凝治疗过程中等病因。

三、诊断与鉴别诊断

(一)诊断要点

典型的脑出血诊断并不困难。一般发病在 50 岁以上,有高血压、动脉硬化史,在活动状态时急骤发病,病情迅速进展,早期有头痛、呕吐、意识障碍等颅内压增高症状,短时内即出现严重的神经系统症状如偏瘫、失语及脑膜刺激征等,应考虑为脑出血。

如果腰椎穿刺脊液呈血性或经颅脑 CT 检查即可确诊。当小量脑出血时,特别是出血位置未累及运动与感觉传导束时,症状轻微,常需要进行颅脑 CT 检查方能明确诊断。

(二)鉴别诊断

对于迅速发展为偏瘫的患者,首先要考虑为脑血管疾病。以昏迷、发热为主要症候者应注意与脑部炎症相鉴别;若无发热而有昏迷等神经症状,应与某些内科系统疾病相鉴别。

1.脑出血与其他脑血管疾病的鉴别

(1)脑血栓形成:本病多在血压降低状态如休息过程中发病。症状出现较迅速但有进展性,常在数小时至 2 天而达到高峰。意识多保持清晰。如过去有过短暂性脑缺血发作,本次发作又在同一血管供应区,尤应考虑本病。若临床血管定位诊断可局限在一个血管供应范围之内(如大脑中动脉或小脑后下动脉等)或既往有过心肌梗死、高脂血症者也有助于血栓形成的诊断。本症患者脑脊液检查,肉眼观察大多数皆为无色透明,少数患者检有红细胞($10\sim100$)$\times10^6$/L,可能是出血性梗死的结果。脑血管造影可显示血管主干或分支闭塞,脑 CT 显示受累脑区出现界限清楚的楔形或不规则状的低密度区。

(2)脑栓塞:多见于有风湿性瓣膜病的年轻患者,也可见于有严重全身性动脉粥样硬化的老年人。发病急骤,多无前驱症状即出现偏瘫等神经症状,意识障碍较轻,眼底有时可见栓子,脑脊液正常,脑 CT 表现和脑血栓形成引起的脑梗死相同。

(3)蛛网膜下腔出血:多见于青壮年因先天性动脉瘤破裂致病。老年人则先有严重的动脉硬化,受损的动脉多系脑实质外面的中等粗细动脉形成动脉瘤,一旦此瘤破裂可导致本病。起病急骤,常在情绪激动或用力时诱发,表现为头部剧痛、喷射性呕吐及颈项强直。意识障碍一般较轻。多数无局限性体征而以脑膜刺激征为主。由于流出的血液直接进入蛛网膜下腔,故皆可引起血性脑脊液。CT 显示蛛网膜下腔,尤其外侧沟及环池中出现高密度影可以确诊。

(4)急性硬膜外血肿:本病有头部外伤史,多在伤后 48 小时内进行性出现偏瘫,常有典型的"昏迷→清醒→再昏迷"的中间清醒期。仔细观察,患者在第 2 次昏迷前,往往有头痛、呕吐及烦躁不安等症状。随偏瘫之发展可有颅内压迅速升高现象,甚至出现脑疝。脑 CT 多在颞部显示周边锐利的梭形致密血肿阴影。脑血管造影在正位片上,可见颅骨内板与大脑皮质间形成一无血管区,并呈月牙状,可确诊。

2.当脑出血患者合并高热时,应注意和下列脑部炎症相鉴别

(1)急性病毒性脑炎:本病患者先有高热、头痛,以后陷入昏迷,常有抽搐发作。查体可有颈项强直及双侧病理征阳性,腰椎穿刺查脑脊液,多数有白细胞尤其单核白细胞计数升高。如患者有疱疹性皮肤损害,更应考虑本病的可能。

(2)结核性脑膜炎:少数患者因结核性脑血管内膜炎引起小动脉栓塞或因脑底部蛛网膜炎而导致偏瘫,临床颇似脑出血。但患者多先有发热、头痛,脑脊液白细胞数增多,氯化物及糖含量降低可助鉴别。

3.当脑出血患者已处于昏迷状态,尤其老年人应与下列疾病相鉴别

(1)糖尿病性昏迷:患者有糖尿病病史,常在饮食不加控制或停止胰岛素注射时发病。临床出现酸中毒表现如恶心、呕吐、呼吸深而速,呼吸有酮体味,血糖升高>33.6 mmol/L,尿糖及酮体呈强阳性,因无典型的偏瘫及血性脑脊液可与脑出血鉴别。

(2)低血糖性昏迷:常因应用胰岛素过量或严重饥饿引起。除昏迷外,尚有面色苍白、脉速而弱、瞳孔散大、血压下降、出汗不止及局部或全身抽搐发作,可伴有陈施呼吸。血糖在 2.8~3.4 mmol/L以下,又无显著的偏瘫及血性脑脊液,可以排除脑出血。

(3)尿毒症:患者有肾脏病史,昏迷多呈渐进性,皮肤黏膜干燥呈慢性病容及失水状态,可有酸中毒表现。眼底动脉痉挛,可在黄斑区见有棉絮状弥散样白色渗出物。血压多升高,呼吸有尿素味,血 BUN 及 CR 明显升高,无显著偏瘫可以鉴别。

(4)肝性昏迷:有严重的肝病史或因药物中毒引起,可伴黄疸、腹水及肝大,可出现病理反射,但偏瘫症状不明显,可有抽搐,多为全身性。根据血黄疸指数增高、肝功能异常及血氨增高、脑脊液无色透明不难鉴别。

(5)一氧化碳中毒性昏迷:老年患者常出现轻偏瘫,但有明确的一氧化碳接触史,体温升高,皮肤及黏膜呈樱桃红色,检测血中碳氧血红蛋白明显升高可助鉴别。

四、治疗与预后

在急性期,特别是已昏迷的危重患者应采取积极的抢救措施,其中主要是控制脑水肿,调整血压,防止内脏综合征及考虑是否采取手术消除血肿。采取积极合理的治疗,以挽救患者的生命,减少神经功能残废程度和降低复发率。

(一)稳妥运送

发病后应绝对休息,保持安静,避免频繁搬运。在送往医院途中,可轻搬动,头部适当抬高15°,有利于缓解脑水肿及保持呼吸道通畅,并利于口腔和呼吸道分泌物的流出。患者可仰卧在担架上,也可视情况使患者头稍偏一侧,使呕吐物及分泌物易于流出,途中避免颠簸,并注意观察患者的一般状态包括呼吸、脉搏、血压及瞳孔等变化,视病情采取应急处理。

(二)控制脑水肿,常为抢救能否成功的主要环节

由于血肿在颅内占一定的空间,其周围脑组织又因受压及缺氧而迅速发生水肿,致颅内压急剧升高,甚至引起脑疝,因此,在治疗上控制脑水肿成为关键。常用的脱水药为甘露醇、呋塞米及皮质激素等。临床上为加强脱水效果,减少药物的不良反应,一般均采取上述药物联合应用。常用者为甘露醇+激素、甘露醇+呋塞米或甘露醇+呋塞米+激素等方式,但用量及用药间隔时间均应视病情轻重及全身情况,尤其是心脏功能及有否高血糖等而定。20%甘露醇为高渗脱水药,

体内不易代谢且不能进入细胞,其降颅内压作用迅速,一般用量成人为 1 g/kg 体重,每 6 小时静脉快速滴注 1 次。呋塞米有渗透性利尿作用,可减少循环血容量,对心功能不全者可改善后负荷,用量每次 20～40 mg,每天静脉注射 1 或 2 次。皮质激素多采用地塞米松,用量 15～20 mg 静脉滴注,每天 1 次。有糖尿病史或高血糖反应和严重胃出血者不宜使用激素。激素除能协助脱水外,并可改善血管通透性,防止受压组织在缺氧下自由基的连锁反应,免使细胞膜受到过氧化损害。在发病最初几天脱水过程中,因颅内压力可急速波动上升,密切观察瞳孔变化及昏迷深度非常重要,遇有脑疝前期表现如一侧瞳孔散大或角膜反射突然消失,或因脑干受压症状明显加剧,可及时静脉滴注 1 次甘露醇,一般滴后 20 分钟左右即可见效,故初期不可拘泥于常规时间用。一般水肿于 7 天内达高峰,多持续 2 周至 1 个月方能完全消散,故脱水药的应用要根据病情逐渐减量,再减少用药次数,最后终止,由于高渗葡萄糖溶液静脉注射的降颅内压时间短,反跳现象重,注入高渗糖对缺血的脑组织有害,故目前已不再使用。

(三)调整血压

脑出血后,常发生血压骤升或降低的表现,这是由于直接或间接损害丘脑下部等处所致。此外,低氧血症也可引起脑血管自动调节障碍,导致脑血流减少,使症状加重。临床上观察血压,常采用平均动脉压,即收缩压加舒张压之和的半数(或舒张压加 1/3 脉压)来计算。正常人平均动脉压的上限是 20.0～26.9 kPa(150～200 mmHg),下限为 8.0 kPa(60 mmHg),只要在这个范围内波动,脑血管的自动调节功能正常,脑血流量基本稳定。如果平均动脉压降到 6.7 kPa(50 mmHg),脑血流就降至正常时的 60%,出现脑缺血缺氧的症状。对高血压患者来讲,如果平均动脉压降到平常的 30%,就会引起脑血流的减少;如血压太高,上限虽可上移,但同样破坏自动调节,引起血管收缩,出现缺血现象。发病后血压过高或过低,均提示预后不良,故调整血压甚为重要。一般可将发病后的血压控制在发病前血压数值略高一些的水平。如原有高血压,发病后血压又上升至更高水平者,所降低的数值也可按上升数值的 30% 左右控制。常用的降压药物如利血平每次 0.5～1 mg 肌内注射或 25% 硫酸镁每次 10～20 mg 肌内注射。注意不应使血压降得太快和过低,血压过低者可适量用间羟胺或多巴胺静脉滴注,使之缓慢回升。

(四)肾上腺皮质激素的应用

脑出血患者应用激素治疗,其价值除前述可有改善脑水肿作用外,还可增加脑脊液的吸收,减少脑脊液的生成,对细胞内溶酶体有稳定作用,能抑制抗利尿激素的分泌,促进利尿作用,具有抗脂过氧化反应,而减少自由基的生成,此外,尚有改善细胞内外离子通透性的作用,故激素已普遍用于临床治疗脑出血。但也有认为激素不利于破裂血管的修复,可诱发感染,加重消化道出血及引起血糖升高,而这些因素均可促使病情加重或延误恢复时间。故激素应用与否,应视患者具体情况而定。如无显著消化道出血、高血糖及血压过高,可在急性期及早应用。常用的激素有地塞米松静脉滴注 10～20 mg,1 次/天;或氢化可的松静脉滴注 100～200 mg,1 次/天。一般应用 2 周左右,视病情好转程度而逐渐减量和终止。

(五)关于止血药的应用

由于脑出血是血管破裂所致,凝血机制并无障碍,且多种止血药可以诱发心肌梗死,甚至弥漫性血管内凝血。另外,实验室研究发现高血压性脑出血患者凝血、抗凝及纤溶系统的变化与脑梗死患者无差异,均呈高凝状态;再者,高血压性脑出血血管破裂出血一般在 6 小时内停止,几乎没有超过 24 小时者;还有研究发现应用止血药者,血肿吸收比不用者慢,故目前多数学者不同意用止血药。

(六)急性脑出血致内脏综合征的处理

包括脑心综合征、急性消化道出血、中枢性呼吸形式异常、中枢性肺水肿及中枢性呃逆等。这些综合征的出现,常常直接影响预后,严重者导致患者死亡。综合征的发生原因,主要是由于脑干或丘脑下部发生原发性或继发性损害之故。脑出血后急性脑水肿而使颅压迅速增高,压力经小脑幕中央游离所形成的"孔道"而向颅后窝传导,此时,脑干背部被迫向尾椎推移,但脑干腹侧,由于基底动脉上端的两侧大脑后动脉和Willis动脉环相互联结而难以移动,致使脑干向后呈弯曲状态。如果同时还有颞叶钩回疝存在,则将脑干上部的丘脑下部向对侧推移。继而中脑水管也被挤压变窄,引起脑脊液循环受阻,加重了脑积水,使颅内压进一步增高,这样颅压升高形成恶性循环,脑干也随之扭曲不断加重而受到严重损害。可导致脑干内继发性出血或梗死,引起一系列严重的内脏综合征。

1.脑心综合征

发病后1周内做心电图检查,常发现ST段延长或下移,T波低平倒置,以及QT间期延长等缺血性变化。此外,也可出现室性期前收缩,窦性心动过缓、过速或心律不齐及房室传导阻滞等改变。这种异常可以持续数周之久,有人称作"脑源性"心电图变化。其性质是功能性的还是器质性的,尚有不同的认识,临床上最好按器质性病变处理,应根据心电图变化,给予氧气吸入,服用异山梨酯、门冬酸钾镁,甚至毛花苷C及利多卡因等治疗,同时密切随访观察心电图的变化,以便及时处理。

2.急性消化道出血

经胃镜检查,半数以上出血来自胃部,其次为食管,少数为十二指肠或小肠。胃部病变呈急性溃疡,多发性糜烂及黏膜下点状出血。损害多见于胃窦部、胃底腺区或幽门腺区。临床上出血多见于发病后1周之内,重者可在发病后数小时内就发生大量呕血,呈咖啡样液体。为了了解胃内情况,对昏迷患者应在发病后24~48小时置胃管,每天定时观察胃液酸碱度及有否潜血。若胃液酸碱度在5以下,即给予氢氧铝胶凝胶15~20 mL,使酸碱度保持在6~7,此外,给予西咪替丁鼻饲或静脉滴注,以减少胃酸分泌。如已发生胃出血,应局部止血,可给予卡巴克洛每次20~30 mL与氯化钠溶液50~80 mL,3次/天,此外,云南白药也可应用。大量出血者应及时输血或补液,以防发生贫血及休克。

3.中枢性呼吸异常

多见于昏迷患者。呼吸快、浅、弱及呼吸节律不规则,潮式呼吸,中枢性过度换气和呼吸暂停。应及时给予氧气吸入,人工呼吸器进行辅助呼吸。可适量给予呼吸兴奋药如洛贝林或二甲弗林等,一般从小剂量开始静脉滴注。为观察有否酸碱平衡及电解质紊乱,应及时送检血气分析,若有异常,即应纠正。

4.中枢性肺水肿

多见于严重患者的急性期,在发病后36小时即可出现,少数发生较晚。肺水肿常随脑部变化加重或减轻,又常为病情轻重的重要标志。应及时吸出呼吸道中的分泌物,甚至行气管切开,以便给氧和保持呼吸通畅。部分患者可酌情给予强心药物。此类患者呼吸道颇易继发感染,故可给予抗生素,并注意呼吸道的雾化和湿化。

5.中枢性呃逆

呃逆可见于病程的急性期或慢性期,轻者偶尔发生几次,并可自行缓解;重者可呈顽固持续性发作,后者干扰患者的呼吸节律,消耗体力,以致影响预后。一般可采用针灸处理,药物可肌内注射哌甲酯,每次 10~20 mg,也可试服奋乃静,氯硝西泮每次 1~2 mg 也有一定的作用,但可使睡眠加深或影响对昏迷患者的观察。膈神经刺激常对顽固性呃逆有缓解作用。部分患者可试用中药治疗如柿蒂、丁香及代硝石等。

近来又发现脑出血患者可引起肾脏损害,多表现为血中尿素氮升高等症状,甚至可引起肾衰竭。脑出血患者出现两种以上内脏功能衰竭又称为多器官功能衰竭,常为导致死亡的重要原因。

(七)维持营养

注意酸碱平衡及水、电解质平衡及防治高渗性昏迷。初期脱水治疗时就应考虑这些问题,特别对昏迷患者,发病后 24~48 小时即可置鼻饲以便补充营养及液体。在脱水过程中,每天入量一般控制在 1 000~2 000 mL,其中包括从静脉给予的液体。因需要脱水,故每天应是负平衡,一般水分以负 500~800 mL 为宜,初期每天热量至少为 6 276 kJ(1 500 kcal),以后逐渐增至每天至少 8 368 kJ(2 000 kcal)以上,且脂肪、蛋白质及糖等应配比合理,必要时应及时补充复合氨基酸、人血清蛋白及冻干血浆等。对于高热者尚应适当提高入水量。由于初期加强脱水治疗,或同时有呼吸功能障碍,故多数严重患者可出现酸碱平衡紊乱及水、电解质失衡,常见者为酸中毒、低钾及高钠血症等,均应及时纠正。应用大量脱水药和皮质激素,特别是对有糖尿病者应防止诱发高渗性昏迷,表现为意识障碍程度加重、血压下降、有不同程度的脱水症,可出现癫痫发作。高渗性昏迷的确诊还要检查是否有血浆渗透压增高提示血液浓缩。此外,高血糖、尿素氮及血清钠升高、尿比重增加也均提示有高渗性昏迷的可能。另外,低渗液不宜输入过多,过快;有高血糖者应尽早应用胰岛素,避免静脉注射高渗葡萄糖溶液。此外,应经常观察血浆渗透压及水、电解质的变化。

(八)手术治疗

当确诊为脑出血后,应根据血肿的大小、部位及患者的全身情况,尽早考虑是否需要外科手术治疗。如需要手术治疗,又应考虑采用何种手术方法为宜,常用的手术方法有开颅血肿清除术、立体定向血肿清除术及脑室血液引流术等。关于手术的适应证、手术时机及选用的手术方式目前尚无统一意见,但在下述情况,多考虑清除血肿:①发病之初病情尚轻,但逐步恶化,并有显著的颅压升高症状,几乎出现脑疝,如壳核出血、血肿向内囊后肢及丘脑进展者。②血肿较大,估计应用内科治疗难以奏效者,如小脑半球出血,血肿直径>3 cm;或小脑中线血肿,估计将压迫脑干。③患者全身状况能耐受脑部手术操作者。

关于脑出血血肿清除治疗的适应证如下。

1.非手术治疗的适应证

(1)清醒伴小血肿(血肿直径<3 cm 或出血的量<20 mL),常无手术治疗的必要。

(2)少量出血的患者,或较少神经缺损。

(3)格拉斯哥昏迷指数(GCS)≤4 分的患者,由于手术后无一例外的死亡或手术结果非常差,手术不能改变临床结局。但是,GCS≤4 分的小脑出血的患者伴有脑干受压,在特定的情况下,手术仍有挽救患者生命的可能。

2.手术治疗的适应证

(1)手术的最佳适应证是清醒的患者,中至大的血肿。

(2)小脑出血量>3 mL,神经功能恶化、脑干受压和梗阻性脑积水的患者,尽可能快地清除血肿或行脑室引流,可以挽救生命,预后良好。即使昏迷的患者也应如此。

(3)脑出血合并动脉瘤、动静脉畸形或海绵状血管瘤,如果患者有机会获得良好的预后并且手术能达到血管部位,应当行手术治疗。

(4)年轻人中等到大量的脑叶出血,临床恶化的应积极行手术治疗。

立体定向血肿清除术与以往开颅血肿清除术比较更有优越性。采用 CT 引导立体定向技术将血肿排空器置入血肿腔内,采用各种方法将血肿粉碎并吸出体外。该方法定位准确,减少脑组织损伤,对急性期患者也适用。立体定向血肿抽吸术治疗壳核血肿效果较好。但一般位于大脑深部的血肿,包括基底节及丘脑部位的血肿,手术虽可挽救生命,但后遗瘫痪较重。脑干及丘脑出血也可手术治疗,但危险性较大。脑叶及尾状核区域出血,手术治疗效果较佳。

血肿清除后临床效果不理想的原因很多,但目前注意到脑出血后引起的脑缺血体积可以超过血肿体积的几倍,可能是重要原因之一,缺血机制包括直接机械压迫、血液中血管收缩物质的参与及出血后血液呈高凝状态等。因此,血肿清除后应同时应用神经保护药、钙通道阻滞剂等,以提高临床疗效。

(九)康复治疗

脑出血后生存的患者,多数遗留瘫痪及失语等症状,重者不能起床或站立。如何最大限度地恢复其运动及语言等功能,物理及康复治疗起着重要作用。一般主张只要可能应尽早进行,诸如瘫肢按摩、被动运动、针灸及语言训练等。有一定程度运动功能者,应鼓励其主动锻炼和训练,直到患者功能恢复到最好的状态。失语患者训练语言功能应有计划,由简单词汇开始逐渐进行训练。感觉缺失障碍,似难康复,但仍随全身的康复而逐渐好转。

病程依出血的多少、部位、脑水肿的程度及有否并发内脏综合征而各不相同。发病后生存时间可自数小时至几个月,除非大的动脉瘤破裂引起的脑出血,一般不会发生猝死。丘脑及脑干部位出血,出血量虽少,但容易波及丘脑下部及生命中枢故生存时间短。脑内出血量、脑室内出血量和发病后格拉斯哥昏迷指数(GCS)是预测脑出血的病死率的重要因素。CT 显示出血量≥60 cm³,GCS≤8,30 天死亡的可能性为 91%,而 CT 显示出血量≤30 cm³,GCS≥9 的患者,死亡的可能性为 19%。平均动脉压对皮质下、小脑、脑桥出血的预后无相关性;但影响壳核、丘脑出血的预后,平均动脉压越高,预后越差,血肿破入脑室有利于丘脑出血的恢复,但不利于脑叶出血的恢复。

(马福燕)

第五节　自发性蛛网膜下腔出血

自发性蛛网膜下腔出血(spontaneous subarachnoid hemorrhage,SSAH)是指各种非外伤性原因引起的脑血管破裂,血液流入蛛网膜下腔的统称。它不是一种独立的疾病,而是某些疾病的临床表现,占急性脑血管疾病的 10%～20%。

一、病因

最常见的病因为颅内动脉瘤,占自发性蛛网膜下腔出血的 75%～80%,其次为脑血管畸形(10%～15%),高血压性动脉硬化、动脉炎、烟雾病、脊髓血管畸形、结缔组织病、血液病、颅内肿瘤卒中、抗凝治疗并发症等为少见原因。

二、临床表现

(一)性别、年龄

男女比例为 1：(1.3～1.6)。可发生在任何年龄,发病率随年龄增长而增加,并在 60 岁左右达到高峰,以后随年龄增大反而下降。各种常见病因的自发性蛛网膜下腔出血的好发年龄见本节鉴别诊断部分。

(二)起病形式

绝大部分在情绪激动或用力等情况下急性发病。

(三)症状、体征

1.出血症状

表现为突然发病,剧烈头痛、恶心呕吐、面色苍白、全身冷汗。半数患者可出现精神症状,如烦躁不安、意识模糊、定向力障碍等。意识障碍多为一过性的,严重者呈昏迷状态,甚至出现脑疝而死亡。20％可出现抽搐发作。有的还可出现眩晕、项背痛或下肢疼痛,脑膜刺激征明显。

2.颅神经损害

6％～20％的患者出现一侧动眼神经麻痹,提示存在同侧颈内动脉后交通动脉动脉瘤或大脑后动脉动脉瘤。

3.偏瘫

20％的患者出现轻偏瘫。

4.视力、视野障碍

发病后 1 小时内即可出现玻璃体膜下片状出斑,引起视力障碍。10％～20％的患者有视盘水肿。当视交叉、视束或视放射受累时产生双颞偏盲或同向偏盲。

5.其他

约 1％的颅内动静脉畸形和颅内动脉瘤出现颅内杂音。部分蛛网膜下腔出血发病后可有发热。

(四)并发症

1.再出血

以出血后 5～11 天为再出血高峰期,80％发生在 1 个月内。颅内动脉瘤初次出血后的24 小时内再出血率最高,为 4.1％,第 2 次再出血的发生率为每天 1.5％,到第 14 天时累计为19％。表现为在经治疗病情稳定好转的情况下,突然再次发生剧烈头痛、恶心呕吐、意识障碍加重、原有局灶症状和体征重新出现等。

2.血管痉挛

通常发生在出血后第 1～2 周,表现为病情稳定后再出现神经系统定位体征和意识障碍。腰穿或头颅 CT 检查无再出血表现。

3.急性非交通性脑积水

常发生在出血后 1 周内,主要为脑室内积血所致,临床表现为头痛、呕吐、脑膜刺激征、意识障碍等,复查头颅 CT 可以诊断。

4.正常颅压脑积水

多出现在蛛网膜下腔出血的晚期,表现为精神障碍、步态异常和尿失禁。

三、辅助检查

(一)CT

颅脑 CT 是诊断蛛网膜下腔出血的首选方法,诊断急性蛛网膜下腔出血的准确率几乎达到 100%,主要表现为蛛网膜下腔内高密度影,即脑沟与脑池内高密度影(图 5-7)。动态 CT 检查有助于了解出血的吸收情况、有无再出血、继发脑梗死、脑积水及其程度等。强化 CT 还显示脑血管畸形和直径大于 0.8 cm 的动脉瘤。

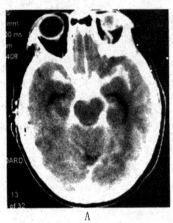 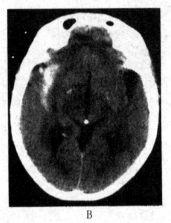

A   B

图 5-7 自发性蛛网膜下腔出血 CT 表现

A.自发性蛛网膜下腔出血(鞍上池与环池)的 CT 表现;B.自发性蛛网膜下腔出血(外侧裂池)的 CT 表现

蛛网膜下腔出血的 CT 分级(Fisher)见表 5-1。

表 5-1 蛛网膜下腔出血的 CT 分级(Fisher 法)

级别	CT 发现
Ⅰ级	无出血所见
Ⅱ级	蛛网膜下腔一部分存在弥漫性薄层出血(1 mm)
Ⅲ级	蛛网膜下腔有较厚(1 mm 以上)出血或局限性血肿
Ⅳ级	伴脑实质或脑室内积血

由于自发性蛛网膜下腔出血的原因脑动脉瘤占一半以上,因此,可根据 CT 显示的蛛网膜下腔出血的部位初步判断或提示颅内动脉瘤的位置。如颈内动脉动脉瘤破裂出血常是鞍上池不对称积血,大脑中动脉动脉瘤破裂出血多见外侧裂积血,前交通动脉动脉瘤破裂出血则是纵裂池、基底部积血,而出血在脚间池和环池者,一般不是动脉瘤破裂引起。

(二)脑脊液检查

通常 CT 检查已确诊者,腰椎穿刺不作为临床常规检查。如果出血量较少或者距起病时间较长,CT 检查无阳性发现时,需要行腰椎穿刺检查脑脊液。蛛网膜下腔的新鲜出血,脑脊液检查的特征性表现为均匀血性脑脊液;脑脊液变黄或发现了含有红细胞、含铁血黄素或胆红素结晶的吞噬细胞等,则提示为陈旧性出血。

(三)脑血管影像学检查

1.DSA

即血管造影的影像通过数字化处理,把不需要的组织影像删除掉,只保留血管影像,这种技术称为数字减影技术。其特点是图像清晰,分辨率高,对观察血管病变,血管狭窄的定位测量,诊断及介入治疗提供了真实的立体图像,为脑血管内介入治疗提供了必备条件(图 5-8)。主要适用于全身血管性疾病、肿瘤的检查及治疗。是确定自发性蛛网膜下腔出血病因的首选方法,也是诊断动脉瘤、血管畸形、烟雾病等颅内血管性病变的最有价值的方法。DSA 不仅能及时明确动脉瘤大小、部位、单发或多发、有无血管痉挛,而且还能显示脑动静脉畸形的供应动脉和引流静脉,以及侧支循环情况。对怀疑脊髓动静脉畸形者还应行脊髓动脉造影。脑血管造影可加重脑缺血、引起动脉瘤再次破裂等,因此,造影时机宜避开脑血管痉挛和再出血的高峰期,即出血 3 天内或 3 周后进行为宜。

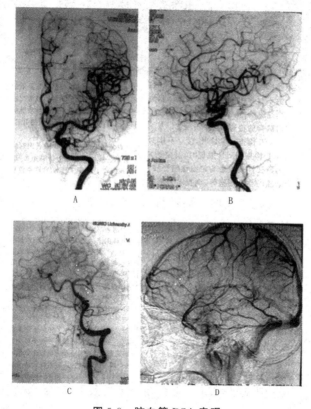

图 5-8 脑血管 DSA 表现

A.正常一侧颈内动脉 DSA 表现(正位片动脉期);B.正常一侧颈内动脉 DSA 表现(侧位片动脉期);C.正常椎-基底动脉 DSA 表现(动脉期);D.正常一侧颈内动脉 DSA 表现(侧位片静脉期)

旋转 DSA 及三维重建技术的应用,使其能在三维空间内做任意角度的观察,清晰地显露出动脉瘤体、瘤颈、载瘤动脉及与周围血管解剖关系;有效地避免了邻近血管重叠或掩盖。此项技术突破了常规 DSA 一次造影只能显示一个角度和图像后处理手段少等局限性,极大地方便了介入诊疗操作,对脑血管病变的诊断和治疗具有很大的应用价值。

由于 DSA 显示的是造影剂充盈的血管管腔的空间结构,因此,目前仍被公认为是血管性疾病的诊断"金标准",诊断颅内动脉瘤的准确率达95%以上。但是,随着CTA、MRA技术的迅速发展,在某些方面大有取代DSA之势。

2.CT血管成像(CTA)

CTA检查经济、快速、无创,可同时显示颈内动脉系、椎动脉系和Willis环血管全貌,因此,是筛查颅内血管性疾病的首选影像学诊断方法之一。由于CTA受患者病情因素限制少,急性脑出血或蛛网膜出血患者,当临床怀疑动脉瘤或脑动静脉畸形可能为出血原因时,DSA检查受限,CTA可作为早期检查的可靠方法(图5-9)。

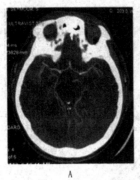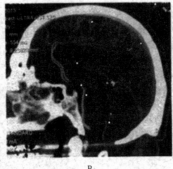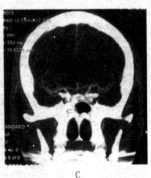

图 5-9　正常CTA表现
A.轴位;B.矢状位;C.冠状位

由于脑血流循环时间短,脑动脉CTA容易产生静脉污染及颅底骨质难以彻底清除,Willis动脉环近段动脉重建效果欠佳,血管性病变漏诊率高。但是,近年来,64层螺旋CT的扫描速度已超越动脉血流速度,因此,无论是小剂量造影剂团注测试技术还是增强扫描智能触发技术,配合64层螺旋CT扫描,纯粹的脑动脉期图像的获取已不成问题,尤其是数字减影CTA(Subtraction CT Angiography,DSCTA)技术基本上去除了颅底骨骼对CTA的影响。超薄的扫描层厚使其能最大限度地消除常规头部CT扫描时颅底骨质伪影,显著地提高Willis动脉环近段动脉CTA图像质量,真正地使其三维及二维处理图像绝对无变形、失真,能最真实的显示脑血管病变及其邻近结构的解剖关系,图像质量媲美DSA,提供诊断信息量超越DSA。表面遮盖法(SSD)及最大密度投影法(MIP)是最常用的三维重建方法,容积显示法(VR)是最高级的三维成像方法。DSCTA对脑动脉瘤诊断的特异性和敏感性与DSA一致,常规CTA组诊断Willis动脉环及其远段脑动脉瘤的特异性和敏感性亦与DSA一致,但对Willis动脉环近段动脉瘤有漏诊的情况,敏感性仅71.4%。但是,DSCTA也存在一定局限性,基础病变,如血肿、钙化、动脉支架及动脉银夹等被减影导致漏诊或轻微运动可致减影失败,患者照射剂量增加及图像噪声增加等也是问题。近期临床上应用的320层螺旋CT更显示出了其优越性。

目前,CTA主要用于诊断脑动脉瘤、脑动静脉畸形、闭塞性脑血管病、静脉窦闭塞和脑出血等。CTA能清晰观察到脑动脉瘤的瘤体大小、瘤颈宽度及与载瘤动脉的关系;能清晰观察到脑动静脉畸形血管团大小、形态及供血动脉和引流静脉;能清晰观察到脑血管狭窄或闭塞部位、形态及血管壁硬、软斑块。64层螺旋CTA对脑动脉瘤检查有较高的敏感性和特异性,诊断附和率达100%,能查出约1.7 mm大小的动脉瘤。采用多层面重建(MPR)、曲面重建(CPR)、容积显示(VR)和最大密度投影(MIP)等技术可清楚地显示动脉瘤的瘤体大小、瘤颈宽度及与载瘤动脉的关系;并可任意旋转图像,多角度观察,能获得完整的形态及与邻近血管、颅骨的空间解剖关系,为制订治疗方案和选择手术入路提供可靠依据。CTA 可显示脑动静脉畸形的供血动脉、病变血管团和引流静脉的立体结构,有助于临床医师选择手术入路,以避开较大脑血管和分支处进行定位和穿刺治疗。脑动静脉畸形出血急性期的 DSA 检查,其显示受血肿影响,而 CTA 三维图像能任意角度观察,显示病灶与周围结构关系较 DSA 更清晰。CTA 诊断颈内动脉狭窄的附和率为 95%,最大密度投影法可更好地显示血管狭窄程度。在脑梗死早期显示动脉闭塞,指导溶栓治疗。CTA 可清晰显示静脉窦是否通畅。CTA 显示造影剂外溢的患者,往往血肿增大。

总之,CT 血管造影(CTA)与数字减影血管造影(DSA)相比,最大优势是快速和无创伤,并可多方位、多角度观察脑血管及病变形态,提供近似实体的解剖概念,对筛查自发性蛛网膜下腔出血的病因和诊断某些脑血管疾病不失为一种重要而有效的检查方法。但是,CTA 的不足之处在于造影剂用量大,需掌握注药与扫描的最佳时间间隔,不能显示扫描范围以外的病变,可能漏诊。并且对侧支循环的血管、直径小于 1.2 mm 的穿动脉、动脉的硬化改变及血管痉挛的显示不如 DSA。

3.磁共振血管成像(MRA)

包括时间飞越法 MRA 及相位对比法 MRA,其具有无创伤、无辐射、不用对比剂的特点,被广泛应用于血管性病变的诊断中,可显示颈内动脉狭窄、颅内动静脉畸形、动脉瘤等疾病。主要用于有动脉瘤家族史或破裂先兆者的筛查,动脉瘤患者的随访及急性期不能耐受脑血管造影检查的患者。不足之处是由于扫描时间长及饱和效应,使得血流信号下降,血管分支显示不佳,大大降低了图像的效果及诊断的准确性(图 5-10)。

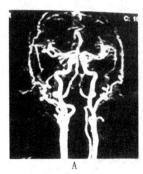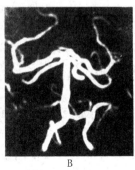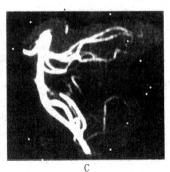

图 5-10　正常 MRA 表现
A.全脑;B.椎-基底动脉正位片;C.椎-基底动脉侧位片

MRA 探测脑动脉瘤有很高的敏感性,特别是探测没有伴发急性蛛网膜下腔出血的动脉瘤。MRA 能完全无创伤性地显示血管解剖和病变及血流动力学信息,能清楚地显示瘤巢的供血动脉和引流静脉的走行、数量、形态等。另外,MRI 可通过其直接征象(流空信号簇)对脑动静脉畸形做出明确的诊断。因此,MRI 与 MRA 的联合应用,作为一种完全无损伤性的血管检查方法,在临床症状不典型或临床症状与神经系统定位不相符时,可以大大提高脑血管畸形的发现率和确诊率。

四、诊断与鉴别诊断

(一)诊断

根据急性发病方式、剧烈头痛、恶心、呕吐等临床症状和体征,结合 CT 检查,确诊蛛网膜下腔出血并不困难。进一步寻找蛛网膜下腔出血的原因,即病因诊断更为重要,尤其是确定外科疾病引起蛛网膜下腔出血的原因。因此,对于自发性蛛网膜下腔出血患者,若无明显的血液病史、抗凝治疗等病史,均要常规行脑血管造影和/或 CTA、MRA 检查,以寻找出血原因,明确病因。

(二)病因鉴别诊断

临床上常见的自发性蛛网膜下腔出血的病因鉴别诊断见表 5-2。

表 5-2　自发性蛛网膜下腔出血的病因鉴别诊断

病因	动脉瘤	动静脉畸形	高血压	烟雾病	脑瘤出血
发病年龄	40～60 岁	35 岁以下	50 岁以上	青少年多见	30～60 岁
出血前症状	无症状,少数动眼神经麻痹	常见癫痫发作	高血压史	可见偏瘫	颅内压高和病灶症状
出血	正常或增高	正常	增高	正常	正常
复发出血	常见且有规律	年出血率 2%	可见	可见	少见
意识障碍	多较严重	较重	较重	有轻有重	较重
颅神经麻痹	第 2～6 对颅神经	无	少见	少见	颅底肿瘤常见
偏瘫	少见	较常见	多见	常见	常见
眼部症状	可见玻璃体出血	可见同向偏盲	眼底动脉硬化	少见	视盘水肿
CT 表现	蛛网膜下腔高密度	增强可见 AVM 影	脑萎缩或梗死灶	脑室出血铸型或梗死灶	增强后可见肿瘤影
脑血管造影	动脉瘤和血管痉挛	动静脉畸形	脑动脉粗细不均	脑底动脉异常血管团	有时可见肿瘤染色

五、治疗

(一)急性期治疗

1.一般处理

(1)密切观察:生命体征监测;密切观察神经系统体征的变化;保持呼吸道通畅,维持稳定的呼吸循环系统功能。

(2)降低颅内压:常用的有甘露醇、呋塞米、甘油果糖或甘油氯化钠,也可以酌情选用清蛋白。

(3)纠正水、电解质平衡紊乱:记液体出入量;注意维持液体出入量平衡。适当补液、补钠、补钾,调整饮食和静脉补液中晶体胶体的比例可以有效预防低钠血症。

(4)对症治疗:烦躁者给予镇静药,头痛给予镇痛药,禁用吗啡、哌替啶等镇痛药。癫痫发作,可采用抗癫痫药物,如地西泮、卡马西平或者丙戊酸钠。

(5)加强护理:卧床休息,给予高纤维、高能量饮食,保持尿便通畅。意识障碍者可放置鼻胃管,预防窒息和吸入性肺炎。尿潴留者,给予导尿并膀胱冲洗,预防尿路感染。定时翻身,局部按摩、被动活动肢体、应用气垫床等措施预防压力性损伤、肺不张和深静脉血栓形成等并发症。

2.防治再出血

(1)安静休息:绝对卧床 4～6 周,镇静、镇痛,避免用力和情绪激动。

(2)控制血压:如果平均动脉压＞16.7 kPa(125 mmHg)或收缩压＞24.0 kPa(180 mmHg),可在血压监测下使用降压药物,保持血压稳定在正常或者起病前水平。可选用钙通道阻滞剂、

β受体阻滞剂等。

（3）抗纤溶药物：常用 6-氨基己酸（EACA）、止血芳酸（PAMBA）或止血环酸（氨甲环酸）。抗纤溶治疗可以降低再出血的发生率，但同时也增加脑动脉痉挛和脑梗死的发生率，建议与钙通道阻滞剂同时使用。

（4）外科手术：已经确诊为动脉瘤性蛛网膜下腔出血者，应根据病情，及早行动脉瘤夹闭术或介入栓塞治疗。

3.防治并发症

（1）脑动脉痉挛及脑缺血。①维持正常血压和血容量：保持有效的血液循环量，给予胶体溶液（清蛋白、血浆等）扩容升压。②早期使用尼莫地平：常用剂量 10～20 mg/d，静脉滴注 1 mg/h，共 10～14 天，注意其低血压的不良反应。③腰椎穿刺放液：发病后 1～3 天行腰椎穿刺释放适量的脑脊液，有利于预防脑血管痉挛，减轻脑膜刺激征等。但是，有诱发颅内感染、再出血及脑疝的危险。

（2）脑积水。①药物治疗：轻度脑积水可先行乙酰唑胺等药物治疗，酌情选用甘露醇、呋塞米等。②脑室穿刺脑脊液外引流术：蛛网膜下腔出血后脑室内积血性扩张或出现急性脑积水，经内科治疗后症状仍进行性加重者，可行脑室穿刺外引流术。但是，可增加再出血的概率。③脑脊液分流术：对于出血病因处理后，出现慢性交通性脑积水，经内科治疗仍进行性加重者，可行脑室-腹腔分流术。

（二）病因治疗

（1）手术治疗：对于出血病因明确者，应及时进行病因手术治疗，如开颅动脉瘤夹闭术、脑动静脉畸形或脑肿瘤切除术等。

（2）血管内介入治疗：适合血管内介入治疗的动脉瘤、颅内动静脉畸形患者，也可采用动脉瘤或动静脉畸形栓塞术。

（3）立体定向放射治疗：主要用于小型动静脉畸形及栓塞或手术后残余病灶的治疗。

六、预后

自发性蛛网膜下腔出血的预后与病因、治疗等诸多因素相关，脑动静脉畸形引起的蛛网膜下腔出血预后最佳，血液病引起的蛛网膜下腔出血效果最差。动脉瘤第 1 次破裂后，死亡率高达 30％～40％，其中半数在发病后 48 小时内死亡，5 年内死亡率为 51％；存活的病例中，1/3 生活不能自理，1/3 可再次发生出血，发生再次出血者的死亡率高达 60％～80％。脑动静脉畸形初次出血死亡率在 10％左右。80％的血管造影阴性的蛛网膜下腔出血患者能恢复正常工作，而动脉瘤破裂引起的蛛网膜下腔出血患者只有 50％能恢复健康。

（马福燕）

第六节　缺血性脑卒中

缺血性脑血管疾病又称缺血性脑卒中，是脑血管狭窄或闭塞等各种原因使颅内动脉血流量减少，造成脑实质缺血的一类疾病，包括短暂性脑缺血发作、可逆性缺血性神经功能缺损，进展性卒中和完全性卒中。

一、病理生理

(一)脑血流量和脑缺血阈

正常成人在休息状态下脑血流量(CBF)为 50～55 mL/(100 g·min),脑白质的脑血流量为 25 mL/(100 g·min),脑灰质的血流量为 75 mL/(100 g·min)。某区域的脑血流量,称为局部脑血流量(rCBF)。

正常时,脑动、静脉之间的氧含量差约为 7% 容积,称为脑的氧抽取量,用以维持氧代谢率在正常水平。当脑血流量不能维持正常水平时,为了维持氧代谢率,必须加大氧抽取量,在脑血流量降到 20 mL/(100 g·min)时,氧抽取量增至最高限度,如脑血流量继续下降,脑氧需求不再能满足,氧代谢率即会降低,脑组织就会发生缺氧。

当脑血流量降到 20 mL/(100 g·min)时,脑皮层的诱发电位和脑电波逐渐减弱,降到 15～18 mL/(100 g·min)时,脑皮层诱发电位和脑电图消失。此时神经轴突间的传导中断,神经功能丧失,该脑血流量阈值称为"轴突传导衰竭阈"。脑血流量降到 10 mL/(100 g·min)以下时,细胞膜的离子泵功能即发生衰弱,此时细胞内 K^+ 逸出于细胞外,Na^+ 和 Ca^{2+} 进入细胞内,细胞的完整性发生破坏,此脑血流量阈值称为"细胞膜衰竭阈"或"离子泵衰竭阈"。

脑血流量降低到缺血阈值以下并非立即发生脑梗死,决定缺血后果的关键因素是缺血的程度与缺血持续时间。在脑血流量降低到 18 mL/(100 g·min)以下时,经过一定的时间即可发生不可逆转的脑梗死,脑血流量水平越低,脑梗死发生越快。在脑血流量为 12 mL/(100 g·min)时,仍可维持 2 小时以上不致发生梗死。在 18～20 mL/(100 g·min)时,虽然神经功能不良,但仍可长时期不发生梗死。

在缺血性梗死中心的周边地带,由于邻近侧支循环的灌注,存在一个虽无神经功能但神经细胞仍然存活的缺血区,称为缺血半暗区。如果在一定的时限内提高此区的脑血流量,则有可能失神经功能恢复。

(二)脑缺血的病理生理变化

脑血流量下降导致脑的氧代谢率降低,当脑血流量降到离子泵衰竭阈以下时,如不能在短时间内增加脑血流量,即可发生一系列继发性病理改变,称为"缺血瀑布"。"缺血瀑布"一旦启动后,即一泻而下,最终导致脑梗死。

脑缺血引起的脑水肿先是细胞毒性水肿,以后发展为血管源性水肿,此过程在脑梗死后数小时至数天内完成,称为脑水肿的成熟。

二、病因

(一)脑动脉狭窄或闭塞

颅内脑组织由两侧颈内动脉和椎动脉供血,其中两侧颈内动脉供血占脑的总供血量的 80%～90%,椎动脉占 10%～20%。由于存在颅底动脉环和良好的侧支循环,在其中一条动脉发生狭窄或闭塞时,不一定出现临床缺血症状;若侧支循环不良或有多条动脉发生狭窄,使局部或全脑的脑血流量减少到脑缺血的临界水平[18～20 mL/(100 g/min)]以下时,就会产生临床脑缺血症状。全脑组织缺血的边缘状态的血流量为 31 mL/(100 g/min),此时如有全身性血压波动,即可引发脑缺血。

脑动脉粥样硬化是造成脑动脉狭窄或闭塞的主要原因,并且绝大多数累及颅外段大动脉和颅内的中等动脉,其中以颈动脉和椎动脉起始部受累的机会最多。

一般认为必须缩窄原有管腔横断面积的 80% 以上才足以使血流量减少。由于在脑血管造影片上无法测出其横断面积,只能测量其内径,所以,动脉内径狭窄超过其原有管径的 50% 时,相当于管腔面积缩窄 75%,才具有外科治疗意义。

(二)脑动脉栓塞

动脉粥样硬化斑块上的溃疡面上常附有血小板凝块、附壁血栓和胆固醇碎片。这些附着物被血流冲刷脱落后即可形成栓子,被血流带入颅内动脉时,就会发生脑栓塞,引起供血区脑缺血。

最常见的栓子来自颈内动脉起始部的动脉粥样硬化斑块,也是短暂性脑缺血发作的最常见的原因。

风湿性心瓣膜病、亚急性细菌性心内膜炎、先天性心脏病、人工瓣膜和心脏手术等形成的心源性栓子是脑动脉栓塞的另一个主要原因。少见的栓子如脓毒性栓子、脂肪栓子、空气栓子等也可造成脑栓塞。

(三)血流动力学因素

低血压、心肌梗死、严重心律失常、休克、颈动脉窦过敏、直立性低血压、锁骨下动脉盗血综合征等影响血流动力学的因素均可造成脑缺血,尤其是存在脑血管的严重狭窄或多条脑动脉狭窄时。

(四)血液学因素

口服避孕药物、妊娠、产妇、手术后和血小板增多症引起的血液高凝状态,红细胞增多症、镰状细胞贫血、巨球蛋白血症引起的血黏稠度增高均可发生脑缺血。

(五)其他因素

各种炎症、外伤、颅内压增高、脑血管本身病变、局部占位性病变、全身结缔组织疾病、变态反应及某些遗传疾病等均可影响脑血管供血,出现脑组织缺血。

三、临床分类与临床表现

(一)短暂性脑缺血发作(TIA)

短暂性脑缺血发作为脑缺血引起的短暂性神经功能缺失。特征:①发病突然。②局灶性脑或视网膜功能障碍的症状。③持续时间短暂,一般 10～15 分钟,多在 1 小时内,最长不超过 24 小时。④恢复完全,不遗留神经功能缺损体征。⑤多有反复发作的病史。⑥症状多种多样,取决于受累血管的分布。短暂性脑缺血发作是脑卒中的重要危险因素和即将发生脑梗死的警告。未经治疗的短暂性脑缺血发作患者约有 1/3 在数年内有发生完全性脑梗死的可能,1/3 由于短暂性脑缺血反复发作而损害脑功能,另 1/3 可能出现自然缓解。TIA 发作后一个月内发生卒中的机会是 4%～8%;在第一年内发生的机会是 12%～13%;以后 5 年则高达 24%～29%。

1.颈动脉系统短暂性脑缺血发作

主要表现为颈动脉供血区的神经功能障碍。以突然发作性一侧肢体无力或瘫痪、感觉障碍、失语和偏盲为特点,可反复发作;有的出现一过性黑矇,表现为突然单眼失明,持续 2～3 分钟,很少超过 5 分钟,然后视力恢复。有时一过性黑矇伴有对侧肢体运动和感觉障碍。

2.椎-基底动脉系统短暂性脑缺血发作

椎-基底动脉系统短暂性脑缺血发作的症状比颈动脉系统短暂性脑缺血发作复杂。发作性眩晕是最常见的症状,其他依次为共济失调、视力障碍、运动感觉障碍、吞咽困难、面部麻木等。有的患者还可发生"跌倒发作",即在没有任何先兆的情况下突然跌倒,无意识丧失,患者可很快自行站起来。

(二)脑血栓形成

本病好发于中年以后,50岁以上有脑动脉硬化、高脂血症和糖尿病者最易发生。男性多于女性。占全部脑血管病的30%~50%。部分患者起病前多有前驱症状如头晕、头痛、一过性肢体麻木无力,25%左右的患者有TIA病史。起病较缓慢,多在安静休息状态或夜间睡眠中发病,清晨或夜间醒来时发现偏瘫、失语等;部分患者白天发病,常先有短暂性脑缺血发作症状,以后进展为偏瘫。脑血栓患者多数发病时无意识障碍,无头痛、恶心、呕吐等症状,局灶症状可在数小时或数天内进行性加重。大面积脑梗死患者或椎-基底动脉血栓形成因累及脑干网状结构,则可出现不同程度的意识障碍,如同时合并严重脑水肿,也可伴有颅内压增高症状。

1.临床类型

临床中脑血栓形成的临床表现各异,按病程常可分为以下临床类型。

(1)可逆性缺血性神经功能缺损(reversible ischemic neurologic deficits,RIND):患者的神经症状和体征在发病后3周内完全缓解,不遗留后遗症,常因侧支循环代偿完善和迅速,血栓溶解或伴发的血管痉挛解除等原因未导致神经细胞严重损害。

(2)稳定型:神经症状和体征在几小时或2~3天达到高峰,以后不再发展,病情稳定,病初可有短暂性意识丧失。以后由于侧支循环建立,梗死区周围脑水肿消退,症状可减轻。

(3)缓慢进展型:由于血栓逐渐发展,脑缺血、水肿的范围继续扩大,症状逐渐加重,历时数天甚至数周,直到出现完全性卒中,常见于颈内动脉颅外段及颈内动脉的进行性血栓。

(4)急性暴发型:发病急骤,往往累及颈内动脉或大脑中动脉主干或多根大动脉造成大面积脑梗死,脑组织广泛水肿伴有头痛、呕吐等颅内高压症状及不同程度意识障碍,偏瘫完全、失语等,症状和体征很像脑出血,但CT扫描常有助于鉴别。

2.不同血管闭塞的临床特征

脑血栓形成的临床表现常与闭塞血管的供血状况直接有关,不同的脑动脉血栓形成可有不同临床症状和定位体征。

(1)颈内动脉:颈内动脉血栓的发病形式。临床表现及病程经过,取决于血管闭塞的部位、程度及侧支循环的情况。有良好的侧支循环,可不出现任何临床症状,偶尔在脑血管造影或尸检时发现。脑底动脉环完整,眼动脉与颈外动脉分支间的吻合良好,颈内动脉闭塞时临床上可无任何症状;若突然发生闭塞,则可出现患侧视力障碍和Horner综合征,以及病变对侧肢体瘫痪、对侧感觉障碍及对侧同向偏盲,主侧半球受累尚可出现运动性失语。检查可见患者颈内动脉搏动减弱或消失,局部可闻及收缩期血管杂音,同侧视网膜动脉压下降,颞浅动脉额支充血搏动增强。多普勒超声示颈内动脉狭窄或闭塞外,还可见颞浅动脉血流呈逆向运动,这对诊断本病有较大意义,脑血管造影可明确颈内动脉狭窄或闭塞。

(2)大脑中动脉:大脑中动脉主干或Ⅰ级分支闭塞,出现对侧偏瘫、偏身感觉障碍和同向性偏盲,优势半球受累时还可出现失语、失读、失算、失写等言语障碍。梗死面积大症状严重者可引起头痛、呕吐等颅高压症状及昏迷等。大脑中动脉深穿支闭塞,出现对侧偏瘫(上下肢瘫痪程度相同),一般无感觉障碍及偏盲,优势半球受损时可有失语。大脑中动脉皮质支闭塞:出现偏瘫(上肢重于下肢)及偏身感觉,优势半球受累可有失语,非优势半球受累可出现对侧偏侧复视症等体象障碍。

（3）大脑前动脉：大脑前动脉主干闭塞，如果发生在前交通动脉之前，因病侧大脑前动脉远端可通过前交通动脉代偿供血，可没有任何症状和体征；如血栓发生在前交通动脉之后的主干，则出现对侧偏瘫和感觉障碍（以下肢为重），可伴有排尿障碍（旁中央小叶受损），亦可出现反应迟钝、情感淡漠、欣快等精神症状及强握、吸吮反射，在优势半球者可有运动性失语。大脑前动脉皮质支闭塞常可引起对侧下肢的感觉和运动障碍，并伴有排尿障碍（旁中央小叶），亦可出现情感淡漠、欣快等精神症状及强握、吸吮反射。深穿支闭塞：由于累及纹状体内侧动脉——Huebner 动脉，内囊前支和尾状核缺血，出现对侧中枢性面舌瘫及上肢瘫痪。

（4）大脑后动脉：主要供应枕叶、颞叶底部、丘脑及上部脑干。主干闭塞常引起对侧偏盲和丘脑综合征。皮质支闭塞时常可引起对侧偏盲，但有黄斑回避现象；优势半球可有失读及感觉性失语，一般无肢体瘫痪和感觉障碍。深穿支包括丘脑穿通动脉、丘脑膝状体动脉，丘脑穿通动脉闭塞由于累及丘脑后部和侧部，表现为对侧肢体舞蹈样运动，不伴偏瘫及感觉障碍。丘脑膝状体动脉闭塞时常可引起丘脑综合征，表现为对侧偏身感觉障碍如感觉异常、感觉过度、丘脑痛，轻偏瘫，对侧肢体舞蹈手足徐动症，半身投掷症，还可出现动眼神经麻痹、小脑性共济失调。

（5）基底动脉：基底动脉分支较多，主要分支包括小脑前下动脉、内听动脉、旁正中动脉、小脑上动脉等，该动脉闭塞临床表现较复杂。基底动脉主干闭塞可引起广泛脑桥梗死，出现四肢瘫痪、瞳孔缩小，多数脑神经麻痹及小脑症状等，严重者可迅速昏迷、高热以至死亡。脑桥基底部梗死可出现闭锁综合征，患者意识清楚，因四肢瘫、双侧面瘫、延髓性麻痹、不能言语、不能进食、不能做各种动作，只能以眼球上下运动来表达自己的意愿。基底动脉的分支一侧闭塞，可因脑干受损部位不同而出现相应的综合征。Weber 综合征，因中脑穿动脉闭塞，病侧动眼神经麻痹，对侧偏瘫，Ciaude 综合征，同侧动眼神经麻痹，对侧肢体共济失调。Millard-Gubler 综合征，因脑桥旁中央支动脉闭塞，出现病侧外展神经和面神经麻痹，对侧肢体瘫痪。Foville 综合征，因内侧纵束及外展神经受损，出现病侧外展和面神经麻痹，双眼向病灶侧水平凝视麻痹，对侧肢体瘫痪。内听动脉闭塞，则常引起眩晕发作，伴有恶心、呕吐、耳鸣、耳聋等症状。小脑上动脉闭塞，因累及小脑半球外侧面、小脑蚓部和中脑四叠体及背外侧，可引起同侧小脑性共济失调，对侧痛温觉减退，听力减退。

（6）椎动脉：此处闭塞为小脑后下动脉损害，典型为延髓外侧综合征或 Wallenberg syndrome 综合征。临床表现为突然眩晕、恶心、呕吐、眼球震颤（前庭外侧核及内侧纵束受刺激），病灶侧软腭及声带麻痹（舌咽、迷走神经疑核受损），共济失调（前庭小脑纤维受损），面部痛觉、温觉障碍（三叉神经脊束核受损），Horner 综合征（延髓网状结构下行交感神经下行纤维受损），对侧半身偏身痛、温觉障碍（脊髓丘脑束受损）。偶或表现为对侧延髓综合征，因锥体梗死而发生对侧上下肢瘫痪，可有病侧吞咽肌麻痹和对侧身体的深感觉障碍。

（7）小脑梗死：表现为眩晕、恶心、呕吐、头痛、共济失调。患者有明显运动障碍而无肌力减退或锥体束征，大面积梗死可压迫脑干而出现外展麻痹、同向凝视、面瘫、锥体束征。严重颅压增高可引起呼吸麻痹，昏迷。

（三）脑栓塞

（1）任何年龄均可发病，但以青壮年多见。多在活动中突然发病，常无前驱症状，局限性神经缺失症状多在数秒至数分钟内发展到高峰，是发病最急的脑卒中，且多表现为完全性卒中。个别病例因栓塞反复发生或继发出血，于发病后数天内呈进行性加重，或局限性神经功能缺失症状，一度好转或稳定后又加重。

(2)大多数患者意识清楚或仅有轻度意识模糊,颈内动脉或大脑中动脉主干的大面积脑栓塞可发生严重脑水肿、颅内压增高、昏迷及抽搐发作,病情危重;椎-基底动脉系统栓塞也可发生昏迷。

(3)局限性神经缺失症状与栓塞动脉供血区的功能相对应。约4/5脑栓塞累及Willis环部,多为大脑中动脉主干及其分支,出现失语、偏瘫、单瘫、偏身感觉障碍和局限性癫痫发作等,偏瘫、多以面部和上肢为主,下肢较轻;约1/5发生在Willis环后部,即椎基底动脉系统,表现眩晕、复视、共济失调、交叉瘫四肢瘫、发音与吞咽困难等;栓子进入一侧或两侧大脑后动脉可导致同性偏盲或皮层盲;较大栓子偶可栓塞在基底动脉主干,造成突然昏迷、四肢瘫或基底动脉尖综合征。

(4)大多数患者有栓子来源的原发疾病,如风湿性心脏病、冠心病和严重心律失常等;部分病例有心脏手术、长骨骨折、血管内治疗史等;部分病例有脑外多处栓塞证据如皮肤、球结膜、肺、肾、脾、肠系膜等栓塞和相应的临床症状和体征,肺栓塞常有气急、发绀,胸痛、咯血和胸膜摩擦音等,肾栓塞常有腰痛、血尿等,其他如皮肤出血或成瘀斑,球结膜出血、腹痛、便血等。

(四)腔隙性脑梗死

老年人多见,60岁左右。常有高血压、高血脂和糖尿病。症状突然或隐袭发生,约30%患者症状可在36小时内逐渐加重。也有部分患者可以没有任何症状,仅在影像学检查时发现,所以有人又将其归类为无症状性脑梗死。临床上常见的腔隙综合征有纯运动卒中、纯感觉卒中、感觉运动卒中、构音障碍-手笨拙综合征、共济失调轻偏瘫综合征。

1.纯运动卒中

约占腔隙性脑梗死的50%,有偏身运动障碍,表现为对侧面、舌瘫和肢体瘫。也可为单纯的面舌瘫或单肢瘫痪,常不伴有失语、感觉障碍或视野缺损。病灶主要在内囊、脑桥基底部,有时在放射冠或大脑脚处。

2.纯感觉卒中

约占腔隙性脑梗死的5%,主要表现为一侧颜面、上肢和下肢感觉异常或感觉减退。病灶主要位于丘脑腹后核,也可在放射冠后方、内囊后肢、脑干背外侧部分等。

3.感觉运动卒中

约占腔隙性脑梗死的35%,累及躯体和肢体部分的纯运动卒中伴有感觉障碍。病变部位累及内囊和丘脑,由大脑后动脉的丘脑穿通支或脉络膜动脉病变所致。

4.构音障碍-手笨拙综合征

约占腔隙性脑梗死的10%,其临床特征为突然说话不清,一侧中枢性面舌瘫(常为右侧)伴有轻度吞咽困难及手动作笨拙,共济失调(指鼻试验欠稳),但无明显肢体瘫痪。病灶位于脑桥基底部上1/3和2/3交界处或内囊膝部上方。

5.共济失调轻偏瘫

约占腔隙性脑梗死10%,常表现为突然一侧轻偏瘫,下肢比上肢重,伴有同侧肢体明显共济失调。病损通常在放射冠及脑桥腹侧。

此外,腔隙脑梗死还可引起许多其他临床综合征,如偏侧舞蹈性综合征、半身舞动性综合征、闭锁综合征、中脑丘脑综合征、丘脑性痴呆等。

(五)基底动脉尖综合征(TOB综合征)

本病以老年人发病为多,发病年龄23~82岁,平均为59~76岁。症状可有眩晕、恶心、呕吐、头痛、耳鸣、视物不清、复视、肢体无力、嗜睡、意识障碍、尿失禁等。

神经系统查体可见以下表现。

1.中脑和丘脑受损的脑干首端栓塞表现

(1)双侧动眼神经瘫——出现眼球运动及瞳孔异常:一侧或双侧动眼神经部分或全部麻痹、眼球上视不能(上丘受累),瞳孔反应迟钝而调节反应存在,类似 Argyu-Robertson 瞳孔(顶盖前区病损)。

(2)意识障碍,注意行为的异常:一过性或持续数天,或反复发作(中脑及/或丘脑网状激活系统受累)。

(3)异常运动与平身投掷、偏瘫、共济运动障碍及步态不稳,癫痫发作,淡漠,记忆力定向力差(丘脑受损)。

2.大脑后动脉区梗死(枕叶、颞叶内侧面梗死)表现

视物不清,同向象限性盲或偏盲,皮质盲(双侧枕叶视区受换),Balint 综合征(注视不能症、视物失认症、视觉失用症),严重记忆障碍(颞叶内侧等)。

四、辅助检查

(一)脑血管造影

脑血管造影是诊断缺血性脑血管疾病的重要辅助检查,尤其是外科治疗中所必需的最基本的检查评估措施,它不仅能提供脑血管是否存在狭窄、部位、程度、粥样斑块、局部溃疡、侧支循环情况,而且还可发现其他病变及评估手术疗效等。

如狭窄程度达到 50%,表示管腔横断面积减少 75%;狭窄度达到 75%,管腔面积已减少 90%;如狭窄处呈现"细线征"(图 5-11),则管腔面积已减少 90%～99%。

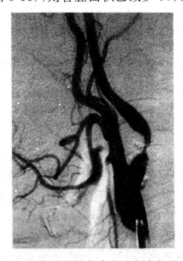

图 5-11　DSA 显示颈内动脉重度狭窄(细线征)

动脉粥样硬化上的溃疡形态可表现:①动脉壁上有边缘锐利的下陷。②突出的斑块中有基底不规则的凹陷。③当造影剂流空后在不规则基底中有造影剂残留。

颈动脉狭窄程度(%)=(1-狭窄动脉内径/正常颈内动脉管径)×100%。颈动脉狭窄可分为轻度狭窄(<30%)、中度狭窄(30%～69%)、重度狭窄(70%～99%)和完全闭塞。

(二)经颅多普勒超声(TCD)

多普勒超声可测定颈部动脉内的峰值频率和血流速度,可借以判断颈内动脉狭窄的程度。残余管腔越小其峰值频率越高,血流速度也越快。根据颈动脉峰值流速判断狭窄程度的标准见表 5-3。

表 5-3   多普勒超声探测颈内动脉狭窄程度

狭窄的百分比(%)	颈内动脉 / 颈总动脉峰值收缩期流速比率	峰值收缩期流速(cm/s)
41~50	<1.8	>125
60~79	>1.8	>130
80~99	>3.7	>250 或 <25(极度狭窄)

颈动脉指数等于颈总动脉的峰值收缩期频率除颈内动脉的峰值收缩期频率。根据颈动脉指数也可判断颈内动脉狭窄的程度(表 5-4)。

表 5-4   颈动脉指数与颈内动脉狭窄

狭窄程度	狭窄的百分比(%)	残余管径(mm)	颈动脉指数
轻度	<40	>4	2.5~4.0
中度	40~60	2~4	4.0~6.9
重度	>60	<2	7.0~15

经颅多普勒超声(TCD)可探测颅内动脉的狭窄,如颈内动脉颅内段、大脑中动脉、大脑前动脉和大脑后动脉主干的狭窄。

(三)磁共振血管造影(MRA)

MRA 是一种无创检查方法,可显示颅内外脑血管影像。管腔狭窄 10%~69%者为轻度和中度狭窄,此时 MRA 片上显示动脉管腔虽然缩小,但血流柱的连续性依然存在。管腔狭窄 70%~95%者为重度狭窄,血流柱的信号有局限性中断,称为"跳跃征"。管腔狭窄 95%~99%者为极度狭窄,在信号局限性中断中,若血流柱很纤细甚至不能显示,称为"纤细征"。目前在 MRA 像中尚难可靠地区分极度狭窄和闭塞,MRA 的另一缺点是难以显示粥样硬化的溃疡。与脑血管造影相比,MRA 对狭窄的严重性常估计过度,因此,最好与超声探测结合起来分析,可提高与脑血管造影的附和率。

(四)CT 脑血管造影(CTA)

CT 脑血管造影是另一种非侵袭性检查脑血管的方法。先静脉注入 100~150 mL 含碘造影剂,然后进行扫描和重建。与脑血管造影的诊断附和率可达 90%。其缺点是难以区分血管腔内的造影剂与血管壁的钙化,因此,对狭窄程度的估计不够准确。

(五)正电子发射计算机断层扫描(PET)

PET 即派特,在短暂性脑缺血发作(TIA)与急性脑梗死的早期定位诊断、疗效评价及是否需做血管重建手术及其评价等方面具有重要的诊断价值。派特主要测量的指标是局部脑血容量(CBV)、局部脑血流量(rCBF)和脑血流灌注量(PR)。在脑缺血早期的 1 小时到数天形态学发生变化之前,派特图像表现为病灶区低灌注,脑血流量减少,大脑氧摄取量增加,脑血容量增加,这在一过性脑缺血发作和半暗区组织表现非常明显;脑缺血进一步发展,脑血流量会降低,图像表现为放射性缺损。

五、诊断

缺血性脑血管疾病要根据病史、起病形式、症状持续的时间与发作频率,神经系统查体及辅助检查,进行综合分析,做出诊断。依据脑血管造影、经颅多普勒超声、MRA、CTA 及 PET 检查,不仅可对缺血性脑血管疾病做出定性、定量诊断,还可指导选择治疗方案与判断疗效。

诊断要点:①年龄在 50 岁以上具在动脉硬化、糖尿病、高血脂者。②既往有短暂性脑缺血发作史。③多在安静状态下发病,起病缓慢。④意识多清楚,较少头痛、呕吐,有局限性神经系统体征。⑤神经影像学检查显示有脑缺血表现。

六、治疗

(一)TIA

应针对能引起 TIA 的病因与危险因素进行积极治疗,如高血压、高脂血症、糖尿病、心脏病等。

1.抗血小板聚集治疗

研究表明,抗血小板聚集能有效地防止血栓形成和微栓子的形成,减少 TIA 发作,常用:①阿司匹林,可抑制环氧化酶,抑制血小板质内花生四烯酸转化为血栓素 A_2,故能抑制血小板的释放和聚集。但使用阿司匹林剂量不宜过大,否则同时亦抑制血管内皮细胞中的前列环素的合成,不利于对血栓素 A_2 作用的对抗与平衡。阿司匹林的剂量为每天口服 50～300 mg 为益,有消化道溃疡病及出血性疾病患者慎用。②双嘧达莫可抑制磷酸二酯酶,阻止环磷酸腺苷(CAMP)的降解,抑制 ADP 诱发血小板聚集的敏感性,而有抗血小板聚集作用。常用剂量 25～50 g,3 次/天,可与阿司匹林合用。急性心梗时忌用。③盐酸噻氯匹定是一新型有效的抗血小板聚集药物,疗效优于阿司匹林,常用剂量为 125～250 mg,1 次/天。

2.抗凝治疗

对 TIA 发作频繁,程度严重,发作症状逐渐加重,或存在进展性卒中的可能性时,尤其是椎-基底动脉系统的 TIA,如无明显的抗凝禁忌证,应在明确诊断后及早进行抗凝治疗。

常用药物:①肝素。在体内外均有迅速抗凝作用,静脉注射 10 分钟即可延长血液的凝血时间。方法:用肝素 100 mg(12 500 U)加入 10% GS 1 000 mL 中,缓慢静脉滴注(20 滴/分)维持治疗 7～10 天。定期监测凝血时间,并根据其凝血时间调整滴速,使凝血酶原时间保持在正常值的 2～2.5 倍,凝血酶原活动 20%～30%。维持 24～48 小时。②口服抗凝剂。病情较轻或肝素治疗控制病情后可用此法,华法林片首剂 4～6 mg,以后 2～4 mg/d 维持。醋硝香豆素首剂为 8 mg,以后 2.5～5 mg/d 维持。双香豆素乙酯,首剂 300 mg,维持量为 150 g/d。口服抗凝药一般要连用半年至 1 年,用药期间应及时查出凝血时间。抗凝治疗的禁忌证:70 岁以上者出血性疾病、血液病创口未愈,消化道溃疡活动期、严重肝肾疾病及颅内出血,妊娠者等。③低分子肝素。这是通过化学解聚或酶解聚生成的肝素片等,其大小相当于普通肝素的 1/3,其出血不良反应小,同时有促纤溶作用,增强血管内皮细胞的抗血栓作用而不干扰血管内皮细胞的其他功能。因此低分子肝素比其他肝素更安全,用法:低分子肝素 5 000 U,腹部皮下垂直注射,1～2 次/天,7～10 天为 1 个疗程。

3.手术治疗

经检查指之短暂性脑缺血发作是由于该部大动脉病变如动脉粥样硬化斑块致严重动脉狭窄

致闭塞所引起时,为了消除微栓子来源,恢复和改善脑血流,建立侧支循环,对颈动脉粥样硬化颈动脉狭窄＞70%者,可考虑手术治疗。常用方法有颈动脉内膜剥离术,颅外-颅内血管吻合术,以及近年来发展起来的颈动脉支架成形术。

4.血管扩张药物

能增加全脑的血流量,扩张脑血管,促进侧支循环。引用罂粟碱30~60 mg加入5% GS液体中滴或川芎嗪80~160 mg加入5% GS液体滴,14天为1个疗程,其他如丹参、烟酸等。

(二)脑血栓形成

脑血栓形成急性期治疗原则:①要特别重视超早期和急性期处理,要注意整体综合治疗与个体化治疗相结合,针对不同病情、不同病因采取针对性措施。②尽早溶解血栓及增加侧支循环,恢复缺血区的血液供应、改善微循环,阻断脑梗死的病理生理。③重视缺血性细胞的保护治疗,应尽早应用脑细胞保护剂。④积极防治缺血性脑水肿,适时应用脱水降颅内压药物。⑤要加强监护和护理,预防和治疗并发症。⑥尽早进行康复治疗,促进神经功能恢复。⑦针对致病危险因素的治疗,预防复发。

1.一般治疗

一般治疗是急性缺血性脑血管病的基础治疗,不可忽视,否则可发生并发症导致死亡。意识障碍患者应予气道支持及辅助呼吸,定期监测 PaO_2 和 $PaCO_2$。注意防治压力性损伤及呼吸道或泌尿系统感染,维持水、电解质平衡及心肾功能,预防肺栓塞、下肢深静脉血栓形成等并发症。

2.调整血压

急性脑梗死后高血压的治疗一直存在争论,应慎用降血压药。急性脑卒中时血管自主调节功能受损,脑血流很大程度取决于动脉压,明显降低平均动脉压可能对缺血脑组织产生不利影响。Yamagnchi 提出缺血性脑卒中急性期的血压只有在平均动脉压超过 17.3 kPa(130 mmHg)或收缩压超过 29.3 kPa(220 mmHg)时才需降压,降压幅度一般降到比卒中前稍高的水平。急性缺血性脑血管病患者很少有低血压。如血压过低,应查明原因,及时给予补液或给予适当的升压药物如多巴胺、间羟胺等以升高血压。

3.防治脑水肿

脑血栓形成后,因脑缺血、缺氧而出现脑水肿,在半小时即可出现细胞毒性水肿,继而在3~5天出现血管源性水肿,7~10天后水肿开始消退,2~3周时水肿消失。大面积脑梗死或小脑梗死者可致广泛而严重的脑水肿,如不及时处理,可并发脑疝死亡。常用有效降颅内压药物为甘露醇、呋塞米、甘油果糖和清蛋白。甘露醇快速静脉注射后,因它不易从毛细血管外渗入组织,从而能迅速提高血浆渗透压,使组织间液水分向血管内转移,达到脱水作用,同时增加尿量及尿 Na^+、K^+ 的排出,尚有清除自由基的作用。通常选用 20%甘露醇 125 mL 静脉快速滴注,1 次/6~12 小时,直至脑水肿减轻。主要不良反应有循环负担而致心力衰竭或急性肺水肿,剂量过大,应用时间长可出现肾脏损害。为减少上述不良反应,可配合呋塞米使用,呋塞米常用剂量为 20~40 mL/次静脉滴注,2~4 次/天。用药过程中注意水电解质平衡。甘油果糖具有良好的降颅内压作用,常用量 250 mL 静脉滴注,1~2 次/天;清蛋白具有提高血浆胶体渗透压作用,与甘露醇合用,取长补短,可明显提高脱水效果。用法 2~10 g/次,静脉滴注,1 次/天或 1 次/2 天,连用7~10 天。

4.溶栓治疗

适用于超早期(发病 6 小时以内)及进展型卒中。应用溶栓治疗应严格掌握溶栓治疗的适应证与禁忌证。

(1)适应证:①年龄小于 75 岁。②对 CA 系梗死者无意识障碍,对 VBA 梗死者由于本身预后极差,对昏迷较深者也不必禁忌,而且治疗开始时间也可延长。③头颅 CT 排除颅内出血和与神经功能缺损相应的低密度影者。④可在发病 6 小时内完成溶栓。⑤患者或家属同意。

(2)禁忌证:①溶栓治疗之前瘫痪肢体肌力已出现改善。②活动性内出血和已知出血倾向。③脑出血史,近 6 个月脑梗死史及颅内、脊柱手术外伤史。④近半年内活动性消化溃疡或胃肠出血。⑤严重心、肝、肾功能不全。⑥正在使用抗凝剂。⑦未控制的高血压,收缩压高于 26.7 kPa(200 mmHg),或舒张压高于 14.7 kPa(110 mmHg)。⑧收缩压低于 13.3 kPa(100 mmHg),年龄小于 60 岁。

(3)血栓溶解的原理:血栓溶解主要是指溶解血栓内纤维蛋白。纤维蛋白降解主要依靠纤溶酶,它产生于纤溶酶原被一系列活化因子激活时,纤溶酶原是一种相对分子质量为 92 000 的糖蛋白,由 790 个氨基酸组成,分为谷氨酸纤溶酶原和赖氨酸纤溶酶原,这两种酶原可被内源性的 t-PA 和外源性的尿激酶和链激酶所激活,在溶栓过程中,给予患者某些药物(如尿激酶、链激酶、t-PA 等)可以促进血栓溶解,将血栓分解为可溶性纤维蛋白降解产物。

(4)常用溶栓剂及作用机制:溶栓剂共 3 代。①第一代:非选择性溶栓剂——链激酶(SK)、尿激酶(UK)。SK 是国外应用最早、最广的一种溶栓剂,它通过与血中纤维蛋白原形成 1:1 复合物,再促进游离的纤溶酶原转化为纤溶酶,因此它是间接的纤溶酶激活剂。链激酶由于抗原性较强,易引起变态反应,溶栓同时也易引起高纤溶血症,目前临床上较少使用。欧洲几项大规模临床研究结果证实,SK 溶栓死亡率及出血发生率高,效果不明显,不推荐使用。UK 是一种丝氨酸蛋白酶,它可使纤溶酶原中的精氨酸 560-缬氨酸 561 化学键断裂,直接使纤溶酶原转变为纤溶酶,由于其无抗原性、无热源性、毒副反应小,且来源丰富等特点,至今仍是亚洲一些国家(如中国和日本)临床应用的主要药物。②第二代:选择性溶栓剂——重组组织型纤溶酶原激活剂(rt-PA),重组单链尿激酶型纤溶酶原激活剂(rscu-PA)ort-PA 分子上有一纤维蛋白结合点,故能选择性地和血栓表层的纤维蛋白结合,所形成的复合物对纤溶酶有很高的亲和力及触酶活性,使纤溶酶原在局部转变为纤溶酶,从而溶解血栓,而很少产生全身抗凝、纤溶状态。但它价格非常昂贵,大剂量使用也会增加出血的可能性,同时由于其半衰期更短,因此有一定的血管再闭塞,使其临床应用受到一定的限制。Rscu-PA 是人血、尿中天然存在的一种蛋白质,它激活与纤维蛋白结合的纤溶酶原比激活血循环中游离的纤溶酶原容易。③第三代:试图用基因工程选择技术改良天然溶栓药物的结构,以提高选择性溶栓剂效果,延长半衰期,减少剂量,这类药物有嵌合型溶栓剂(将 t-PA,scu-PA 二级结构进行基因工程杂交而得)单克隆抗体导向溶栓。

(5)溶栓剂量:脑梗死溶栓治疗剂量尚无统一标准,由于人体差异、给药途径的不同,剂量波动范围也较大。通常静脉溶栓剂量大,SK 150 000~500 000 U,UK 1 000 000~1 500 000 U,rt-PA 10~100 mg;动脉用药 SK 6 000~250 000 U,UK 100 000~300 000 U,rt-PA 20~100 mg。

(6)溶栓治疗时间:Astrup 根据动物试验首次提出了"缺血半暗带"的概念,表明缺血半暗带仅存在 3~4 小时,因此大多数临床治疗时间窗定在症状出现后 6 小时内进行。美国食品与药物管理局(FDA)批准在发病 3 小时内应用 rt-PA。尿激酶一般在发病 6 小时内进行。近来有学者提出 6 小时的治疗时间窗也绝不是僵化的,有些患者卒中发病超过 6 小时,如果侧支循环好,仍可考虑延迟性溶栓。

(7)溶栓治疗的途径:溶栓治疗的途径主要有静脉和动脉用药两种。在 DSA 下行动脉内插管,于血栓附近注入溶栓药,可增加局部的药物浓度,减少用药剂量,直接观察血栓崩解,一旦再通即刻停止用药,便于掌握剂量,但它费时(可能延误治疗时间)、费用昂贵,需要造影仪器及训练有素的介入放射人员。因而受到技术及设备的限制。相反静脉溶栓简便易行,费用低。近来有一些学者提出将药物注入 ICA,而不花更多时间将导管插入 MCA 或在血栓近端注药。至于何种用药途径更佳,尚未定论,Racke 认为动脉、静脉用药两者疗效无明显差异。

(8)溶栓治疗脑梗死的并发症。①继发脑出血:发生率:多数文献报告,经 CT 证实的脑梗死后出血性梗死自然发生率为 5%～10%;脑实质出血约为 5%。WardLaw 等综述 1992 年以前 30 多篇文献的 1 573 例应用 UK、SK、rt-PA 经静脉或动脉途径溶栓治疗,出血性脑梗死发生率为 10%。1 781 例溶栓治疗继发脑实质出血发生率为 5%。当然不同给药方法和时机,出血的发生率不同,据现有资料颅内出血的发生率为 4%～26%。最主要危险因素如下。溶栓治疗时机:高血压,溶栓开始前收缩压超过 24.0～26.7 kPa 或舒张压超过 14.7～16.0 kPa。溶栓药物的剂量:脑水肿,早期脑 CT 检查有脑水肿或占位效应患者有增加出血性梗死的发生率。潜在的危险因素:年龄(70 岁以上)、病前神经状况、联合用药(如肝素、阿司匹林等)。可能发生机制:继发性纤溶亢进和凝血障碍;长期缺血的血管壁已经受损,在恢复血供后由于通透性高而血液渗出;血流再灌注后可能因反射而使灌注压增高。②再灌注损伤:再灌注早期,脑组织氧利用率低,而过氧化脂质含量高,过剩氧很容易形成活性氧,与细胞膜脂质发生反应,使脑细胞损害加重。通常脑梗死发病 12 小时以内缺血脑组织再灌注损伤不大,脑水肿较轻,但发病 12 小时以后则可能出现缺血脑组织过度灌注,加重脑水肿。③血管再闭塞:脑梗死溶栓后血管再闭塞发生率为 10%～20%,其发生原因目前尚不十分清楚,可能与溶栓药物的半衰期较短有关,尿激酶的半衰期为 16 分钟,PA 仅为 7 分钟;溶栓治疗可能伴有机体凝血活性增高。

5.抗凝治疗

临床表现为进展型卒中的患者,可有选择地应用抗凝治疗。但有引起颅内和全身出血的危险性,必须严格掌握适应证和禁忌证。抗凝治疗包括肝素和口服抗凝剂。肝素:12 500 U 加入 10%葡萄糖 1 000 mL 中,缓慢静脉滴注(每分钟 20 滴),仅用 1～2 天,凝血酶原时间保持在正常值的 2～2.5 倍,凝血酶原活动度在 20%～30%。但有关其疗效及安全性的确切资料有限,结果互有分歧。低分子肝素安全性增加,但其治疗急性缺血性脑血管病的疗效尚待评估,目前已有的资料难以做出肯定结论。用法:速避凝 3 000～5 000 U,腹部皮下垂直注射,1～2 次/天。口服抗凝剂:双香豆素乙酯 300 mg,双香豆素 100～200 mg 或华法林 4～6 mg,刚开始时每天检查凝血酶原时间及活动度,待稳定后可每周查 1 次,以便调整口服药物剂量。治疗期间应注意出血并发症,如有出血情况立即停用。

6.降纤治疗

降解血栓纤维蛋白原、增加纤溶系统活性及抑制血栓形成或帮助溶解血栓。适用于脑血栓形成早期,特别是合并高纤维蛋白血症患者。常用药物有巴曲酶、蛇毒降纤酶等。

7.抗血小板凝集药物

抗血小板凝集药物能降低血小板聚集和血黏度。目前常用有阿司匹林和盐酸噻氯匹定。阿司匹林以小剂量为宜,一般 50～100 mg/d,盐酸噻氯匹定 125～250 mg/d。

8.血液稀释疗法

稀释血液和扩充血容量可以降低血液黏稠度,改善局部微循环。常用右旋糖酐-40 或 706 代血浆 500 mL,静脉滴注,1 次/天,10～14 天为 1 个疗程。心肾功能不全者慎用。

9.脑保护剂

目前临床上常用的制剂如下:①钙通道阻滞剂。能阻止脑缺血、缺氧后神经细胞内钙超载,解除血管痉挛,增加血流量,改善微循环。常用的药物有尼莫地平、尼莫地平、盐酸氟桂利嗪等。②胞磷胆碱。它是合成磷脂胆碱的前体,胆碱在磷脂酰胆碱生物合成中具有重要作用,而磷脂酰胆碱是神经膜的重要组成部分,因此具有稳定神经细胞膜的作用。胞磷胆碱还参与细胞核酸、蛋白质和糖的代谢,促进葡萄糖合成乙酰胆碱,防治脑水肿。用法:500～750 mg加入5%葡萄糖液250 mL。静脉滴注,1次/天,10～15天为1个疗程。③脑活素。主要成分为精制的必需和非必需氨基酸、单胺类神经介质、肽类激素和酶前体,它能通过血-脑屏障,直接进入神经细胞,影响细胞呼吸链,调节细胞神经递质,激活腺苷酸环化酶,参与细胞内蛋白质合成等。用法:20～50 mL加入生理盐水250 mL,静脉滴注,1次/天,10～15天为1个疗程。

10.外科治疗和介入治疗

半球大面积脑梗死压迫脑干,危及生命时,若应用甘露醇无效时,应积极进行去骨瓣手术减压和坏死脑组织吸出术。对急性大面积小脑梗死产生明显肿胀及脑积水者,可行脑室引流术或去除坏死组织以挽救生命。对颈动脉粥样硬化颈动脉狭窄>70%者,可考虑手术治疗。常用的手术方法有颈动脉内膜剥离修补术,颅外-颅内血管吻合术及近年来发展起来的颈动脉支架成形术。

11.康复治疗

主张早期进行系统、规范及个体化的康复治疗。急性期一旦病情平稳,应立即进行肢体功能锻炼和语言康复训练,降低致残率。

(三)脑栓塞

(1)发生在颈内动脉前端或大脑中动脉主干的大面积脑栓塞,以及小脑梗死可发生严重的脑水肿,继发脑疝,应积极进行脱水、降颅内压治疗,必要时需要进行大颅瓣切除减压。大脑中动脉主干栓塞可立即施行栓子摘除术,据报道70%可取得较好疗效,亦应争取在时间窗内试验溶栓治疗,但由于出血性梗死更多见,溶栓适应证更应严格掌握。

(2)由于脑栓塞有很高的复发率,有效的预防很重要。心房颤动患者可采用抗心律失常药物或电复律,如果复律失败,应采取预防性抗凝治疗。由于个体对抗凝药物敏感性和耐受性有很大差异,治疗中要定期监测凝血功能,并随时调整剂量。在严格掌握适应证并进行严格监测的条件下,适宜的抗凝治疗能显著改善脑栓塞患者的长期预后。

(3)部分心源性脑栓塞患者发病后3小时内,用较强的血管扩张剂如罂粟碱点滴或吸入亚硝酸异戊酯,可收到较满意疗效,亦可用烟酸羟丙茶碱治疗发病1周内的轻中度脑梗死病例收到较满意疗效者。

(4)对于气栓的处理应采取头低位,左侧卧位。如系减压病应立即行高压氧治疗,可使气栓减少,脑含氧量增加,气栓常引起癫痫发作,应严密观察,及时进行抗癫痫治疗。脂肪栓的处理可用血管扩张剂,5%硫酸氢钠注射液250 mL静脉滴注,2次/天。感染性栓塞需选用有效足量的抗生素抗感染治疗。

(四)腔隙性脑梗死

该病无特异治疗其关键在于防治高血压动脉粥样硬化和糖尿病等。急性期适当的康复措施是必要的。纯感觉性卒中主要病理是血管脂肪透明变性,巨噬细胞内充满含铁血黄素,提示红细胞外渗,因此禁用肝素等抗凝剂,但仍可试用阿司匹林、双嘧达莫;纯运动型较少发生血管脂肪变性,可以应用肝素、东菱精纯克栓酶及蝮蛇抗栓酶,但应警惕出血倾向。腔隙梗死后常有器质性重症抑郁,抗抑郁药物患者常不易耐受,最近有人推荐选择性 5-羟色胺重摄取抑制剂 Ciralopram 10～14 mg/d,治疗卒中后重症抑郁安全有效,无明显不良反应。无症状型腔隙性脑梗死主要针对其危险因素:高血压、糖尿病、心律失常、高脂、高黏血症及颈动脉狭窄等,进行积极有效的治疗,对降低其复发率至关重要,对本病的预防也有极其重要的意义。

（刘　伟）

第六章

循环系统危重症

第一节　恶性心律失常

一、疾病特征

（一）一般临床表现

（1）患者自觉心脏跳动不适，如心悸、心慌、停搏感，时发时止；持续时间长短不一，短则几秒钟，长则几小时，甚至几天。

（2）患者可伴心前区疼痛、胸闷、头晕、乏力、黑矇，严重者可出现晕厥、抽搐，甚至休克。

（3）患者多有心脏病（如冠心病、心肌炎、心包炎、心肌病、心力衰竭等）、内分泌疾病、贫血性疾病等病史。

（4）患者可有类似发作病史。

（二）体征

1.血压

心率过快或过慢时，血压可能出现降低，因此需要密切监测患者血压的变化。

2.心率、心律

心律失常发作时，患者心跳的节律及频率均会有所变化。

3.杂音

如果心脏瓣膜有狭窄或关闭不全时，常可在相应瓣膜听诊区闻及病理性杂音。

4.神志

重症恶性心律失常发作时，患者可出现嗜睡或意识模糊，甚至晕厥。

二、诊疗常规

（一）危险度评估

从血流动力学角度快速对心律失常的患者进行危险度评估。血流动力学不稳定时，患者可出现进行性低血压、休克的症状及体征、急性心力衰竭、进行性缺血性胸痛、意识障碍等，提示病情危重，预后不佳。此时应追求抢救治疗的效率，情况紧急时没有充足时间来详细询问病史和体检，应边询问边抢救。血流动力学相对稳定者，相对危险度较低。可根据心电图的特点、结合病史及体检进行诊断及鉴别诊断,选择相应治疗措施。

(二)辅助检查

1.心电图检查

心电图检查是诊断心律失常最常用、最重要的非侵入性检查,有助于心律失常的分类。动态心电图能提高心律失常诊断的阳性率,有助于检查患者症状的出现与心律失常有无关系。

2.超声心动图

超声心动图可观察心腔大小、室壁厚度、节段运动、瓣膜活动等,帮助确定有无器质性心脏病。

3.理化检查

如甲状腺功能、心肌标志物、电解质等,有助于病因诊断。

(三)常见恶性心律失常的诊断

恶性心律失常分为快速性心律失常和缓慢性心律失常。快速性心律失常包括非持续性室性心动过速、持续性室性心动过速、尖端扭转型室性心动过速、加速性室性自主心律、心室颤动、心房扑动、心房颤动等;缓慢性心律失常包括室内传导阻滞、病态窦房结综合征、高度房室传导阻滞等。

1.快速性心律失常

(1)心室扑动或心室颤动。①临床表现:意识丧失,颜面苍白,抽搐,呼吸停止,甚至死亡。②体征:心音消失、脉搏触不到、血压测不出。③心电图特点:QRS-T 波完全消失,出现大小不等、形态不一的心电波形;心室颤动频率为150~500 次/分的颤动波(图 6-1),心室扑动频率为150~300 次/分的扑动波。

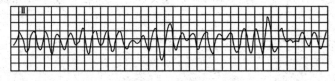

图 6-1 心室颤动

(2)室性心动过速。①临床表现:心慌、气促、胸闷、心绞痛、晕厥、低血压,严重者休克、急性左心衰竭、心室颤动。②心电图特点:3 个或以上室性期前收缩连续出现;QRS 波群宽大畸形,时限>0.12 秒,T 波与 QRS 波主波方向相反;心室率100~250 次/分,心律齐或不齐,见图 6-2。

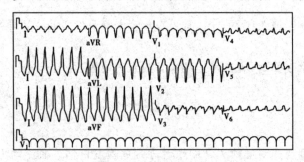

图 6-2 室性心动过速

(3)尖端扭转型室性心动过速(TdP)。①临床表现:意识丧失、晕厥、四肢抽搐。②心电图特点:基础心率时 Q-T 间期延长、T 波宽大、U 波明显、TU 波可融合;多于舒张早期的室性期前收缩诱发,发作时心室率多在 200 次/分;一系列增宽变形的 QRS 波群,以每 3～10 个不等的 QRS 波群围绕基线不断扭转其主波的正负方向,每次发作持续时间数秒到数十秒不等,易进展为心室颤动,危险度高,见图 6-3。

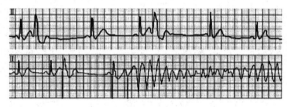

图 6-3　尖端扭转型室速

2.缓慢性心律失常

(1)临床表现:头晕、乏力、胸闷、心悸、黑矇,其至心源性晕厥及猝死。

(2)心电图特点。①病态窦房结综合征:严重而持续的心动过缓,可合并窦房传导阻滞,短暂窦性停搏,在 24 小时动态心电图心率可<35 次/分;在心动过缓的基础上,可以出现逸搏或逸搏心律;较常出现"慢快综合征",心率快时可为心房扑动、心房颤动或室上性心动过速,而平时为窦性心动过缓。②窦性停搏:也称窦性静止。因迷走神经张力增高或者窦房结功能障碍,窦房结一过性停止激动,心电图可见规则的 P-P 间距中突然出现 P 波的脱失,形成长 P-P 间距;长 P-P 间距与正常的 P-P 间距无倍数关系。③三度房室传导阻滞:P 波与 QRS 波毫无关系(P-R 间期不固定);心房率快于心室率;可出现交界性逸搏(QRS 形态正常,频率一般为 40～60 次/分)或室性逸搏心律(QRS 形态宽大畸形,频率一般为 20～40 次/分)。

(四)治疗

恶性心律失常急性发作期处理方式的选择应以血流动力学状态为核心。急性期处理的原则是尽快终止致命性心律失常,改善血流动力学状态,治疗原发疾病和诱因,追求抗心律失常治疗的有效性,挽救生命。对非威胁生命的心律失常处理,需要更多地考虑治疗措施的安全性,过度治疗反而可导致新的风险。

1.急救处理

如果判断患者出现心脏骤停,立即给予心肺复苏。

2.快速性心律失常

(1)心室扑动或心室颤动:立即给予非同步电除颤复律术,单向波除颤能量为 360 J,双相波除颤能量为 150～200 J,除颤后立即给予 5 个循环的心肺复苏,观察除颤是否成功,如果除颤无效后,在心肺复苏的同时注射肾上腺素 1 mg 后重复电除颤。一旦循环停止超过 4 分钟,电除颤的成功率极低。

(2)室性心动过速。①血流动力学不稳定:需立即行同步直流电复律,单向波除颤能量为 360 J,双相波除颤能量为 150～200 J,除颤无效后,可应用胺碘酮 300 mg 静脉推注后再重复除颤,电击能量同前。无脉性或多形性室速视同心室颤动。②血流动力学稳定:可选用药物复律。利多卡因:1～1.5 mg/kg 静脉注射,随后 1～4 mg/min,每 5～10 分钟以 0.5～0.75 mg/kg 弹丸式注射,最大剂量为 3 mg/kg。禁用于严重心力衰竭、休克、高度房室传导阻滞及肝肾功能严重受损者。胺碘酮:150 mg 静脉注射 10 分钟以上,然后 1 mg/min 持续 6 小时,随后 0.5 mg/min 维持超过 18 小时;如果为复发性或难治性心律失常,可以每 10 分钟重复 150 mg,24 小时最大剂量 1.2 g,禁用于严重心动过缓、高度房室传导阻滞的患者。③植入埋藏式自动复律除颤器:能明显减少恶性心律失常的猝死发生率。

（3）TdP：可分为获得性和先天性。①静脉补钾、补镁：维持血钾水平4.5~5.0 mmol/L；无论血清镁的水平如何，给予硫酸镁 2~5 g，用 5% 葡萄糖液 40 mL 稀释后缓慢注射，然后以 8 mL/min 静脉滴注。②当 TdP 持续发作时，需按心搏骤停处理，有心室颤动倾向者，及时电复律，同时停用引起心律失常的药物，纠正电解质紊乱。③缓慢型心律失常或长间期引起的 TdP，应给予临时起搏，以起搏频率＞70 次/分为宜。可用提高心率的药物异丙肾上腺素 1~10 mg，加入 5% 葡萄糖溶液 500 mL 中快速静脉滴注，有效后予以 2~10 μg/min 维持，使心室率维持在 70~100 次/分。也可给予阿托品等药物。

3.缓慢性心律失常

导致血流动力学紊乱时，需急救治疗，除给予提高心室率和促进传导的药物外，必要时置入临时起搏器对症治疗。积极寻找病因，针对病因治疗，如控制感染性疾病，纠正电解质紊乱，治疗洋地黄类药物中毒等。如病因去除后心率仍不能恢复者，考虑永久性心脏起搏器植入术。

（1）应用提高心室率和促进传导的药物。①异丙肾上腺素：心率较慢者给予异丙肾上腺素 5~10 mg，每 4~6 小时舌下含服。预防或治疗房室传导阻滞引起的阿-斯综合征发作，宜用 0.5% 异丙肾上腺素溶液连续静脉滴注，1~2 μg/min。维持心率在 60~70 次/分。异丙肾上腺素可增加异位心律，扩大梗死面积。对于心绞痛、急性心肌梗死患者慎用或禁用。②阿托品：每 4 小时口服 0.3 mg，适用于房室束分支以上的阻滞，尤其是迷走神经张力增高者，必要时皮下注射 0.3~1.0 mg，每 6~8 小时 1 次，或静脉滴注。③肾上腺皮质激素：可消除房室传导系统水肿，有利于改善某些病因所致的传导阻滞。地塞米松 5~10 mg 静脉滴注，1~2 次/天，可连续应用 2~3 天。

（2）人工心脏起搏治疗：有起搏器植入指征者给予安置人工心脏起搏器治疗。

（张众慧）

第二节　急性冠状动脉综合征

急性冠状动脉综合征（acute coronary syndrome，ACS）是冠状动脉内存在不稳定的斑块，继而发生斑块破裂和血栓形成，或发生斑块内出血、血管痉挛等，导致完全或不完全性冠状动脉闭塞，以引起心肌缺血、坏死为主要表现的一组临床综合征。ACS 是临床常见的致死性心血管疾病之一。按心电图 ST 段抬高与否，分为 ST 段抬高的 ACS 非 ST 段抬高的 ACS。ST 段抬高的 ACS 主要演变为 Q 波型急性心肌梗死，非 ST 段抬高的 ACS 包括非 ST 段抬高型心肌梗死和不稳定型心绞痛。

一、病因和发病机制

（一）病因

ACS 的基本病因是动脉粥样硬化，其共同病理基础是在冠状动脉内有不稳定动脉粥样硬化斑块的存在，偶为炎症、先天畸形、痉挛或其他原因，导致冠状动脉狭窄、不完全性或完全性冠状动脉闭塞，从而造成不同程度的心肌缺血，根据缺血的严重程度和持续时间不同而出现相应的临床表现。

(二)发病机制

1.易损斑块破裂、糜烂和钙化

美国心脏病学会根据动脉粥样硬化斑块进展过程将其分为6型,早期的粥样硬化病变,即所谓的脂肪条纹或Ⅲ型病变,在脂蛋白摄入和排出失衡时,演变为不稳定的Ⅳ型病变和容易破裂的Va型病变,主要是由富含脂质的柔软粥状物质与覆盖其上的纤维帽组成。由于斑块内脂类物质含量高,病变部位比较软,容易破裂,导致血栓形成或成为Ⅵ型。ACS便是Ⅳ和Ⅴ型斑块病变进展的结果,而斑块破裂、斑块糜烂和斑块钙化则是引起冠状动脉管腔闭塞的重要前提。

稳定斑块的纤维帽较厚,无脂质坏死核心或较小,平滑肌细胞多而炎症细胞少,胶原含量占70%以上,不易破裂。不稳定斑块发生破裂是多种因素相互作用的结果:①泡沫细胞凋亡后,在金属蛋白酶的作用下胶原降解产生脂质核心;②在蛋白水解酶的作用下,巨噬细胞削弱纤维帽,斑块破裂的进程被激活;③在血压波动、血流冲击、血管收缩等物理因素作用下,易损斑块即在其纤维帽最薄弱点发生破裂。除斑块破裂之外,斑块糜烂也是ACS发病的重要原因之一,在心肌梗死病例中有25%存在斑块糜烂,而在冠心病猝死的患者中,斑块糜烂的检出率更高,且女性患者检出率高于男性,斑块糜烂发生后,在局部的炎症和血栓等因素作用下,粥样斑块发生迅速迁移和体积增大,最终导致ACS的发生。在血栓相关的猝死病例中,斑块钙化结节占冠脉病理类型的2%～7%,虽然远低于斑块破裂、斑块糜烂的比例(分别为60%、30%～35%),但仍被认为是冠脉闭塞形成的重要机制,动脉粥样硬化斑块钙化早在亚临床的早期就可以产生,并能检测到骨相关蛋白的表达,而当脂纹形成时,组织学上就已可以检测到钙化的存在。

2.急性血栓形成

ACS急性血栓形成是在一定的病理基础上继发形成的,血栓形成的速度和血栓体积大小主要取决于斑块破裂的严重程度和机体的凝血纤溶状况。当斑块破裂时,大量暴露的脂质、胶原除可通过细胞因子介导促进大量血栓的形成外,还能激活血浆组织因子,启动外源性凝血系统而导致血栓形成;加之动脉粥样硬化导致的内皮功能障碍,使内皮细胞的抗血栓作用也减弱。此外,高胆固醇血症、吸烟、纤维蛋白原增加、纤溶能力减退、感染、外科手术,高交感活性等局部或全身因素均可能触发高凝状态,促进血栓形成。

通常情况下,血栓在斑块破裂处或糜烂处形成,引起血管狭窄程度加重,或导致血管完全或不完全性闭塞。在斑块破裂处形成的白色血栓在血流的冲击下可分裂成极小碎片,随血流漂移而造成下游小动脉及毛细血管的堵塞,引起小面积心肌坏死(极小的心肌梗死、微梗死),临床变现为不稳定型心绞痛或非ST段抬高型心肌梗死。如果斑块破裂范围大,机体处于高凝状态,血栓形成速度快,形成巨大红色血栓或混合性血栓,冠状动脉完全闭塞,则导致较大面积的心肌梗死,临床常表现为ST段抬高型心肌梗死。

3.血管收缩

冠状动脉收缩在ACS的发生中具有重要作用。严重的动脉粥样硬化导致血管内皮功能发生障碍,生理性缩血管物质释放增多,舒血管物质和/或抗凝及纤溶物质的释放减少,容易导致血管收缩,甚至血栓形成;引起缺血发作的血管收缩或痉挛,可能是病变血管对内皮功能低下和较重动脉损伤或斑块破裂的一种反应。在ACS患者,病变血管对缩血管物质的反应性增强,血管壁张力增高,特别是在动脉粥样硬化病变严重的部位,其周围正常的动脉壁中平滑肌细胞可发生机械收缩,引起血管收缩甚至痉挛,使血管腔明显变窄,血流通过受阻。

(三)诱因

促使斑块破裂出血和血栓形成的常见诱因如下。

(1)晨起 6～12 时交感神经活性增高,机体应激反应性增强,心肌收缩力、心率、血压增高,冠状动脉张力亦增高。

(2)饱餐后特别是进食大量高脂饮食后,血脂增高,血黏度增高。

(3)重体力活动、情绪激动、血压大幅波动或用力大便时,致左心室负荷明显加重。

(4)脱水、休克、出血、外科手术或严重心律失常,导致心排血量下降,冠状动脉灌注锐减。

二、病理生理

ACS 的共同病理基础是冠状动脉内的易损斑块发生斑块内出血、斑块破裂和血栓形成,导致冠状动脉管腔狭窄或阻塞,引起不同程度的心肌缺血;此外,由于斑块多为偏心性,因此病变血管只要轻度收缩,即可致血管中度以上狭窄,冠状动脉血流受阻。心肌缺血一方面导致左心室扩张,左心室充盈压与室壁张力增加;另一方面机体儿茶酚胺释放增加,血压上升与心率加快;两者均使心肌需氧量增加。心率增加时,心室舒张期缩短,冠状动脉灌注进一步减少,形成恶性循环。

斑块破裂后早期形成的血小板血栓在血流冲击下,可栓塞下游小动脉,引起局部心肌暂时性缺血、室性心律失常及 CK 或 CK-MB 的轻度升高;在不稳定型心绞痛患者,即使脂质斑块有极小裂隙或纤维斑块偶有溃烂,也可导致斑块结构急剧变化,冠脉血流减少,使心绞痛加重。同时血小板释放的血管活性物质(5-羟色胺、血栓素 A_2)、凝血酶等的缩血管作用及血管内皮舒张功能障碍,可进一步减少冠状动脉血流。在非 ST 段抬高型心肌梗死患者,斑块破坏更严重,血栓阻塞更持久,可达半小时以上,如发生血栓自溶,血管舒张及侧支循环的建立可限制心肌缺血时间的延长。在急性 ST 段抬高型心肌梗死患者,比较大的斑块破裂导致巨大的红色血栓形成,致使冠状动脉血流灌注完全而持久的中断,从而出现心肌透壁性缺血坏死;一旦发生心肌透壁性缺血坏死,将出现心肌收缩力减弱、顺应性降低、心肌收缩不协调,左心室压力曲线最大上升速度(dp/dt)减低,左心室舒张末压升高,射血分数降低,心排血量降低,血压下降,或伴有心律失常;严重者动脉血氧含量降低;大面积心肌梗死者,可发生泵衰竭出现急性肺水肿甚至心源性休克;右心室心肌梗死患者可出现右心衰竭,右房压升高,心排血量下降,血压降低;心肌梗死后出现的心室重塑,包括心腔增大、形状改变、梗死节段心肌变薄、非梗死节段心肌增厚等,将对心室的收缩功能和电活动产生持续影响,在心肌梗死急性期后的治疗中应注重对心室重塑的干预。

三、临床表现

(一)不稳定型心绞痛和非 ST 段抬高型心肌梗死

不稳定型心绞痛和非 ST 段抬高型心肌梗死临床表现相似但程度不同,主要的不同表现在缺血的严重程度及是否导致心肌损害。

1.症状

不稳定型心绞痛胸部不适的性质与典型的劳力性心绞痛相似,但通常程度更重,持续时间更长,可持续长达 30 分钟,可休息时发生。不稳定型心绞痛临床有三种表现形式:①静息型心绞痛,休息时发作,持续时间通常大于 20 分钟。②初发型心绞痛,新近发生(1～2 个月)的心绞痛,通常很轻的体力活动即可诱发。③恶化型心绞痛,原有稳定型心绞痛近期内发生变化,如发作更频繁、程度更严重、时间延长,轻微活动甚至休息时发作。变异型心绞痛是心绞痛的特殊类型,常静息时发作,伴有心电图一过性 ST 段抬高,其机制多为冠状动脉痉挛。

患者的症状如出现下述特点,均提示发生了不稳定型心绞痛:①诱发心绞痛的体力活动阈值突然和持久的降低;②心绞痛发生频率、严重程度和持续时间增加;③出现静息型或夜间型心绞痛;④胸痛放射至附近或新的部位;⑤发作时伴有新的相关特征如出汗、恶心、呕吐、心悸或呼吸困难。常用的静息方法和舌下含服硝酸甘油的治疗方法能控制慢性稳定型心绞痛,而对于不稳定型心绞痛通常只能起暂时或不完全性的缓解作用。

2.体征

体格检查一般无特异体征。体检的主要目的是寻找诱发不稳定心绞痛的原因,如未控制的高血压、低血压、心律失常、肥厚型心肌病、贫血、发热、甲亢、肺部疾病等,并确定心绞痛对患者血流动力学的影响,如生命体征、心功能、乳头肌功能或二尖瓣功能等,以提示患者预后。心前区反常搏动、短暂的舒张期附加音(第三心音和第四心音)常提示左心功能障碍。缺血发生期间或其后,也可有急性乳头肌功能不全的表现,如一过性心尖部收缩期杂音、喀喇音等。这些体征均为非特异性,因为它们也可出现于慢性稳定型心绞痛或急性心肌梗死患者。如疼痛发作时伴有急性充血性心力衰竭或体循环血压过低的体征,则提示预后不良。体格检查对胸痛患者的鉴别诊断至关重要,如背痛、胸痛、心脏听诊主动脉瓣关闭不全的杂音,提示主动脉夹层;心包摩擦音提示急性心包炎;奇脉提示心脏压塞;气胸表现为气管移位、急性呼吸困难、胸痛和呼吸音改变等。

3.危险度分层

不稳定型心绞痛和非 ST 段抬高型心肌梗死由于冠状动脉病变的严重程度和范围不同,同时形成急性血栓(进展为 STEMI)的危险性不同,因此进行危险分层评估,有助于尽早确定个体化的治疗方案(表 6-1)。

表 6-1　不稳定型心绞痛的临床危险度分层

分组	心绞痛类型	发作时 ST 段下降幅度(mm)	持续时间(min)	TnI
低危组	初发、恶化劳累型,无静息时发作	≤1	<20	正常
中危组	A:1 个月内出现的静息心绞痛,但 48 小时内无发作 B:心梗后心绞痛	>1	<20	正常或轻度升高
高危组	A:48 小时内心绞痛反复发作 B:心梗后心绞痛	>1	>20	升高

注:(1)陈旧性心肌梗死患者其危险度上调一级,若心绞痛由非梗死区缺血所致,视为高危。

(2)LVEF<40%,视为高危组。

(3)若心绞痛发作时并发左心功能不全、二尖瓣反流、严重心律失常或低血压,视为高危组。

(4)若横向指标不一致时,按危险度高的指标分类,如心绞痛类型为低危组,但心绞痛发作时间大于 20 分钟,应归为高危组。

(二)急性 ST 段抬高型心肌梗死

1.先兆症状

急性心肌梗死约 2/3 的患者发病前数天有先兆症状,最常见为心绞痛,其次是上腹疼痛、胸闷憋气、上肢麻木、头晕、心慌、气急、烦躁等。其中 50% 的心绞痛为初发型心绞痛,其余 50% 原有心绞痛,突然发作频繁或疼痛程度加重、持续时间延长,诱因不明显,硝酸甘油疗效差,心绞痛发作时伴有恶心、呕吐、大汗、心动过速、急性心功能不全、严重心律失常或血压有较大波动,同时心电图示 ST 段一过性抬高或压低,T 波倒置或增高,应警惕近期内发生心肌梗死的可能。发现先兆,及时积极治疗,有可能使部分患者避免发生心肌梗死。

2.急性心肌梗死临床症状

(1)疼痛:是急性心肌梗死中最先出现和最突出的症状,典型的部位为胸骨后直到咽部或在心前区,向左肩、左臂放射。疼痛有时在上腹部或剑突处,同时胸骨下段后部常憋闷不适,或伴有恶心、呕吐,常见于下壁心肌梗死。不典型部位有右胸、下颌、颈部、牙齿、罕见头部、下肢大腿甚至脚趾疼痛。疼痛性质为绞榨样或压迫性疼痛,或为紧缩感、烧灼样疼痛,常伴有烦躁不安、出汗、恐惧,或有濒死感。持续时间常大于 30 分钟,甚至长达数小时或更长,休息和含服硝酸甘油一般不能缓解。少数急性心肌梗死患者无疼痛,而是以心功能不全、休克、猝死及心律失常等为首发症状。无疼痛症状也可见于以下情况:①伴有糖尿病的患者;②老年人;③手术麻醉恢复后发作急性心肌梗死者;④伴有脑血管病的患者;⑤脱水、酸中毒的患者。

(2)全身症状:主要是发热,伴有心动过速、白细胞计数增高和红细胞沉降率增快等,由于坏死物质吸收所引起。一般在疼痛发生后 24~48 小时出现,程度与梗死范围常呈正相关,体温一般在 38 ℃左右,很少超过 39 ℃,可持续 1 周左右。

(3)胃肠道症状:疼痛剧烈时常伴有频繁的恶心、呕吐和上腹胀痛,与迷走神经受坏死心肌刺激和心排血量降低、组织灌注不足等有关。肠胀气亦不少见,重症者可发生呃逆。

(4)心律失常:见于 75%~95% 的患者,多发生在起病 2 周内,而以 72 小时尤其 24 小时内最多见,可伴乏力、头晕、昏厥等症状。室性心律失常最多见,尤其是室性期前收缩,若室性期前收缩频发(5 次/分以上),成对出现或呈短阵室性心动过速,多源性或落在前一心搏的易损期(R-on-T)时,常预示即将发生室性心动过速或心室颤动。

(5)低血压和休克:疼痛期常见血压下降,若无微循环衰竭的表现则称为低血压状态。如疼痛缓解而收缩压仍低于 10.6 kPa(80 mmHg),患者烦躁不安、面色苍白、皮肤湿冷、脉细而快、大汗淋漓、尿量减少(<20 mL/h)、神志淡漠,甚至昏厥者则为休克的表现。休克多在起病后数小时至 1 周内发作,见于 20% 的患者,主要是心源性,为心肌广泛(40%以上)坏死,心排血量急剧下降所致,神经反射引起的周围血管扩张为次要因素,有些患者尚有血容量不足的因素参与。严重的休克可在数小时内死亡,一般持续数小时至数天,可反复出现。

(6)心力衰竭:发生率为 30%~40%,此时一般左心室梗死范围已>20%,为梗死后心肌收缩力明显减弱,心室顺应性降低和心肌收缩不协调所致。主要是急性左心衰竭,可在发病最初数天内发生或在疼痛、休克好转阶段出现,也可突然发生肺水肿。患者出现胸闷、窒息性呼吸困难、端坐呼吸、咳嗽、咳白色或粉红色泡沫痰、出汗、发绀、烦躁等,严重者可引起颈静脉怒张、肝大、水肿,浆膜腔积液等右心衰竭的表现。右心室心肌梗死者可一开始即出现右心衰竭表现,伴血压下降。临床常采用 Killip 分级法评估心功能:Ⅰ级,无明显的心力衰竭;Ⅱ级,有左心衰竭,肺部啰音范围<50%肺野,奔马律,窦性心动过速或其他心律失常,肺静脉压升高,肺淤血的 X 线表现;Ⅲ级,肺部啰音范围>50%肺野,可出现急性肺水肿;Ⅳ级,心源性休克,有不同阶段和程度的血流动力学障碍。

3.急性心肌梗死的体征

体征根据梗死大小和有无并发症而差异很大。梗死范围不大无并发症者常无异常体征,而左心室心肌细胞不可逆性损伤>40%的患者常发生严重左心衰竭、急性肺水肿和心源性休克。

(1)生命体征。①神志:小范围心肌梗死或无痛型心肌梗死患者,神志可清晰;剧痛者有烦躁不安,恐惧等;并发休克的患者神志可迟钝,甚至昏厥;并发肺梗死者可出现意识模糊、嗜睡、谵妄;并发脑血管意外或心搏骤停者,可出现昏迷。②血压:发病后半小时内,患者呈现自主神经失调,前壁梗死多表现为交感神经亢进,心率增快至 100 次/分,血压可升高到 21.3/13.3 kPa(160/100 mmHg);心排血量明显降低者,则血压明显降低。下壁梗死多为副交感神经亢进,可出现心率减慢(<60 次/分),血压降低[收缩压<13.3 kPa(100 mmHg)]。以后随着心肌广泛坏死和/或血管扩张药的应用,几乎所有患者均有血压降低。伴有心动过缓、心动过速、心源性休克或右心室梗死及同时合并脑血管意外者,血压会降得更低。这种血压降低以后多不能再恢复到梗死前水平。③体温:梗死后多数患者出现低热(38 ℃左右)。此为心肌坏死物质吸收所致的全身反应,多持续 3～4 天,一般在1周内自行消退,如1周后体温仍高则可能发生再梗死或并发感染。④呼吸:急性心肌梗死患者多数呼吸较快,主要是由于疼痛、焦虑和紧张刺激交感神经活动亢进所致。急性左心衰竭伴肺水肿或心肌梗死并发急性肺栓塞、休克时,呼吸可达 40～50 次/分;并发脑血管意外可见潮式呼吸或比奥呼吸。应用吗啡、哌替啶时可出现呼吸抑制。⑤脉搏:心肌梗死患者脉搏可正常、增快或减慢,节律多整齐,严重左心衰竭时可出现交替脉,期前收缩时可有间歇脉,休克时脉搏细速触不到,出现心室扑动、心室颤动或电-机械分离时,脉搏消失。

(2)心脏体征:主要取决于心肌梗死范围及有无并发症。梗死范围不大,无并发症时可无阳性体征;望诊见心前区饱满时,提示有大量的心包积液;颈静脉间歇性巨大搏动波提示一度或三度房室传导阻滞;如梗死范围大,有心力衰竭、既往高血压心脏病者,心界可向左扩大,心尖冲动弥散,常可触到收缩期前充盈波(A 波),与听诊第四心音时间一致,早期左心室舒张期快速充盈波,与第三心音时间一致,常不能触到;范围较大的前壁透壁性梗死常在心尖冲动最明显的上内侧触到早期、中期或晚期收缩期搏动,此动力异常区域如持续至梗死发病后 8 周,表明可能存在必尖前部室壁瘤;若触及胸骨左缘新近出现的收缩期震颤,提示室间隔破裂穿孔,触及心前区摩擦感,提示心包炎。叩诊心界可正常或轻到中度扩大。

(3)肺部体征:最初观察时即应注意两肺有无湿性啰音。有些老年人或有慢性支气管炎的患者平时即有湿性啰音,在病程中密切观察对比,以便及时发现病情的变化。心功能不全时,肺部出现湿性啰音,继发于肺静脉压增高,漏出液进入肺间质或肺泡内,随体位而改变,侧卧时肺底侧啰音增多,向上的一侧肺啰音减少或消失。若单侧肺部局限性湿性啰音或双肺湿性啰音不对称,且不随体位的改变而变化,但因咳嗽而改变,则提示可能是由感染原因引起。

4.并发症

(1)乳头肌功能失调或断裂总发生率可高达 50%。造成不同程度的二尖瓣脱垂并关闭不全,引起心力衰竭。重症者可在数天内死亡。

(2)心脏破裂:少见,常在起病 1 周内出现,多为心室游离壁破裂,造成猝死。偶为心室间隔破裂造成穿孔,可因引起心力衰竭和休克而在数天内死亡。心脏破裂也可为亚急性,患者能存活数月。

(3)栓塞:发生率为 1%～6%,见于起病后 1～2 周,可为左心室附壁血栓脱落所致,引起脑、肾、脾或四肢等动脉栓塞。也可因下肢静脉血栓形成部分脱落所致,则产生肺动脉栓塞。

(4)心室壁瘤:主要见于左心室,发生率为 5%～20%。瘤内可发生附壁血栓而导致栓塞。

(5)心肌梗死后综合征:发生率约为 10%。于急性心肌梗死后数周至数月内出现,可反复发生,表现为心包炎、胸膜炎或肺炎,有发热、胸痛等症状,为机体对坏死物质的变态反应。

四、实验室和辅助检查

(一)实验室检查

1.血常规

不稳定型心绞痛和非 ST 段抬高型心肌梗死血常规检查可无变化,急性 ST 段抬高型心肌梗死起病 48 小时后白细胞数可增至$(10\sim20)\times10^9/L$,中性粒细胞增多,嗜酸性粒细胞减少,红细胞沉降率增快,C 反应蛋白(CRP)增高,可持续 1~3 周,起病 2 天内血中游离脂肪酸水平增高。

2.血清心肌生物学指标

中、高危组不稳定型心绞痛血浆肌钙蛋白 cTnI 水平可升高,但不超过正常值上限 2 倍;急性心肌梗死心肌损伤标志物均会出现明显的升高,且其增高水平与心肌梗死范围及预后明显相关,①在心肌梗死后 1.5~2 小时即可增高,12 小时达高峰,24~48 小时恢复正常。②肌钙蛋白 I(cTnI)或 T(cTnT),起病 3 小时后升高,cTnI 于 11~24 小时达高峰,7~10 天降至正常,cTnT 于 24~48 小时达高峰,10~14 天降至正常。肌钙蛋白增高是诊断心肌梗死的敏感指标。肌酸激酶同工酶(CK-MB),起病后 4 小时内增高,16~24 小时达高峰,3~4 天恢复正常。

对心肌坏死标志物测定结果应进行综合评价,如肌红蛋白在急性心肌梗死后出现最早,敏感性高,但特异性低;cTnI 和 cTnT 出现稍延迟,但特异性很高,在胸痛症状出现 6 小时以内测定为阴性者,6 小时后应再次测定,其缺点是持续时间长达 10~14 天,对在此期间出现胸痛,判断是否有新的梗死不太有利。CK-MB 虽不如 TnT、TnI 敏感,但对早期(小于 4 小时)急性心肌梗死的诊断有重要价值。

既往沿用多年的心肌酶谱测定,包括肌酸激酶及其同工酶、谷草转氨酶、乳酸脱氢酶等,因其特异性及敏感性均不如上述心肌损伤标志物,目前已不作为用于诊断急性心肌梗死的常规检测项目,但在特定情况下仍有一定参考价值。

(二)辅助检查

1.心电图

UAP 患者中,常有伴随症状而出现的短暂 ST 段改变伴或不伴有 T 波改变,若变化持续超过 12 小时可能提示非 ST 段抬高型心肌梗死。另外,冠状 T 波高度提示急性心肌缺血,可能为前降支狭窄所致。需警惕心电图"假性正常化"。

非 ST 段抬高型心肌梗死是指心电图上无病理性 Q 波,仅有 ST-T 演变的急性心肌梗死,根据急性期心电图特征可分为 2 种类型。①ST 段压低型:无病理性 Q 波,发作时 ST 段呈水平型或下斜型压低≥1 mm,但 aVR 导联(偶见于 V_1 导联)ST 段抬高,可伴有对称性 T 波倒置,ST 段和 T 波常在数天至数周后恢复。②T 波倒置型:发作时 T 波对称性深倒置,无病理性 Q 波,也无明显 ST 段移位,T 波改变在 1~6 个月恢复。

急性 ST 段抬高型心肌梗死心电图 ST 段弓背向上呈墓碑状,在面向坏死区周围心肌损伤区的导联上出现 ST 段抬高(肢体导联抬高≥2 mm,$V_1\sim V_4$ 导联抬高≥3 mm);在面向透壁心肌坏死区的导联上出现宽而深的 Q 波(病理性 Q 波);在面向损伤区周围心肌缺血区的导联上出现 T 波倒置;在背向心肌梗死区的导联则出现相反的改变,即 R 波增高、ST 段压低和 T 波直立并增高。ST 段抬高型心肌梗死心电图常出现动态性改变,在起病数小时内,心电图可无异常或出现巨大高耸的 T 波或斜升 ST 段;数小时后,ST 段明显抬高,呈弓背向上,与 T 波前支相连形成单向曲线,数小时至 48 小时出现病理性 Q 波,R 波振幅降低,是为急性期改变,Q 波在 3~4 天稳定不变,70％～80％的病理性 Q 波在心梗恢复后永久存在。心梗早期如不进行治疗干预,ST 段抬高持续数天至 2 周,逐渐回到基线,T 波变为平坦或倒置,是为亚急性期改变;数周或数月后,T 波对称性倒置,波谷尖锐,可永久存在,亦可在数月至数年内逐渐恢复,是为慢性期改变。

2.放射性核素检查

(1)^{201}Tl 心肌显像及负荷试验:^{201}Tl 随冠状动脉血流很快被正常心肌细胞摄取,静息状态下的灌注缺损区主要见于心肌梗死后的瘢痕区,可用于诊断慢性期或陈旧性心肌梗死、冠状动脉供血不足部位的心肌,则明显的灌注缺损仅见于运动后缺血区、不能运动的患者,可用腺苷或多巴酚丁胺做负荷试验,变异型心绞痛发作时缺血区常显示明显的灌注缺损。利用坏死心肌细胞中的钙离子能结合放射性锝焦磷酸盐或坏死心肌细胞中的肌凝蛋白可与其特异性抗体结合的特点,静脉注射^{99m}Tc-焦磷酸盐或^{111}In-抗肌凝蛋白单克隆抗体,进行心肌热点扫描或照相,可显示心肌梗死的范围,急性心肌梗死后 12 小时,坏死心肌开始摄取并持续 7 天左右,故一般用于诊断急性心肌梗死。

(2)心血池显像:是利用核素标记的蛋白或红细胞等从静脉注入,因其短期内不透过血管壁,均匀地分布在心腔与大血管内,通过闪烁照相可显示心脏房室腔的形态、大小、心室壁与室间隔的厚度、大血管形态及其功能状态、左室射血分数,以及显示室壁局部运动障碍等,常用的有两种方法。①门电路血池扫描:利用电脑装置的心电图门电路技术,将 R-R(心电图 R 波)间期分为若干部分,获得心动周期各个阶段的心室容积,可以计算出心脏射血分数(代表心脏收缩功能)和观察区域性室壁运动,并可以做运动试验,观察运动前后的变化。在心脏正常时,运动后射血分数增加,心肌同步收缩,不产生室壁运动异常。冠心病患者运动后射血分数下降,多数可见区域性室壁运动障碍。②首次通过技术:放射性核素首次通过心脏时,用高敏的多晶体 γ 照相可获得清晰的血池显像。心血池显像目前主要用来测定心脏功能。

(3)正电子发射心肌断层现象(PET):利用发射正电子的核素示踪剂^{18}F、^{11}C、^{13}N 等进行心肌显像,通过对心肌灌注、代谢显像匹配分析可准确评估心肌细胞的活力。

3.超声心动图

切面和 M 型超声心动图也有助于了解心室壁的运动和左心室功能,诊断室壁瘤和乳头及功能失调等。

4.冠状动脉造影

冠状动脉造影的主要目的是评价冠状动脉血管的解剖、数量和畸形,冠状动脉病变的有无、严重程度和病变范围,评价冠状动脉功能性的改变,包括冠状动脉的痉挛和侧支循环的有无,同时可以兼顾左心功能评价。在此基础上,可以根据冠状动脉病变程度和范围进行介入治疗,评价冠状动脉搭桥术和介入治疗后的效果,并可以进行长期随访和预后评价。UAP 有以下情况时为冠状动脉造影的适应证:①近期心绞痛反复发作,持续时间较长,药物治疗效果不满意。②原有劳力性心绞痛近期内突然出现休息时频繁发作者。③近期活动耐量明显减低。④梗死后心绞痛。⑤原有陈旧性心肌梗死,近期出现由非梗死区缺血所致的劳力性心绞痛。⑥严重心律失常、LVEF＜40％或充血性心力衰竭。急性心肌梗死拟行冠状动脉介入治疗或冠状动脉搭桥手术者需行冠状动脉造影。冠状动脉造影一度被视为冠心病诊断的金标准,冠状动脉造影血管腔狭窄程度 50％以上冠心病即可确诊,75％以上的狭窄即可出现症状。

5.螺旋 CT 血管造影(CTA)

CTA 对冠状动脉狭窄病变、桥血管、开口畸形、支架管腔、斑块形态均显影良好,对钙化病变诊断率优于冠状动脉造影,但阴性者不能排除冠心病,阳性者应进一步行冠状动脉造影检查。CTA 可作为冠心病高危人群无创性筛查及冠状动脉支架术后随访手段。

6.血管内超声(intravenous ultrasound,IVUS)

IVUS 可以准确掌握血管的管壁形态及狭窄程度,尤其是在冠心病的介入性诊疗中有很高的指导价值。血管内超声是利用导管将一高频微型超声探头导入血管腔内进行探测,再经电子成像系统来显示心血管组织结构和几何形态的微细解剖信息。因此,血管内超声不仅可准确测量管腔及粥样斑块或纤维斑块的大小,更重要的是它可提供粥样斑块的大体组织信息,在显示因介入治疗所致的复杂的病变形态时明显优于造影(图 6-4)。

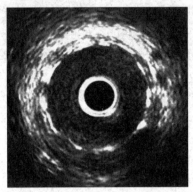

图 6-4　冠状动脉 IVUS 影像图

在冠心病介入性治疗中,IVUS 可用于指导确立最合适的治疗方案,正确选择器具的大小,确定介入性治疗的终点,确定网状支架的位置及扩张效果,预测术后再狭窄的发生等。

7.光学相干断层显像术(optical coherence tomography,OCT)

OCT 是 IVUS 的光学同类技术,但与 IVUS 相比,高分辨率的 OCT 可在近似于组织学水平上诊断和评价冠状动脉斑块,从而更好地了解冠状动脉疾病的病理学特点,并针对不同患者的自身特点进行个体化治疗。OCT 采用近红外光进行成像,其优势在于具有非常高的分辨率。OCT 的轴向和横向分辨率分别为 $10\ \mu m$ 和 $20\ \mu m$,是 IVUS 的 10 倍。与 IVUS 相比,OCT 可提供有关冠状动脉管壁更加细微和清晰的信息。在评价斑块纤维厚度、脂核大小、钙化存在及其面积,以及确定血栓的存在和性质等方面,OCT 具有非常明显的优势。临床可用于分析斑块特性、识别易损斑块,指导介入治疗。随着 OCT 成像技术的进一步完善,OCT 将对心血管疾病的诊断和治疗起到重要作用(图 6-5)。

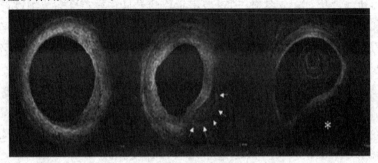

图 6-5　OCT 呈现的动脉粥样硬化斑块

左图为纤维性斑块,中图为纤维钙化(箭头所示)斑块,右图为脂质(＊所示)斑块

五、诊断和鉴别诊断

结合患者既往合并的冠心病危险因素、典型的临床表现、心电图检查、血清心肌生物学指标的检测，绝大多数 ACS 的诊断并不困难，部分患者因发病年龄小、临床心绞痛症状不典型或发作时很短心电图难以捕捉有意义的变化，则需进行动态心电图、运动心电图、核素显像，甚至冠状动脉造影方能确诊。

(一)不稳定型心绞痛及非 ST 段抬高型心肌梗死的诊断

不稳定型心绞痛和非 ST 段抬高型心肌梗死是病因和临床表现相似但严重程度不同的密切相关的临床情况，其主要不同表现在缺血是否严重到有足够量的心肌损害，以至于能够检测到心肌损害的标志物，肌钙蛋白 I(cTnI)、肌钙蛋白 T(cTnT)或 CK-MB。一旦确定没有心肌坏死的标志物释放(至少间隔 6 小时以上采集 2 次以上血标本)，就可以将 ACS 患者诊断为不稳定型心绞痛。而标志物浓度超过正常值上限 2 倍以上则诊断非 ST 段抬高型心肌梗死。缺血性胸痛症状发作后数小时，可以在血液中检测到心肌损伤的标志物，借此可以鉴别不稳定型心绞痛和非 ST 段抬高型心肌梗死。

(二)急性 ST 段抬高性心肌梗死的诊断

(1)持续时间至少半小时以上的胸痛，疼痛符合冠心病心绞痛特点。

(2)心电图相邻的两个或两个以上导联 ST 段抬高呈弓背向上，继之出现病理性 Q 波，T 波倒置，心电图呈典型的动态演变且持续时间较长往往超过 24 小时(一过性心肌缺血发作的 ST-T 改变常在数小时恢复)。

(3)血清心肌生物学指标的改变符合心梗的变化规律和/或血清肌钙蛋白 T 或 I 升高≥正常值的2 倍以上。

如有以上(1)或(2)和(3)两条即可诊断为 ST 段抬高的心梗；仅有胸痛发作而无(2)、(3)改变者不能确立心梗的诊断，高度怀疑者应在 6 小时后复查血清心肌生物学指标；具有典型的急性 ST 段抬高型心肌梗死的心电图改变及其演变规律者可直接确诊；既无胸痛发作，又无典型的心电图改变者，如血清心肌生物学指标的改变达标，仍应诊断急性心肌梗死。

对于胸痛合并的血流动力学不稳定，存在一过性昏厥、一过性心电图房室传导阻滞、一过性束支特别是左束支阻滞，要高度怀疑 ACS 的可能，应多次复查心电图并行血清心肌生物学指标检测，必要时行冠状动脉造影确诊。

(三)鉴别诊断

1.稳定型劳累性心绞痛

其病理基础是冠状动脉血管内斑块稳定，管腔呈固定狭窄，心绞痛程度较轻，持续时间较短，舌下含服硝酸甘油有效，心绞痛发作的频度和诱发心绞痛的体力活动和情绪激动的程度长期保持稳定，血压多无升高，全身症状少，发作时 ST 段一过性压低，血清心肌生物学指标检测无异常。

2.急性心包炎

疼痛与发热同时出现，呼吸、咳嗽时加重，早期即有心包摩擦音，心电图除 aVR 导联外，其余导联均为ST 段弓背向下的抬高，无异常 Q 波。

3.急性肺动脉栓塞

常表现为突发呼吸困难，可伴胸痛、咯血、严重低氧血症，以右心衰竭为主，心电图呈 I 导联

S 波深,Ⅲ导联Q波显著,胸导联过渡区左移,右胸导联 T 波倒置等可资鉴别,D-二聚体监测和胸部 CT 检查帮助进一步明确诊断。

4.急腹症

急性胰腺炎、消化性溃疡及穿孔、急性胆囊炎、胆石症等,亦可出现上腹部疼痛,并伴有休克,通过详细询问病史、体格检查、心电图检查、肌钙蛋白和心肌酶检测可鉴别。

5.主动脉夹层

胸痛一开始即达高峰,为严重撕裂样疼痛伴有呼吸困难或昏厥,常放射到背、肋、腹、腰及下肢,两上肢的血压和脉搏可有明显差别。可有下肢一过性瘫痪,偏瘫、主动脉瓣关闭不全表现等有助于鉴别,急性起病的升主动脉夹层撕裂可累及左、右冠状动脉近段及大分支,导致冠状动脉急性严重缺血,可出现类似急性心肌梗死的心电图改变,血清心肌生物学指标检测亦可明显升高,部分患者还可出现心包积液,需仔细鉴别诊断,必要时行二维超声心动图、CT、MRI 检查甚至主动脉血管造影等有助于明确诊断。

六、治疗

(一)非 ST 段抬高型 ACS 的治疗

1.治疗原则

不稳定型心绞痛和非 ST 段抬高型心肌梗死是具有潜在危险的严重疾病,治疗原则:①改善心肌缺血。②防止心肌梗死、再梗死及死亡等不良后果的发生。③根据患者的具体临床情况,结合危险度分层进行血运重建治疗。

2.一般治疗

(1)**休息**:患者应卧床休息 1～3 天,并进行 24 小时心电监护。

(2)**吸氧**:有呼吸困难、发绀者应给以氧气吸入,维持血氧饱和度 90％以上。

(3)**镇静止痛**:烦躁不安、疼痛剧烈者可给予吗啡 5～10 mg 皮下注射。

(4)**积极处理并发症**:肺部感染、发热、低血压或高血压、心力衰竭、心律失常、贫血等均可导致心肌耗氧量增加,需给予相应的处理。

(5)进行心肌损伤标志物检测,以帮助判断病情进展和临床预后。

3.抗缺血治疗

(1)**硝酸酯类药物**:通过扩张静脉血管,减少回心血量,降低左心室舒张末压、降低前负荷,降低心肌氧耗,并改善左心室功能,硝酸酯类药物还能通过扩张冠状动脉改善心肌血供。心绞痛发作时可舌下含服硝酸甘油 0.5 mg,必要时可 3～5 分钟重复 1 次,连续 3 次无效者可静脉给予硝酸甘油或硝酸异山梨酯,症状消失后改口服制剂,常用的口服药物包括硝酸异山梨酯和单硝酸异山梨酯。用药过程中应注意硝酸酯类药物的耐药性和不良反应。

(2)**β受体阻滞药**:通过作用于心脏 $β_1$ 受体,减慢心率、降低心肌收缩力、降低心室壁张力,缓解心肌缺血,对改善冠心病患者的近、远期预后均有重要作用。无禁忌证的 ACS 患者应尽早应用 β受体阻滞药,目前常用选择性 β受体阻滞药美托洛尔、比索洛尔,治疗剂量应个体化,以将患者静息心率控制在55～60 次/分为宜。对于已经使用硝酸酯类药物和钙通道阻滞剂疗效不佳的患者,可联合应用 β受体阻滞药。

(3)**钙通道阻滞剂**:钙通道阻滞剂用于左心功能尚好的不稳定型心绞痛和非 ST 段抬高型心肌梗死患者,从发病24～72 小时开始应用,可显著降低再发心梗和心梗后心绞痛的发生率。钙通道阻滞剂对血管痉挛性心绞痛有特效,长效硝酸酯类药物和钙通道阻滞剂合用缓解症状的效果和单一药物治疗一样,且不能降低死亡率。二氢吡啶类钙通道阻滞剂不宜联合应用,以免对心肌收缩功能和传导功能产生严重的抑制作用而导致不良后果的发生。

4.抗血小板治疗

冠状动脉斑块破裂后血栓形成和血栓栓塞是导致 ACS 的主要病理生理学机制,而血小板活化是血栓形成和血栓栓塞过程中起决定性作用的关键环节,抗血小板治疗可降低 ACS 患者血栓事件的发生率,改善预后。目前临床上将阿司匹林、氯吡格雷双联抗血小板治疗方案作为 ACS 抗血小板治疗的基础,阿司匹林是目前临床应用最广泛的抗血小板药物,是冠心病抗血小板治疗的基石,长期应用可降低冠心病缺血事件的发生率,目前多数指南推荐阿司匹林负荷剂量 $160 \sim$ 325 mg(水溶剂),维持剂量 100 mg/d,所有 ACS 患者均应在使用阿司匹林的基础上加用氯吡格雷,急性期患者或拟接受 PCI 的患者,应给予 $300 \sim 600$ mg 的负荷量,继以 75 mg/d 维持,目前推荐 PCI 术后双联抗血小板治疗至少维持12 个月,12 个月后如患者情况稳定,可考虑停用氯吡格雷。

在中、高危的 ACS 患者,尤其存在肌钙蛋白升高或糖尿病患者,可在双联抗血小板治疗的基础上加用血小板膜糖蛋白受体拮抗药(GP Ⅱ b/Ⅲ a 受体拮抗药),GP Ⅱ b/Ⅲ a 受体拮抗药还能使接受 PCI 的患者缺血、死亡事件的发生降低,且该类患者获益最大。临床常用的 GP Ⅱ b/Ⅲ a 受体拮抗剂包括阿昔单抗、依替巴肽、替罗非班等,前者为 ACS 接受 PCI 患者的首选。

此外,选择性磷酸二酯酶抑制药西洛他唑具有抗血小板聚集、扩血管、抗平滑肌细胞增生、改善内皮功能的作用,在阿司匹林或氯吡格雷存在禁忌的患者可考虑用于替代治疗,常用剂量$50 \sim$ 100 mg,每天 2 次。

近年新研制的 ADP、P2Y12 抑制药类抗血小板药物还包括普拉格雷、替格雷洛,坎格雷洛等,也被逐渐用于临床。其中普拉格雷为新型噻吩吡啶类药物,抗血小板作用强于氯吡格雷,常用负荷剂量为60 mg,维持量 10 mg/d。

5.抗凝治疗

目前临床常用的抗凝药有两大类,一类为间接凝血酶抑制药,包括肝素、低分子肝素,黄达肝葵钠为人工合成的选择性 Xa 因子抑制药;另一类为直接凝血酶抑制药,包括水蛭素、比伐芦定、来匹芦定、阿加曲班等,对凝血酶激活因子 Ⅴ、Ⅷ、Ⅻ 及凝血酶诱导的血小板聚集均有抑制作用。无论患者是否接受 PCI 和支架植入治疗,所有的非 ST 段抬高型 ACS 患者的急性期,在抗血小板治疗的同时,应尽快启动抗凝治疗,低分子肝素、黄达肝葵钠的抗凝治疗效果优于普通肝素,两者均不宜与普通肝素交叉应用。黄达肝葵钠被推荐为在抗凝治疗方面具有最好的疗效与安全性,常用剂量 2.5 mg/d,皮下注射,也可用低分子肝素 5 000 U,每天 2 次皮下注射,连用 8 天后停药。

6.调脂治疗

在冠心病的现代防治策略中,调脂治疗已成为不可或缺的重要策略之一,调脂治疗既是一种治疗选择,又是二级预防的重要干预措施。目前国内外血脂异常管理指南均明确指出低密度脂蛋白胆固醇(LDL-C)是调脂治疗干预的首要目标,主张将冠心病患者 LDL-C 降至 2.6 mmol/L作为调脂治疗的目标值。常用药物包括辛伐他汀、洛伐他汀、普伐他汀、阿托伐他汀、瑞舒伐他汀等。在应用调脂药物方面有三点是必须要明确的:①要正确选择调脂药物,凡以胆固醇和LDL-C为主的血脂异常,首选他汀类调脂药;以甘油三酯为主的血脂异常,首选贝特类调脂药;混合型血脂异常根据血脂增高的具体情况选择调脂药,必要时可两者联合应用。②要做到个体化和长期用药,依据血脂水平和心血管病状况决定药物选择和起始剂量,首次用药 1 个月后复查安全性指标和血脂水平,适当进行调整,以后每 3~6 个月复查 1 次。只要没有严重不良反应,调脂药物就要坚持服用,不要随意停药。③要将药物治疗与生活方式调理密切结合起来,在冠心病九大危险因素中,可控制的因素占一半多,这些可控制因素大都与生活方式有关,如吸烟、酗酒、肥胖、过多脂肪和缺乏蔬菜及缺乏运动等,纠正这些不良生活方式,并与药物治疗相结合,方能取得理想效果。

7.冠状动脉血运重建

(1)介入治疗:急性期选择保守治疗的患者,在病情稳定后根据患者的临床情况及危险度分层进行综合分析,在合理应用抗血小板药物、抗凝药、β 受体阻滞药、硝酸酯类药物、非二氢吡啶类钙通道阻滞剂的基础之上,根据患者临床情况决定是否选择介入治疗。尽早介入治疗的指征:①在药物治疗的情况下,出现反复发作的静息性心绞痛或低活动量下的心绞痛;②CK-MB和/或cTnT 升高;③新出现的 ST 段压低;④复发性心绞痛伴心功能不全(射血分数<40%)或低血压<12.0/8.0 kPa(90/60 mmHg);⑤低运动量下的运动试验阳性;⑥持续性室速;⑦6 个月前接受过 PCI 或 CABG 治疗。

(2)冠状动脉旁路移植术:顽固性心绞痛,冠状动脉造影为左主干病变、多支血管病变,合并糖尿病、心功能不全,不宜行 PCI 或 PCI 治疗不成功的患者,可考虑行冠状动脉旁路移植术,可使患者获益。

(二)急性 ST 段抬高型心肌梗死的治疗

1.治疗原则

治疗原则:①改善心肌缺血,挽救濒死心肌;②缩小梗死范围,维持心脏功能;③防治并发症,挽救患者生命;④尽早进行冠状动脉血运重建;⑤控制危险因素,提高生活质量。

2.院前急救

随 120 出诊的急诊科医师应充分熟悉 ACS 的院前急救流程:①吸氧、建立静脉通道、心电监护;②生命体征,包括血压、心率、心律、呼吸的监测;③测定氧分压;④18 导联心电图的动态观察;⑤询问病史、体格检查;⑥急诊医师应树立时间就是生命,时间就是心肌的观念,一旦急性 ST段抬高型心肌梗死诊断确立,应充分做好转运前准备,并通知有介入治疗资质的心血管中心,及时开通急性心肌梗死急救绿色通道,命导管室做好手术准备,同时给予患者阿司匹林,氯吡格雷口服,如预计转运过程超过 2 小时,应于 30 分钟钟内给予尿激酶或 rt-PA 静脉溶栓治疗 1 次;疼痛剧烈者可给予吗啡5~10 mg静脉注射或哌替啶 50~100 mg 肌内注射;如患者于院前出现恶性致命性室性心律失常应立即给予电除颤,同时经静脉给予利多卡因、胺碘酮等抗心律失常药物;出现严重缓慢性心律失常者应给予阿托品 1~2 mg 静脉注射,有条件者可于当地医院植入临时心脏起搏器,以保证转运安全,并为下一步介入治疗拯救患者生命赢得机会。

3.急诊科处理措施

患者到达急诊科处理措施:①吸氧、建立静脉通道、心电监护;②生命体征,包括血压、心率、心律、呼吸的监测;③测定氧分压;④18 导联心电图的动态观察;⑤询问病史、体格检查;⑥血液生化检查,包括心肌酶谱、肌钙蛋白、电解质、凝血系列、血常规、血糖及肝肾功能等;⑦对于急性ST 段抬高型心肌梗死患者,在有条件行急诊冠脉介入治疗的医疗单位,应立即经急性心肌梗死急救绿色通道,由急诊科直接进入导管室行介入治疗;急诊科处理应快速、高效,尽量节省时间,缩短就诊－球囊开通冠状动脉时间,以达到最大限度地挽救患者心肌的目的。

　　4.急诊治疗

　　(1)一般治疗:①卧床休息,有利于减轻心脏负荷,减轻心肌的缺氧;②给氧,通过吸氧改善症状;③口含硝酸甘油,随后则静脉滴注硝酸甘油;④充分的止痛治疗,可应用吗啡皮下注射或静脉注射 3~5 mg 或哌替啶(哌替啶)50~100 mg 肌内注射,并同时选用硝酸甘油和 β 受体阻滞药;⑤嚼服阿司匹林,常规应用300 mg,同时口服他汀类药物及氯吡格雷;⑥抗凝治疗,应用低分子肝素皮下注射或静脉应用肝素;⑦防治心律失常,由于可出现各种心律失常,可根据患者的临床特点,进行评估并采取相应治疗措施;通过积极的紧急救治,可达到最大限度挽救濒死心肌、防治并发症、提高生存率、改善患者的预后的目的。

　　(2)再灌注治疗:再灌注治疗是急性 ST 段抬高型心肌梗死早期最重要的治疗措施,起病3~6 小时使闭塞的冠状动脉再通,心肌得到再灌注,可挽救濒死心肌,缩小梗死范围,有利于心室重塑,能明显改善患者预后。

　　介入治疗(PCI):①能在患者住院 90 分钟内施行 PCI;②心导管室每年施行 PCI 手术 100 例以上并有心外科待命;③术者每年独立施行 PCI 超过 30 例;④急性心肌梗死直接 PTCA 成功率超过 90%;⑤在所有送到导管室的患者中,能完成 PCI 者达 85% 以上。在患者到达急诊科明确诊断后,在进行常规治疗的同时,做好术前准备,直接将患者送导管室。起病超过 6 小时,甚至 72 小时以内,如患者经治疗仍有反复发作的明显胸痛,仍可以考虑行 PCI。非 ST 段抬高的 ACS,可根据患者的具体情况择期行介入治疗。

　　溶栓治疗:对于急性 ST 段抬高型心肌梗死急性心梗发作 6 小时以内的患者,如无条件行介入治疗,应予尿激酶、链激酶或 rt-PA 溶栓治疗,常用尿激酶 1 500 000~2 000 000 U 30 分钟内静脉滴注;链激酶1 500 000 U 60 分钟内静脉滴注,由于链激酶有变态反应发生,目前临床已基本不用;rt-PA 100 mg 90 分钟内静脉给予:先静脉注入 15 mg,随后 30 分钟内静脉滴注 50 mg,其后 60 分钟内再静脉滴注 35 mg,用rt-PA 前需先用肝素 5 000 U 静脉注射,用药后继续以每小时肝素 700~1 000 U 持续静脉滴注48 分钟。使用尿激酶或链激酶溶栓治疗的患者,在用药 6 分钟后开始监测 APTT 或 ACT,在其下降到正常对照值 2 倍以内时开始给予肝素治疗。溶栓治疗前应仔细权衡治疗效果与潜在的危险性,以下患者禁用:①活动性内出血;②出血性脑卒中病史及 6 个月内的缺血性脑卒中;③新近(2 个月内)颅脑或脊柱的手术及外伤史;④颅内肿瘤、动静脉畸形或动脉瘤;⑤已知的出血体质;⑥严重的未控制的高血压,判断溶栓治疗成功与否,对于决定下一步的治疗策略有重要的意义,溶栓治疗成功的标准包括:2 小时内胸痛症状消失或明显缓解;2 小时内每半小时前后对照,心电图 ST 段下降超过 50%;再灌注心律失常,常见室性期前收缩、短阵室性心动过速、心室颤动、一过性房室传导阻滞或束支阻滞;CK-MB 峰值前移(14 小时内)。冠脉造影达 TIMI 血流 3 级。

　　急诊冠脉搭桥手术:介入治疗失败或溶栓治疗无效有手术指征者,应争取在 6~8 小时施行主动脉-冠状动脉旁路移植术。

　　5.急性期的治疗

　　(1)消除心律失常:ACS 特别是急性心肌梗死的患者,可出现各种类型的心律失常,快速性室性心律失常常发生于前壁心肌梗死的患者,下壁心肌梗死常出现心动过缓、房室传导阻滞等缓慢性心律失常,及时消除心律失常,可避免演变为严重心律失常甚至猝死。①发生心室颤动或持续性多形性室性心动过速,应尽快采用非同步直流电除颤,室性心动过速药物治疗效果不佳时也应尽早同步直流电复律。②对于室性期前收缩或室性心动过速,立即用利多卡因 50～100 mg 静脉注射,5～10 分钟重复 1 次,直至心律失常消失或总量已达 300 mg,继以 1～3 mg/min 的速度维持;经治疗室性心律失常仍反复发作可用胺碘酮。③缓慢性心律失常可用阿托品 0.5～1.0 mg,肌内注射或静脉注射。④并发二度Ⅱ型或三度房室传导阻滞,且血流动力学不稳定或患者出现昏厥、阿-斯综合征发作,宜尽快经静脉植入临时心脏起搏器,待传导阻滞恢复后撤出。⑤室上性快速性心律失常发作,可用美托洛尔、洋地黄、胺碘酮、普罗帕酮,如无心功能不全亦可用维拉帕米、地尔硫草等,药物治疗无效,可行同步直流电转复。

(2)纠正心力衰竭:缺血或濒死心肌得到及时再灌注,是改善心功能最有效的措施,缺血或梗死面积过大,未能及时再灌注或再灌注失败,常导致心力衰竭的发生。纠正心力衰竭主要是治疗急性左心衰竭,以应用吗啡(哌替啶)和利尿药为主,亦可使用血管扩张药扩张冠状动脉,减轻心肌负荷,必要时可考虑使用多巴酚丁胺 10 μg/(kg·min)静脉滴注或使用小剂量血管紧张素转化酶抑制剂,洋地黄类药物在急性心肌梗死早期(24 小时内)疗效欠佳,且容易诱发室性心律失常,应尽量避免使用。药物治疗无效的急性左心衰竭,在有条件的医院应行主动脉内球囊反搏治疗,以帮助患者度过危险期。有右心室心梗的患者,应慎用利尿药。

(3)控制休克。①补充血容量:对血容量不足,中心静脉压或肺动脉楔压低者,用右旋糖酐-40或 5%～10%葡萄糖液静脉滴注,维持中心静脉压>1.8 kPa(18 cmH$_2$O),肺小动脉楔压>2.0 kPa(15 mmHg);右心室心梗时,中心静脉压升高并非是补充血容量的禁忌,此时应适当增加补液量,以维持右心室足够的前负荷,提高心排血量。②应用升压药:补充血容量后血压不升,而肺动脉楔压(PCWP)和心排血量正常时,提示周围动脉张力不足,可给予升压药物,常用多巴胺,起始剂量 3～5 μg/(kg·min)或去甲肾上腺素 2～8 μg/(kg·min);亦可用多巴酚丁胺,起始剂量3～10 μg/(kg·min)静脉滴注。③应用血管扩张药:经上述处理血压仍不升,而肺动脉楔压增高,心排血量低或周围血管收缩、四肢厥冷、发绀,用硝普钠 15 μg/min 开始静脉滴注,每 5 分钟增加剂量直至 PCWP 降至 2.0～2.4 kPa(15～18 mmHg);亦可用硝酸甘油 10～20 μg/min开始静脉滴注,每 5～10 分钟增加剂量 5～10 μg/min 直至左心室充盈压下降。④维持水、电解质、酸碱平衡,保护重要脏器功能;有条件的医院可行主动脉内球囊反搏进行循环支持,同时进行冠状动脉造影及 PCI,可能挽救部分危重患者的生命。

6.常规药物治疗

(1)抗血小板治疗:抗血小板治疗方案同 UA/NSTENI 患者。

(2)调脂治疗:调脂治疗方案同 UA/NSTENI 患者。

(3)其他治疗。①β受体阻滞药和钙通道阻滞剂:急性 ST 段抬高型心肌梗死早期,如无禁忌证,均应尽早使用β受体阻滞药,尤其前壁心肌梗死伴交感神经活性亢进或快速性心律失常者,可防止梗死范围扩大,减少恶性心律失常的发生,改善近、远期预后。β受体阻滞药如有禁忌而无明显心功能不全者,可考虑使用地尔硫草等钙通道阻滞剂,可能达到类似效果。②血管紧张素转化酶抑制剂治疗:血管紧张素转化酶抑制剂能够逆转急性心肌梗死患者心室重塑,降低心力衰竭的发生率,改善血管内皮功能,特别适用于 ACS 合并高血压的患者;除非有禁忌,所有患者均应使用。一般从小剂量开始,如能耐受,24～48 小时逐渐增加到目标剂量。血管紧张素转化酶抑制剂不能耐受者可用血管紧张素Ⅱ受体阻滞剂替代。③抗凝治疗:急性 ST 段抬高型心肌梗死的患者,如接受溶栓治疗,其肝素的使用见前述,肝素治疗 48 小时后改用低分子肝素或黄达肝葵钠,连用 8 天后停药;对于接受 PCI 治疗的患者,如术前 12 小时内已使用低分子肝素皮下注射,则 PCI 手术过程中不需要再交叉使用普通肝素,而用黄达肝葵钠抗凝治疗的患者,PCI 手术过程中需要使用普通肝素 85 U/kg,或 60 U/kg 联合 GP Ⅱb/Ⅲa 受体拮抗药;直接凝血酶抑制药与凝血酶发生不可逆结合而将凝血酶灭活,对凝血酶诱导的血小板聚集有抑制作用,但不影响血小板功能,不引起外周血中血小板数减少,可用于血小板数减少又需要抗凝治疗的患者。急性心肌梗死的后期,下列情况需口服抗凝剂治疗:超声心动图提示心腔内活动性血栓,口服华法林 2~6 个月,合并心房颤动者,长期口服华法林,维持 INR 2~3,并在早期重叠使用肝素或低分子肝素,直到华法林充分显效。④极化液治疗:氯化钾 1.5 g,胰岛素 10 U 加入 10% 葡萄糖液 500 mL 中,静脉滴注,每天 1~2 次,疗程 7~14 天。可促进心肌摄取和代谢葡萄糖,使钾离子进入细胞内,恢复细胞极化状态,有利于减少心律失常,保证心脏正常收缩,并使心电图上抬高的 ST 段回到等电位线。

7.右心室心肌梗死的治疗

右心室心肌梗死常引起右心衰竭伴低血压,可无明显左心功能不全,此时宜扩张血容量。在血流动力学监测下静脉输液,直到低血压纠正或 PCWP 达 2.0~2.4 kPa(15~18 mmHg)。如输液 1~2 L 低血压仍未纠正者可用正性肌力药物,首选多巴酚丁胺。不宜使用利尿药。伴有严重心动过缓或房室传导阻滞者可予临时心脏起搏。

七、预防

正常人群预防动脉粥样硬化和冠心病,属一级预防,一级预防的主要措施在于控制危险因素。①戒烟。②控制体重至理想体重。③坚持有计划的适量运动。④进食低盐、低脂、低糖饮食。⑤控制血压。⑥治疗糖尿病。⑦控制血脂水平,使 LDL 达标(<2.6 mmol/L)。已有冠心病患者预防再梗死和其他心血管事件的发生,属二级预防。为便于记忆,可归纳为 ABCDE 五个方面。

(1)Aspirin 抗血小板治疗(或氯吡格雷)(A):血管紧张素转化酶抑制剂/血管紧张素Ⅱ受体阻滞剂;Anti-anginal therapy 抗心绞痛治疗,硝酸酯类药物。

(2)β-blocker 控制血压(B):Blood pressure control 控制血压。BMI control 控制体重。

(3)Cigarette quitting 戒烟(C):Cholesterol-lowering 控制血脂水平。

(4)Diet 控制合理饮食(D):Diabetes treatment 控制糖尿病。

(5)Exercise 运动,有计划的适量运动(E):Education 教育:患者及家属冠心病知识教育。

(张众慧)

第三节　急性心力衰竭

急性心力衰竭(acute heart failure,AHF)又称急性心力衰竭综合征,是指心力衰竭的症状和/或体征的急剧发作或在平时症状、体征基础上急剧恶化,常危及生命、需要立即予以评估和治疗,甚至急诊入院。AHF 既可以是急性起病(先前不知有心功能不全的病史)、也可以表现为慢性心力衰竭急性失代偿(acute decompensated heart failure,ADHF),其中后者更为多见,约占 80%。临床上最为常见的 AHF 是急性左心衰竭,而急性右心衰竭较少见。

急性左心衰竭是指急性发作或加重的左心功能异常所致的心肌收缩力明显降低、心脏负荷加重，造成急性心排血量骤降、肺循环压力突然升高、周围循环阻力增加，从而引起肺循环充血而出现急性肺淤血、肺水肿，以及伴组织器官灌注不足的心源性休克的一种临床综合征。急性右心衰竭是指某些原因使右心室心肌收缩力急剧下降或右心室的前后负荷突然加重，从而引起右心排血量急剧减低的临床综合征。

AHF 已成为年龄＞65 岁患者住院的主要原因，严重威胁生命，需紧急医疗干预；AHF 预后很差，住院病死率为 3％，6 个月的再住院率约 50％。

一、病因和诱因

AHF 一般为原处于代偿阶段的心脏由某种或某些诱因引起突然恶化，或原有不同程度心功能不全者病情突然加重，但原来心功能正常者亦可以突然发生（如首次发生大面积急性心肌梗死、急性重症心肌炎、外科手术后等）。急性右心衰竭的常见病因为急性右心室梗死或急性肺栓塞。

(一)感染

AHF 的常见诱发因素包括感染、心律失常、输液过多或过快、过度体力活动、情绪激动、治疗不当或依从性不好、贫血、妊娠与分娩等。是最常见的诱发因素，其中以肺部感染尤为多见，这不仅由于呼吸道感染是多发病，更由于多数充血性心力衰竭患者有程度不同的肺淤血，易于发生肺部感染。

(二)心律失常

房颤是慢性心脏瓣膜病、冠心病等器质性心脏病最常见的并发症之一，而快速心房颤动同时也是诱发心力衰竭或使充血性心力衰竭急性加重的重要因素，这不仅因为心室率增快，心室充盈不足，也由于心房失去规律性收缩，从而失去对心脏排血量贡献的 20％～30％血量。其他快速性心律失常由于心率突然加快，使心脏的负荷、心肌的耗氧量急剧增加，心排血量减少。严重的缓慢心律失常如二度或三度房室传导阻滞，心排血量也有明显的下降，均可诱发或加重心力衰竭。

(三)血容量增加

由于对患者潜在的心脏病或其边缘心功能状态认识不足，在治疗其他疾病时，静脉输入液体过多、过快，使心脏在短时间内接受高容量负荷的冲击，易于诱发或加重心力衰竭甚至出现急性肺水肿。饮食中盐量不适当的增加，摄入钠盐过多，也是增加血容量的原因。

(四)过度体力活动或情绪激动

过度体力活动是常见的突然发生心力衰竭的诱因，这种情况多发生在原来不知道自己有心脏病或者虽然知道有心脏病但平时症状不多的患者。

情绪激动致交感神经兴奋性增高，心率增快，心肌耗氧增加，也是并不少见的诱因。停用洋地黄是充血性心力衰竭反复或加重的常见原因之一，这种情况多见于出现洋地黄毒性反应，停服后未能及时恢复应用。停用抗高血压药更是高血压治疗中存在的常见且重要的问题，在高血压心脏病或伴有心力衰竭者，不恰当停用治疗药物可使血压重新升高，心脏负担加重。

(五)治疗不当或依从性不好

原有心脏病变加重如慢性风湿性心脏瓣膜病出现风湿活动，或并发其他疾病如甲状腺功能亢进、贫血等。妊娠与分娩也是重要的诱发因素。

二、分类

既往根据临床表现将 AHF 分成六类。此外，Alexandre 等人根据靶器官的病理生理改变和 AHF 的初始临床表现，分为"血管性"和"心脏性"AHF。

2016 欧洲心脏病学会(ESC)《急、慢性心力衰竭诊断和治疗指南》(简称 2016 ESC 指南)给出 AHF 的主要分类方法：①根据血压水平分类，大多数 AHF 患者表现为收缩压正常[12.0～18.7 kPa(90～140 mmHg)]或升高[>18.7 kPa(140 mmHg)，高血压性 AHF]，仅有 5%～8%患者表现为低收缩压[<12.0 kPa(90 mmHg)，低血压性 AHF]，该类患者预后不良，特别是同时伴有组织低灌注者。②根据需要紧急干预的病因分类，如急性冠脉综合征、高血压急症、心律失常、急性机械性因素及急性肺栓塞。③AHF 的临床分级，主要基于床旁对于充血(即"干"或"湿")和/或外周组织低灌注(即"暖"或"冷")相关症状和体征的综合评估，共分四组：暖/湿(最常见)、冷/湿、暖/干、冷/干，该分类有助于指导 AHF 的早期治疗及预后评估。④急性心肌梗死合并心力衰竭可采用 Killip 分级方法。

2016 ESC 指南重新强调以 AHF 的症状和体征等临床资料来定义和分类，未重申"伴血浆脑钠肽(BNP)水平的升高"，这提示在 AHF 的诊断中要重视患者的临床症状和体征，迅速给予初步诊断和分类，以指导早期治疗及预后评估。

三、病理生理

正常心脏有丰富的储备力，使之能充分适应机体代谢状态的各种需要。当心肌收缩力减低和/或负荷过重、心肌顺应性降低时，心脏储备力明显下降，此时机体首先通过代偿机制，包括 Frank-Starling 机制(增加心脏前负荷，回心血量增多，心室舒张末容积增加，从而增加心排血量及提高心脏做功量)、心肌肥厚、神经体液系统的代偿(包括交感-肾上腺素能神经兴奋性增强和肾素-血管紧张素-醛固酮系统激活)等，从而增加心肌收缩力和心率来维持心排血量。此外心房利钠肽(ANP)和脑利钠肽(BNP)、精氨酸加压素和内皮素等细胞因子也参与了心力衰竭的发生与发展。

虽然在心力衰竭发生时心脏有上述代偿机制，但是这些代偿机制所产生的血流动力学效应是很有限的，甚至在一定程度上可能会有害，当心脏出现失代偿状态时即发生心力衰竭。正常人肺毛细血管静水压一般不超过 1.6 kPa(12 mmHg)，血浆胶体渗透压为 3.3～4.0 kPa(25～30 mmHg)，由于二者压差的存在，有利于肺毛细血管对水分的重吸收，肺毛细血管的水分不能进入肺泡和肺间质。当急性左心衰竭发生时，左心室舒张末压(LVEDP)和左心房平均压升高，当肺静脉压大于2.4 kPa(18 mmHg)时，产生肺淤血；当肺毛细血管压超过血浆胶体渗透压时，血液中的水分即可从肺毛细血管渗透到肺间质。开始时通过淋巴流的增加引流肺间质内的液体，但是随着肺毛细血管压的继续升高，肺间质的淋巴循环不能引流过多的液体，此时的液体积聚于肺间质，在终末支气管和肺毛细血管周围形成间质性肺水肿；当间质内液体继续聚集，肺毛细血管压继续增加大于 3.3 kPa(25 mmHg)以上时，肺泡壁基底膜和毛细血管内皮间的连接被破坏，血浆和血液中的有形成分进入肺泡，继而发生肺水肿。原有慢性心功能不全的患者如二尖瓣狭窄，其肺毛细血管壁和肺泡基底膜增厚，肺毛细血管静水压需大于 4.7～5.3 kPa(35～40 mmHg)才发生肺水肿，此类患者肺毛细血管静水压突然升高可因一时性体力劳动、情绪激动或异位性心动过速(如房颤)引起肺循环血流量突然增多。在肺泡内液体与气体形成泡沫后，表面张力增大,妨碍通气和肺毛细血管从肺泡内摄取氧,可引起缺氧;同时肺水肿可减低肺的顺应性,引起换气不足和肺内动静脉分流,导致动脉血氧饱和度减低,组织乳酸产生过多而发生代谢性酸中毒,使心力衰竭进一步恶化,甚至引起休克、严重心律失常而致死。

急性左心衰竭时,心血管系统的血流动力学改变包括:①左心室顺应性降低、dp/dt降低,LVEDP升高(单纯二尖瓣狭窄例外);②左心房压(LAP)和容量增加;③肺毛细血管压或肺静脉压增高;④肺淤血,严重时急性肺水肿;⑤外周血管阻力(SVR)增加;⑥肺血管阻力(PVR)增加;⑦心率加速;⑧心脏每搏量(SV)、心排血量(CO)、心脏指数(CI)降低;⑨动脉压先升高后下降;⑩心肌耗氧量增加。

四、诊断

(一)病史

病史可提供与急性左心衰竭病因或诱因有关的信息。患者先前有较轻的充血性心力衰竭的症状如易疲劳、劳力性呼吸困难或阵发性夜间呼吸困难,或体循环淤血如双下肢水肿的征象,遇有感染、慢性阻塞性肺疾病(COPD)急性加重、心律失常、输液过多或过快等因素,致使心力衰竭短时间内恶化或加重,即慢性心力衰竭急性失代偿;原无症状者"突然"发生 AHF 常提示冠心病急性心肌梗死或其机械并发症如腱索断裂、急性重症心肌炎、快速心律失常等。

(二)临床表现特点

1.基础心血管疾病的病史和表现

AHF 发作迅速,可以在几分钟到几小时(如 AMI 引起的急性心力衰竭),或数天至数周内恶化。患者的症状也可有所不同,从呼吸困难、外周水肿加重到威胁生命的肺水肿或心源性休克,均可出现。急性心力衰竭症状也可因不同病因和伴随临床情况而不同。大多数患者有各种心脏疾病史,存在引起急性心力衰竭的各种病因。老年人中主要病因为冠心病、高血压和老年性退行性心瓣膜病,年轻人中多由风湿性心瓣膜病、扩张型心肌病、急性重症心肌炎等所致。

2.早期表现

原来心功能正常的患者出现原因不明的疲乏或运动耐力明显减低,以及心率增加 15～20 次/分,可能是左心功能降低的最早期征兆。继续发展可出现劳力性呼吸困难、夜间阵发性呼吸困难、不能平卧等;检查可发现左心室增大、舒张早期或中期奔马律、P$_2$亢进、两肺尤其肺底部有湿性啰音,还可有干啰音和哮鸣音,提示已有左心功能障碍。

3.急性肺水肿

起病急骤,病情可迅速发展至危重状态。突发呼吸困难、呼吸浅快、频率达 30～40 次/分或以上,端坐呼吸、咳嗽、咳大量白色或粉红色泡沫样痰,甚至可从口腔或鼻腔中涌出,烦躁不安或有恐惧感,口唇发绀、皮肤湿冷、大汗淋漓、湿啰音始于肺底部,迅速布满全肺,具有"突然发生、广泛分布、大中小湿啰音与哮鸣音并存、变化快"的特点。心音快而弱,心尖部闻及第三和/或第四心音奔马律。

4.心源性休克

主要表现:①持续性低血压,收缩压降至 12.0 kPa(90 mmHg)以下,且持续 30 分钟以上,需要循环支持;②血流动力学障碍:肺毛细血管楔压(PCWP)≥2.4 kPa(18 mmHg),心脏指数≤2.2 L/(min·m²)(有循环支持时)或 1.8 L/(min·m²)(无循环支持时);③组织低灌注状态,可有皮肤湿冷、苍白和发绀,尿量显著减少(<30 mL/h),甚至无尿,意识障碍,代谢性酸中毒。

（三）辅助检查

1.生物学标志物

（1）血浆 B 型利钠肽（B-type natriuretic polypeptide，BNP）或 N-末端利钠肽原（N-terminal pro-brain natriuretic peptide，NT-proBNP）：血浆 BNP/NT-proBNP 水平能够很敏感的反映血流动力学变化，并且能在急诊室或床旁快速检测，操作便捷，BNP/NT-proBNP 水平升高在急性心源性（心力衰竭）与非心源性呼吸困难的诊断与鉴别诊断中作用日益突出，具有卓越的应用价值。需要强调的是，年龄、体重指数、肾功能、严重脓毒症和肺血栓栓塞性疾病等都是影响 BNP 或 NT-proBNP 水平的重要因素，诊断 AHF 时 NT-proBNP 水平应根据年龄和肾功能不全分层：50 岁以下的成人血浆 NT-proBNP 浓度＞450 ng/L，50 岁以上血浆浓度＞900 ng/L，75 岁以上应＞1 800 ng/L，肾功能不全（肾小球滤过率＜60 mL/min）时应＞1 200 ng/L。相对于 BNP/NT-proBNP 水平升高有助于诊断心力衰竭，BNP/NT-proBNP 水平不高特别有助于除外心力衰竭，BNP＜100 ng/L，NT-proBNP＜300 ng/L 为排除 AHF 的切点。

BNP 或 NT-proBNP 还有助于心力衰竭严重程度和预后的评估，心力衰竭程度越重，BNP 或 NT-proBNP 水平越高；NT-proBNP＞5 000 ng/L 提示心力衰竭患者短期死亡风险较高，＞1 000 ng/L 提示长期死亡风险较高。尽管从总体上讲，不同心功能分级病例的 BNP 或 NT-proBNP 升高幅度有较大范围的交叉或重叠，难以单次的 BNP 或 NT-proBNP 的升高水平来对个体心力衰竭的程度做出量化判断，但连续动态的观察对于个体的病情与走势的判断是有很大帮助的，甚至于有指导临床治疗的作用。当然，BNP 或 NT-proBNP 也不能判断心力衰竭的类型属收缩性（EF 降低）或舒张性（EF 保留）心力衰竭。一种心脏疾病状态时常会有多种病理与病理生理变化。

（2）心肌肌钙蛋白 I/T（cTnI/T）：充血性心力衰竭时，长期慢性的心肌缺血缺氧必然导致心肌损伤，这种损伤会在诸多应激状态下急性加重，因此 AHF 患者 cTnI/T 多有增高；重要的是，心肌细胞损伤与心功能恶化或加重往往互为因果。研究认为，cTnI/T 也是心力衰竭独立预后因素，与低的 TnI 患者相比，增高的 TnI 患者的病死率和再住院率明显增高，治疗期间 TnI 水平增加的患者与 TnI 水平稳定或降低的患者相比有更高的病死率。若是联合检测 cTnT 和 BNP 则更有助于充分地评估心力衰竭患者的危险。

（3）可溶性 ST2（sST2）：ST2 属于 IL-1 受体家族的新成员，作为 IL-33 的诱骗受体，可以与 IL-33 结合，从而阻断 IL-33 与 ST2L 结合，继而削弱 IL-33/ST2L 信号通路的心血管保护作用。在心肌受到过度牵拉造成损伤的过程中，大量可溶性 ST2（sST2）生成使心肌缺乏足够的 IL-33 的保护，从而加速心肌重构和心室功能障碍，导致死亡风险增高。

（4）其他生物学标志物：有研究证实，中段心房利钠肽前体（MR-proANP，分界值为 120 pmol/L）用于诊断 AHF，其效能不差于 BNP 或 NT-proBNP，也是一个较好的生物学标志物。

伴有肾功能不全的 AHF 或是 AHF 治疗中出现急性肾损伤是预后不良的危险因素。与血肌酐（Scr）相比，半胱氨酸蛋白酶抑制剂 C 不受年龄、性别、肌肉含量等因素的影响，能更好的反映肾小球滤过率及敏感地反映早期肾损害，是评价急、慢性肾损伤的理想生物学标志物之一。近期的研究还证明，中性粒细胞明胶酶相关脂质运载蛋白（NGAL）也是急性肾损伤的早期标志物，对急性肾损伤的早期有良好价值。疑似急性肺血栓栓塞需检测 D-二聚体。

2.胸部 X 线检查

X 线胸片显示肺淤血(肺上野血管纹理增多、粗乱,肺门角平直)、间质性肺水肿(Kerley B 线)、肺泡性肺水肿(两肺门见大片云雾状蝶翼形阴影),心影增大;可以伴有少量胸腔积液。

3.心电图检查

特别有助于了解有无心律失常、急性心肌缺血或梗死等表现,也可提示原有基础心脏病情况,以及严重电解质紊乱如低钾或高钾血症等。

4.超声心动图

可准确评价心脏结构与功能变化,如室壁变薄或增厚、左心室舒张末径增大或容量增加、心室壁运动幅度减弱或不协调,左室射血分数减低或保留,以及基础心脏病表现等。

5.胸部与腹部超声

床旁胸部超声可发现肺间质水肿的征象(B 线);腹部超声可检查下腔静脉直径和腹水。

6.血气分析

急性左心衰竭时,PaO_2 常不同程度降低,并且由于组织缺氧产生无氧代谢,致代谢性酸中毒;$PaCO_2$ 在病情早期多因过度换气而降低,但在病情晚期 $PaCO_2$ 升高可出现混合性酸中毒。血气分析对于 AHF 的诊断价值不如其评价病情严重程度的意义大。

2016 ESC 指南:动脉血气分析不需要常规检测,除非 SpO_2 异常;静脉血气分析也可接受(pH 和 $PaCO_2$)。

7.血流动力学监测

血流动力学监测适用于血流动力学状态不稳定、病情严重且治疗效果不理想者,尤其是伴肺水肿或心源性休克的患者。主要方法有右心导管、连续脉搏波心排量测定(PiCCO)等。不推荐常规有创血流动力学监测。

8.其他检查

降钙素原:用于 AHF 与肺部感染的鉴别和指导抗生素的应用。

肝脏功能:AHF 患者因血流动力学异常(心排血量降低、静脉回流受阻)导致肝功能异常,预后不良。

甲状腺功能:甲状腺功能异常可导致 AHF,新发 AHF 应注意检查。

其他生化指标:如血常规、肾功能、电解质、血糖等,必要时复查。

(四)病情评估与严重程度分级

根据上述临床表现与检查,对患者病情的严重程度进行评估,评估时应尽快明确:①容量状态;②循环灌注是否不足;③是否存在急性心力衰竭的诱因和/或并发症。强调动态观察、动态评估。

急性左心衰竭严重程度分级主要有临床程度床边分级、Killip 法和 Forrester 法 3 种。Killip 法主要用于 AMI 患者,根据临床和血流动力学状态分级。Forrester 法适用于监护病房,以及有血流动力学监测条件的病房、手术室。临床程度床边分级根据 Forrester 法修改而来,主要根据末梢循环的观察和肺部听诊,无须特殊的监测条件,适用于一般的门诊和住院患者。以 Forrester 法和临床程度床边分级为例,自 Ⅰ 级至 Ⅳ 级的急性期病死率分别为 2.2%、10.1%、22.4% 和 55.5%。

五、治疗

急性左心衰竭的抢救治疗目标是迅速改善氧合(纠正缺氧),改善症状,稳定血流动力学状态,维护重要脏器功能,同时纠正诱因和治疗病因,避免 AHF 复发,改善远期预后。

应当明确,"及时治疗"的理念对 AHF 极其重要。一些诊断和治疗的方法可以应用于院前阶段(救护车上),包括 BNP 的快速检测、无创通气(可降低气管插管的风险,并改善急性心源性肺水肿的近期预后)、静脉应用呋塞米及硝酸酯类药物。

2016 ESC 指南将 AHF 治疗分为 3 个阶段,各有不同的治疗目标。①立即目标(急诊室、CCU 或 ICU):改善血流动力学和器官灌注,恢复氧合,缓解症状,减少心肾损伤,预防血栓栓塞,缩短 ICU 停留时间;②中间目标(住院期间):针对病因及相关并发症给予优化规范的药物治疗,对适宜辅助装置治疗的患者应考虑机械装置治疗并进行评估;③出院前和长期管理目标:制订优化药物治疗的时间表,对适宜辅助装置治疗者的实施进行再评估;制订长期随访管理计划。纳入疾病管理方案,进行患者教育并启动和调整适宜的生活方式,防止早期再住院,改善症状、生活质量和生存率。

2016 ESC 指南强调:在首次就医紧急阶段,对疑诊为急性心力衰竭患者的管理应尽可能缩短所有诊断和治疗决策的时间;在起病初始阶段,如果患者存在心源性休克和/或通气障碍,需尽早提供循环支持和/或通气支持;在起病 60~120 分钟的立即处理阶段,应迅速识别合并的威胁生命的五个临床情况和/或急性病因(简写为 CHAMP),并给予指南推荐的相应特异性治疗。①急性冠脉综合征:推荐根据 STEMI 和 NSTE-ACS 指南进行处理。②高血压急症:推荐采用静脉血管扩张剂和袢利尿剂。③心律失常:快速性心律失常或严重的缓慢性心律失常,立即应用药物、电转复或起搏器。电转复推荐用于血流动力学不稳定、需要转复以改善临床症状的患者。持续性室性心律失常与血流动力学不稳定形成恶性循环时,可以考虑冠脉造影和电生理检查。④急性机械并发症:包括急性心肌梗死并发症(游离壁破裂、室间隔穿孔、急性二尖瓣关闭不全)、胸部外伤或心脏介入治疗后,继发于心内膜炎的急性瓣膜关闭不全,主动脉夹层或血栓形成,以及少见的梗阻性因素(如心脏肿瘤)。心脏超声可用于诊断,外科手术或 PCI 术常需循环支持设备。⑤急性肺栓塞:明确急性肺栓塞是休克、低血压的原因后,立即根据指南推荐予以干预,包括溶栓、介入治疗及取栓。

(一)一般处理

1.体位

允许患者采取最舒适的体位。静息时明显呼吸困难者应半卧位或端坐位,双腿下垂以减少回心血量,降低心脏前负荷。端坐位时,两腿下垂,保持此种体位 10 分钟后,可使肺血容量降低约 25%(单纯坐位而下肢不下垂收益不大)。

2.吸氧(氧疗)

氧疗适用于低氧血症和呼吸困难明显,尤其指端血氧饱和度<90%的患者。无低氧血症的患者不应常规应用,这可能导致血管收缩和心排血量下降。如需吸氧,应尽早采用,使患者 SaO_2 ≥95%(伴 COPD 者 SaO_2≥90%)。可采用以下几种不同方式。①鼻导管吸氧:是常用的给氧方法,适用于轻中度缺氧者,氧流量从 1~2 L/min 起始,根据动脉血气结果可增加到 4~6 L/min。②面罩吸氧:适用于伴呼吸性碱中毒的患者。③消除泡沫:严重肺水肿患者的肺泡、支气管内含有大量液体,当液体表面张力达到一定程度时,受气流冲击可形成大量泡沫,泡沫妨碍通气和气体交换,加重缺氧。因此,可于吸氧的湿化器内加入 50%的乙醇以降低泡沫张力,使之破裂变为液体而易咳出,减轻呼吸道阻力。经上述方法给氧后 PaO_2 仍<8.0 kPa(60 mmHg)时,应考虑使用机械通气治疗。

3.出入量管理

肺淤血、体循环淤血及水肿明显者应严格限制饮水量和静脉输液速度。无明显低血容量因素(大出血、严重脱水、大汗淋漓等)者,每天摄入液体量一般宜在 1 500 mL 以内,不要超过2 000 mL。保持每天出入量负平衡约 500 mL,严重肺水肿者水负平衡为 1 000~2 000 mL/d,甚至可达 3 000~5 000 mL/d,以减少水、钠潴留,缓解症状。3 天后,如肺淤血、水肿明显消退,应减少水负平衡量,逐渐过渡到出入量大体平衡。在负平衡下应注意防止发生低血容量、低钾血症和低血钠等。同时限制钠摄入<2 g/d。

(二)药物治疗

1.吗啡

是治疗急性左心力衰竭肺水肿的有效药物,其主要作用是抑制中枢交感神经,反射性地降低周围血管阻力,扩张静脉而减少回心血量,起"静脉内放血"的效果;其他作用有减轻焦虑、烦躁,抑制呼吸中枢兴奋、避免呼吸过频,直接松弛支气管平滑肌改善通气。急性左心衰竭患者往往存在外周血管收缩情况,吗啡从皮下或肌内注射后,吸收情况无法预测,宜 3~5 mg/次缓慢静脉注射,必要时每 15 分钟重复 1 次,共 2~3 次。同时也要注意,勿皮下或肌内注射后,短期内又静脉给药,以免静脉注射后可能与延迟吸收的第一剂药同时发挥作用而致严重不良反应。吗啡的主要不良反应是低血压与呼吸抑制。神志不清、伴有慢性阻塞性肺病或 CO_2 潴留的呼吸衰竭、肝功能衰竭、颅内出血、低血压或休克者禁用,年老体弱者慎用。

急性失代偿心力衰竭国家注册研究(ADHERE)中,147 362 例 AHF 患者应用吗啡者(14.1%)机械通气比例增多、在 ICU 时间和住院时间延长、病死率更高,加之目前没有证据表明吗啡能改善预后,因而不推荐常规使用,需使用时应注重个体化。

2016 ESC 指南:AHF 不推荐常规应用阿片类药物,但出现严重呼吸困难伴肺水肿时可考虑应用,其是否潜在增加死亡风险仍存争议。

抗焦虑和镇静药物:用于伴有焦虑和谵妄的 AHF 患者,可考虑使用小剂量苯二氮䓬类(地西泮或劳拉西泮)。

2.快速利尿

选用高效利尿剂(袢利尿剂)。呋塞米(速尿)在发挥利尿作用之前即可通过扩张周围静脉增加静脉床容量,迅速降低肺毛细血管压和左心室充盈压并改善症状。静脉注射后 5 分钟出现利尿效果,30~60 分钟达到高峰,作用持续约 2 小时。一般首剂量为 20~40 mg 静脉注射,继以静脉滴注 5~40 mg/h,其总剂量在起初 6 小时不超过 80 mg,起初 24 小时不超过 160 mg;对正在使用呋塞米或有大量水、钠潴留或高血压或肾功能不全的患者,首剂量可加倍。应注意由于过度利尿可能发生的低血容量、休克与电解质紊乱如低钾血症等。也可以用布美他尼(丁尿胺)1~2 mg 或依他尼酸 25~100 mg 静脉注射。伴有低血容量或低血压休克者禁用。

新型利尿剂托伐普坦是血管升压素受体拮抗剂,选择性阻断肾小管上的精氨酸血管升压素受体,具有排水不排钠的特点,能减轻容量负荷加重的患者呼吸困难和水肿,并使低钠血症患者的血钠正常化,特别适用于心力衰竭合并低钠血症的患者。

3.氨茶碱

推荐用于充血性心力衰竭、常规利尿剂治疗效果不佳、有低钠血症或有肾功能损害倾向患者,对心力衰竭伴低钠的患者能降低心血管病所致病死率。建议剂量为 7.5~15.0 mg/d 开始,疗效欠佳者逐渐加量至 30 mg/d。其不良反应主要是血钠增高。特性:①扩张支气管改善通气,特别适用于伴有支气管痉挛的患者;②轻度扩张静脉,降低心脏前负荷,增强心肌收缩力;③增加肾血流与利尿作用。成人一般首剂 0.125～0.25 g 加入 25% 葡萄糖液 40 mL 内,10～20 分钟缓慢静脉注射;必要时 4～6 小时可以重复 1 次,但每天总量不宜超过 1.5 g。因其会增加心肌耗氧量,急性心肌梗死和心肌缺血者不宜使用。老年人与肝肾功能不全者用量酌减。常见不良反应有头痛、面部潮红、心悸,严重者可因血管扩张致低血压与休克,甚至室性心律失常而猝死。目前,临床已相对少用。

主要作用机制:可降低左、右心室充盈压和全身血管阻力,也降低收缩压,从而减轻心脏负荷,但没有证据表明血管扩张剂可改善预后。应用指征:此类药可用于急性心力衰竭早期阶段。收缩压水平是评估此类药是否适宜的重要指标。收缩压>12.0 kPa(90 mmHg)即可在严密监护下使用;收缩压>14.7 kPa(110 mmHg)的患者通常可安全使用;收缩压<12.0 kPa(90 mmHg),禁忌使用,因可能增加急性心力衰竭患者的病死率。此外,HF-PEF 患者因对容量更加敏感,使用血管扩张剂应小心。注意事项:下列情况下禁用血管扩张药物:收缩压<12.0 kPa(90 mmHg),或持续低血压伴症状,尤其有肾功能不全的患者,以避免重要脏器灌注减少;严重阻塞性心瓣膜疾病,如主动脉瓣狭窄或肥厚型梗阻性心肌病,有可能出现显著低血压;二尖瓣狭窄患者也不宜应用,有可能造成心排血量明显降低。

4.血管扩张剂

其作用主要是扩张静脉容量血管、降低心脏前负荷,较大剂量时可同时降低心脏后负荷,在不减少每搏排出量和不增加心肌耗氧的情况下减轻肺淤血,特别适用于急性冠脉综合征伴心力衰竭的患者。硝酸甘油用法。①舌下含化:首次用 0.3 mg 舌下含化,5 分钟后测量血压 1 次,再给 0.3～0.6 mg,5 分钟后再测血压,以后每 10 分钟给 0.3～0.6 mg,直到症状改善或收缩压降至 12.0～13.3 kPa(90～100 mmHg);②静脉给药:一般采用微量泵输注,从 10 μg/min 开始,以后每 5 分钟递增 5～10 μg/min,直至心力衰竭的症状缓解或收缩压降至 12.0～13.3 kPa(90～100 mmHg),或达到最大剂量100 μg/min 为止。硝酸异山梨醇静脉滴注剂量 5～10 mg/h。病情稳定后逐步减量至停用,突然终止用药可能会出现反跳现象。硝酸酯类药物长期应用均可能产生耐药。

(1)硝酸酯类:能均衡的扩张动脉和静脉,同时降低心脏前、后负荷,适用于严重心力衰竭、有高血压及伴肺淤血或肺水肿患者。宜从小剂量 10 μg/min 开始静脉滴注,以后酌情每 5 分钟递增5～10 μg/min,直至症状缓解、血压由原水平下降 4.0 kPa(30 mmHg)或血压降至 13.3 kPa(100 mmHg)左右为止。由于具有强的降压效应,用药过程中要密切监测血压,调整剂量;停药应逐渐减量,以免反跳。通常疗程不超过 72 小时。长期用药可引起氰化物和硫氰酸盐中毒。

(2)硝普钠:主要阻断突触后 α_1 受体,使外周阻力降低,同时激活中枢 5-羟色胺 1A 受体,降低延髓心血管中枢的交感反馈调节,外周交感张力下降。可降低心脏前、后负荷和平均肺动脉压,改善心功能,对心率无明显影响。通常

(3)乌拉地尔:静脉注射 25 mg,如血压无明显降低可重复注射,然后 50～100 mg 于 100 mL 液体中静脉滴注维持,速度为 0.4～2.0 mg/min,根据血压调整速度。是一重组人 BNP,具有扩张静脉、动脉和冠状动脉,降低前、后负荷,增加心排量,增加钠盐排泄,抑制肾素-血管紧张素系统和交感神经系统的作用,无直接正性肌力作用。多项随机、安慰剂对照的临床研究显示,AHF 患者静脉输注奈西立肽可获有益的临床与血流动力学效果:左心室充盈压或 PCWP 降低、心排量增加,呼吸困难和疲劳症状改善,安全性良好,但对预后可能无改善。该药可作为血管扩张剂单

独使用,也可与其他血管扩张剂(如硝酸酯类)合用,还可与正性肌力药物(如多巴胺、多巴酚丁胺或米力农等)合用。给药方法:$1.5\sim2.0\ \mu g/kg$ 负荷剂量缓慢静脉注射,继以 $0.01\ \mu g/(kg\cdot min)$ 持续静脉滴注,也可不用负荷剂量而直接静脉滴注,给药时间在 3 天以内。收缩压 $<12.0\ kPa$ (90 mmHg)或持续低血压并伴肾功能不全的患者禁用。

(4)奈西立肽:一种血管活性肽激素,具有多种生物学和血流动力学效应。RELAX-AHF 研究表明,该药治疗 AHF 可缓解患者呼吸困难,降低心力衰竭恶化病死率,耐受性和安全性良好,但对心力衰竭再住院率无影响。

(5)重组人松弛素-2。①应用指征和作用机制:适用于低心排血量综合征,如伴症状性低血压[$\leqslant11.3\ kPa$(85 mmHg)]或 CO 降低伴循环淤血患者,可缓解组织低灌注所致的症状,保证重要脏器血液供应。②注意事项:急性心力衰竭患者应用此类药需全面权衡:是否用药不能仅依赖 1、2 次血压测量值,必须综合评价临床状况,如是否伴组织低灌注的表现;血压降低伴低心排血量或低灌注时应尽早使用,而当器官灌注恢复和/或循环淤血减轻时则应尽快停用;药物的剂量和静脉滴注速度应根据患者的临床反应进行调整,强调个体化治疗;此类药可即刻改善急性心力衰竭患者的血流动力学和临床状态,但也可能促进和诱发一些不良的病理生理反应,甚至导致心肌损伤和靶器官损害,必须警惕;用药期间应持续心电、血压监测,因正性肌力药物可能导致心律失常、心肌缺血等情况;血压正常又无器官和组织灌注不足的急性心力衰竭患者不宜使用。

5.正性肌力药物

(1)洋地黄类制剂:主要适应证是有快速室上性心律失常并已知有心室扩大伴左心室收缩功能不全的患者。近两周内未用过洋地黄的患者,可选用毛花苷 C $0.4\sim0.6\ mg$ 加入 $25\%\sim50\%$ 葡萄糖液 $20\sim40\ mL$ 中缓慢静脉注射;必要时 2 小时后再给 $0.2\sim0.4\ mg$,直至心室率控制在 80 次/分左右或 24 小时总量达到 $1.2\sim1.6\ mg$。也可静脉缓注地高辛,首剂 0.5 mg,2 小时后酌情 0.25 mg。若近期用过洋地黄,但并非洋地黄中毒所致心力衰竭,仍可应用洋地黄,但应酌情减量。此外,使用洋地黄之前,应描记心电图确定心律,了解是否有急性心肌梗死、心肌炎或低钾血症等;床旁 X 线胸片了解心影大小。单纯性二尖瓣狭窄合并急性肺水肿时,如为窦性心律不宜使用洋地黄制剂,因洋地黄能增加心肌收缩力,使右心室排血量增加,加重肺水肿;但若二尖瓣狭窄合并二尖瓣关闭不全的肺水肿患者,可用洋地黄制剂。对急性心肌梗死早期出现的心力衰竭,由于发生基础为坏死心肌间质充血、水肿致顺应性降低,而左心室舒张末期容量尚未增加,故梗死后 24 小时内宜尽量避免用洋地黄药物,此时宜选用多巴酚丁胺[$5\sim10\ \mu g/(min\cdot kg)$]静脉滴注。常用者为多巴胺和多巴酚丁胺。

多巴胺:小剂量[$<3\ \mu g/(kg\cdot min)$]应用有选择性扩张肾动脉、促进利尿的作用;大剂量[$>5\ \mu g/(kg\cdot min)$]应用有正性肌力作用和血管收缩作用。个体差异较大,一般从小剂量起始,逐渐增加剂量,短期静脉内应用。可引起低氧血症,应监测 SaO_2,必要时给氧。

多巴酚丁胺:主要通过激动 β_1-受体发挥作用,具有很强的正性肌力效应,在增加心排血量的同时伴有左室充盈压的下降,且具有剂量依赖性,常用于严重收缩性心力衰竭的治疗。短期应用可增加心排血量,改善外周灌注,缓解症状。对于重症心力衰竭患者,连续静脉应用会增加死亡风险。用法:$2\sim20\ \mu g/(kg\cdot min)$ 静脉滴注。使用时监测血压,常见不良反应有心律失常、心动过速,偶尔可因加重心肌缺血而出现胸痛。但对急重症患者来讲,药物反应的个体差异较大,老年患者对多巴酚丁胺的反应显著下降。用药 72 小时后可出现耐受。正在应用 β 受体阻滞剂的患者不推荐应用多巴酚丁胺和多巴胺。

(2)儿茶酚胺类:选择性抑制心肌和平滑肌的磷酸二酯酶同工酶Ⅲ,减少 cAMP 的降解而提高细胞内 cAMP 的含量,发挥强心与直接扩血管作用。常用药物有米利农、依诺昔酮等,米力农首剂 $25\sim75~\mu g/kg$ 静脉注射(>10 分钟),继以 $0.375\sim0.750~\mu g/(kg \cdot min)$ 滴注。常见不良反应有低血压和心律失常,有研究表明米力农可能增加不良事件和病死率。

(3)磷酸二酯酶抑制剂:属新型钙增敏剂,通过与心肌细胞上的 TnC 结合,增加 TnC 与 Ca^{2+} 复合物的构象稳定性而不增加细胞内 Ca^{2+} 浓度,促进横桥与细肌丝的结合,增强心肌收缩力而不增加心肌耗氧量,并能改善心脏舒张功能;同时激活血管平滑肌的 K^+ 通道,扩张组织血管。其正性肌力作用独立于 β 肾上腺素能刺激,可用于正接受 β 受体阻滞剂治疗的患者。多项随机、双盲、平行对照研究结果提示,该药在缓解临床症状、改善预后等方面不劣于多巴酚丁胺,患者近期血流动力学有所改善,并且不增加交感活性。

(4)左西孟旦:左西孟旦宜在血压降低伴低心排血量或低灌注时尽早使用,负荷量 $12~\mu g/kg$ 静脉注射(>10 分钟),继以 $0.1\sim0.2~\mu g/(kg \cdot min)$ 滴注,维持用药 24 小时。左西孟旦半衰期长达 80 小时,单次 $6\sim24$ 小时的静脉注射,血流动力学改善的效益可持续 $7\sim10$ 天(主要是活性代谢产物延长其效)。对于收缩压 $<13.3~kPa$(100 mmHg)的患者,不需负荷剂量,可直接用维持剂量,防止发生低血压。应用时需监测血压和心电图,避免血压过低和心律失常的发生。

6.β 受体阻滞剂

有关 β 受体阻滞剂治疗 LVEF 正常的心力衰竭的研究资料缺乏,其应用是经验性的,主要基于减慢心率和改善心肌缺血的可能益处。

尚无随机临床试验使用 β 受体阻滞剂治疗 AHF 以改善急性期病情。若 AHF 患者发生持续的心肌缺血或心动过速,可考虑谨慎地静脉使用美托洛尔或艾司洛尔。

7.血管收缩药物

对外周动脉有显著缩血管作用的药物,如去甲肾上腺素、肾上腺素等,多用于尽管应用了正性肌力药物仍出现心源性休克,或合并显著低血压状态时。这些药物可以使血液重新分配至重要脏器,收缩外周血管并提高血压,但以增加左心室后负荷为代价。这些药物具有正性肌力活性,也有类似于正性肌力药的不良反应。

8.预防血栓药物

2016 ESC 指南指出:除非有禁忌证或不必要(如正在口服抗凝药物),推荐使用肝素或其他抗凝药物预防血栓形成。

9.口服药物的管理

AHF 患者除合并血流动力学不稳定、高钾血症、严重肾功能不全以外,口服药物应继续服用。2016 ESC 指南指出,服用 β 受体阻滞剂在 AHF 发病期间(除心源性休克)仍然是安全的,停用 β 受体阻滞剂可能增加近期和远期的病死率。

(三)非药物治疗

1.机械通气治疗

可改善氧合和呼吸困难,缓解呼吸肌疲劳、降低呼吸功耗,增加心排血量,是目前纠正 AHF 低氧血症、改善心脏功能的有效方法。

(1)无创正压通气(NPPV):当患者出现较为严重的呼吸困难、辅助呼吸肌的动用,而常规氧疗方法(鼻导管和面罩)不能维持满意氧合或氧合障碍有恶化趋势时,应及早使用 NPPV。临床主要应用于意识状态较好、有自主呼吸能力的患者,同时,患者具有咳痰能力、血流动力学状况相对稳定,以及能与 NPPV 良好配合。不建议用于收缩压<11.3 kPa(85 mmHg)的患者。

采用鼻罩或面罩实施 0.7~1.3 kPa(5~10 mmHg)的 CPAP 治疗,可以改善心率、呼吸频率、血压及减少气管插管的需要,并可能减少住院病死率;也可以考虑采用 BiPAP 作为 CPAP 的替代治疗,不过有关 BiPAP 使用和心肌梗死间的关系怎样尚不清楚。

(2)有创机械通气:患者出现以下情况,应及时气管插管机械通气:①经积极治疗后病情仍继续恶化;②意识障碍;③呼吸严重异常,如呼吸频率>35 次/分或<6 次/分,或呼吸节律异常,或自主呼吸微弱或消失;④血气分析提示严重通气和/或氧合障碍,尤其是充分氧疗后仍<6.7 kPa(50 mmHg);$PaCO_2$ 进行性升高,pH 动态下降。

初始宜用间歇正压通气给氧,它能使更多的肺泡开放,加大肺泡平均容量,以利气体交换,一般将吸气相正压控制在 30 cmH_2O 以下。若仍无效,可改用呼气末正压通气(PEEP)给氧,PEEP 改善换气功能的作用和左心功能的作用随其大小的增加而增强。适当增加的 PEEP 可减少回心血量,减轻心脏前负荷,可增加心排血量。

2.血液净化治疗

(1)适应证:出现下列情况之一时可采用超滤治疗:高容量负荷如肺水肿或严重的外周组织水肿,且对利尿剂抵抗;低钠血症(血钠<110 mmol/L)且有相应的临床症状如神志障碍、肌张力减退、腱反射减弱或消失、呕吐及肺水肿等。超滤对 AHF 有益,但并非常规手段。UNLOAD 研究证实,对于心力衰竭患者,超滤治疗和静脉连续应用利尿剂相比,排水量无明显差异,但超滤治疗能更有效地移除体内过剩的钠,并可降低因心力衰竭再住院率;但 CARRESS-HF 研究表明在急性失代偿性心力衰竭合并持续淤血和肾功能恶化的患者中,在保护 96 小时肾功能方面,阶梯式药物治疗方案优于超滤治疗,2 种治疗体重减轻类似,超滤治疗不良反应较高。

2016 ESC 指南指出:尚无证据表明超滤优于利尿剂成为 AHF 的一线治疗。不推荐常规应用超滤,可用于对利尿剂无反应的患者。

(2)肾功能进行性减退,血肌酐>500 μmol/L 或符合急性血液透析指征的其他情况可行血液透析治疗。可有效改善心肌灌注,降低心肌耗氧量和增加心排血量。适应证:①AMI 或严重心肌缺血并发心源性休克,且不能由药物纠正;②伴血流动力学障碍的严重冠心病(如 AMI 伴机械并发症);③心肌缺血或急性重症心肌炎伴顽固性肺水肿;④作为左心室辅助装置(LVAD)或心脏移植前的过渡治疗。对其他原因的心源性休克是否有益尚无证据。

3.主动脉内球囊反搏(IABP)

2016 ESC 指南指出:心源性休克患者在多巴胺和去甲肾上腺素联合基础上加用左西孟旦可改善血流动力学,且不增加低血压风险,但对 IABP 不推荐常规使用。

4.心室机械辅助装置

AHF 经常规药物治疗无明显改善时,有条件的可应用该技术。此类装置有体外模式人工肺氧合器(ECMO)、心室辅助泵(如可置入式电动左心辅助泵、全人工心脏)。根据 AHF 的不同类型,可选择应用心室辅助装置,在积极纠治基础心脏疾病的前提下,短期辅助心脏功能,也可作为心脏移植或心肺移植的过渡。ECMO 可以部分或全部代替心肺功能。临床研究表明,短期循环呼吸支持(如应用 ECMO)可明显改善预后。

(四)病因和诱因治疗

诱因治疗包括控制感染、纠正贫血与心律失常等,病因治疗如极度严重的二尖瓣狭窄或主动脉瓣狭窄,或 AMI 并发严重二尖瓣反流的患者可能需要外科治疗才能缓解肺水肿,可行急诊手术治疗。

（五）急性心力衰竭稳定后的后续处理

1.病情稳定后监测

入院后至少第 1 个 24 小时要连续监测心率、心律、血压和 SaO_2，之后也要经常监测。至少每天评估心力衰竭相关症状（如呼吸困难），治疗的不良反应，以及评估容量超负荷相关症状。

2.病情稳定后治疗

无基础疾病的急性心力衰竭：在消除诱因后，并不需要继续心力衰竭的相关治疗，应避免诱发急性心力衰竭，如出现各种诱因要及早、积极控制。

伴基础疾病的急性心力衰竭：应针对原发疾病进行积极有效的治疗、康复和预防。

原有慢性心力衰竭类型：处理方案与慢性心力衰竭相同。

（张众慧）

第四节　心包积液与心脏压塞

一、心包积液

心包积液可出现于所有急性心包炎中，为壁层心包受损的反应。临床上可无症状，但如果液体积聚导致心包腔内压升高而产生心脏压迫则可出现心脏压塞。继发于心包积液的心包腔内压力升高与以下几个因素有关：①绝对的积液量；②积液产生的速度；③心包本身的特性。正常人心包腔容纳 15～50 mL 液体，如液体积聚缓慢，心包伸展，心包腔内可适应多达 2 L 液体而不出现心包腔内压升高。然而，正常未伸展的心包腔能适应液体快速增长而仍能维持心包腔内压力-容量曲线在平坦部分的液量仅 80～200 mL。如液体迅速增加超过 200 mL，则心包腔内压力会显著上升。如心包因纤维化或肿瘤浸润而异常僵硬则很少量的积液也会使心包腔内压力显著升高。

（一）无心脏压塞的心包积液

无论何种心包积液，它的临床重要性依赖于：①是否出现因心包腔内压力升高而致的血流动力学障碍；②全身性病变的存在及其性质。对疑有急性心包炎患者使用超声心动图来确定心包积液是相当可靠的，因为存在心包积液即使不能诊断也提示心包有炎症。除非有心脏压塞或因诊断需要分析心包积液如急性细菌性心包炎，否则无指征行心包穿刺术。

（二）慢性心包积液

为积液存在 6 个月以上，可出现在各类型的心包疾病中。通常患者可有惊人的耐受力而无心脏受压的症状，常在常规胸部 X 线检查中发现心影异常增大。慢性心包积液尤好发于以往有特发性病毒性心包炎、尿毒性心包炎和继发于黏液水肿或肿瘤的心包炎患者中。慢性心包积液也可发生在慢性心力衰竭，肾病综合征和肝硬化等各种原因引起的水、钠潴留时且可与腹水及胸腔积液同时出现。有报道，3％原发性心包疾病患者的初始表现为大量特发性慢性心包积液，其中女性更多见。慢性心包积液的处理，部分依赖于其病因且必须除外隐匿性甲状腺功能减退。无症状、稳定的且是特发性积液的患者除避免抗凝外常不需要特异性治疗。

二、心脏压塞

心脏压塞是由于心包腔内液体积聚引起心包内压力增加所造成。特征：①心腔内压力升高。②进行性限制了心室舒张期充盈。③每搏量和心排血量降低。

(一)心导管检查

心导管检查在确定心包积液时血流动力学变化的重要性中是非常有价值的。除非患者处于垂危的紧急状况,有学者喜欢在右心及结合心包穿刺术在心包腔内插入导管。心导管检查有以下作用:①提供心脏压塞绝对肯定的诊断;②测定血流动力学的受损情况;③通过心包抽液血流动力学改善的证据来指导心包穿刺抽液;④可以测定同时并存的血流动力学异常,包括左心衰竭、渗出-缩窄性心包炎和在恶性积液的患者中未料到的肺动脉高压。

心导管检查一般均显示,右心房压升高伴特征性的保持收缩期 X 倾斜而无或仅有一小的舒张期 Y 倾斜。若同步记录心包内压力和右心房压力,显示二者压力几乎一致升高。吸气时二者压力同时下降,在X 倾斜的收缩期射血时间里,心包内压力略低于右心房压力。如果心包内的压力不高或右心房和心包内压力不一致,则心脏压塞的诊断必须重新考虑。

右心室舒张中期压力是升高的,与右心房和心包内压力相等,但没有缩窄性心包炎的“下陷-高平原”的特征性表现。因为右心室和肺动脉的收缩压等于右心室和心包内压力之和,故右心室和肺动脉收缩压常有中等度升高,其范围为 $4.7 \sim 6.7$ kPa($35 \sim 50$ mmHg)。在心脏严重受压的病例中,右心室收缩压可以下降,仅略高于右心室舒张压。

通常肺嵌压和左心室舒张压是升高的,若同步记录心包内压力则三者压力相等。呼气时肺嵌压常略高于心包内压力,所形成的压力阶差可促进左心充盈。呼气时肺嵌压暂时的降低超出心包内压力的下降,则肺静脉循环和左心之间的压力阶差降低或消失。在严重左心室功能减退或左心室肥厚和左室舒张压升高的患者中,在心包内和右心房压力相等但低于左心室舒张压时即可发生心脏压塞。根据心脏受压的严重程度,左心室收缩压和主动脉压力可以正常或降低。

通过动脉内插管和压力测定可以很容易地证明有奇脉。同步记录体动脉和右心室压力显示,二者在吸气的变化是超出时相范围之外的。每搏量通常有明显降低,由于心动过速的代偿作用,心排血量可以正常,但在严重心脏压塞时可以明显降低。体循环阻力常常是升高的。

如果在心导管检查前,超声心动图已显示心脏压塞的图像,则心血管造影检查对诊断无特殊意义。在心脏不很正常的病例中,右心室和左心室的舒张末期容量通常是降低的,而射血分数是正常或升高的。

心包抽液后的最初结果是心包内、右心房、右心室和左心室舒张压一致降低,然后心包内压力再低于右心房压。右心房压力波形重新出现 Y 倾斜,继续抽液可以使心包内压力降至零点水平并随胸腔内压力的变化而波动。由于心包的压力容量曲线很陡直,心包液体只要抽取 $50 \sim 100$ mL 就可使心包内压力直线下降且体动脉压力和心排血量改善,奇脉消失。随心包内压力下降通常伴尿量增多,这与增加心排血量和心房钠尿肽的释放有关。

如果心包内压力降至零或负值而右心房压力仍升高,则应高度考虑到渗出-缩窄性心包炎,尤其是肿瘤或曾放疗过的患者。在成功的心包穿刺抽液后右心房压持续升高的其他原因依次为心脏压塞伴以往有左心室功能减退、肺高压和右心房高压、三尖瓣病变及限制型心肌病。在怀疑有恶性病变的患者中,源于肺微血管肿瘤的肺动脉高压是右心房压持续升高的一个重要原因,并且在心包积液完全引流后气急症状亦不能缓解。在肿瘤病变的患者中,必须对心脏压塞和上腔静脉综合征加以区别。因为在肿瘤患者中,以上病变可单独存在亦可并存在上腔静脉梗阻的患者中,由于存在颈静脉压力升高和由呼吸窘迫造成的奇脉可能疑有心脏压塞。在这种情况(不伴有心脏压塞)下,上腔静脉压显著升高,超过右心房和下腔静脉压伴搏动减弱。由于心脏压塞及其他引起中心静脉压升高的原因同样可以改变呼吸对腔静脉内血流的波动,故二维和多普勒超声心动图不能鉴别这些情况。如果肿瘤患者心脏压塞缓解后颈静脉压力持续升高,反映出上腔静脉和右心房之间有压力阶差,应考虑上腔静脉梗阻,用放射治疗可能有效。

(二)心包穿刺术

当为患者做心包穿刺或心包切开术时,所做的血流动力学支持准备中应包括静脉内补充血液、血浆或盐水。已证明,扩容的理论基础是能延缓右心室舒张塌陷和血流动力学恶化的出现。在试验性心脏压塞中给予去甲肾上腺素和多巴酚丁胺能显著促使心排血量和氧的传递大量增加,从而延缓组织缺氧的出现。也曾在试验性心脏压塞中使用过血管扩张药、肼屈嗪和硝普钠,通过降低增高的体循环阻力来促使心排血量增加。给心脏压塞患者应用血管扩张药的同时给予扩容必须非常谨慎,因为对处于临界或明显低血压的患者可能有危险。β受体阻滞剂应避免使用,因为提高肾上腺素活性能帮助维持心排血量。正压通气尽可能避免,因已证实它能进一步降低心脏压塞患者的心排血量。

已达压塞压力的心包渗液可采用以下方法清除:①用针头或导管经皮心包穿刺;②经剑突下切开心包;③部分或广泛的外科心包切除。自1840年维也纳内科医师Franz Schuh首次演示了心包穿刺术以来,该手术虽已普遍运用,但有关其确切的指征尚存在相当大的争议。心包穿刺术的益处在于能迅速缓解心脏压塞和有机会获得在心包抽液前后准确的血流动力学测量。经皮心包穿刺术的主要危险是可戳破心脏、动脉或肺。20世纪70年代以前,心包穿刺通常是在床边用尖针盲目进行的,没有血流动力学或超声心动图的监测,死亡或危及生命的并发症发生率高达20%。

(三)心包穿刺术的危险性和并发症

目前心包穿刺术远较10年前安全,由有经验的手术者完成时,产生危及生命并发症的危险性一般<5%。当患者有大量渗液时,超声心动图显示轮廓清晰,前心包有10 mm以上的清晰腔隙,穿刺极易成功,且无并发症。近年来的一些心包穿刺经验指出,操作通常应在有血流动力学监测下进行,包括右心及心包腔内压力。由此可:①提供在试图做心包穿刺术前存在心脏压塞的生理改变证据;②排除其他能同时引起颈静脉压力升高的重要原因,诸如渗出-缩窄改变、上腔静脉梗阻、左心室衰竭。在缺乏理想的血流动力学监测或术前超声心动图证实存在大量前后心包渗液的情况下,很少有理由可在床边盲目地用针头行心包穿刺术。

心包穿刺术在下列患者中看来不能改善血流动力学或可使病情恶化:①急性创伤性心包出血,血液流进心包腔与被抽吸出的速度相同;②少量心包渗出,估计积液量<20 mL;③超声心动图示前心包无渗液;④包裹性渗液;⑤手术后除液体外血凝块和纤维蛋白充满了纵隔或心包腔。继发于撕裂、心脏刺伤、左心室壁或主动脉瘤裂缝所致的急性心包出血,在心包放液后是会迅速复发的。这种操作应仅作为对需做心脏或主动脉修补的外科心包探查术之前急诊拖延时间的方法。对由化脓性心包炎引起的压塞患者常可采用外科引流,以便能大量地引流,另可用于怀疑或已确认的结核性心包炎患者,以便能将心包活检标本做细菌学和组织学检查。在缓解心脏压塞后一个可能很少发生但又重要的并发症是突然发生左心室扩张和急性肺水肿,其机制可能是在心室功能障碍的情况下,随着心包压缩的缓解,突然增加了肺静脉血流所致。

(四)心包扩开术和心包切除术

1.经皮球囊心包扩开术

Palacios 等学者提出了经皮球囊心包扩开术,且对在多中心登记这一操作的最初 50 例经验做了报道,这一组病例或是大量心包积液或是心脏压塞,大部分(88%)有恶性肿瘤史。球囊心包扩开术作为经皮心包穿刺抽液术的一部分与之同时进行,在做心包积液测量和取样做细胞学检查,以及其他研究之后,留约 200 mL 的液体在心包腔内。在将进入心包的通道进一步扩张后,将一直径 20 mm、长 3 cm 的扩张球囊(Mansfield)沿导引钢丝送入,骑跨在心包壁层,手动扩张球囊,造成心包撕裂("开窗")。有时候另做一心包穿刺行球囊撕裂。在心包扩开后,心包导管重新沿着导引钢丝插入,引流所有剩余液体。应在手术后24 小时做超声心动图和胸部 X 线检查监测左侧胸腔积液情况,并每月随访 1 次。

对 46 例(92%)心包扩开术后压塞缓解成功的患者做了 3 个月的短期随访,由于压塞复发,2 例需要早期手术,2 例需后期手术。并发症包括冠状动脉撕裂,占 2%;发热,占 12%;及产生胸腔积液(推测是与心包引流有关的)在 30 天内需要胸前穿刺或放置胸管者,占 16%。因此,认为这是一种对大量心包渗出伴有压塞的新颖而有前途的处理方法。然而,心包扩开术后早期的发病率明显高于前面所述的前瞻性观察 50 例做心包穿刺抽液辅以真空吸引完全引流的方法。对处理伴有血流动力学损害的大量心包渗出,经皮导管心包穿刺术、球囊心包扩开术及外科剑突下心包切开术三者之间的长期疗效尚未在前瞻性试验中进行过比较。

经皮导管心包穿刺术、球囊心包扩开术及外科剑突下心包切开术三者之间的长期疗效尚未在前瞻性实验中进行过比较。

2.外科心包切开术

对不需要做广泛心包切除的患者可在剑突下做一小的心包切口,在加压下完成外科心包排液。剑突下心包切开常可在局麻下完成。在并非窘迫的患者中,手术通常在事先未做过姑息性心包抽液下进行,因此时心包腔是扩张的。在剑突下由腹白线做一纵行小切口后,将横膈和心包与胸骨分离,横膈向下回缩使前心包直接暴露。可看到具张力的壁层心包,在心包上做一小切口,切除一小片心包以便引流,将管子插入心包腔做胸腔外引流,随重力流入无菌容器中。

对以上描述的手术应避免剑突下心包开窗这个名词,因为它易与小块心包切除术相混淆,它常是指胸膜心包窗或心包窗。经左胸腔做小块心包切除术使心包腔向左侧胸腔引流,不切除所有接触到的心包组织。完全心包切除术是从右侧膈神经到左侧肺静脉(剩下左侧膈神经),再从大血管到纵隔的心包全部被切除,而部分心包切除术则是限于大血管部分。

(张众慧)

第七章

呼吸系统危重症

第一节 肺 不 张

一、定义

肺不张又称肺萎陷,是指全肺或部分肺呈收缩和无气状态。肺不张不是一个独立的疾病,而是支气管、肺、胸膜等疾病较常见的并发症之一。任何原因,凡是能引起气道阻塞、肺组织受压,以及肺表面活性物质减少,肺泡表面张力增高的疾病均可引起全肺或肺叶、肺段、亚肺段的肺组织含气量减少、体积缩小,形成肺不张。

二、病因和发病机制

(一)分类

肺不张有多种分类方法,按发病机制可分为阻塞性肺不张(又称吸收性肺不张)、压缩性肺不张、纤维性肺不张(又称瘢痕收缩性肺不张)、反射性肺不张及弥漫性肺泡不张(又称透明膜病);按病因可分为癌性肺不张、结核性肺不张、炎性肺不张、支气管异物所致的肺不张等;按发病时间大致可分为先天性和获得性肺不张;按发病年龄可分为儿童和成年人肺不张。此外,按肺解剖和X线检查形态学方法可分为一侧性全肺不张、大叶性肺不张、肺段性肺不张、小叶性肺不张、圆形肺不张、线形或盘形肺不张等。

(二)病因

1.阻塞性肺不张

(1)支气管腔内阻塞:成人急性或慢性肺不张的主要原因是支气管腔内阻塞,常见原因为肿瘤、支气管结核、黏液栓、肉芽肿、异物、支气管结石、支气管痉挛、支气管狭窄等。

(2)支气管外压性阻塞:肺癌、血管瘤、肿大的淋巴结(结核、结节病)等外源性因素可压迫支气管,造成支气管外压性狭窄或阻塞。

2.压缩性肺不张

压缩性肺不张指由于大量胸腔积液、腹水或高压性气胸等压迫引起肺组织膨胀不全,肺含气量减少。此型肺不张常属可逆性的,胸液短期内吸收,胸腔内气体被排除,肺即复张,反之,则形成不可逆性肺不张。

3.纤维性肺不张

纤维性肺不张主要指肺部病变好转、纤维瘢痕形成,作为继发性改变,肺组织膨胀不全。最常见的病因为纤维空洞性肺结核、硅沉着病、肺组织胞浆病等。肺囊样纤维化也可引起叶性或肺段性肺不张。

4.反射性肺不张

肺组织的膨胀与收缩是受迷走神经、肋间神经的支配的,当神经感受器受到剧烈刺激时,可反射性引起肺组织强烈收缩而导致肺不张。胸部外伤、膈神经损伤、胸膜受刺激也可引起肺不张。

5.肺泡性肺不张

各种原因引起的肺泡表面活性物质生成障碍,肺泡易于萎陷导致肺泡性肺不张,引起严重的不可逆的低氧血症。

(三)发病机制

正常情况下,肺组织是一个富有弹性的含气的器官,位于胸腔内,进行着一定容量与幅度的扩展与收缩交替的、有节律的呼吸运动。有效呼吸运动的进行依赖于以下几个条件:①健全的神经支配与调节。②健全的、顺应性良好的胸廓、膈肌与肺组织。③完整、密闭的胸膜腔。④通畅的呼吸道。⑤侧支通气系统。⑥肺泡表面活性物质。

一旦上述各因素发生障碍,就可能发生不同类型的肺不张,其中气道阻塞是最主要的原因。支气管阻塞后,其远端肺组织由于通气障碍发生一系列变化:肺泡内气体经肺泡毛细血管血液循环吸收,形成肺无气状态和肺组织收缩。在急性肺不张的早期阶段,受累肺区通气、血流比值下降,动脉氧分压(PaO_2)降低,毛细血管和组织缺氧导致液体渗漏和肺水肿,肺泡腔内充满分泌物和细胞成分,使不张的肺不能完全萎陷。虽然未受损害的周围肺组织膨胀可部分代偿肺体积的缩小,但在大面积肺不张时,还有横膈抬高,心脏和纵隔移向患侧,胸廓塌陷。

胸腔积液、气胸等外压性因素,使肺泡被动性萎陷,导致肺体积缩小。肺结核、真菌感染等慢性炎症及其他各种原因引起的纤维增生,都可由于瘢痕收缩导致外围肺组织萎陷。其他原因如肺泡表面活性物质减少所致的肺泡表面张力改变可引起局部或弥漫性微小肺不张,造成轻至重度气体交换障碍。

在肺不张发生的最初24小时或以后,由于缺氧导致的神经反射和介质调节,肺不张部位血管床收缩,通气/血流比值回升,PaO_2可有所改善。

肺组织长期萎陷者,由于肺泡壁持续缺氧,慢性肿胀,肺泡壁网硬蛋白、胶原纤维增生,支气管、血管周围结缔组织增生,胸膜亦有纤维组织增生,肺组织不再复张。

三、临床表现

肺不张的临床表现轻重不一,主要取决于原发病的性质与严重程度、肺不张发生的快慢、肺不张累及的范围及有无并发症等因素。缓慢发生的肺不张或小面积肺不张,无继发感染及其他并发症者,可无症状或症状轻微,如中央型肺癌、支气管结核、肿大的支气管旁淋巴结压迫所导致的肺不张。急性大范围的肺不张,可有胸闷、气急、口唇发绀、心跳过速等症状。当合并感染时,可引起患侧胸痛,突发呼吸困难和唇绀、咳嗽、喘鸣、脓痰、咯血、发热,甚至血压下降,有时出现休克。例如大咯血时,可因凝血块阻塞引起一侧全肺或全叶肺不张,患者咯血可突然停止,出现胸闷、呼吸困难加重,大气道阻塞时可发生窒息,危及生命。异物误吸,重症患者的黏稠痰液及支气管淋巴瘘形成时,大量干酪样坏死物均可导致支气管阻塞而发生肺不张。此时常起病突然,呈急性经过。胸部体格检查除原发病的体征外,病变范围小或缓慢发病者,可无阳性体征。肺叶或全肺不张者,可见病变部位胸廓活动减弱或消失,气管和心脏移向患侧,叩诊呈浊音至实音,呼吸音减弱或消失。

四、实验室检查

(一)血液检查

肺不张的血液检验结果与引起肺不张的原因及病变肺组织的范围及是否存在并发症等因素有关。缓慢起病的肺不张,病变范围小,且无合并感染的患者,血常规检查可以完全正常。合并细菌感染者常有白细胞总数及中性粒细胞分类计数升高,中性粒细胞核左移。由肺结核及气管、支气管结核引起的肺不张,血沉常增快,血清结核抗体可呈阳性。由肺癌压迫或阻塞支气管引起的肺不张,血液肿瘤标志物浓度常升高。

(二)血气分析

肺不张患者血气分析结果与病变肺组织的范围及肺部基础疾病状态有关,青壮年无慢性疾病史者,肺功能代偿能力强,此时小范围的肺不张如肺段范围以内的肺不张患者,血气分析指标可以正常。病变肺组织范围较大的肺不张患者,常出现肺通气和换气功能异常,通常表现为限制性通气障碍,患者出现肺容量减少,肺顺应性下降,通气/血流比值异常,以及程度轻重不等的动静脉分流,低氧血症等。动脉血气分析出现 PaO_2 降低,如果病变范围大,亦可以出现 $PaCO_2$ 升高。如果患者合并慢性阻塞性肺病、肺结核、哮喘等基础疾病,则 PaO_2 降低,$PaCO_2$ 升高。

五、影像学表现

(一)X 线表现

肺不张的基本 X 线表现为:患区透亮度降低,均匀性密度增高,不同程度的体积缩小;叶间裂向患区移位,局部支气管与血管纹理聚拢,肺门向不张的肺叶移位,纵隔、心脏、气管向患侧移位;横膈升高,胸廓缩小,肋间隙变窄。各叶肺不张的表现如下。

1.右上叶肺不张

正位呈扇形或三角形致密影,其尖端指向肺门基底部与胸壁接触,个别萎缩程度较重者则完全紧贴纵隔呈纵隔肿瘤样改变。右上肺容积缩小可致胸廓下陷,肋间隙变窄,气管向右侧移位,肺门上提,右中下肺代偿性肺气肿。侧位片于气管前后出现边缘较清晰的扇形影。"横S征"为肺门区占位性病变引起右上叶肺不张时出现的水平裂移位征象。

2.左上叶肺不张

后前位片上肺野内中带密度增高,而上肺野外带和下肺野相对较为透亮,为所谓"新月征"的X线征象。侧位片上整个斜裂向前移位并稍向前弯曲紧贴于胸骨后,形成"垂帘征"。下叶可出现代偿性肺气肿。

3.右中叶肺不张

后前位胸片上心缘模糊,侧位片显示自后心缘向前胸壁走行的三角形或矩形阴影。

4.右下叶肺不张

后前位片示中下肺野近椎旁,自肺门向下呈三角形致密影,右肺门、右肺动脉、上叶支气管影随之下移,下腔静脉影消失,部分膈影消失,下叶不张时中叶代偿性膨胀可于膈上不张阴影内显示透亮区,称之为"膈上透亮区"。侧位片显示上斜裂向下,下斜裂向后移位,右肺门至后肋膈角间呈境界不清的三角形阴影。

5.左下叶肺不张

后前位片示尖端指向肺门、以膈面为基底的三角形致密影,由于左下叶体积缩小,此阴影可隐藏于心影后,即"心后三角征",易被忽略。此时降主动脉影常消失,左下叶体积缩小,心脏向左移位,致使心脏左缘平直,出现"平腰征"。同时左上纵隔呈现垂直的锐利边缘,将主动脉顶缘轮廓覆盖,称"主动脉结顶征"。此垂直线上界于或超过左锁骨水平,下端可连于左心缘。

弥漫性肺不张早期 X 线胸片常无阳性发现,随病情进展,逐渐发展为斑片状或弥漫性网状结节状阴影,并进一步发展为肺水肿样阴影,中晚期病例仅表现为双侧肺透亮度降低。圆形肺不张又称"褶皱肺",系较少见的外周型肺叶萎陷,X 线胸片表现为肺部阴影呈圆形,直接位于胸膜下,与胸膜之间呈锐角形成特征性的彗星尾征,可能系进入肺不张区的受压血管和支气管影。

(二)胸部 CT 表现

与 X 线胸片相比,胸部 CT 可以准确地发现肺不张的部位和范围,能提高诊断可靠性,并且在鉴别肺不张的病因方面,胸部 CT 优于 X 线胸片。

(1)支气管腔内阻塞引起的肺不张在 CT 影像上能看到支气管影中断现象,由肺癌向支气管内生长导致的支气管阻塞,不仅具有肺不张的图像,还能显示肿块的部位、大小、生长方式,并通过注射造影剂的成像技术,比较前后 CT 值的变化初步鉴别肿块的良恶性,通过气道重建技术更能发现支气管狭窄部位、程度和范围。

(2)支气管外压性狭窄引起的肺不张通过 CT 检查能够鉴别压迫的原因是肿块压迫还是大量胸腔积液或气胸所致。

(3)由肺结核或慢性炎症引起的瘢痕收缩性肺不张,在胸部 CT 图像上能发现纤维条索性病灶的特征性阴影,以及结核病转归产生的钙化病灶。

六、支气管镜检查

支气管镜检查是肺不张病因诊断的一种重要手段。除右肺中叶不张外,引起各叶肺不张的病因以肿瘤占首位,其次为急慢性炎症和肺结核,其他少见病因有支气管异物、支气管结石、白血病肺浸润、良性肿瘤等。通过支气管镜检查,不仅可以直接观察各支气管黏膜状况、分泌物性状、有无新生物、溃疡、肉芽肿、瘢痕等,还可通过支气管镜进行细菌学、细胞学、免疫学等检查。

七、诊断及鉴别诊断

肺不张通常根据病史、临床表现、胸部 X 线摄片及 CT 检查作诊断。肺不张是多种支气管、肺、胸膜疾病的并发症,病因学诊断尤为重要。临床上结核病、肿瘤、炎症是最常见的病因,治疗方案及预后均不同,鉴别诊断十分重要。

(一)结核性肺不张

在结核性肺不张中,支气管淋巴结结核是主要原因,尤其儿童支气管内径较细、分支角度较大也是重要的诱因。支气管结核也是导致肺不张的主要原因。支气管结核支气管镜下表现为支气管黏膜充血、水肿,分泌物增加,重者则糜烂、溃疡、肉芽组织增生,纤维瘢痕形成,支气管管腔狭窄或阻塞。当淋巴支气管瘘形成,干酪样坏死物排出过程中可阻塞管腔形成肺不张。发生咯血时,凝血块也可引起肺不张,如不及时咳出或清除,则可形成难以复张的肺不张。肺结核的纤维化等造成结核性肺硬变,可引起非阻塞性肺不张。

临床表现可有咳嗽、咳痰、咯血或痰血、胸痛及呼吸困难等,常伴有发热、盗汗、乏力等全身中毒症状。

X线胸片示肺不张体积缩小明显,尤其纤维收缩性肺不张其萎陷肺组织可明显缩小如带状;具有明显的胸膜肥厚粘连;其他肺野可见结核病灶;阻塞部位多发生在2～4级支气管;肺硬化为非阻塞性肺不张,常伴有支气管扩张和陈旧性空洞及支气管播散灶。

痰涂片可找到抗酸杆菌,痰培养结核分枝杆菌可生长。

支气管镜检查:结核性病变多数表现为炎症性改变或管壁浸润,病变区域支气管扭曲、转位,管腔也可以呈漏斗状狭窄或新生物样向支气管腔内突出。在直视下观察到支气管腔内的阻塞性病变后,常规活检可发现结核结节或呈慢性炎症,刷片、灌洗液可检出抗酸杆菌。

(二)癌性肺不张

多发生于中央型肺癌,尤其多发生于管内生长及沿管壁生长者。相应引流区域的肿大淋巴结的外在压迫也可引起管腔狭窄乃至阻塞。在支气管管腔完全阻塞发生肺不张前,首先是支气管狭窄,因活瓣机制而引起局限性阻塞性肺气肿及阻塞性肺炎,呈渐进性发展过程,此阶段易被患者和医师所忽视。

临床表现:其呼吸道症状比肺结核更明显,且呈进行性加重。癌肿造成较大支气管不同程度阻塞时,可出现胸闷、喘鸣、气促等症状。并发阻塞性肺炎或形成癌性空洞的病例,可有发热、脓痰。肺癌晚期可出现各种转移症状,并可呈现恶病质。

X线胸片示肺不张区域体积缩小常不显著,叶间裂移位幅度较小,甚至体积增大,叶间裂饱满,呈现“肺叶膨隆征”“波浪征”“横S征”。胸部CT在诊断肺癌方面优于X线胸片,并可通过增强扫描区分不张的肺组织与肿块病灶。

痰细胞学及细菌学检查对明确病因有重要意义。

支气管镜检查:镜下所见的肺癌组织学类型以鳞癌居多,病变外观常呈菜花样,突向管腔,表面常有灰白色坏死物覆盖。小细胞性肺癌也较常见,其病变大多沿支气管壁浸润性生长,支气管黏膜呈纵行皱襞,表面粗糙不平,或有颗粒状隆起。腺癌的外观与未分化癌难以区别。常规活检做细胞学、免疫学检查。

(三)急性炎症性肺不张

各种病原体所致的支气管肺部病变,如麻疹、百日咳、肺炎、支气管扩张等亦可引起肺不张。炎症导致支气管壁黏膜的炎性肿胀及炎性刺激,引起支气管痉挛。感染时,气道的分泌物增加,特别是浓稠的分泌物引流不畅,阻塞支气管腔引起支气管阻塞。同时,感染损伤导致肺泡表面张力的降低和丧失均可引起肺不张。

临床表现:起病急,通常有高热,胸部刺痛,随呼吸和咳嗽加剧。咳嗽,有铁锈色痰或脓痰。常伴有恶心、呕吐,全身不适和肌酸痛。肺部听诊可闻及啰音。抗感染治疗多有效。

血常规检查白细胞总数和中性粒细胞多有升高。

X线胸片可显示为肺实变伴有不同程度的体积缩小,并伴有呼吸系急性感染的表现。

痰及经支气管镜采集标本可检出致病菌。

八、治疗

肺不张的治疗应根据导致肺不张的原因、气道阻塞的急缓程度及肺功能情况而定。急性肺不张,应积极消除病因。缓慢形成或存在时间较久的肺不张,即使气道阻塞解除,也难以复张。肺不张并发支气管扩张并有反复咯血或感染者,可做全肺或肺叶切除。确诊为肺不张的患者应采取使患侧处于最高位的体位,以利于体位引流;进行适当物理治疗;及鼓励患者翻身、咳嗽和深呼吸。如果肺不张发生于医院外及怀疑有感染,则开始时即应经验性给予广谱抗生素治疗。如系住院患者,且病情严重,则应根据该医院常见病原菌和药敏试验给予抗生素治疗。

由于血块或分泌物滞留所引起的肺不张,通常可借支气管镜清除黏液栓、凝血块,使不张的肺得以重新充气。如疑为异物吸入,应立即作支气管镜检查,而摘取异物可能需采用硬质支气管镜。

支气管结核、支气管淋巴结结核导致的肺不张,除全身抗结核治疗外,局部药物雾化吸入可促使支气管黏膜水肿消退、溃疡好转,争取早日复张,经支气管镜直接给药也常可取得明显疗效。如系瘢痕狭窄则创造条件手术治疗。因胸液或气胸、胸膜腔内压增高引起的压缩性肺不张,积极排液排气可复张。

癌性肺不张宜尽早手术治疗,如无手术条件,放疗及化疗后瘤体及相应引流区淋巴结缩小后,支气管引流改善可使肺复张。

九、预后

肺不张的转归取决于致病原因是否持续存在及所并发的感染。如果致病因素消除,气体重新进入病变部位,并发的感染消散,肺组织最终可恢复正常。如果致病因素持续存在且并发感染,则局部无气和无血流可导致纤维化和支气管扩张。

（刘　伟）

第二节　肺血栓栓塞症

肺栓塞是以各种栓子阻塞肺动脉系统为其发病原因的一组疾病或临床综合征的总称。包括肺血栓栓塞症、脂肪栓塞综合征、羊水栓塞、空气栓塞等。肺血栓栓塞症是来自深静脉或右心的血栓堵塞了肺动脉及其分支所致疾病,以肺循环和呼吸功能障碍为其主要临床和病理生理特征。肺血栓栓塞症占肺栓塞的绝大部分,通常在临床上所说的肺栓塞即指肺血栓栓塞症。引起肺血栓栓塞症的血栓主要来源于深静脉血栓形成,肺血栓栓塞症常为深静脉血栓形成的并发症。肺血栓栓塞症与深静脉血栓形成是静脉血栓栓塞症的两种重要的临床表现形式。

肺血栓栓塞症一直是国内外医学界非常关注的医疗保健问题,在世界范围内发病率和病死率都很高,临床上漏诊与误诊情况严重。美国深静脉血栓形成的年发病率为 1.0%,而肺血栓栓塞症的年发病率为 0.5%,未经治疗的肺血栓栓塞症病死率高达 $26\%\sim37\%$,而如果能够得到早期诊断和及时治疗,其病死率会明显下降。我国目前尚无肺血栓栓塞症发病的准确的流行病学资料。但据国内部分医院的初步统计和依临床经验估计,在我国肺血栓栓塞症绝非少见病,而且近年来其发病例数有增加趋势。

一、病因

肺血栓栓塞症的危险因素包括任何可以导致静脉血液淤滞、静脉内皮损伤和血液高凝状态的因素,即 Virchow 三要素。这些因素单独存在或者相互作用,对于深静脉血栓形成和肺血栓栓塞症的发生具有非常重要的意义。易发生 VTE 的危险因素包括原发性和继发性两类。

(一)原发性危险因素

由遗传变异引起,包括凝血、抗凝、纤溶在内的各种遗传性缺陷(表 7-1)。如 40 岁以下的年轻患者无明显诱因出现或反复发生 VTE,或呈家族遗传倾向,应考虑到有无易栓症的可能性。

表 7-1　引起肺血栓栓塞症的原发性危险因素

抗凝血酶缺乏
先天性异常纤维蛋白原血症
血栓调节因子异常
高同型半胱氨酸血症
抗心脂抗体综合征
纤溶酶原激活物抑制因子过量
凝血酶原 20210A 基因变异
ⅩⅡ因子缺乏
Ⅴ因子 Leiden 突变(活性蛋白 C 抵抗)
纤溶酶原缺乏
纤溶酶原不良血症
蛋白 S 缺乏
蛋白 C 缺乏

(二)继发性危险因素

由后天获得的多种病理生理异常所引起,包括骨折、创伤、手术、妊娠、产褥期、口服避孕药、激素替代治疗、恶性肿瘤和抗磷脂综合征等,其他重要的危险因素还包括神经系统病变或卒中后的肢体瘫痪、长期卧床、制动等。在临床上,可将上述危险因素按照强度分为高危、中危和低危因素(表 7-2)。

即使积极地应用较完备的技术手段寻找危险因素,临床上仍有部分病例发病原因不明,称为特发性 VTE。这些患者可能存在某些潜在的异常病变(如恶性肿瘤)促进血栓的形成,应注意仔细筛查。

二、病理生理

肺血栓栓塞症发生后,一方面通过栓子的机械阻塞作用直接影响肺循环、体循环血流动力学状态和呼吸功能;另一方面,通过心脏和肺的反射效应及神经体液因素(包括栓塞后的炎症反应)等导致多种功能和代谢变化。以上机制的综合和相互作用加上栓子的大小和数量、多个栓子的递次栓塞间隔时间、是否同时存在其他心肺疾病等对肺血栓栓塞症的发病过程和病情的严重程度均有重要影响。

表 7-2 引起静脉血栓的危险因素

高危因素(OR 值>10)

    骨折(髋部或大腿)

    髋或膝关节置换

    大型普外科手术

    大的创伤

    脊髓损伤

中危因素(OR 值 2~9)

    关节镜膝部手术

    中心静脉置管

    化疗

    慢性心力衰竭或呼吸衰竭

    雌激素替代治疗

    恶性肿瘤

    口服避孕药

    瘫痪

    妊娠/产后

    既往 VTE 病史

    易栓倾向

低危因素(OR 值<2)

    卧床>3 天

    长时间旅行静坐不动(如长时间乘坐汽车或飞机旅行)

    年龄

    腔镜手术(如胆囊切除术)

    肥胖

    静脉曲张

(一)急性肺血栓栓塞症后肺循环血流动力学变化

1.肺动脉高压

肺动脉的机械堵塞和神经-体液因素引起的肺血管痉挛是栓塞后形成肺动脉高压的基础。当肺血管床被堵塞 20%~30% 时,开始出现一定程度的肺动脉高压;随着肺血管床堵塞程度的加重,肺动脉压力会相应增加,当肺血管床堵塞达 75% 以上时,由于严重的肺动脉高压,可出现右心室功能衰竭甚至休克、猝死。同时,肺血栓栓塞症时受损的肺血管内皮细胞、血栓中活化的血小板及中性粒细胞等可以释放血栓素 A_2(TXA$_2$)、5-羟色胺、内皮素、血管紧张素 Ⅱ 等血管活性物质,这些物质可引起肺血管痉挛,加重肺动脉高压。

2.右心功能障碍

随着肺动脉高压的进展,右心室后负荷增加,导致右心室每搏做功增加,收缩末期压力升高。在栓塞早期,由于心肌收缩力和心率的代偿作用,并不导致心室舒张末期压力升高,不出现右心室扩张,维持血流动力学相对稳定。随着右心室后负荷的进一步增加,心率和心肌收缩力的代偿作用不足以维持有效的心排血量时,心室舒张末期压力开始显著升高,心排血量明显下降,右心室压升高,心房扩大,导致左心回心血量减少,体循环淤血,出现急性肺源性心脏病。

3.左心功能障碍

肺动脉堵塞后,经肺静脉回流至左心房的血液减少,左心室舒张末期充盈压下降,体循环压力趋于下降,通过兴奋交感神经使心率和心肌收缩力增加,以维持心排血量的相对稳定。当通过心率和心肌收缩力的改变不能代偿回心血量的继续下降时,心排血量明显减少,造成血压下降,内脏血管收缩,外周循环阻力增加,严重时出现休克症状。

上述病理生理改变的严重程度和发展速度受到以下因素影响:肺血管阻力升高的幅度、速度和患者基础心肺功能状态。如果肺血管阻力突然升高,且幅度越大时,右心功能损害就越严重,病情发展就越快;如果肺血管阻力极度升高,心脏射血功能接近丧失,会出现电机械分离现象,即心脏可以产生接近正常的电活动,但是心肌细胞的运动状态接近等长收缩,心室内压力虽可随心动周期而变化,却不能产生有效的肺循环血流,甚至可发生猝死。

(二)急性肺血栓栓塞症后呼吸功能的变化

栓塞部位肺血流减少或阻断,肺泡无效腔量增大;肺梗死、肺水肿、肺出血、肺萎陷和肺不张等因素均可导致通气/血流(V/Q)比例失调;支气管痉挛及过度通气等因素综合存在可产生气体交换障碍,从而发生低氧血症和代偿性过度通气(低碳酸血症)。

(三)急性肺血栓栓塞症的临床分型

按照肺血栓栓塞症后病理生理变化,可以将肺血栓栓塞症分为急性大面积肺血栓栓塞症和急性非大面积肺血栓栓塞症。

1.急性大面积肺血栓栓塞症

临床上以休克和低血压为主要表现,即体循环动脉收缩压小于 12.0 kPa(90 mmHg),或较基础值下降幅度不低于 5.3 kPa(40 mmHg),持续 15 分钟以上。须除外新发生的心律失常、低血容量或感染中毒症所致血压下降。

2.急性非大面积肺血栓栓塞症(non-massive PTE)

不符合以上大面积肺血栓栓塞症标准的肺血栓栓塞症。此型患者中,一部分人的超声心动图表现有右心功能障碍(right ventricular dysfunction,RVD)或临床上出现右心功能不全表现,归为次大面积肺血栓栓塞症(submassive PTE)亚型。

三、临床表现

肺血栓栓塞症的临床症状多不典型,表现谱广,从完全无症状到猝死,因而极易造成漏诊与误诊。国家“十五”科技攻关课题——肺栓塞规范化诊治方法的研究中,对 516 例肺血栓栓塞症患者的临床表现进行了分析,其各种临床症状及发生率见表 7-3。

肺血栓栓塞症的体征亦无特异性,最常见的体征是呼吸急促,占 51.7%,可部分反映患者病情的严重程度;心动过速的发生率为 28.1%,主要是缺氧、肺循环阻力增高和右心功能不全等因素引起交感神经兴奋所致;由于严重的低氧血症和体循环淤血可出现周围型发绀。

呼吸系统的体征较少出现,25.4% 的患者存在细湿啰音,可能与炎症渗出或肺泡表面活性物质减少导致肺泡内液体量增加有关。另有 8.5% 的患者存在哮鸣音,程度一般较轻,有的局限于受累部位,也有的波及全肺。如合并胸腔积液,可出现胸膜炎的相应体征,如局部叩诊实音、胸膜摩擦感和摩擦音等。

表 7-3　中国 516 例急性 PET 患者的临床表现

症状	发生率(%)
呼吸困难	88.6
胸痛	59.9
心绞痛样胸痛	30.0
胸膜炎性胸痛	45.2
咳嗽	56.2
咯血	26.0
心悸	32.9
发热	24.0
晕厥	13.0
惊恐、濒死感	15.3

41.9％的患者在肺动脉瓣听诊区可闻及第二心音亢进。当存在右心室扩大时,可使三尖瓣瓣环扩张,造成三尖瓣相对关闭不全,出现收缩期反流。在胸骨左缘第四肋间可闻及三尖瓣收缩期反流性杂音,吸气时增强,发生率7.8％。另有20.2％的患者可出现颈静脉充盈或怒张,为右心压力增高在体表的反映。如果患者病情危重,出现急性右心功能衰竭时,可出现肝大、肝颈反流征阳性、下肢水肿等表现。

四、诊断

(一)诊断策略

中华医学会呼吸病学分会在《肺血栓栓塞症的诊断与治疗指南(草案)》中提出的诊断步骤分为临床疑似诊断、确定诊断和危险因素的诊断 3 个步骤。

1.临床疑似诊断(疑诊)

对存在危险因素的病例,如果出现不明原因的呼吸困难、胸痛、晕厥和休克,或伴有单侧或双侧不对称性下肢肿胀、疼痛等对诊断具有重要的提示意义。心电图、X 线胸片、动脉血气分析等基本检查,有助于初步诊断,结合 D-二聚体检测,可以建立疑似病例诊断。超声检查对于提示肺血栓栓塞症诊断和排除其他疾病具有重要价值,若同时发现下肢深静脉血栓的证据则更增加诊断的可能性。

2.肺血栓栓塞症的确定诊断(确诊)

对于临床疑诊的患者应尽快合理安排进一步检查以明确肺血栓栓塞症诊断。如果没有影像学的客观证据,就不能诊断肺血栓栓塞症。肺血栓栓塞症的确定诊断主要依靠核素肺通气/灌注扫描、CTPA、MRPA 和肺动脉造影等临床影像学技术。如心脏超声发现右心或肺动脉内存在血栓征象,也可确定肺血栓栓塞症的诊断。

3.肺血栓栓塞症成因和易患因素的诊断(求因)

对于临床疑诊和已经确诊肺血栓栓塞症的患者,应注意寻找肺血栓栓塞症的成因和易患因素,并据以采取相应的治疗和预防措施。

（二）辅助检查及肺血栓栓塞症时的变化

1.动脉血气分析

常表现为低氧血症,低碳酸血症,肺泡-动脉血氧分压差$[P_{(A-a)}O_2]$增大,部分患者的血气结果可以正常。

2.心电图

心电图的改变取决于肺血栓栓塞症栓子的大小、堵塞后血流动力学变化及患者的基础心肺储备状况。当栓塞面积较小时,心电图表现可以正常或仅有窦性心动过速。而当出现急性右心室扩大时,在Ⅰ导联可出现S波,Ⅲ导联出现Q波,Ⅲ导联的T波倒置,即所谓的$S_{I}Q_{Ⅲ}T_{Ⅲ}$征。右心室扩大可以导致右心传导延迟,从而产生完全或不完全右束支传导阻滞。右心房扩大时,可出现肺型P波,在肺血栓栓塞症患者心电图演变过程中,出现肺型P波,时间仅为6小时。当出现肺动脉及右心压力升高时可出现$V_1 \sim V_4$的T波倒置和ST段异常,电轴右偏及顺钟向转位等。由于肺栓塞心电图的变化有时是非常短暂的,所需及时、动态观察心电图改变。

3.X线胸片

可显示肺动脉阻塞征(如区域性肺纹理变细、稀疏或消失),肺野透亮度增加;另可表现为右下肺动脉干增宽或伴截断征,肺动脉段膨隆及右心室扩大等肺动脉高压症及右心扩大征象;部分患者X线胸片可见肺野局部片状阴影,尖端指向肺门的楔形阴影,肺不张或膨胀不全等肺组织继发改变。有肺不张侧可见横膈抬高,有时合并少至中量胸腔积液。X线胸片对鉴别其他胸部疾病有重要帮助。

4.超声心动图

在提示诊断和除外其他心血管疾病方面有重要价值。对于严重的肺血栓栓塞症病例,可以发现右室壁局部运动幅度降低;右心室和/或右心房扩大;室间隔左移和运动异常;近端肺动脉扩张;三尖瓣反流速度增快;下腔静脉扩张,吸气时不萎陷。若在右心房或右心室发现血栓,同时患者临床表现符合肺血栓栓塞症,可以做出诊断。超声检查偶可因发现肺动脉近端的血栓而直接确定诊断。

5.血浆D-二聚体

酶联免疫吸附法(ELISA)是较为可靠的检测方法。急性肺血栓栓塞症时血浆D-二聚体升高,但D-二聚体升高对肺血栓栓塞症并无确诊的价值,因为在外伤、肿瘤、炎症、手术、心肌梗死、穿刺损伤甚至心理应激时血浆D-二聚体均可增高。

（三）确诊检查方法及影像学特点

1.核素肺灌注扫描

肺血栓栓塞症典型征象呈肺段或肺叶分布的肺灌注缺损。当肺核素显像正常时,可以可靠地排除肺血栓栓塞症。根据前瞻性诊断学研究(prospective investigation of pulmonary embolism diagnosis,PIOPED),将肺灌注显像的结果分为四类,正常或接近正常、低度可能性、中间可能性和高度可能性。高度可能时约90%患者有肺血栓栓塞症,对肺血栓栓塞症诊断的特异性为96%;低度和中间可能性诊断不能确诊肺血栓栓塞症,需作进一步检查;正常或接近正常时,如果临床征象不支持肺血栓栓塞症,则可以除外肺血栓栓塞症诊断。

2.CT肺动脉造影(CTPA)

PIOPED Ⅱ的结果显示,CTPA对肺血栓栓塞症诊断的敏感性为83%,特异性为96%,如果联合CT静脉造影(CTV)检查,则对肺血栓栓塞症诊断的敏感性可提高到90%。由于CTPA是无创性检查方法,且可以安排急诊检查,已在临床上广泛应用。肺血栓栓塞症的 CT 直接征象是各种形态的充盈缺损,间接征象包括病变部位肺组织有"马赛克"征、肺出血、肺梗死继发的肺炎改变等。

3.磁共振肺动脉造影(MRPA)

在大血管的肺血栓栓塞症,MRPA 可以显示栓塞血管的近端扩张,血栓栓子表现为异常信号,但对外周的肺血栓栓塞症诊断价值有限。由于扫描速度较慢,故限制其临床应用。

4.肺动脉造影

敏感性和特异性达 95%,是诊断肺血栓栓塞症的"金标准"。表现为栓塞血管腔内充盈缺损或完全阻塞,外周血管截断或枯枝现象。肺动脉造影为有创性检查,可并发血管损伤、出血、心律失常、咯血、心力衰竭等。致命性或严重并发症的发生率分别为 0.1% 和 1.5%,应严格掌握其适应证。

(四)鉴别诊断

1.肺炎

有部分肺血栓栓塞症患者表现为咳嗽、咳少量白痰、低中度发热,同时有活动后气短,伴或不伴胸痛症状,化验血周围白细胞增多,X 线胸片有肺部浸润阴影,往往被误诊为上呼吸道感染或肺炎,但经抗感染治疗效果不好,症状迁延甚至加重。肺炎多有明显的受寒病史,急性起病,表现为寒战高热,之后发生胸痛,咳嗽,咳痰,痰量较多,可伴口唇疱疹;查体肺部呼吸音减弱,有湿性啰音及肺实变体征,痰涂片及培养可发现致病菌及抗感染治疗有效有别于肺血栓栓塞症。

2.心绞痛

急性肺血栓栓塞症患者的主要症状为活动性呼吸困难,心电图可出现 Ⅱ、Ⅲ、aVF 导联 ST 段及 T 波改变,甚至广泛性 T 波倒置或胸前导联呈"冠状 T 波",同时存在胸痛、气短,疼痛可以向肩背部放射,容易被误诊为冠心病、心绞痛。需要注意询问患者有无高血压、冠心病病史,并注意检查有无下肢静脉血栓的征象。

3.支气管哮喘

急性肺血栓栓塞症发作时可表现为呼吸困难、发绀、两肺可闻及哮鸣音。支气管哮喘多有过敏史或慢性哮喘发作史,用支气管扩张药或糖皮质激素症状可缓解,病史和对治疗的反应有助于与肺血栓栓塞症鉴别。

4.血管神经性晕厥

部分肺血栓栓塞症患者以晕厥为首发症状,容易被误诊为血管神经性晕厥或其他原因所致晕厥而延误治疗,最常见的要与迷走反射性晕厥及心源性晕厥(如严重心律失常、肥厚型心肌病)相鉴别。

5.胸膜炎

肺血栓栓塞症患者尤其是周围型肺血栓栓塞症,病变可累及胸膜而产生胸腔积液,易被误诊为其他原因性胸膜炎,如结核性、感染性及肿瘤性胸膜炎。肺血栓栓塞症患者胸腔积液多为少量、1~2 周自然吸收,常同时存在下肢深静脉血栓形成,呼吸困难,X 线胸片有吸收较快的肺部浸润阴影,超声心动图呈一过性右心负荷增重表现,同时血气分析呈低氧血症、低碳酸血症等均可与其他原因性胸膜炎鉴别。

五、治疗

(一)一般治疗

胸痛严重者可以适当使用镇痛药物,但如果存在循环障碍,应避免应用具有血管扩张作用的阿片类制剂,如吗啡等;对于有焦虑和惊恐症状者应予安慰并可以适当使用镇静药;为预防肺内感染和治疗静脉炎可使用抗生素。存在发热、咳嗽等症状时可给予相应的对症治疗。

(二)呼吸循环支持治疗

1.呼吸支持治疗

对有低氧血症患者,可经鼻导管或面罩吸氧。吸氧后多数患者的血氧分压可以达到10.7 kPa(80 mmHg)以上,因而很少需要进行机械通气。当合并严重呼吸衰竭时可使用经鼻(面)罩无创性机械通气或经气管插管机械通气。但注意应避免气管切开,以免在抗凝或溶栓过程中发生局部不易控制的大出血。

2.循环支持治疗

针对急性循环衰竭的治疗方法主要有扩容、应用正性肌力药物和血管活性药物。急性肺血栓栓塞症时应用正性肌力药物可以使心排血量增加或体循环血压升高,同时也可增加右心室做功。临床上可以使用多巴胺、多巴酚丁胺和去甲肾上腺素治疗,三者通过不同的作用机制,可以达到升高血压、提高心排血量等作用。

(三)抗凝治疗

抗凝治疗能预防再次形成新的血栓,并通过内源性纤维蛋白溶解作用使已经存在的血栓缩小甚至溶解,但不能直接溶解已经存在的血栓。

抗凝治疗的适应证是不伴血流动力学障碍的急性肺血栓栓塞症和非近端肢体深静脉血栓形成;进行溶栓治疗的肺血栓栓塞症,溶栓治疗后仍需序贯抗凝治疗以巩固加强溶栓效果避免栓塞复发;对于临床高度疑诊肺血栓栓塞症者,如无抗凝治疗禁忌证,均应立即开始抗凝治疗,同时进行肺血栓栓塞症确诊检查。

抗凝治疗的主要禁忌证:活动性出血(肺梗死引起的咯血不在此范畴)、凝血机制障碍、严重的未控制的高血压、严重肝肾功能不全、近期手术史、妊娠头3个月及产前6周、亚急性细菌性心内膜炎、心包渗出、动脉瘤等。当确诊有急性肺血栓栓塞症时,上述情况大多属于相对禁忌证。

目前抗凝治疗的药物主要有普通肝素、低分子肝素和华法林。

1.普通肝素

用药原则应快速、足量和个体化。推荐采用持续静脉泵入法,首剂负荷量80 U/kg(或2 000～5 000 U静脉推注),继之以18 U/(kg·h)速度泵入,然后根据APTT调整肝素剂量(表7-4)。也可使用皮下注射的方法,一般先予静脉注射负荷量2 000～5 000 U,然后按250 U/kg剂量每12小时皮下注射1次。调节注射剂量使注射后6～8小时的APTT达到治疗水平。

表 7-4 根据 APTT 监测结果调整静脉肝素用量的方法

APTT	初始剂量及调整剂量	下次 APTT 测定的间隔时间
治疗前测基础 APTT	初始剂量:80 U/kg 静脉推注,然后按 18 U/(kg·h)静脉滴注	4～6
低于 35 秒(大于 1.2 倍正常值)	予 80 U/kg 静脉推注,然后增加静脉滴注剂量 4 U/(kg·h)	6

APTT	初始剂量及调整剂量	下次 APTT 测定的间隔时间
35～45 秒(1.2～1.5 倍正常值)	予 40 U/kg 静脉推注,然后增加静脉滴注剂量 4 U/(kg·h)	6
46～70 秒(1.5～2.3 倍正常值)	无须调整剂量	6
71～90 秒(2.3～3.0 倍正常值)	减少静脉滴注剂量 2 U/(kg·h)	6
超过 90 秒(大于 3 倍正常值)	停药 1 小时,然后减少剂量 3 U/(kg·h)后恢复静脉滴注	6

　　肝素抗凝治疗在 APTT 达到正常对照值的 1.5 倍时称为肝素的起效阈值。达到正常对照值1.5～2.5 倍时是肝素抗凝治疗的适当范围,若以减少出血危险为目的,将 APTT 维持在正常对照值1.5 倍的低限治疗范围,将使复发性 VET 的危险性增加。因此,调整肝素剂量应尽量在正常对照值的2.0 倍而不是1.5 倍,特别是在治疗的初期尤应注意。

　　溶栓治疗后,当 APTT 降至正常对照值的 2 倍时开始应用肝素抗凝,不需使用负荷剂量肝素。

　　肝素可能会引起血小板减少症(heparin-induced thrombocytopenia,HIT),在使用肝素的第3～5 天必须复查血小板计数。若较长时间使用肝素,尚应在第 7～10 天和第 14 天复查。HIT很少出现于肝素治疗的2 周后。若出现血小板迅速或持续降低达 30% 以上。或血小板计数小于$100×10^9$/L,应停用肝素。一般在停用肝素后 10 天内血小板开始逐渐恢复。

　　2.低分子肝素(LMWH)

　　LMWH 应根据体重给药,每天 1～2 次,皮下注射。对于大多数病例,按体重给药是有效的,不需监测 APTT 和调整剂量,但对过度肥胖者或孕妇宜监测血浆抗 Ⅹa 因子活性并据以调整剂量。

　　3.华法林

　　在肝素治疗的第 1 天应口服维生素 K 拮抗药华法林作为抗凝维持阶段的治疗。因华法林对已活化的凝血因子无效、起效慢,因此不适用于静脉血栓形成的急性期。初始剂量为3.0～5.0 mg/d。由于华法林需要数天才能发挥全部作用,因此与肝素需至少重叠应用 4～5 天,当连续两天测定的国际标准化比率(INR)达到 2.5(2.0～3.0)时,即可停止使用肝素/低分子肝素,单独口服华法林治疗。应根据 INR 或 PT 调节华法林的剂量。在达到治疗水平前,应每天测定 INR,其后 2 周每周监测 2～3 次,以后根据 INR 的稳定情况每周监测 1 次或更少。若行长期治疗,约每 4 周测定 INR 并调整华法林剂量 1 次。

　　口服抗凝药的疗程应根据肺血栓栓塞症的危险因素决定:低危人群指危险因素属一过性的(如手术创伤),在危险因素去除后继续抗凝 3 个月;中危人群指存在手术以外的危险因素或初次发病找不到明确的危险因素者,至少治疗 6 个月;高危人群指反复发生静脉血栓形成者或持续存在危险因素的患者,包括恶性肿瘤、易栓症、抗磷脂抗体综合征、慢性血栓栓塞性肺动脉高压者,应该长期甚至终身抗凝治疗,对放置下腔静脉滤器者终身抗凝。

　　(四)溶栓治疗

　　溶栓治疗主要适用于大面积肺血栓栓塞症病例。对于次大面积肺血栓栓塞症,若无禁忌证可以进行溶栓。

　　溶栓治疗的绝对禁忌证包括活动性内出血和近 2 个月内自发性颅内出血、颅内或脊柱创伤、手术。

　　相对禁忌证:10～14 天内的大手术、分娩、器官活检或不能压迫部位的血管穿刺;2 个月之内的缺血性卒中;10 天内的胃肠道出血;15 天内的严重创伤;1 个月内的神经外科或眼科手术;难以控制的重度高血压[收缩压大于 24.0 kPa(180 mmHg),舒张压大于 14.7 kPa(110 mmHg)];近期曾进行心肺复苏;血小板计数小于 $100×10^9/L$;妊娠;细菌性心内膜炎;严重的肝肾功能不全;糖尿病出血性视网膜病变;出血性疾病等。

对于大面积肺血栓栓塞症,因其对生命的威胁极大,上述绝对禁忌证亦应视为相对禁忌证。

溶栓治疗的时间窗为 14 天以内。临床研究表明,症状发生 14 天之内溶栓,其治疗效果好于 14 天以上者,而且溶栓开始时间越早治疗效果越好。

目前临床上用于肺血栓栓塞症溶栓治疗的药物主要有链激酶(SK)、尿激酶(UK)和重组组织型纤溶酶原激活剂(rt-PA)。

目前推荐短疗程治疗,我国的肺血栓栓塞症溶栓方案如下。①UK:负荷量 4 400 U/kg 静脉注射10 分钟,继之以 2 200 U/(kg·h)持续静脉点滴 12 小时。另可考虑2 小时溶栓方案,即 20 000 U/kg持续静脉点滴 2 小时。②SK:负荷量 250 000 U 静脉注射 30 分钟,继之以 1 000 000 U/h持续静脉点滴 24 小时。SK 具有抗原性,故用药前需肌内注射苯海拉明或地塞米松,以防止变态反应。也可使用 1 500 000 U 静脉点滴 2 小时。③rt-PA:50 mg 持续静脉滴注2 小时。

出血是溶栓治疗的主要并发症,可以发生在溶栓治疗过程中,也可以发生在溶栓治疗结束之后。因此,治疗期间要严密观察患者神志改变、生命体征变化及脉搏血氧饱和度变化等,注意检查全身各部位包括皮下、消化道、牙龈、鼻腔等是否有出血征象,尤其需要注意曾经进行深部血管穿刺的部位是否有血肿形成。注意复查血常规、血小板计数,出现不明原因血红蛋白、红细胞下降时,要注意是否有出血并发症。溶栓药物治疗结束后每 2～4 小时测 1 次活化的部分凝血激酶时间(APTT),待其将至正常值的 2 倍以下时,开始使用肝素或 LWMH 抗凝治疗。

(五)介入治疗

介入治疗主要包括经导管吸栓碎栓术和下腔静脉滤器置入术。导管吸栓碎栓术的适应证为肺动脉主干或主要分支大面积肺血栓栓塞症并存在以下情况者:溶栓和抗凝治疗禁忌证;经溶栓或积极的内科治疗无效。

为防止下肢深静脉大块血栓再次脱落阻塞肺动脉,可于下腔静脉安装滤器。适用于下肢近端静脉血栓,而抗凝治疗禁忌或有出血并发症;经充分抗凝而仍反复发生肺血栓栓塞症;伴血流动力学变化的大面积肺血栓栓塞症;近端大块血栓溶栓治疗前;伴有肺动脉高压的慢性反复性肺血栓栓塞症;行肺动脉血栓切除术或肺动脉血栓内膜剥脱术的病例。

(六)手术治疗

适用于经积极的非手术治疗无效的紧急情况。适应证包括大面积肺血栓栓塞症,肺动脉主干或主要分支次全堵塞,不合并固定性肺动脉高压者(尽可能通过血管造影确诊);有溶栓禁忌证者;经溶栓和其他积极的内科治疗无效者。

六、预防

主要的预防措施包括机械性预防和药物预防。机械性预防方法包括逐步加压弹力袜和间歇充气压缩泵,药物预防可以使用 LWMH、低剂量的普通肝素等。机械性预防方法主要用于有高出血风险的患者,也可用于与药物预防共同使用加强预防效果。不推荐单独使用阿司匹林作为静脉血栓的预防方法。

（刘　伟）

第三节　肺动脉高压

肺动脉高压(pulmonary hypertention,PH)是不同病因导致的,以肺动脉压力和肺血管阻力升高为特点的一组临床病理生理综合征,肺动脉高压可导致右心室负荷增加,最终右心衰竭。临床常见、多发且致残、致死率均很高。目前肺动脉高压的诊断标准采用美国国立卫生研究院规定的血流动力学标准,即右心导管测得的肺动脉平均压力在静息脉高压状态下≥3.3 kPa(25 mmHg),运动状态下≥4.0 kPa(30 mmHg)(高原地区除外)。

依据肺动脉高压的病理生理、临床表现及治疗策略的不同将肺动脉高压进行分类。最新的肺动脉高压的分类是 2003 年在意大利威尼斯举行的第三届世界肺动脉高压大会上制定的(表 7-5)。

表 7-5　肺动脉高压分类(2003 年,威尼斯)

1.动脉型肺动脉高压(pulmonary arterial hypertention,PAH)

　(1)特发性肺动脉高压

　(2)家族性肺动脉高压

　(3)相关因素所致的肺动脉高压

　　结缔组织疾病

　　先天性体-肺分流

　　门静脉高压

　　HIV 感染

　　药物/毒素

　　其他:甲状腺疾病,戈谢病,糖原蓄积症,遗传性出血性毛细血管扩张症,血红蛋白病,脾切除术,骨髓增生异常

　(4)肺静脉或毛细血管病变:肺静脉闭塞病、肺毛细血管瘤

　(5)新生儿持续性肺动脉高压

2.左心疾病相关性肺动脉高压

　(1)主要累及左心房或左心室性的心脏疾病

　(2)二尖瓣或主动脉瓣瓣膜疾病

3.呼吸系统疾病和/或低氧血症均相关性肺动脉高压

　(1)慢性阻塞性肺疾病

　(2)间质性肺疾病

　(3)睡眠呼吸障碍

　(4)肺泡低通气综合征

　(5)慢性高原病

　(6)肺发育异常

4.慢性血栓和/或栓塞性肺动脉高压

　(1)肺动脉近端血栓栓塞

续表

(2)肺动脉远端血栓栓塞

(3)非血栓性肺阻塞(肿瘤、寄生虫、异物)

5.混合性肺动脉高压

(1)结节病

(2)肺朗格汉斯细胞增生症

(3)淋巴管肌瘤病

(4)肺血管受压(淋巴结肿大,肿瘤,纤维素性纵隔炎)

一、特发性肺动脉高压

(一)定义

特发性肺动脉高压是指原因不明的肺血管阻力增加引起持续性肺动脉压力升高,肺动脉平均压力在静息状态下>3.3 kPa(25 mmHg),在运动状态下>4.0 kPa(30 mmHg),肺毛细血管楔压<2.0 kPa(15 mmHg),心排血量正常或降低,排除所有引起肺动脉高压的已知病因和相关因素所致。特发性肺动脉高压这个名词在2003年威尼斯第三届肺动脉高压会议上第一次提出。在此之前,特发性肺动脉高压曾与家族性肺动脉高压统称为原发性肺动脉高压。

(二)流行病学

目前国外的统计数据表明PPH的发病率为15/100万~35/100万。90%以上的患者为IPAH。IPAH患者一般在出现症状后2~3年内死亡。老人及幼儿皆可发病,但是多见于中青年人,平均患病年龄为36岁,女性多发,女男发病比例为(2~3):1。易感因素包括药物因素、病毒感染和其他因素及遗传因素。

(三)病理与病理生理学

1.病理

主要累及肺动脉和右心,表现为右心室肥厚,右心房扩张。肺动脉主干扩张,周围肺小动脉稀疏。特征性的改变为肺小动脉内皮细胞、平滑肌细胞增生肥大,血管内膜纤维化增厚,中膜肥厚,管腔狭窄、闭塞,扭曲变形,呈丛样改变。

2.病理生理

其机制尚未完全清楚,目前认为与肺动脉内皮细胞功能失调(肺血管收缩和舒张功能异常、内皮细胞依赖性凝血和纤溶系统功能异常)、血管壁平滑肌细胞钾离子通道缺陷、肺动脉重构等多种因素引起血管收缩、血管重构和原位血栓形成有关。

(四)临床表现

1.症状

患者早期无明显症状。最常见的症状为劳力性呼吸困难,其他常见症状包括胸痛、咯血、晕厥、下肢水肿。约10%患者(几乎均为女性)呈现雷诺现象,提示预后较差。也可有声嘶。

2.体征

主要是肺动脉高压和右心功能不全的表现,具体表现取决于病情的严重程度。

(1)肺动脉高压的表现:最常见的是肺动脉瓣区第二心音亢进及时限不等的分裂,可闻及Graham-Steell杂音。

（2）右心室肥厚和右心功能不全的表现：右心室肥厚严重者在胸骨左缘可触及搏动。右心衰竭时可见颈静脉怒张、三尖瓣反流杂音、右心第四心音、肝大搏动、心包积液（32%的患者可发生）、腹水、双下肢水肿等体征。

（3）其他体征：①20%的患者可出现发绀。②低血压、脉压变小及肢体末端皮温降低。

（五）辅助检查

确诊特发性肺动脉高压必须要排除各种原因引起的已知病因和相关因素所致肺动脉高压。

实验室检查需进行自身抗体的检查、肝功能与肝炎病毒标志物、HIV 抗体、甲状腺功能检查、血气分析、凝血酶原时间与活动度及心电图、X 线胸片、超声心动图、肺功能测定、肺通气灌注扫描、肺部 CT、肺动脉造影术、多导睡眠监测以除外继发性因素引起。右心导管术是唯一准确测定肺血管血流动力学状态的方法，同时进行急性血管扩张试验能够估测肺血管反应性及药物的长期疗效。另外还有胸腔镜肺活检及基因诊断等方法。

（六）诊断及鉴别诊断

不仅要确定 IPAH 诊断、明确严重程度和预后，还应对 IPAH 进行功能分级和运动耐力判断，对血管扩张药的急性反应情况等进行评价，以指导治疗。

1. 诊断

由于 IPAH 患者早期无特异的临床症状，诊断有时颇为困难。早期肺动脉压轻度升高时多无自觉症状，随病情进展出现运动后呼吸困难、疲乏、胸痛、昏厥、咯血、水肿等症状。本病体征主要是由于肺动脉高压，右心房、右心室肥厚进而右心衰竭引起。常见体征是颈静脉搏动，肺动脉瓣听诊区第二心音亢进、分裂，三尖瓣区反流性杂音，右心第四心音，肝大、腹水等。依靠右心导管及心血管造影检查确诊 IPAH。IPAH 诊断标准为肺动脉平均压在静息状态下≥3.3 kPa（25 mmHg），在活动状态下≥4.0 kPa（30 mmHg），而肺毛细血管压或左心房压力<2.0 kPa（15 mmHg），心排血量正常或降低，并排除已知所有引起肺动脉压力升高的疾病。IPAH 确诊依靠右心导管及心血管造影检查。心导管检查不仅可以明确诊断，而且对估计预后有很大帮助。特发性肺动脉高压是一个排除性的诊断，要想确诊，必须将可能引起肺动脉高压的病因一一排除（图 7-1）。具体可参考肺动脉高压的鉴别诊断。

2. 鉴别诊断

IPAH 是一个排除性的诊断，鉴别诊断很重要。主要是应与其他已知病因和相关因素所致肺动脉高压相鉴别。正确诊断 IPAH 必须首先熟悉可引起肺动脉高压的各种疾病的临床特点，掌握构成已知病因和相关因素所致肺动脉高压的疾病谱，熟悉肺动脉高压的病理生理，然后从病史采集、体格检查方面细致捕捉诊断线索，再合理安排实验室检查，一一排除。通过 X 线片、心电图、超声心动图、肺功能测定及放射性核素肺通气/灌注扫描，排除肺实质性疾病、肺静脉高压性疾病、先天性心脏病及肺栓塞。血清学检查可明确有无胶原血管性疾病及 HIV 感染。

3. 病情评估

（1）肺动脉高压分级：见表 7-6。

（2）运动耐量评价：6 分钟步行试验简单易行，可用于肺动脉高压患者活动能力和预后的评价。

（3）急性血管扩张试验：检测患者对血管扩张药的急性反应情况。用于指导治疗，对 IPAH 患者进行血管扩张试验的首要目标是筛选可能对口服钙通道阻滞剂治疗有效的患者。血管扩张试验阳性标准：应用血管扩张药物后肺动脉平均压下降≥1.3 kPa（10 mmHg），且肺动脉平均压绝对值≤5.3 kPa（40 mmHg），心排血量不变或升高。

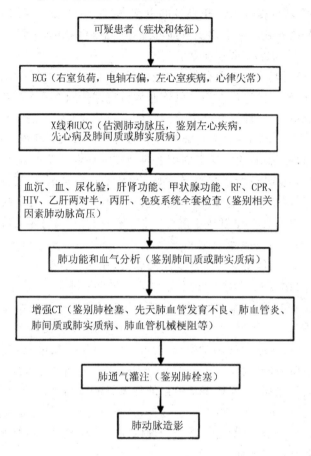

图 7-1　肺动脉高压诊断流程

表 7-6　WHO 对肺动脉高压患者的心功能分级

分级	描述
Ⅰ	日常体力活动不受限，一般体力活动不引起呼吸困难、乏力、胸痛或晕厥
Ⅱ	日常体力活动轻度受限，休息时无不适，但一般体力活动会引起呼吸困难、乏力、胸痛或晕厥
Ⅲ	日常体力活动明显受限，休息时无不适，但轻微体力活动就可引起呼吸困难、乏力、胸痛和晕厥
Ⅳ	不能进行体力活动，休息时就有呼吸困难、乏力，有右心衰竭表现

（七）治疗

治疗原则：由于 IPAH 是一种进展性疾病，目前还没有根治方法。治疗主要应针对血管收缩、血管重构、血栓形成及心功能不全等方面进行，旨在降低肺血管阻力和压力，改善心功能，增加心排血量，提高生活质量，改善症状及预后。

1.一般治疗

（1）健康教育：包括加强 IPAH 的宣传教育及生活指导以增强患者战胜疾病的信心，平衡膳食，合理运动等。

（2）吸氧：氧疗可用于预防和治疗低氧血症，IPAH 患者的动脉血氧饱和度宜长期维持在

90％以上。但氧疗的长期效应尚需进一步研究评估。

(3)抗凝:口服抗凝药可提高 IPAH 患者的生存率。IPAH 患者应用华法林治疗时,INR 目标值为2.0～3.0。但是咯血或其他有出血倾向的患者应避免使用抗凝药。

2.针对肺动脉高压发病机制的药物治疗

确诊为 IPAH 后应对其进行功能分级和急性血管反应试验,根据功能分级和急性血管反应性试验制定肺动脉高压的阶梯治疗方案。急性血管反应试验阳性且心功能Ⅰ～Ⅱ级的患者可给予口服钙通道阻滞剂治疗;急性血管反应试验阴性且心功能Ⅱ级的患者可给予磷酸二酯酶5抑制药治疗;急性血管反应试验阴性且心功能Ⅲ级的患者给予磷酸二酯酶5抑制药、内皮素受体拮抗药或前列环素及其类似物;心功能Ⅳ级的患者应用前列环素及其类似物、磷酸二酯酶5抑制药或内皮素受体拮抗药,必要时予以联合治疗。如病情没有改善或恶化,考虑行外科手术治疗。

(1)钙通道阻滞剂:钙通道阻滞剂(CCBs)可用于治疗急性血管反应试验阳性且心功能Ⅰ～Ⅱ级的 IPAH 患者。CCBs 使肺动脉压下降,心排血量增加,肺血管阻力降低。心排血指数大于 2.1 L/(min·m²)和/或混合静脉血氧饱和度大于 63％、右心房压力低于 1.3 kPa(10 mmHg),而且对急性扩血管药物试验呈明显的阳性反应的患者,在密切监控下可开始用 CCBs 治疗,并应逐渐增加剂量至最大可耐受量且无不良反应表现。对于不满足上述标准的患者,不推荐使用 CCBs。最常用的 CCBs 包括地尔硫䓬、氨氯地平和长效硝苯地平。应避免选择有明显负性肌力作用的药物(如维拉帕米)。国内以应用地尔硫䓬和氨氯地平经验较多。应用 CCBs 需十分谨慎,从小剂量开始,逐渐摸索患者的耐受剂量,且要注意药物不良反应,主要不良反应包括低血压、急性肺水肿及负性肌力作用。

(2)前列环素及其类似物:前列环素是很强的肺血管舒张药和血小板凝集抑制药,还具有细胞保护和抗增殖的特性。在改善肺血管重塑方面,具有减轻内皮细胞损伤和减少血栓形成等作用。目前临床应用的前列环素制剂包括吸入制剂依洛前列环素、静脉用的依前列醇、皮下注射制剂曲前列环素、口服制剂贝前列环素。

依洛前列环素:依洛前列环素是一种更加稳定的前列环素类似物,可通过吸入方式给药。通过吸入方式给药不仅可充分扩张通气良好的肺血管,更好地改善通气/血流比值,而且可减少或避免全身不良反应,并发症也更少。治疗方法是每次雾化吸入 10～20 μg,每天吸入 6～9 次。主要不良反应是少数患者有呼吸道局部刺激症状等。已有大样本、随机双盲、安慰剂对照、对中心临床研究证实了依洛前列环素治疗心功能Ⅲ～Ⅳ级肺动脉高压患者的安全性和有效性。该药于 2006 年 4 月在我国上市。

其他前列环素类似物。①依前列醇:1995 年美国 FDA 已同意将该药物用于治疗 IPAH 的患者(NYHA 心功能分级为Ⅲ和Ⅳ级),是 FDA 批准第一种用于治疗 IPAH 的前列环素药物。依前列醇半衰期短,只有 1～2 分钟,故需连续静脉输入。主要不良反应有头痛、潮热、恶心、腹泻。其他的慢性不良反应包括血栓栓塞、体重减轻、肢体疼痛、胃痛和水肿,但大多数症状较轻,可以耐受。依前列醇必须通过输液泵持续静脉输注需要长期置入静脉导管,临床应用有很大不便,并增加了感染机会,在治疗过程中短暂的中断也会导致肺动脉压的反弹,且往往是致命的。②曲前列环素:皮下注射制剂,其半衰期比前列环素长,为2～4 小时。常见的不良反应是用药局部疼痛。美国 FDA 已批准将曲前列环素用于治疗按 NYHA 心功能分级为Ⅱ～Ⅳ级的肺动脉高压患者。③贝前列环素:口服制剂,贝前列环素在日本已用于治疗 IPAH。口服贝前列环素将可能成为临床表现更轻的肺动脉高压患者的一种治疗选择。

以上其他前列环素类似物尚未在我国上市。

(3)内皮素受体拮抗药:内皮素-1 是强烈的血管收缩药和血管平滑肌细胞增殖的刺激药,参与了肺动脉高压的形成。在肺动脉高压患者的血浆和肺组织中 ET-1 表达水平和浓度都升高。波生坦是非选择性的 ET-A 和 ET-B 受体拮抗药,已有临床试验证实该药能改善 NYHA 心功能分级为Ⅲ和Ⅳ级的 IPAH 患者的运动能力和血流动力学指标。治疗方法是起始剂量每次62.5 mg,每天 2 次,治疗 4 周,第 5 周加量至 125 mg,每天 2 次。用药过程应严密监测患者的肝肾功能及其他不良反应。2006 年 10 月在我国上市。选择性内皮素受体拮抗药包括西他生坦和安贝生坦,目前在国内尚未上市。

(4)磷酸二酯酶 5 抑制药:磷酸二酯酶 5 抑制药(phospho diest erase inhibitors,PDEI)可抑制肺血管磷酸二酯酶 5 对环磷酸鸟苷(cyclic guanosine monophos phate,cGMP)的降解,提高cGMP 浓度,通过一氧化氮通路舒张肺动脉血管,降低肺动脉压力,改善重构。在国外包括美国FDA 批准上市治疗肺动脉高压的磷酸二酯酶 5 抑制药有西地那非。西地那非的推荐用量为每次 20~25 mg,每天 3 次,饭前30~60 分钟空腹服用。主要不良反应为头痛、面部潮红、消化不良、鼻塞、视觉异常等。

(5)一氧化氮:一氧化氮(nitric oxide,NO)由血管内皮细胞Ⅲ型一氧化氮合酶(nitric oxide synthase,NOS)分解精氨酸而生成,有舒张血管、抑制血管平滑肌增生和血小板黏附的重要生理作用。吸入一氧化氮已用于诊断性的急性肺血管扩张试验,也已用于治疗围术期的肺动脉高压,该方法治疗肺动脉高压选择性高,起效快,但应用于临床时最大缺点是不仅需要一个持续吸入的监测装置,而且吸入的一氧化氮氧化成二氧化氮还有潜在毒性。已发现通过外源给予 *L*-精氨酸可促进内源性一氧化氮的生成,目前国外已出现 *L*-精氨酸的片剂和针剂,临床试验研究尚在进行中。

3.心功能不全的治疗

IPAH 可引起右心室功能不全。然而,标准的治疗充血性心力衰竭的方法对严重肺动脉高压或右心室功能不全的患者却作用有限。

利尿药是治疗合并右心衰竭[如有外周水肿和/或腹水]IPAH 的适应证。一般认为应用利尿药使血容量维持在接近正常水平,谨慎限制水钠摄入对 IPAH 患者的长期治疗十分重要。但利尿药应慎重使用,以避免出现电解质平衡紊乱、心律失常、血容量不足。

洋地黄治疗能使 IPAH 患者循环中的去甲肾上腺素迅速减少,心排血量增加,但长期治疗的效果尚不肯定,可用于治疗难治性右心衰竭,右心功能障碍伴发房性心律失常或者右心功能障碍并发左心室功能衰竭的患者。应用过程中需密切监测患者的血药浓度,尤其对肾功能受损的患者更应警惕。

血管紧张素转化酶抑制药和血管紧张素受体拮抗药只推荐用于右心衰竭引起左心衰竭的患者,在多数肺动脉高压右心功能衰竭者不适用。

有研究表明,重症肺动脉高压患者改善心功能和微循环的血管活性药物首选多巴胺。

4.介入治疗

经皮球囊房间隔造口术(balloon atrial septostomy,BAS)是一种侵袭性的手术,是通过建立心房内缺损使产生心内从右到左的分流,达到减轻症状的目的。目前认为只适用于那些在接受最佳血管扩张药物治疗方案前提下仍出现发作性晕厥和/或有严重心力衰竭的患者。可作为肺移植治疗前的一种过渡治疗。

5.外科手术治疗

治疗肺动脉高压的新药开发及其令人乐观的初步临床结果,使得肺移植和心肺联合移植术仅在严重 IPAH 且内科治疗无效的患者中继续应用。

(八)预后

IPAH 进展迅速,若未及时诊断、积极干预,预后险恶。IPAH 是一种进行性血管病,晚期 IPAH 患者出现进行性右心功能障碍,血流动力学指标出现心排血量下降、右心房压力上升及右心室舒张末压力升高表现,最终导致心力衰竭和死亡。随着科学技术的发展,IPAH 患者的预后有望得到改善。

二、其他类型肺动脉高压

(一)家族性肺动脉高压

家族中有两个或两个以上成员患肺动脉高压,并除外其他引起肺动脉高压的原因时可诊断为家族性肺动脉高压(familial pulmonary arterial hypertension,FPAH)。据统计,PPH 中有6%~10%是家族性的。目前认为多数患者与由骨形成蛋白Ⅱ型受体(BMPR-Ⅱ)基因突变有关,以常染色体显性遗传,具有外显率不完全、女性发病率高和发病年龄变异的特点,大多数基因携带者并不发病。对怀疑有 FPAH 患者,应进行基因突变的遗传学筛查。治疗方法同 IPAH。

(二)结缔组织病相关性肺动脉高压

结缔组织病是引起肺动脉高压的常见原因之一。肺动脉高压可以继发于任何一种结缔组织病,总体发生率约2%,但是不同结缔组织病合并肺动脉高压的发生率不同,以硬皮病、混合性结缔组织病、系统性红斑狼疮多见。结缔组织病相关性肺动脉高压的发病机制尚不十分清楚,可能与肺的雷诺现象(肺血管痉挛)、自身免疫因素、肺间质病变和血栓栓塞或原位血栓有关。患者有一些特殊表现,如雷诺现象和自身抗体阳性。结缔组织病合并肺动脉高压对患者基础疾病的预后有较大影响,常常提示预后差。应定期对结缔组织病患者进行心脏超声检查。肺 CT 检查有助于明确有无肺栓塞或肺间质病变的存在。要积极治疗原发病,根据病情使用皮质激素和免疫抑制药治疗结缔组织病。前列环素类、西地那非、波生坦等药物对肺动脉高压的治疗均有一定效果。长期预后不如 IPAH 患者。由于此类患者常合并多系统病变,并使用过免疫抑制药治疗,肺移植治疗要慎重。

(三)先天性体-肺循环分流疾病相关性肺动脉高压

当心脏和血管在胚胎发育时出现先天畸形和缺损,会发生体-肺循环分流,由于肺循环血容量增加、低氧血症、肺静脉回流受阻、肺血管收缩等因素导致肺动脉高压。疾病早中期以动力性因素为主,肺动脉高压可逆,晚期发展到肺血管结构重塑,肺动脉高压难以逆转。

各种不同体-肺循环分流先心病的临床表现不同,相应肺动脉高压出现的时间、轻重程度和进展速度也不同。根据病史、临床表现、心电图、胸部 X 线片和心脏超声检查,大部分患者可明确诊断,少数复杂的先心病患者需要做 CT、磁共振。心导管检查和心血管造影是评价体肺分流性肺动脉高压和血流动力学改变最准确的方法,并且也是原发疾病手术适应证选择的重要依据。早期治疗原发疾病先心病,避免肺动脉高压的发生是预防的关键。各种体-肺循环分流合并肺动脉高压的先心病患者,需要尽早外科手术和/或介入治疗以防止出现肺血管结构重塑。正确地评估患者的临床情况是决定治疗选择和预后的关键,一旦出现艾森曼格综合征就不能做原发先心病的矫正手术。此外,新型肺血管扩张药物前列环素类似物、磷酸二酯酶 5 抑制药、波生坦、一氧化氮对治疗先天性体－肺循环分流疾病相关性肺动脉高压有一定效果。此类患者的预后较IPAH好。

(四)门静脉高压相关性肺动脉高压

慢性肝病和肝硬化门静脉高压患者中肺动脉高压的发生率为3%～5%。其发生机制可能是由于门静脉分流使肺循环血流增加和未经肝脏代谢的血管活性物质直接进入肺循环引起血管增殖、血管收缩、原位血栓形成,从而引起肺动脉高压。超声心动图是筛查的首选无创检查,但仅肺动脉平均压力增加而肺血管阻力正常,不能诊断门静脉高压相关性肺动脉高压(portopulmonary hypertension,POPH),右心导管检查是确诊的"金标准"。对于POPH患者行急性血管扩张试验推荐使用依洛前列环素或依前列醇。钙通道阻滞剂可以使门静脉高压恶化。由于POPH患者有出血倾向,抗凝药使用应权衡利弊。降低POPH肺动脉压力药物主要为前列环素类、西地那非,在肝损患者中应注意波生坦的肝毒性。POPH预后较差。肝移植对POPH预后尚有争议。

(五)HIV感染相关性肺动脉高压

HIV感染是肺动脉高压的明确致病因素,肺动脉高压在HIV感染患者中的年发病率约0.1%,至少较普通人群高500倍。其发生机制可能是HIV通过逆转录病毒导致炎症因子和生长因子释放,诱导细胞增殖和内皮细胞损伤,引起肺动脉高压。HIV感染相关性肺动脉高压(pulmonary arterial hypertension related to HIV infection,PAHRH)的病理改变和临床表现与IPAH相似。PAHRH的治疗包括抗反转录病毒治疗和对肺动脉高压的治疗。PAHRH的预后比IPAH还差,HIV感染者一旦出现肺动脉高压,肺动脉高压就成为其主要死亡原因。

(六)食欲抑制药物相关性肺动脉高压

食欲抑制药物中阿米雷司、芬氟拉明、右芬氟拉明可以明确导致肺动脉高压,苯丙胺类药物可能会导致肺动脉高压,且停药后很少逆转。食欲抑制药物引起肺动脉高压的机制可能与5-羟色胺通道的影响有关,血游离增高的5-羟色胺使肺血管收缩和肺血管平滑肌细胞增殖。食欲抑制药物相关性肺动脉高压在病理和临床与IPAH相似。

(七)甲状腺疾病相关性肺动脉高压

国外文献报道,IPAH患者中各类甲状腺疾病的发病率高达49%,其中合并甲状腺功能减退的发病率为10%～24%,因此应对所有IPAH患者进行甲状腺功能指标的筛查。发病机制可能与自身免疫反应和高循环血流动力学状态导致肺血管内皮损伤及功能紊乱等因素有关。对此类患者不仅应针对甲状腺功能紊乱进行治疗,同时也应针对肺动脉高压进行治疗。

(八)肺静脉闭塞病和肺毛细血管瘤样增生症

这两种疾病是罕见的以肺动脉高压为表现的疾病,临床表现与IPAH相似。肺静脉闭塞病(pulmonary veno-occlusive disease,PVOD)主要影响肺毛细血管后静脉,病理表现为肺静脉内膜增厚、纤维化,严重的肺淤血和间质性纤维化形成的小病灶是其特征性改变。PVOD的胸部CT显示肺部出现磨玻璃样变,伴或不伴边界不清的结节影,叶间胸膜增厚,纵隔肺门淋巴结肿大,这些征象对于IPAH鉴别有特征意义。肺毛细血管瘤样增生症(pulmonary capillary hemangioma,PCH)病理表现为大量灶状增生的薄壁毛细血管浸润肺泡组织,累及胸膜、支气管和血管壁,有特征的X线表现是弥漫分布的网状结节影。这两种疾病的确诊很困难,需要开胸肺活检。它们的治疗与IPAH不同,使用扩张肺动脉的药物会加重肺动脉高压,甚至导致严重的肺水肿和死亡。这两种疾病的预后差,肺移植是唯一有效的治疗方法。

(九)左心疾病相关性肺动脉高压

各种左心疾病,如冠心病、心肌病、瓣膜病、缩窄性心包炎等会引起肺静脉压力增加,进而使肺动脉压力增高,又称肺静脉高压。肺静脉高压对呼吸功能的影响较明显,使肺的通气、换气、弥散功能下降。临床表现不仅有劳力性呼吸困难,而且有端坐呼吸和夜间阵发性呼吸困难。X线胸片显示左心衰竭征象。超声心动图对原发疾病有确诊价值。治疗主要针对原发疾病,瓣膜病、心包疾病患者适时手术治疗。内科药物治疗减低心脏负荷、改善心功能。

(十)呼吸疾病和/或缺氧相关的肺动脉高压

患有各种慢性肺疾病的患者由于长期缺氧肺血管收缩、肺血管内皮功能失衡、肺血管结构破坏(管壁增厚)、血管内微小血栓形成及患者的遗传因素使之易发,这些最终造成各种慢性肺疾病的患者发生肺动脉高压。慢性肺部疾病引起的肺动脉高压有一些与其他类型肺动脉高压不同的特点:肺动脉高压的程度较轻,多为轻至中度增高,间质性肺病可为中度至重度增高;肺动脉高压的发展通常缓慢;在一些特殊情况下,如活动、肺部感染加重,肺动脉压力会突然增加;基础肺疾病好转后,肺动脉高压也会明显缓解。临床表现既有基础肺疾病又有肺动脉高压的症状和体征,肺部听诊有助于判断肺疾病的严重程度。肺功能检查和血气分析提示呼吸功能障碍和呼吸衰竭的类型和程度。肺动脉高压影响慢性肺疾病患者的预后。积极治疗基础肺疾病能够使肺动脉高压明显缓解,长程氧疗对降低肺动脉压力有益并能提高患者的生存率。新型肺血管扩张药对此类患者肺动脉高压的治疗价值有限。晚期患者可考虑肺移植。

(十一)慢性血栓栓塞性肺动脉高压

肺动脉及其分支的血栓不能溶解或反复发生血栓栓塞,血栓机化,肺动脉内膜慢性增厚,肺动脉血流受阻;未栓塞的肺血管在长期高血流量的切应力等流体力学因素的作用下,血管内皮损伤,肺血管重构;上述两方面的因素使肺血管阻力增加,导致肺动脉高压。由于非特异的症状和缺乏静脉血栓栓塞症的病史,其发生率和患病率尚无准确的数据。以往的尸检报道表明慢性血栓栓塞性肺动脉高压(chronic thromboembolism pulmonary hypertension,CTEPH)的总发生率为1%~3%,其中急性肺栓塞幸存者的发生率为0.1%~0.5%。临床表现缺乏特异性,易漏诊和误诊。渐进性劳力性呼吸困难是最常见症状。心电图、胸部X线片、血气分析、超声心动图是初筛检查,核素肺通气灌注显像、CT肺动脉造影、右心导管和肺动脉造影可进一步明确诊断。核素肺通气灌注显像诊断亚段及以下的CTEPH有独到价值,但也可能低估血栓栓塞程度。多排螺旋CT与常规肺动脉造影相比,有较高的敏感性和特异性,但可能低估亚段及以下的CTEPH。需要同时做下肢血管超声、下肢核素静脉显像确定有无下肢深静脉血栓形成。CTEPH患者病死率很高,自然预后差,肺动脉平均压力>5.3 kPa(40 mmHg),病死率为70%;肺动脉平均压力>6.7 kPa(50 mmHg),病死率为90%。传统的内科治疗手段,如利尿、强心和抗凝治疗及新型扩张肺动脉的药物对CTEPH有一定效果。肺动脉血管内球囊扩张及支架置入术对部分CTEPH患者也有一定效果。肺动脉血栓内膜剥脱术是治疗CTEPH的重要而有效方法,术后大多数患者肺动脉压力和肺血管阻力持续下降,心排血量和右心功能提高。手术死亡率为5%~24%。对于不能做肺动脉血栓内膜剥脱术的患者,可考虑肺移植。

(刘 伟)

第四节　慢性阻塞性肺疾病急性加重

慢性阻塞性肺疾病（chronic obstructive pulmonary disease,COPD）是一种具有气流受限特征的肺部疾病,气流受限不完全可逆,呈进行性发展。COPD急性发作是指患者咳嗽、咳痰、呼吸困难症状比平时加重或痰量增多,需要改变用药方案的情况。

一、病因

COPD急性加重常见原因有支气管-肺部感染、大气污染、肺栓塞、肺不张、胸腔积液、气胸、左心功能不全等,另外还有30％左右无明显诱因。其中,支气管-肺部感染为最常见的诱因。50％的COPD患者在稳定期下呼吸道就存在着细菌定植,并且这种细菌定植与急性加重有关。

二、病理生理

COPD慢性炎症反应累及全肺:中央气道(内径＞2 mm)杯状细胞和鳞状细胞化生、黏液腺分泌增加、纤毛功能障碍;外周气道(内径＜2 mm)管腔狭窄、气道阻力增大,造成患者呼气不畅、功能残气量增加;肺实质组织(呼吸性细支气管、肺泡、肺毛细血管)广泛破坏,肺弹性回缩力下降,呼出气流的驱动压降低,造成呼气气流缓慢。以上因素导致患者呼气受限,在呼气时间内肺内气体不能完全呼出,形成动态肺过度充气(dynamic pulmonary hyperinflation,DPH)。DPH时呼气末肺泡内残留的气体过多,呼气末肺泡内呈正压(内源性呼气末正压,intrinsic positive end-expiratory pressure,PEEPi)。患者必须产生足够的吸气压力以克服PEEPi才能使肺内压低于大气压而产生吸气气流,增大吸气负荷。另外肺容积增大造成胸廓过度扩张,并压迫膈肌使其处于低平位,造成曲率半径增大,膈肌收缩效率降低,促使辅助呼吸肌参与呼吸,容易发生疲劳,同时增加氧耗量。慢性阻塞性肺疾病急性加重(acute exacerbation of chronic obstructive pulmonary disease,AECOPD)时,以上呼吸力学异常进一步加重,氧耗量和呼吸负荷显著增加,超过呼吸肌自身的代偿能力,不能维持有效的肺泡通气,从而造成缺氧及高碳酸血症,发生呼吸衰竭。

三、诊断要点

(一)临床特点

(1)咳嗽、咳痰较稳定期加重,咳嗽频繁,痰量增多、痰液变得黏稠不易咳出、黄脓痰。

(2)呼吸困难,呼吸急促且伴有肺部哮鸣音增多,严重者可出现胸腹矛盾运动或三凹征。

(3)出现心功能不全表现,不能平卧,活动耐量较稳定期明显下降,心率增快,听诊可有心音明显低钝,或出现奔马律,部分患者还可出现血压下降。

(4)可有头痛、嗜睡、神志恍惚等不典型症状,提示患者可能出现Ⅱ型呼吸衰竭。

(5)平时服药剂量不能有效控制咳喘症状。

(二)实验室和辅助检查

1.肺功能测定

对COPD的诊断、严重度评价等有重要意义,适用于稳定期患者,大多数急性加重期患者常不能配合完成肺功能检查。

2.动脉血气分析

AECOPD患者的重要评价指标,能指导合理氧疗和机械通气,需参考稳定期的水平。大多数患者表现为不同程度的Ⅱ型呼吸衰竭与呼吸性酸中毒,部分患者亦可出现Ⅰ型呼吸衰竭。

3.胸部影像学

X线胸片或CT有助于发现AECOPD的诱因,以及与其他具有类似症状疾病的鉴别诊断。

4.其他检查

血常规红细胞计数及血细胞比容有助于了解有无红细胞增多症或出血,白细胞计数增高及中性粒细胞核左移提示气道感染,部分患者白细胞计数可无明显改变。ECG对心律失常、心肌缺血及右心室肥厚的诊断有帮助。超声心动图有利于了解是否合并肺动脉高压或右心功能不全。严重AECOPD患者出现难治性低氧血症时,应考虑肺栓塞的可能性,血浆D-二聚体检测在排除AECOPD合并肺栓塞时有重要作用,如临床上高度怀疑合并肺栓塞,应进一步行螺旋CT肺动脉造影。有脓性痰者,在给予抗生素治疗前应进行痰涂片及培养。

四、鉴别要点

(一)支气管哮喘

大多数哮喘患者气流受限具有明显可逆性,合理使用糖皮质激素、β_2受体激动剂等药物可以有效控制病情。当然部分哮喘患者随着病程延长,可出现较明显的气道重构,导致与COPD难以鉴别。

(二)心功能衰竭

心功能衰竭与COPD急性加重的原因相似,多种诱因如感染、肺栓塞等病因可导致心力衰竭,而此类患者往往心功能障碍表现较呼吸功能障碍明显,且部分患者并无COPD病史,详细询问病史及肺功能检查、血气分析等有助于鉴别诊断。

五、治疗要点

AECOPD的治疗目标是减少当前急性加重的临床表现和预防以后急性加重的发生。

(一)药物治疗

1.支气管扩张剂

通常在急性加重时优先选择单一吸入短效β_2受体激动剂,或短效β_2受体激动剂和短效抗胆碱能药物联合吸入,以尽快缓解症状。常用的药物有沙丁胺醇、特布他林及异丙托溴铵等,雾化吸入适合于较重的患者,可联合雾化吸入皮质激素布地奈德。对于应用短效支气管扩张剂效果不好的患者,可考虑静脉滴注茶碱类药物,但茶碱类药物血药浓度个体差异较大,治疗窗较窄,监测血清茶碱浓度对于评估疗效和避免不良反应的发生有一定意义。

2.全身糖皮质激素

对呼吸困难、喘息症状明显者,全身应用糖皮质激素可使症状缓解,病情改善,并能够缩短康复时间,降低早期复发的危险性。推荐口服泼尼松30～40 mg/d,使用10～14天,或者静脉给予甲泼尼龙40 mg,每天1次,3～5天后改为口服。延长给药时间或加大激素用量并不能增加疗效,反而会使不良反应增加。

3.抗生素

由于细菌感染是 COPD 急性加重的常见原因,故当患者出现呼吸困难加重,咳嗽伴有痰量增多及脓性痰,以及病情危重需要机械通气的患者,均应及时加用抗菌药物,对其预后至关重要。抗菌药物类型应根据患者临床情况、痰液性质、当地病原菌流行趋势及细菌耐药情况选用,除非病原菌明确,否则选择药物的抗菌谱不宜太窄。如对初始治疗方案反应欠佳,应及时根据痰培养及药敏试验结果调整抗生素。推荐治疗疗程为 5～7 天。

(二)呼吸支持治疗

1.氧疗

氧疗是 AECOPD 患者住院期间的重要治疗,氧疗原则为最低吸氧浓度维持最基本的氧合[PaO_2＞8.0 kPa(60 mmHg)或 SaO_2＞90%]。吸入氧浓度过高,可能发生潜在的二氧化碳潴留及呼吸性酸中毒。给氧途径包括鼻导管或文丘里面罩(高流量装置),其中文丘里面罩能更精确地调节吸入氧浓度。氧疗 30～60 分钟后应复查动脉血气,以确认氧合满意,且未引起二氧化碳潴留和/或呼吸性酸中毒。

2.机械通气

可根据病情需要给予无创或有创机械通气,一般首选无创性机械通气(NIPPV)。机械通气,无论是无创或有创都只是一种生命支持方式,在此条件下,通过药物治疗尽快消除 COPD 急性加重的原因,使急性呼吸衰竭得到逆转。

(1)无创正压通气(NIPPV):AECOPD 患者应用 NIPPV 可增加潮气量,改善缺氧,提高 PaO_2,降低 $PaCO_2$,降低呼吸频率,减轻呼吸困难,从而减少气管插管和有创机械通气的使用,缩短住院天数,降低患者病死率。

NIPPV 的适应证(至少符合以下一项):①呼吸性酸中毒,即动脉血 pH≤7.35 和/或 $PaCO_2$＞6.0 kPa(45 mmHg),尤其是动脉血 pH 在 7.25～7.35,没有禁忌证,对于严重呼吸性酸中毒(pH＜7.25)可以在严密观察的前提下短时间(1～2 小时)试用,有改善者继续应用,无改善者及时改为有创通气。②严重呼吸困难合并临床症状,提示呼吸肌疲劳。③呼吸功增加,如应用辅助呼吸肌呼吸,出现胸腹矛盾运动,或者肋间隙肌群收缩。

NIPPV 的禁忌证(符合下列条件之一):①呼吸抑制或停止。②心血管系统功能不稳定,如出现低血压、心律失常、心肌梗死等。③嗜睡、神志障碍及不合作者。④易误吸者(吞咽反射异常,严重上消化道出血)。⑤痰液黏稠或有大量气道分泌物,不易自行排出者。⑥近期曾行面部或胃食管手术者。⑦头面部外伤,固有的鼻咽部异常。⑧极度肥胖。⑨严重的胃肠胀气。

AECOPD 患者使用 NIPPV 要注意掌握合理的操作方法,提高患者依从性,避免管路漏气,从低压力开始逐渐增加辅助吸气压和采用有利于降低 $PaCO_2$ 的方法,从而提高 NIPPV 的效果。NIPPV 治疗 AECOPD 临床操作要点有以下几方面。①呼吸机的选择:要求能提供双水平正压通气(BiPAP)模式,提供的吸气相气道压力(IPAP)可达 20～30 cmH_2O,能满足患者吸气需求的高流量气体(＞100 L/min)。②通气模式:BiPAP 和持续气道正压通气(CPAP)是常用的两种通气模式,前者最为常用,后者虽可降低吸气功耗,但改善通气作用有限,当存在高碳酸血症或呼吸困难不缓解时应使用 BiPAP。③参数调节:采取适应性调节方式,吸气相压力(IPAP)、呼气相压力(EPAP)均从较低水平开始,EPAP 从 2～4 cmH_2O 开始,IPAP 从 4～8 cmH_2O 开始,患者耐受后再逐渐上调,直至达到满意的通气和氧合水平。一般参数设置 IPAP 10～25 cmH_2O,EPAP 3～5 cmH_2O,吸气时间 0.8～1.2 秒,后备控制通气频率(T 模式)10～20 次/分。④应用过程中要注意观察患者的意识、配合能力、呼吸状态、咳痰能力和血流动力学状态等情况,若出现病情明显恶化应及时改为有创通气;初期应持续监测 SpO_2 以指导调节吸入氧浓度/流量,使 SpO_2 维持在 90% 左右;在 NIPPV 1~2 小时后进行血气分析是判断 NIPPV 疗效比较确切的指标,若血气无明显改善,需进一步调整参数或检查漏气情况,4~6 小时后再次复查血气,若仍无改善,则须考虑停止 NIPPV 并改用有创通气。

NIPPV 常见不良反应主要有胃肠胀气、误吸、口鼻咽干燥、鼻面部皮肤压伤、幽闭症及气压伤等,可采取相应的措施进行防治。

(2)有创正压通气(IPPV):在积极药物和 NIPPV 治疗后,患者呼吸衰竭仍进行性恶化,出现危及生命的酸碱失衡和/或神志改变时宜用 IPPV 治疗。

IPPV 的应用指征:①不能耐受 NIPPV 或 NIPPV 治疗失败(或不适合 NIPPV)。②危及生命的低氧血症[$PaO_2 < 6.7$ kPa(50 mmHg)或 $PaO_2/FiO_2 < 200$]。③$PaCO_2$ 重度升高伴严重的呼吸性酸中毒(pH ≤ 7.20)。④呼吸或心脏暂停。⑤严重的意识障碍(如昏睡、昏迷或谵妄)。⑥严重的血流动力学不稳定,对液体疗法和血管活性药物无反应。⑦严重的呼吸窘迫症状(如呼吸频率 > 40 次/分、矛盾呼吸等)或呼吸抑制(如呼吸频率 < 8 次/分)。⑧气道分泌物多且存在引流障碍,气道保护功能丧失。

IPPV 通气模式选择:常用的三种通气模式为辅助/控制通气(A/C)、同步间歇指令通气(SIMV)与 PSV 联合模式(SIMV+PSV)、压力支持通气(PSV)。在 AECOPD 患者通气早期,为了使呼吸肌得到良好的休息,使用控制通气较为合适,但需尽量减少控制通气时间,以避免大量镇静剂的使用和肺不张、通气/血流比例失调及呼吸肌失用性萎缩的发生。一旦患者自主呼吸恢复,宜尽早采用辅助通气模式,保留患者的自主呼吸,使患者的通气能力得到锻炼和恢复,为撤机做好准备。

IPPV 通气参数的调节。①潮气量:定容型呼吸机可直接调节,定压型则通过通气压力间接调节。初始通气时,应给予较小的潮气量(如 6~10 mL/kg)或较低的压力支持(如 10~15 cmH_2O)为宜,呼吸频率可稍快;待患者适应后,随着 DPH 的减轻逐渐改为深慢呼吸。原则上平台压不超过 30 cmH_2O,气道峰压不超过 40 cmH_2O,以避免气压伤的发生。②呼吸频率:需与潮气量配合保证基本的分钟通气量,但应注意过高的频率可能会加重 DPH,一般为 10~16 次/分。③吸气流速:以保障合适的吸呼比为原则,一般选择较高的峰流速(如 40~60 L/min),使吸呼比 ≤ 1:2,以延长呼气时间。若呼气时间过短,将导致呼气不足和 DPH 加重,流速波形一般选用递减波。④PEEP:因 COPD 患者广泛存在 PEEPi,为减少因 PEEPi 所致吸气功耗增加和人机不协调情况,可常规加用一适度水平的外源性呼气末正压(PEEPe)。PEEPi 可直接测量,PEEPi 的 70%~80% 常作为 PEEPe 水平的选择标准,也可通过逐渐提高 PEEPe 水平,观察机械通气因变量的变化,确定最佳 PEEPe 水平。在定容型模式,增加 PEEPe 后气道峰压和平台压不变或略有降低,达一定水平后开始升高,则升高前的 PEEPe 为最佳 PEEPe;在定压型模式,增加 PEEPe 后潮气量开始稳定或略有增加,达一定水平后潮气量开始减小,则减小前的 PEEPe 为最佳 PEEPe。⑤FiO_2:通常情况下,AECOPD 患者只需要低水平的吸氧浓度就能维持基本的氧合。若需要高水平氧浓度维持基本氧合,则提示存在并发症,如肺炎、肺不张、肺栓塞、心功能不全等。

需要注意的是,动脉血 pH 较 $PaCO_2$ 的绝对水平对于通气量的调节更重要,应根据 pH 是否在正常水平判断通气量是否合适。部分 COPD 患者已存在较长时间的二氧化碳潴留,机体已逐渐适应高碳酸血症状态,并通过肾脏等的调节来维持正常或接近正常的 pH,当使用较大通气量,二氧化碳迅速排出,$PaCO_2$ 迅速下降,形成碱中毒,其中脑脊液碱中毒的程度更严重,缓解的速度也更缓慢,对机体造成严重影响。因此,对于呼吸性酸中毒明显代偿或合并碱中毒的患者,应逐渐增加通气量,使 $PaCO_2$ 逐渐下降,pH 维持在正常或略高于正常的水平。另外,通气的最终目标不是使 $PaCO_2$ 正常,而是达到或接近本次发病前的水平,基础 $PaCO_2$ 水平较高者 $PaCO_2$ 不必也不应降到正常生理范围,若通气过程中,强行使 $PaCO_2$ 恢复正常,将导致通气量超过通气需求,从而抑制自主呼吸能力,一旦停机将导致呼吸肌疲劳、$PaCO_2$ 上升和呼吸性酸中毒;与碱中毒相反,此时脑脊液酸中毒更明显,导致呼吸驱动增强和呼吸困难,最终导致撤机困难和呼吸机依赖。

IPPV 的撤离。当患者满足以下条件时,可考虑进行撤机:①呼吸衰竭的诱发因素得到有效控制。②神志清楚。③自主呼吸能力有所恢复。④通气及氧合功能良好:氧合指数 PaO_2/FiO_2 >33.3 kPa(250 mmHg),PEEP<8 cmH_2O,pH>7.35,$PaCO_2$ 达缓解期水平。⑤血流动力学稳定:无活动性心肌缺血,未使用升压药治疗或升压药剂量较小。当满足上述条件后,可逐渐降低部分通气支持模式的支持力度,直至过渡到完全自主呼吸。通常的部分通气支持模式有 SIMV+PSV 和 PSV 模式。在使用 SIMV+PSV 模式撤机时,可逐渐降低 SIMV 的指令频率,当调至 2～4 次/分后不再下调,然后降低压力支持水平,直至能克服气管插管阻力的压力水平(5～7 cmH_2O),稳定 4～6 小时后可脱机。单独使用 PSV 模式撤机时,压力支持水平的调节可采取类似方法。自主呼吸试验(SBT)是指导撤机的常用方法,但对于部分 SBT 成功的 AECOPD 患者,尤其是长期机械通气患者,在拔管后 48 小时内仍需重新气管插管,故 SBT 仅作为 AECOPD 撤机前的参考。

撤机困难:部分 AECOPD 患者存在撤机困难,主要原因是呼吸泵功能和呼吸负荷之间不平衡,表现为撤机过程中呼吸肌肌力下降、中枢驱动增强、PEEPi 和气道阻力增加等,亦可由于营养不良、心功能不全和呼吸机依赖等因素所致,应积极寻找原因并进行相应处理。

(3)有创-无创序贯机械通气:接受 IPPV 的急性呼吸衰竭患者在初始阶段,通过建立人工气道,维持稳定的通气和有效的引流,当病情明显改善,尚未满足拔管和撤机的情况下,脱离 IPPV,提前改用 NIPPV,使呼吸道的创伤迅速恢复,减少并发症的发生。国内外多项 RCT 证实其能显著提高 AECOPD 患者的撤机成功率,缩短 IPPV 和 ICU 住院时间,降低 VAP 发生率等。其成功实施在于以下几个方面。①对病情的正确评估:首先需具备 NIPPV 的基本条件,另外对于基础肺功能很差又需要较高呼吸支持水平患者不适合。②切换点的把握:AECOPD 多数是由于支气管-肺部感染引起,当患者建立有创人工气道有效引流痰液并合理应用抗生素后,在 IPPV 5～7 天支气管肺部感染多可得到控制,临床上表现为痰液减少、性状好转、体温下降、白细胞计数降低等,影像学上感染消退,这一肺部感染控制阶段称为"肺部感染控制窗"(pulmonary infection control window,PIC 窗)。出现 PIC 窗时,患者痰液引流已不是主要问题,而呼吸肌疲劳仍较明显,需要一定水平的通气支持,此时撤离 IPPV,继之 NIPPV,既可缓解呼吸肌疲劳,改善通气,又可有效减少 VAP 的发生,改善预后。③NIPPV 的规范操作:由于患者提前拔管后常合并较明显的呼吸肌疲劳和呼吸功能不全,往往需要较长时间使用 NIPPV,规范的操作能保证患者获得最佳的呼吸支持。

(三)其他治疗

在严密监测液体出入量和血电解质的情况下,适当补充液体和电解质,注意维持液体和电解质平衡；注意补充营养，对不能进食者需经胃肠补充要素饮食或给予静脉高营养；对卧床、红细胞增多症或脱水的患者，无论是否有血栓栓塞性疾病史，均需考虑使用肝素或低分子肝素，预防深静脉血栓形成和肺栓塞；注意痰液引流，采用物理方法排痰和应用化痰的药物，积极排痰治疗；识别并治疗冠心病、糖尿病、高血压等伴随疾病和其他并发症，如休克、弥散性血管内凝血、上消化道出血、胃肠功能不全等。

（刘新转）

第五节　重　症　哮　喘

支气管哮喘（简称哮喘）是常见的慢性呼吸道疾病之一，近年来其患病率在全球范围内有逐年增加的趋势，参照全球哮喘防治创议（GINA）和我国版支气管哮喘防治指南，将定义重新修订为哮喘是由多种细胞包括气道的炎性细胞和结构细胞（如嗜酸性粒细胞、肥大细胞、T淋巴细胞、中性粒细胞、平滑肌细胞、气道上皮细胞等）和细胞组分参与的气道慢性炎症性疾病。这种慢性炎症导致气道高反应性，通常出现广泛多变的可逆性气流受限，并引起反复发作性的喘息、气急、胸闷或咳嗽等症状，常在夜间和/或清晨发作、加剧，多数患者可自行缓解或经治疗缓解。如果哮喘急性发作，虽经积极吸入糖皮质激素（≤1 000 μg/d）和应用长效 β_2 受体激动药或茶碱类药物治疗数小时，病情不缓解或继续恶化；或哮喘呈暴发性发作，哮喘发作后短时间内即进入危重状态，则称为重症哮喘。如病情不能得到有效控制，可迅速发展为呼吸衰竭而危及生命，故需住院治疗。

一、病因和发病机制

（一）病因
哮喘的病因还不十分清楚，目前认为同时受遗传因素和环境因素的双重影响。

（二）发病机制
哮喘的发病机制不完全清楚，可能是免疫-炎症反应、神经机制和气道高反应性及其之间的相互作用。重症哮喘目前已经基本明确的发病因素主要有以下几种。

1.诱发因素的持续存在

诱发因素的持续存在使机体持续地产生抗原-抗体反应，发生气道炎症、气道高反应性和支气管痉挛，在此基础上，支气管黏膜充血水肿、大量黏液分泌并形成黏液栓，阻塞气道。

2.呼吸道感染

细菌、病毒及支原体等的感染可引起支气管黏膜充血肿胀及分泌物增加，加重气道阻塞；某些微生物及其代谢产物还可以作为抗原引起免疫-炎症反应，使气道高反应性加重。

3.糖皮质激素使用不当

长期使用糖皮质激素常常伴有下丘脑-垂体-肾上腺皮质轴功能抑制，突然减量或停用，可造成体内糖皮质激素水平的突然降低，造成哮喘的恶化。

4.脱水、痰液黏稠、电解质紊乱

哮喘急性发作时，呼吸道丢失水分增加、多汗造成机体脱水，痰液黏稠不易咳出而阻塞大小气道,加重呼吸困难,同时由于低氧血症可使无氧酵解增加,酸性代谢产物增加,合并代谢性酸中毒,使病情进一步加重。

5.心理因素

许多学者提出心理社会因素通过对中枢神经、内分泌和免疫系统的作用而导致哮喘发作,是使支气管哮喘发病率和死亡率升高的一个重要因素。

二、病理生理

重症哮喘的支气管黏膜充血水肿、分泌物增多甚至形成黏液栓及气道平滑肌的痉挛导致呼吸道阻力在吸气和呼气时均明显升高,小气道阻塞,肺泡过度充气,肺内残气量增加,加重吸气肌肉的负荷,降低肺的顺应性,内源性呼气末正压(PEEPi)增大,导致吸气功耗增大。小气道阻塞,肺泡过度充气,相应区域毛细血管的灌注减低,引起肺泡通气/血流(V/Q)比例的失调,患者常出现低氧血症,多数患者表现为过度通气,通常 $PaCO_2$ 降低,若 $PaCO_2$ 正常或升高,应警惕呼吸衰竭的可能性或是否已经发生了呼吸衰竭。重症哮喘患者,若气道阻塞不迅速解除,潮气量将进行性下降,最终将会发生呼吸衰竭。哮喘发作持续不缓解,也可能出现血液循环的紊乱。

三、临床表现

(一)症状

重症哮喘患者常出现极度严重的呼气性呼吸困难,被迫采取坐位或端坐呼吸,干咳或咳大量白色泡沫痰,不能讲话,紧张、焦虑、恐惧、大汗淋漓。

(二)体征

患者常出现呼吸浅快,呼吸频率>30 次/分,可有三凹征,呼气期两肺满布哮鸣音,也可哮鸣音不出现,即所谓的"寂静胸",心率增快(>120 次/分),可有血压下降,部分患者出现奇脉、胸腹反常运动、意识障碍,甚至昏迷。

四、实验室检查和其他检查

(一)痰液检查

哮喘患者痰涂片显微镜下可见到较多嗜酸性粒细胞、脱落的上皮细胞。

(二)呼吸功能检查

哮喘发作时,呼气流速指标均显著下降,第 1 秒用力呼气容积(FEV_1)、第 1 秒用力呼气容积占用力肺活量比值($FEV_1/FVC\%$,即 1 秒率)及呼气峰值流速(PEF)均减少。肺容量指标可见用力肺活量减少、残气量增加、功能残气量和肺总量增加,残气占肺总量百分比增高。大多数成人哮喘患者呼气峰值流速<50%预计值则提示重症发作,呼气峰值流速<33%预计值提示危重或致命性发作,需做血气分析检查以监测病情。

(三)血气分析

由于气道阻塞且通气分布不均,通气/血流比例失衡,大多数重症哮喘患者有低氧血症, PaO_2 <8.0 kPa(60 mmHg),少数患者 PaO_2 <6.0 kPa(45 mmHg),过度通气可使 $PaCO_2$ 降低,pH 上升,表现为呼吸性碱中毒;若病情进一步发展,气道阻塞严重,可有缺氧及二氧化碳潴留, $PaCO_2$ 上升,血 pH 下降,出现呼吸性酸中毒;若缺氧明显,可合并代谢性酸中毒。 $PaCO_2$ 正常往往是哮喘恶化的指标,高碳酸血症是哮喘危重的表现,需给予足够的重视。

(四)胸部 X 线检查

早期哮喘发作时可见两肺透亮度增强,呈过度充气状态,并发呼吸道感染时可见肺纹理增加及炎性浸润阴影。重症哮喘要注意气胸、纵隔气肿及肺不张等并发症的存在。

(五)心电图检查

重症哮喘患者心电图常表现为窦性心动过速、电轴右偏,偶见肺性 P 波。

五、诊断

(一)哮喘的诊断标准

(1)反复发作喘息、气急、胸闷或咳嗽,多与接触变应原、冷空气、物理或化学性刺激及病毒性上呼吸道感染、运动等有关。

(2)发作时双肺可闻及散在或弥漫性,以呼气相为主的哮鸣音,呼气相延长。

(3)上述症状和体征可经治疗缓解或自行缓解。

(4)除外其他疾病所引起的喘息、气急、胸闷和咳嗽。

(5)临床表现不典型者(如无明显喘息或体征),应至少具备以下 1 项试验阳性:①支气管激发试验或运动激发试验阳性。②支气管舒张试验阳性,第 1 秒用力呼气容积增加$\geqslant$12%,且第 1 秒用力呼气容积增加绝对值$\geqslant$200 mL。③呼气峰值流速日内(或 2 周)变异率$\geqslant$20%。

符合(1)～(4)条或(4)～(5)条者,可以诊断为哮喘。

(二)哮喘的分期及分级

根据临床表现,哮喘可分为急性发作期、慢性持续期和临床缓解期。急性发作是指喘息、气促、咳嗽、胸闷等症状突然发生,或原有症状急剧加重,常有呼吸困难,以呼气流量降低为其特征,常因接触变应原、刺激物或呼吸道感染诱发。哮喘急性发作时病情严重程度可分为轻度、中度、重度、危重四级(表 7-7)。

表 7-7 哮喘急性发作时病情严重程度的分级

临床特点	轻度	中度	重度	危重
气短	步行、上楼时	稍事活动	休息时	
体位	可平卧	喜坐位	端坐呼吸	
谈话方式	连续成句	常有中断	仅能说出字和词	不能说话
精神状态	可有焦虑或尚安静	时有焦虑或烦躁	常有焦虑、烦躁	嗜睡、意识模糊
出汗	无	有	大汗淋漓	
呼吸频率(/min)	轻度增加	增加	>30	
辅助呼吸肌活动及三凹征	常无	可有	常有	胸腹矛盾运动
哮鸣音	散在,呼气末期	响亮、弥漫	响亮、弥漫	减弱,甚至消失
脉率(/min)	<100	100～120	>120	脉率变慢或不规则
奇脉(深吸气时收缩压下降,mmHg)	无,<10	可有,10～25	常有,>25	无
使用 β_2 受体激动药后呼气峰值流速占预计值或个人最佳值%	>80%	60%～80%	<60%或<100 L/min 或作用时间<2 小时	

续表

临床特点	轻度	中度	重度	危重
PaO_2(吸空气,mmHg)	正常	≥60	<60	<60
$PaCO_2$(mmHg)	<45	≤45	>45	>45
SaO_2(吸空气,%)	>95	91~95	≤90	≤90
pH				降低

注:1 mmHg=0.133 kPa。

六、鉴别诊断

(一)左侧心力衰竭引起的喘息样呼吸困难

(1)患者多有高血压、冠状动脉粥样硬化性心脏病、风湿性心脏病和二尖瓣狭窄等病史和体征。

(2)阵发性咳嗽,咳大量粉红色泡沫痰,两肺可闻及广泛的湿啰音和哮鸣音,左心界扩大,心率增快,心尖部可闻及奔马律。

(3)胸部 X 线及心电图检查符合左心病变。

(4)鉴别困难时,可雾化吸入 $β_2$ 受体激动药或静脉注射氨茶碱缓解症状后进一步检查,忌用肾上腺素或吗啡,以免造成危险。

(二)慢性阻塞性肺疾病

(1)中老年人多见,起病缓慢、病程较长,多有长期吸烟或接触有害气体的病史。

(2)慢性咳嗽、咳痰,晨间咳嗽明显,气短或呼吸困难逐渐加重。有肺气肿体征,两肺可闻及湿啰音。

(3)慢性阻塞性肺疾病急性加重期和哮喘区分有时十分困难,用支气管扩张药和口服或吸入激素做治疗性试验可能有所帮助。慢性阻塞性肺疾病也可与哮喘合并同时存在。

(三)上气道阻塞

(1)呼吸道异物者有异物吸入史。

(2)中央型支气管肺癌、气管支气管结核、复发性多软骨炎等气道疾病,多有相应的临床病史。

(3)上气道阻塞一般出现吸气性呼吸困难。

(4)胸部 X 线摄片、CT、痰液细胞学或支气管镜检查有助于诊断。

(5)平喘药物治疗效果不佳。

此外,应和变态反应性肺浸润、自发性气胸等相鉴别。

七、急诊处理

哮喘急性发作的治疗取决于发作的严重程度及对治疗的反应。对于具有哮喘相关死亡高危因素的患者,应给予高度重视。高危患者:①曾经有过气管插管和机械通气的濒于致死性哮喘的病史。②在过去 1 年中因为哮喘而住院或看急诊。③正在使用或最近刚刚停用口服糖皮质激素。④目前未使用吸入糖皮质激素。⑤过分依赖速效 $β_2$ 受体激动药,特别是每月使用沙丁胺醇(或等效药物)超过 1 支的患者。⑥有心理疾病或社会心理问题,包括使用镇静药。⑦有对哮喘治疗不依从的历史。

(一)轻度和部分中度急性发作哮喘患者可在家庭中或社区中治疗

治疗措施主要为重复吸入速效 β_2 受体激动药,在第 1 小时每次吸入沙丁胺醇 $100\sim200~\mu g$ 或特布他林 $250\sim500~\mu g$,必要时每 20 分钟重复 1 次,随后根据治疗反应,轻度调整为 $3\sim4$ 小时再用 $2\sim4$ 喷,中度 $1\sim2$ 小时用 $6\sim10$ 喷。如果对吸入性 β_2 受体激动药反应良好(呼吸困难显著缓解,呼气峰值流速占预计值$>80\%$或个人最佳值,且疗效维持 $3\sim4$ 小时),通常不需要使用其他药物。如果治疗反应不完全,尤其是在控制性治疗的基础上发生的急性发作,应尽早口服糖皮质激素(泼尼龙 $0.5\sim1.0~mg/kg$ 或等效剂量的其他激素),必要时到医院就诊。

(二)部分中度和所有重度急性发作患者均应到医院治疗

1.联合雾化吸入 β_2 受体激动药和抗胆碱能药物

β_2 受体激动药通过对气道平滑肌和肥大细胞等细胞膜表面的 β_2 受体的作用,舒张气道平滑肌、减少肥大细胞脱颗粒和介质的释放等,缓解哮喘症状。重症哮喘时应重复使用速效 β_2 受体激动药,推荐初始治疗时连续雾化给药,随后根据需要间断给药(6 次/天)。雾化吸入抗胆碱药物,如溴化异丙托品(常用剂量为 $50\sim125~\mu g$,$3\sim4$ 次/天)、溴化氧托品等可阻断节后迷走神经传出支,通过降低迷走神经张力而舒张支气管,与 β_2 受体激动药联合使用具有协同、互补作用,能够取得更好的支气管舒张作用。

2.静脉使用糖皮质激素

糖皮质激素是最有效的控制气道炎症的药物,重度哮喘发作时应尽早静脉使用糖皮质激素,特别是对吸入速效 β_2 受体激动药初始治疗反应不完全或疗效不能维持者。如静脉及时给予琥珀酸氢化可的松($400\sim1~000~mg/d$)或甲泼尼龙($80\sim160~mg/d$),分次给药,待病情得到控制和缓解后,改为口服给药(如静脉使用激素 $2\sim3$ 天,继之以口服激素 $3\sim5$ 天),静脉给药和口服给药的序贯疗法有可能减少激素用量和不良反应。

3.静脉使用茶碱类药物

茶碱具有舒张支气管平滑肌作用,并具有强心、利尿、扩张冠状动脉、兴奋呼吸中枢和呼吸肌等作用。临床上在治疗重症哮喘时静脉使用茶碱作为症状缓解药,静脉注射氨茶碱[首次剂量为 $4\sim6~mg/kg$,注射速度不宜超过 $0.25~mg/(kg \cdot min)$,静脉滴注维持剂量为 $0.6\sim0.8~mg/(kg \cdot h)$],茶碱可引起心律失常、血压下降,甚至死亡,其有效、安全的血药浓度范围应在 $6\sim15~\mu g/mL$,在有条件的情况下应监测其血药浓度,及时调整浓度和滴速。发热、妊娠、抗结核治疗可以降低茶碱的血药浓度;而肝疾病、充血性心力衰竭,以及合用西咪替丁(甲氰咪胍)、喹诺酮类、大环内酯类药物等可影响茶碱代谢而使其排泄减慢,增加茶碱的毒性作用,应引起重视,并酌情调整剂量。

4.静脉使用 β_2 受体激动药

平喘作用较为迅速,但因全身不良反应的发生率较高,国内较少使用。

5.氧疗

使 $SaO_2 \geqslant 90\%$,吸氧浓度一般 30% 左右,必要时增加至 50%,如有严重的呼吸性酸中毒和肺性脑病,吸氧浓度应控制在 30% 以下。

6.气管插管机械通气

重度和危重哮喘急性发作经过氧疗、全身应用糖皮质激素、β_2 受体激动药等治疗,临床症状和肺功能无改善,甚至继续恶化,应及时给予机械通气治疗,其指征主要包括意识改变、呼吸肌疲劳、$PaCO_2$≥6.0 kPa(45 mmHg)等。可先采用经鼻(面)罩无创机械通气,若无效应及早行气管插管机械通气。哮喘急性发作机械通气需要较高的吸气压,可使用适当水平的呼气末正压治疗。如果需要过高的气道峰压和平台压才能维持正常通气容积,可试用允许性高碳酸血症通气策略以减少呼吸机相关肺损伤。

(刘新转)

第六节　重症肺炎

肺炎是指终末气道、肺泡和肺间质的炎症,可由病原微生物、理化因素、免疫损伤、过敏及药物所致。细菌性肺炎是最常见的肺炎,也是最常见的感染性疾病之一。

目前肺炎按患病环境分成社区获得性肺炎(community-acquired pneumonia,CAP)和医院获得性肺炎(hospital-acquired pneumonia,HAP),CAP 是指在医院外罹患的感染性肺实质炎症,包括具有明确潜伏期的病原体感染而在入院后平均潜伏期内发病的肺炎。HAP 亦称医院内肺炎(nosocomial pneumonia,NP),是指患者入院时不存在,也不处于潜伏期,而于入院 48 小时后在医院(包括老年护理院、康复院等)内发生的肺炎。HAP 还包括呼吸机相关性肺炎(ventilator associated pneumonia,VAP)和卫生保健相关性肺炎(healthcare associated pneumonia,HCAP)。CAP 和 HAP 年发病率分别约为12/1 000 人口和 5/1 000～10/1 000 住院患者,近年发病率有增加的趋势。肺炎病死率,门诊肺炎患者为1%～5%,住院患者平均为 12%,入住重症监护病房(ICU)者约 40%。发病率和病死率高的原因与社会人口老龄化、吸烟、伴有基础疾病和免疫功能低下有关,如慢性阻塞性肺病、心力衰竭、肿瘤、糖尿病、尿毒症、神经疾病、药瘾、嗜酒、艾滋病、久病体衰、大型手术、应用免疫抑制剂和器官移植等。此外,亦与病原体变迁、耐药菌增加、HAP 发病率增加、病原学诊断困难、不合理使用抗生素等有关。

重症肺炎至今仍无普遍认同的定义,需入住 ICU 者可认为是重症肺炎。目前一般认为,如果肺炎患者的病情严重到需要通气支持(急性呼吸衰竭、严重气体交换障碍伴高碳酸血症或持续低氧血症)、循环支持(血流动力学障碍、外周低灌注)及加强监护治疗(肺炎引起的脓毒症或基础疾病所致的其他器官功能障碍)时可称为重症肺炎。

一、病因和发病机制

正常的呼吸道免疫防御机制(支气管内黏液-纤毛运载系统、肺泡巨噬细胞等细胞防御的完整性等)使气管隆凸以下的呼吸道保持无菌。是否发生肺炎取决于两个因素:病原体和宿主因素。如果病原体数量多,毒力强和/或宿主呼吸道局部和全身免疫防御系统损害,即可发生肺炎。病原体可通过下列途径引起社区获得性肺炎:①空气吸入。②血行播散。③邻近感染部位蔓延。④上呼吸道定植菌的误吸。医院获得性肺炎还可通过误吸胃肠道的定植菌(胃食管反流)和通过人工气道吸入环境中的致病菌引起。病原体直接抵达下呼吸道后,滋生繁殖,引起肺泡毛细血管充血、水肿,肺泡内纤维蛋白渗出及细胞浸润。

二、诊断

(一)临床表现特点

1.社区获得性肺炎

(1)新近出现的咳嗽、咳痰或原有呼吸道疾病症状加重,并出现脓性痰,伴或不伴胸痛。

(2)发热。

(3)肺实变体征和/或闻及湿性啰音。

(4)白细胞计数$>10\times10^9$/L 或$<4\times10^9$/L,伴或不伴细胞核左移。

(5)胸部 X 线检查显示片状、斑片状浸润性阴影或间质性改变,伴或不伴胸腔积液。

以上 1～4 项中任何 1 项加第 5 项,除外非感染性疾病可作出诊断。CAP 常见病原体为肺炎链球菌、支原体、衣原体、流感嗜血杆菌和呼吸病毒(甲、乙型流感病毒,腺病毒,呼吸道合胞病毒和副流感病毒)等。

2.医院获得性肺炎

住院患者 X 线检查出现新的或进展的肺部浸润影,加上下列 3 个临床症候中的 2 个或以上可以诊断为肺炎:①发热超过 38 ℃。②血白细胞计数增多或减少。③脓性气道分泌物。

HAP 的临床表现、实验室和影像学检查特异性低,应注意与肺不张、心力衰竭和肺水肿、基础疾病肺侵犯、药物性肺损伤、肺栓塞和急性呼吸窘迫综合征等相鉴别。无感染高危因素患者的常见病原体依次为肺炎链球菌、流感嗜血杆菌、金黄色葡萄球菌、大肠埃希菌、肺炎克雷伯菌等;有感染高危因素患者为金黄色葡萄球菌、铜绿假单胞菌、肠杆菌属、肺炎克雷伯菌等。

(二)重症肺炎的诊断标准

不同国家制定的重症肺炎的诊断标准有所不同,各有优缺点,但一般均注重对客观生命体征、肺部病变范围、器官灌注和氧合状态的评估,临床医师可根据具体情况选用。以下列出目前常用的几项诊断标准。

1.中华医学会呼吸病学分会的重症肺炎诊断标准

(1)意识障碍。

(2)呼吸频率≥30 次/分。

(3)$PaO_2<8.0$ kPa(60 mmHg)、氧合指数(PaO_2/FiO_2)<39.9 kPa(300 mmHg),需行机械通气治疗。

(4)动脉收缩压<12.0 kPa(90 mmHg)。

(5)并发脓毒性休克。

(6)X 线胸片显示双侧或多肺叶受累,或入院 48 小时内病变扩大≥50%。

(7)少尿:尿量<20 mL/h,或<80 mL/4 h,或急性肾衰竭需要透析治疗。

符合 1 项或以上者可诊断为重症肺炎。

2.美国感染病学会(IDSA)和美国胸科学会(ATS)修订的诊断标准

具有 1 项主要标准或 3 项或以上次要标准可认为是重症肺炎,需要入住 ICU。

(1)主要标准:①需要有创通气治疗。②脓毒性休克需要血管收缩剂。

(2)次要标准:①呼吸频率≥30 次/分。②$PaO_2/FiO_2\leqslant250$。③多叶肺浸润。④意识障碍/定向障碍。⑤尿毒症(BUN≥7.14 mmol/L)。⑥白细胞减少(白细胞计数$<4\times10^9$/L)。⑦血小板减少(血小板计数$<10\times10^9$/L)。⑧低体温(<36 ℃)。⑨低血压,需要紧急的液体复苏。

说明:①其他指标也可认为是次要标准,包括低血糖(非糖尿病患者)、急性酒精中毒/酒精戒断、低钠血症、不能解释的代谢性酸中毒或乳酸升高、肝硬化或无脾。②需要无创通气也可等同于次要标准的前2项。③白细胞减少仅由感染引起。

(三)严重度评价

评价肺炎病情的严重程度对于决定在门诊或入院治疗甚或 ICU 治疗至关重要。肺炎临床的严重性取决于 3 个主要因素:局部炎症程度,肺部炎症的播散和全身炎症反应。除此之外,患者如有下列其他危险因素会增加肺炎的严重度和死亡危险。

1.病史

年龄＞65 岁;存在基础疾病或相关因素,如慢性阻塞性肺疾病(COPD)、糖尿病、充血性心力衰竭、慢性肾功能不全、慢性肝病、一年内住过院、疑有误吸、神志异常、脾切除术后状态、长期嗜酒或营养不良。

2.体征

呼吸频率＞30 次/分;脉搏≥120 次/分;血压＜12.0/8.0 kPa(90/60 mmHg);体温≥40 ℃或≤35 ℃;意识障碍;存在肺外感染病灶,如败血症、脑膜炎。

3.实验室和影像学异常

白细胞计数＞20×10^9/L 或＜4×10^9/L,或中性粒细胞计数＜1×10^9/L;呼吸空气时 PaO_2＜8.0 kPa(60 mmHg)、PaO_2/FiO_2＜39.9 kPa(300 mmHg),或 $PaCO_2$＞6.7 kPa(50 mmHg);血肌酐＞106 μmol/L或BUN＞7.1 mmol/L;血红蛋白含量＜90 g/L 或血细胞比容＜30%;血浆清蛋白含量＜25 g/L;败血症或弥散性血管内凝血(DIC)的证据,如血培养阳性、代谢性酸中毒、凝血酶原时间和部分凝血活酶时间延长、血小板减少;X 线胸片病变累及一个肺叶以上、出现空洞、病灶迅速扩散或出现胸腔积液。

为使临床医师更精确地做出入院或门诊治疗的决策,近几年用评分方法作为定量的方法在临床上得到了广泛的应用。PORT(肺炎患者预后研究小组,pneumonia outcomes research team)评分系统(表 7-8)是目前常用的评价社区获得性肺炎(community acquired pneumonia,CAP)严重度,以及判断是否必须住院的评价方法,其也可用于预测 CAP 患者的病死率。其预测死亡风险分级如下:1～2 级,≤70 分,病死率 0.1%～0.6%;3 级,71～90 分,病死率 0.9%;4 级,91～130 分,病死率 9.3%;5 级,＞130 分,病死率27.0%。PORT 评分系统因可以避免过度评价肺炎的严重度而被推荐使用,即其可保证一些没必要住院的患者在院外治疗。

表 7-8 PORT 评分系统

患者特征	分值	患者特征	分值	患者特征	分值
年龄		脑血管疾病	10	实验室和放射学检查	
男性	−10	肾脏疾病	10	pH＜7.35	30
女性	＋10	体格检查		BUN＞11 mmol/L(＞30 mg/dL)	20
住护理院		神志改变	20	Na^+＜130 mmol/L	20
并存疾病		呼吸频率＞30 次/分	20	葡萄糖＞14 mmol/L(＞250 mg/dL)	10
肿瘤性疾病	30	收缩血压＜12.0 kPa(90 mmHg)	20	血细胞比容＜30%	10
肝脏疾病	20	体温＜35 ℃ 或＞40 ℃	15	PaO_2＜8.0 kPa(60 mmHg)	10
充血性心力衰竭	10	脉率＞12 次/分	10	胸腔积液	10

为避免评价 CAP 肺炎患者的严重度不足,可使用改良的 BTS 重症肺炎标准:呼吸频率 ≥30 次/分,舒张压≤8.0 kPa(60 mmHg),BUN>6.8 mmol/L,意识障碍。四个因素中存在两个可确定患者的死亡风险更高。此标准因简单易用,且能较准确地确定 CAP 的预后而被广泛应用。

临床肺部感染积分(clinical pulmonary infection score,CPIS)(表 7-9)则主要用于医院获得性肺炎(hospital acquired pneumonia,HAP)包括呼吸机相关性肺炎(ventilator-associated pneumonia,VAP)的诊断和严重度判断,也可用于监测治疗效果。此积分范围 0～12 分,积分 6 分时一般认为有肺炎。

表 7-9　临床肺部感染积分评分表

参数	标准	分值
体温	≥36.5 ℃,≤38.4 ℃	0
	38.5～38.9 ℃	1
	≥39 ℃,或≤36 ℃	2
白细胞计数($\times 10^9$)	≥4.0,≤11.0	0
	<4.0,>11.0	1
	杆状核白细胞	2
气管分泌物	<14＋吸引	0
	≥14＋吸引	1
	脓性分泌物	2
氧合指数(PaO_2/FiO_2)	>240 或急性呼吸窘迫综合征	0
	≤240	2
胸部 X 线	无渗出	0
	弥漫性渗出	1
	局部渗出	2
半定量气管吸出物培养 (0,1＋,2＋,3＋)	病原菌≤1＋或无生长	0
	病原菌≥1＋	1
	革兰染色发现与培养相同的病原菌	2

三、治疗

(一)临床监测

1.体征监测

监测重症肺炎的体征是一项简单、易行和有效的方法,患者往往有呼吸频率和心率加快、发绀、肺部病变部位湿啰音等。目前多数指南都把呼吸频率加快(≥30 次/分)作为重症肺炎诊断的主要或次要标准。意识状态也是监测的重点,神志模糊、意识不清或昏迷提示重症肺炎可能性。

2.氧合状态和代谢监测

PaO_2、PaO_2/FiO_2、pH、混合静脉血氧分压、胃张力测定、血乳酸测定等都可对患者的氧合状态进行评估。单次的动脉血气分析一般仅反映患者瞬间的氧合情况;重症患者或有病情明显变化者应进行系列血气分析或持续动脉血气监测。

3.胸部影像学监测

重症肺炎患者应进行系列 X 线胸片监测,主要目的是及时了解患者的肺部病变是进展还是好转,是否合并有胸腔积液、气胸,是否发展为肺脓肿、急性呼吸窘迫综合征(acute respiratory distress syndrome,ARDS)等。检查的频度应根据患者的病情而定,如要了解病变短期内是否增大,一般每 48 小时进行一次检查评价;如患者临床情况突然恶化(呼吸窘迫、严重低氧血症等),在不能除外合并气胸或进展至 ARDS 时,应短期内复查;而当患者病情明显好转及稳定时,一般可 10～14 天后复查。

4.血流动力学监测

重症肺炎患者常伴有脓毒症,可引起血流动力学的改变,故应密切监测患者的血压和尿量。这 2 项指标监测比较简单、易行,且非常可靠,应作为常规监测的指标。中心静脉压的监测可用于指导临床补液量和补液速度。部分重症肺炎患者可并发中毒性心肌炎或 ARDS,如临床上难于区分时应考虑行漂浮导管检查。

5.器官功能监测

包括脑功能、心功能、肾功能、胃肠功能、血液系统功能等,进行相应的血液生化和功能检查。一旦发现异常,要积极处理,注意防止多器官功能障碍综合征(multiple organ dysfunction syndrome,MODS)的发生。

6.血液监测

包括外周血白细胞计数、C 反应蛋白、降钙素原、血培养等。

(二)抗生素治疗

经验性联合应用抗生素治疗重症肺炎的理论依据是联合应用能够覆盖可能的微生物并预防耐药的发生。对于铜绿假单胞菌肺炎,联用 β 内酰胺类和氨基糖苷类具有潜在的协同作用,优于单药治疗;然而氨基糖苷类抗生素的抗菌谱窄,毒性大,特别是对于老年患者,其肾损害的发生率比较高。临床应用氨基糖苷类时要注意其为浓度依赖性抗生素,一般要用足够剂量、提高峰药浓度以提高疗效,同时也应避免与毒性相关的谷浓度的升高。在监测药物的峰浓度时,庆大霉素和妥布霉素＞7 μg/mL,或阿米卡星＞28 μg/mL 的效果较好。氨基糖苷类的另一个不足是对支气管分泌物的渗透性较差,仅能达到血药浓度的 40％。此外,肺炎患者的支气管分泌物 pH 较低,在这种环境下许多抗生素活性都降低。因此,有时联合应用氨基糖苷类抗生素并不能增加疗效,反而增加了肾毒性。

目前对于重症肺炎,抗生素的单药治疗也已得到临床医师的重视。新的头孢菌素、碳青霉烯类、其他 β 内酰胺类和氟喹诺酮类抗生素由于抗菌效力强、广谱,并且耐细菌 β 内酰胺酶,故可用于单药治疗。即使对于重症 HAP,只要不是耐多药的病原体,如铜绿假单胞菌、不动杆菌和耐甲氧西林金黄色葡萄球菌(MRSA)等,仍可考虑抗生素的单药治疗。对重症 VAP 有效的抗生素一般包括亚胺培南、美罗培南、头孢吡肟和哌拉西林/他唑巴坦。对于重症肺炎患者来说,临床上的初始治疗常联用多种抗生素,在获得细菌培养结果后,如果没有高度耐药的病原体就可以考虑转为针对性的单药治疗。

临床上一般认为不适合单药治疗的情况包括:①可能感染革兰阳性菌、革兰阴性菌和非典型病原体的重症 CAP。②怀疑铜绿假单胞菌或肺炎克雷伯菌的菌血症。③可能是金黄色葡萄球菌和铜绿假单胞菌感染的 HAP。三代头孢菌素不应用于单药治疗,因其在治疗中易诱导肠杆菌属细菌产生β内酰胺酶而导致耐药发生。

对于重症 VAP 患者,如果为高度耐药病原体所致的感染则联合治疗是必要的。目前有3种联合用药方案。①β内酰胺类联合氨基糖苷类:在抗铜绿假单胞菌上有协同作用,但也应注意前面提到的氨基糖苷类的毒性作用。②2 个 β内酰胺类联合使用:因这种用法会诱导出对两种药同时耐药的细菌,故虽然过成功治疗的报道,仍不推荐使用。③β内酰胺类联合氟喹诺酮类:虽然没有抗菌协同作用,但也没有潜在的拮抗作用;氟喹诺酮类对呼吸道分泌物穿透性很好,对其疗效有潜在的正面影响。

对于铜绿假单胞菌所致的重症肺炎,联合治疗往往是必要的。抗假单胞菌的β内酰胺类抗生素包括青霉素类的哌拉西林、阿洛西林、氨苄西林、替卡西林、阿莫西林;第三代头孢菌素类的头孢他啶、头孢哌酮;第四代头孢菌素类的头孢吡肟;碳青霉烯类的亚胺培南、美罗培南;单酰胺类的氨曲南(可用于青霉素类过敏的患者);β内酰胺类/β内酰胺酶抑制剂复合剂的替卡西林/克拉维酸钾、哌拉西林/他唑巴坦。其他的抗假单胞菌抗生素还有氟喹诺酮类和氨基糖苷类。

1.重症 CAP 的抗生素治疗

重症 CAP 患者的初始治疗应针对肺炎链球菌(包括耐药肺炎链球菌)、流感嗜血杆菌、军团菌和其他非典型病原体,某些有危险因素的患者还有可能为肠道革兰阴性菌属包括铜绿假单胞菌的感染。无铜绿假单胞菌感染危险因素的 CAP 患者可使用β内酰胺类联合大环内酯类或氟喹诺酮类(如左氧氟沙星、加替沙星、莫西沙星等)。因目前为止还没有确立单药治疗重症 CAP 的方法,所以很难确定其安全性、有效性(特别是并发脑膜炎的肺炎)或用药剂量。可用于重症 CAP 并经验性覆盖耐药肺炎链球菌的β内酰胺类抗生素有头孢曲松、头孢噻肟、亚胺培南、美罗培南、头孢吡肟、氨苄西林/舒巴坦或哌拉西林/他唑巴坦。目前高达 40% 的肺炎链球菌对青霉素或其他抗生素耐药,其机制不是β内酰胺酶介导而是青霉素结合蛋白的改变。虽然不少β内酰胺类和氟喹诺酮类抗生素对这些病原体有效,但对耐药肺炎链球菌肺炎并发脑膜炎的患者应使用万古霉素治疗。如果患者有假单胞菌感染的危险因素(如支气管扩张、长期使用抗生素、长期使用糖皮质激素)应联合使用抗假单胞菌抗生素并应覆盖非典型病原体,如环丙沙星加抗假单胞菌β内酰胺类,或抗假单胞菌β内酰胺类加氨基糖苷类加大环内酯类或氟喹诺酮类。

临床上选取任何治疗方案都应根据当地抗生素耐药的情况、流行病学和细菌培养及实验室结果进行调整。关于抗生素的治疗疗程目前也很少有资料可供参考,应考虑感染的严重程度,菌血症、多器官功能衰竭、持续性全身炎症反应和损伤等。一般来说,根据疾病的严重程度和宿主免疫抑制的状态,肺炎链球菌肺炎疗程为 7～10 天,军团菌肺炎的疗程需要 14～21 天。ICU 的大多数治疗都是通过静脉途径的,但近期的研究表明只要病情稳定、没有发热,即使危重患者 3 天静脉给药后亦可转为口服治疗,即序贯或转换治疗。转换为口服治疗的药物可选择氟喹诺酮类,因其生物利用度高,口服治疗也可达到同静脉给药一样的血药浓度。

由于嗜肺军团菌在重症 CAP 的相对重要性,应特别注意其治疗方案。虽然目前有很多体外有抗军团菌活性的药物,但在治疗效果上仍缺少前瞻性和随机对照研究的资料。回顾性的资料和长期临床经验支持使用红霉素 4 g/d 治疗住院的军团菌肺炎患者。多肺叶病变、器官功能衰竭或严重免疫抑制的患者,在治疗的前 3～5 天应加用利福平。其他大环内酯类(克拉霉素和阿奇霉素)也有效。除上述之外,可供选择的药物有氟喹诺酮类(环丙沙星、左氧氟沙星、加替沙星、莫西沙星)或多西环素。氟喹诺酮类在治疗军团菌肺炎的动物模型中特别有效。

2.重症 HAP 的抗生素治疗

HAP 应根据患者的情况和最可能的病原体而采取个体化治疗。对于早发的(住院 4 天内起病者)重症肺炎患者而没有特殊病原体感染危险因素者,应针对"常见病原体"治疗。这些病原体包括肺炎链球菌、流感嗜血杆菌、甲氧西林敏感的金黄色葡萄球菌和非耐药的革兰阴性细菌。抗生素可选择第二代、第三代、第四代头孢菌素,β 内酰胺类/β 内酰胺酶抑制剂复合剂,氟喹诺酮类或联用克林霉素和氨曲南。

对于任何时间起病、有特殊病原体感染危险因素的轻中症肺炎患者,有感染"常见病原体"和其他病原体危险者,应评估危险因素来指导治疗:如果有近期腹部手术或明确的误吸史,应注意厌氧菌,可在主要抗生素基础上加用克林霉素或单用 β 内酰胺类/β 内酰胺酶抑制剂复合剂;如果患者有昏迷或有头部创伤、肾衰竭或糖尿病史,应注意金黄色葡萄球菌感染,需针对性选择有效的抗生素;如果患者起病前使用过大剂量的糖皮质激素,或近期有抗生素使用史,或长期 ICU 住院史,即使患者的 HAP 并不严重,也应经验性治疗耐药病原体。治疗方法是联用两种抗假单胞菌抗生素,如果气管抽吸物革兰染色见阳性球菌,还需加用万古霉素(或可使用利奈唑胺或奎奴普丁/达福普汀)。所有的患者,特别是气管插管的 ICU 患者,经验性用药必须持续到痰培养结果出来之后。如果无铜绿假单胞菌或其他耐药革兰阴性细菌感染,则可根据药敏情况使用单一药物治疗。非耐药病原体的重症 HAP 患者可用任何以下单一药物治疗:亚胺培南、美罗培南、哌拉西林/他唑巴坦或头孢吡肟。

ICU 中 HAP 的治疗也应根据当地抗生素敏感情况,以及当地经验和对某些抗生素的偏爱而调整。每个 ICU 都有它自己的微生物药敏情况,而且这种情况随时间而变化,因而有必要经常更新经验用药的策略。经验用药中另一个需要考虑的是"抗生素轮换"策略,它是指标准经验治疗过程中有意更改抗生素,使细菌暴露于不同的抗生素从而减少抗生素耐药的选择性压力,达到减少耐药病原体感染发生率的目的。"抗生素轮换"策略目前仍在研究之中,还有不少问题未能明确,包括每个用药循环应该持续多久,应用什么药物进行循环,这种方法在内科和外科患者的治疗中有效性分别有多高,循环药物是否应该针对革兰阴性细菌同时也针对革兰阴性细菌等。

在某些患者中,雾化吸入这种局部治疗可用以弥补全身用药的不足。氨基糖苷类雾化吸入可能有一定的益处,但只用于革兰阴性细菌肺炎全身治疗无效者。多黏菌素雾化吸入也可用于耐药铜绿假单胞菌的感染。

对于初始经验治疗失败的患者,应该考虑其他感染性或非感染性的诊断,包括肺曲霉感染。对持续发热并有持续或进展性肺部浸润的患者,可经验性使用两性霉素 B。虽然传统上应使用开放肺活检来确定其最终诊断,但临床上是否活检仍应个体化。临床上还应注意其他的非感染性肺部浸润的可能性。

(三)支持治疗

支持治疗主要包括液体补充、血流动力学、通气和营养支持,起到稳定患者状态的作用,而更直接的治疗仍需要针对患者的基础病因。流行病学证据显示,营养不良影响肺炎的发病和危重患者的预后。同样,临床资料也支持肠内营养可以预防肺炎的发生,特别是对于创伤的患者。对于严重脓毒症和多器官功能衰竭的分解代谢旺盛的重症肺炎患者,在起病 48 小时后应开始经肠内途径进行营养支持,一般把导管插入到空肠进行喂养以避免误吸;如果使用胃内喂养,最好是维持患者半卧体位,以减少误吸的风险。

(四)胸部理疗

拍背、体位引流和振动可以促进黏痰排出的效果尚未被证实。胸部理疗广泛应用的局限在于:①其有效性未被证实,特别是不能减少患者的住院时间。②费用高,需要专人使用。③有时引起 PaO_2 的下降。目前的经验是胸部理疗对于脓痰过多($>30\ mL/d$)或严重呼吸肌疲劳不能有效咳嗽的患者是最为有用的,例如对囊性纤维化、COPD 和支气管扩张的患者。

使用自动化病床的侧翻疗法,有时加以振动叩击,是一种有效地预防外科创伤及内科患者肺炎的方法,但其地位仍不确切。

(五)促进痰液排出

雾化和湿化可降低痰的黏度,因而可改善不能有效咳嗽患者的排痰,然而雾化产生的大多水蒸气都沉积在上呼吸道并引起咳嗽,一般并不影响痰的流体特性。目前很少有数据支持湿化能特异性地促进细菌清除或肺炎吸收的观点。乙酰半胱氨酸能破坏痰液的二硫键,有时也用于肺炎患者的治疗,但由于其刺激性,因而在临床应用上受到一定限制。痰中的 DNA 增加了痰液黏度,重组的 DNA 酶能裂解 DNA,已证实在囊性纤维化患者中有助于改善症状和肺功能,但对肺炎患者其价值尚未被证实。支气管舒张药也能促进黏液排出和纤毛运动频率,对 COPD 合并肺炎的患者有效。

(刘新转)

第七节　急性呼吸窘迫综合征

一、病因

临床上可将急性呼吸窘迫综合征(ARDS)相关危险因素分为 9 类,见表 7-10。其中部分诱因易持续存在或者很难控制,是引起治疗效果不好,甚至患者死亡的重要原因。严重感染、DIC、胰腺炎等是难治性 ARDS 的常见原因。

表 7-10　ARDS 的相关危险因素

1.感染	秋水仙碱
细菌(多为革兰阴性需氧菌和金黄色葡萄球菌)	三环类抗抑郁药
真菌和肺孢子菌	5.弥散性血管内凝血(DIC)
病毒	血栓性血小板减少性紫癜(TTP)
分枝杆菌	溶血性尿毒症综合征
立克次体	其他血管炎性综合征
2.误吸	热射病
胃酸	6.胰腺炎
溺水	7.吸入
碳氢化合物和腐蚀性液体	来自易燃物的烟雾
3.创伤(通常伴有休克或多次输血)	气体(NO_2、NH_3、Cl_2、镉、光气、氧气)

续表

软组织撕裂	8.代谢性疾病
烧伤	酮症酸中毒
头部创伤	尿毒症
肺挫伤	9.其他
脂肪栓塞	羊水栓塞
4.药物和化学品	妊娠物滞留体内
阿片制剂	子痫
水杨酸盐	蛛网膜或颅内出血
百草枯(除草剂)	白细胞凝集反应
三聚乙醛(副醛,催眠药)	反复输血
氯乙基戊烯炔醇(镇静药)	心肺分流

二、发病机制

(一)炎症细胞、炎症介质及其作用

1.中性粒细胞

中性粒细胞是 ARDS 发病过程中重要的效应细胞,其在肺泡内大量募集是发病早期的组织学特征。中性粒细胞可通过许多机制介导肺损伤,包括释放活性氮、活性氧、细胞因子、生长因子等放大炎症反应。此外中性粒细胞还能大量释放蛋白水解酶,尤其是弹性蛋白酶,损伤肺组织。其他升高的蛋白酶包括胶原酶和明胶酶 A、B,同时也可检测到高水平的内源性金属酶抑制剂,如 TIMP,说明蛋白酶/抗蛋白酶平衡在中性粒细胞诱发的蛋白溶解性损伤中具有重要作用。

2.细胞因子

ARDS 患者体液中有多种细胞因子的水平升高,并有研究发现细胞因子之间的平衡是炎症反应程度和持续时间的决定因素。患者体内的细胞因子反应相当复杂,包括促炎因子、抗炎因子及促炎因子内源性抑制剂等相互作用。在 ARDS 患者 BALF 中,炎症因子如 IL-Iβ、TNF-α 在肺损伤发生前后均有升高,但相关的内源性抑制剂如 IL-Iβ 受体拮抗药及可溶性 TNF-α 受体升高更为显著,提示在 ARDS 发病早期既有显著的抗炎反应。

虽然一些临床研究提示 ARDS 患者 BALF 中细胞群 NF-κB 的活性升高,但是后者的活化水平似乎与 BALF 中性粒细胞数量、IL-8 水平及病死率等临床指标并无相关性。而另一项对 15 例败血症患者外周血单核细胞核提取物中 NF-κB 活性的研究表明,NF-κB 的结合活性与 APACHE-Ⅱ 评分类似,可以作为评价 ARDS 预后的精确指标。虽然该试验结果提示总 NF-κB 活性水平可能是决定 ARDS 预后的指标,但仍需要大量的研究证实。

3.氧化/抗氧化平衡

ARDS 患者肺部的氧气和抗氧化反应严重失衡。正常情况下,活性氧、活性氮被复杂的抗氧化系统拮抗,如抗氧化酶(超氧化物歧化酶、过氧化氢酶)、低分子清除剂(维生素 E、维生素 C 和谷酰胺),清除或修复氧化损伤的分子(多种 DNA 的蛋白质分子)。研究发现,ARDS 患者体内氧化剂增加和抗氧化剂降低几乎同时发生。

内源性抗氧化剂水平改变会影响 ARDS 的患病风险,如慢性饮酒者在遭受刺激事件如严重

创伤、胃内容物误吸后易诱发 ARDS。但易患 ARDS 风险增加的内在机制尚不明确。近来有研究报道慢性饮酒者 BALF 中谷胱甘肽水平约比健康正常人低而氧化谷酰胺比例增高,提示体内抗氧化剂如谷胱甘肽水平发生改变的个体可能在特定临床条件下更易发生 ARDS。

4.凝血机制

ARDS 患者凝血因子异常导致凝血与抗凝失衡,最终造成肺泡内纤维蛋白沉积。ARDS 的高危人群及 ARDS 患者 BALF 中凝血活性增强,组织因子(外源性凝血途径中血栓形成的启动因子)水平显著升高。ARDS 发生 3 天后凝血活性达到高峰,之后开始下降,同时伴随抗凝活性下降。ARDS 患者 BALF 中促进纤维蛋白溶解的纤溶酶原抑制剂-1 水平降低。败血症患者中内源性抗凝剂如抗凝血酶Ⅲ和蛋白 C 含量降低,其低水平与较差的预后相关。

恢复凝血/抗凝平衡可能对 ARDS 有一定的治疗作用。给予严重败血症患者活化蛋白 C,其病死率从 30.8% 下降至 24.7%,其主要不良反应是出血。活化蛋白 C 还能使 ARDS 患者血浆 IL-6 水平降低,说明它除了抗凝效果外还具有抗炎效应。但活性蛋白 C 是否对各种原因引起的 ARDS 均有效尚待进一步研究。

(二)肺泡毛细血管膜损害

1.肺毛细血管内皮细胞

肺毛细血管内皮细胞损伤是 ARDS 发病过程中的一个重要环节,对其超微结构的变化特征也早有研究。同时测量肺泡渗出液及血浆中的蛋白含量能够反映毛细血管通透性增高的程度,早期 ARDS 中水肿液/血浆蛋白比>0.75,相反压力性肺水肿患者的水肿液/血浆蛋白比<0.65。ARDS 患者肺毛细血管的通透性较压力性肺水肿患者高,并且上皮细胞间形成了可逆的细胞间隙。

2.肺泡上皮细胞

肺泡上皮细胞损伤在 ARDS 的形成过程中发挥了重要作用。正常肺组织中,肺泡上皮细胞是防止肺水肿的屏障。ARDS 发病早期,由于上皮细胞自身的受损、坏死及由其损伤造成的肺间质压力增高可破坏该屏障。肺泡Ⅱ型上皮细胞可产生合成表面活性物质的蛋白和脂质成分。ARDS 患者表面活性物质减少、成分改变及其功能抑制将导致肺泡萎陷及低氧血症。肺泡Ⅱ型上皮细胞的损伤造成表面活性物质生成减少及细胞代谢障碍。此外,肺泡渗出液中存在的蛋白酶和血浆蛋白通过破坏肺泡腔中的表面活性物质使其失活。

肺泡上皮细胞在肺水肿时有主动转运肺泡腔中水、盐的作用。肺泡Ⅱ型上皮细胞通过 Na^+ 的主动运输来驱动液体的转运。大多数早期 ARDS 患者肺泡液体主动清除能力下降,且与预后呈负相关。在肺移植后肺再灌注损伤患者中也存在类似的现象。虽然 ARDS 患者肺泡液主动清除能力下降的确切机制尚不明了,但推测其可能与肺泡上皮细胞间紧密连接或肺泡Ⅱ型上皮细胞受损的程度有关。

三、诊断

1967 年 Ashbaugh 等首次报告 ARDS,1994 年北美呼吸病-欧洲危重病学会专家联席评审会议发表了 ARDS 的诊断标准(AECC 标准),但其可靠性和准确性备受争议。2012 年修订的 ARDS 诊断标准(柏林标准)将 ARDS 定义:①7 天内起病,出现高危肺损伤、新发或加重的呼吸系统症状。②胸部 X 线片或 CT 示双肺透亮度下降且难以完全由胸腔积液、肺(叶)不张或结节解释。③肺水肿原因难以完全由心力衰竭或容量过负荷来解释,如果不存在危险因素,则需要进行客观评估(如超声心动图),以排除静水压增高型水肿。④依据至少 0.49 kPa 呼气末正压机械通气(positive end expiratory pressure,PEEP)下的氧合指数对 ARDS 进行分级,即轻度(氧合指数为 200～300)、中度(氧合指数为 100～200)和重度(氧合指数为≤100)。

中华医学会呼吸病分会也提出了类似的急性肺损伤(ALI/ARDS)的诊断标准(草案)。

(1)有发病的高危因素。

(2)急性起病、呼吸频数和/或呼吸窘迫。

(3)低氧血症,ALI 时动脉血氧分压(PaO_2)/吸氧浓度(FiO_2)≤40.0 kPa(300 mmHg);ARDS 时 PaO_2/FiO_2≤26.7 kPa(200 mmHg)。

(4)胸部 X 线检查两肺浸润阴影。

(5)肺毛细血管楔压(PCWP)≤2.4 kPa(18 mmHg)或临床上能除外心源性肺水肿。

凡符合以上五项可以诊断为 ALI 或 ARDS。

四、治疗的基本原则

ARDS 治疗的关键在于控制原发病及其病因,如处理各种创伤,尽早找到感染灶,针对病原菌应用敏感的抗生素,制止严重反应进一步对肺的损伤;更紧迫的是要及时改善患者的严重缺氧,避免发生或加重多脏器功能损害。

五、治疗策略

(一)原发病治疗

全身性感染、创伤、休克、烧伤、急性重症胰腺炎等是导致 ALI/ARDS 的常见病因。严重感染患者有 25%～50%发生 ALI/ARDS,而且在感染、创伤等导致的多器官功能障碍综合征(MODS)中,肺往往也是最早发生衰竭的器官。目前认为,感染、创伤后的全身炎症反应是导致ARDS 的根本原因。控制原发病,遏制其诱导的全身失控性炎症反应,是预防和治疗ALI/ARDS 的必要措施。

推荐意见 1:积极控制原发病是遏制 ALI/ARDS 发展的必要措施(推荐级别:E 级)。

(二)呼吸支持治疗

1.氧疗

ALI/ARDS 患者吸氧治疗的目的是改善低氧血症,使动脉血氧分压(PaO_2)达到 8.0～10.7 kPa(60～80 mmHg)。可根据低氧血症改善的程度和治疗反应调整氧疗方式,首先使用鼻导管,当需要较高的吸氧浓度时,可采用可调节吸氧浓度的文丘里面罩或带贮氧袋的非重吸式氧气面罩。ARDS 患者往往低氧血症严重,大多数患者一旦诊断明确,常规的氧疗常常难以奏效,机械通气仍然是最主要的呼吸支持手段。

推荐意见 2:氧疗是纠正 ALI/ARDS 患者低氧血症的基本手段(推荐级别:E 级)。

2.无创机械通气

无创机械通气(NIV)可以避免气管插管和气管切开引起的并发症,近年来得到了广泛的推广应用。尽管随机对照试验(RCT)证实 NIV 治疗 COPD 和心源性肺水肿导致的急性呼吸衰竭的疗效肯定,但是 NIV 在急性低氧性呼吸衰竭中的应用却存在很多争议。迄今为止,尚无足够的资料显示 NIV 可以作为 ALI/ARDS 导致的急性低氧性呼吸衰竭的常规治疗方法。

不同研究中 NIV 对急性低氧性呼吸衰竭的治疗效果差异较大,可能与导致低氧性呼吸衰竭的病因不同有关。2004 年一项荟萃分析显示,在不包括 COPD 和心源性肺水肿的急性低氧性呼吸衰竭患者中,与标准氧疗相比,NIV 可明显降低气管插管率,并有降低 ICU 住院时间及住院病死率的趋势。但分层分析显示 NIV 对 ALI/ARDS 的疗效并不明确。最近 NIV 治疗 54 例 ALI/ARDS 患者的临床研究显示,70％的患者应用 NIV 治疗无效。逐步回归分析显示,休克、严重低氧血症和代谢性酸中毒是 ARDS 患者 NIV 治疗失败的预测指标。一项 RCT 研究显示,与标准氧疗比较,NIV 虽然在应用第 1 小时明显改善 ALI/ARDS 患者的氧合,但不能降低气管插管率,也不改善患者预后。可见,ALI/ARDS 患者应慎用 NIV。

推荐意见 3:预计病情能够短期缓解的早期 ALI/ARDS 患者可考虑应用无创机械通气(推荐级别:C 级)。

推荐意见 4:合并免疫功能低下的 ALI/ARDS 患者早期可首先试用无创机械通气(推荐级别:C 级)。

推荐意见 5:应用无创机械通气治疗 ALI/ARDS 应严密监测患者的生命体征及治疗反应。神志不清、休克、气道自洁能力障碍的 ALI/ARDS 患者不宜应用无创机械通气(推荐级别:C 级)。

3.有创机械通气

(1)机械通气的时机选择:ARDS 患者经高浓度吸氧仍不能改善低氧血症时,应气管插管进行有创机械通气。ARDS 患者呼吸功明显增加,表现为严重的呼吸困难,早期气管插管机械通气可降低呼吸功,改善呼吸困难。虽然目前缺乏 RCT 研究评估早期气管插管对 ARDS 的治疗意义,但一般认为,气管插管和有创机械通气能更有效地改善低氧血症,降低呼吸功,缓解呼吸窘迫,并能够更有效地改善全身缺氧,防止肺外器官功能损害。

推荐意见 6:ARDS 患者应积极进行机械通气治疗(推荐级别:E 级)。

(2)肺保护性通气:由于 ARDS 患者大量肺泡塌陷,肺容积明显减少,常规或大潮气量通气易导致肺泡过度膨胀和气道平台压过高,加重肺及肺外器官的损伤。

推荐意见 7:对 ARDS 患者实施机械通气时应采用肺保护性通气策略,气道平台压不应超过 $30\sim35$ cmH_2O(推荐级别:B 级)。

(3)肺复张:充分复张 ARDS 塌陷肺泡是纠正低氧血症和保证 PEEP 效应的重要手段。为限制气道平台压而被迫采取的小潮气量通气往往不利于 ARDS 塌陷肺泡的膨胀,而 PEEP 维持肺复张的效应依赖于吸气期肺泡的膨胀程度。目前临床常用的肺复张手法包括控制性肺膨胀、PEEP 递增法及压力控制法(PCV 法)。其中实施控制性肺膨胀采用恒压通气方式,推荐吸气压为 $30\sim45$ cmH_2O,持续时间为$30\sim40$ 秒。

推荐意见 8:可采用肺复张手法促进 ARDS 患者的塌陷肺泡复张,改善氧合(推荐级别:E 级)。

(4)PEEP 的选择:ARDS 广泛肺泡塌陷不但可导致顽固的低氧血症,而且部分可复张的肺泡周期性塌陷开放而产生剪切力,会导致或加重呼吸机相关性肺损伤。充分复张塌陷肺泡后应用适当水平的 PEEP 防止呼气末肺泡塌陷,改善低氧血症,并避免剪切力,防治呼吸机相关性肺损伤。因此,ARDS 应采用能防止肺泡塌陷的最低 PEEP。

推荐意见 9:应使用能防止肺泡塌陷的最低 PEEP,有条件的情况下,应根据静态 P-V 曲线低位转折点压力$+2$ cmH_2O 来确定 PEEP(推荐级别:C 级)。

(5)自主呼吸:自主呼吸过程中膈肌主动收缩可增加 ARDS 患者肺重力依赖区的通气,改善通气血流比例失调,改善氧合。一项前瞻对照研究显示,与控制通气相比,保留自主呼吸的患者镇静剂使用量、机械通气时间和 ICU 住院时间均明显减少。因此,在循环功能稳定、人机协调性较好的情况下,ARDS患者机械通气时有必要保留自主呼吸。

推荐意见10:ARDS患者机械通气时应尽量保留自主呼吸(推荐级别:C级)。

(6)半卧位:ARDS患者合并VAP往往使肺损伤进一步恶化,预防VAP具有重要的临床意义。机械通气患者平卧位易发生VAP。研究表明,由于气管插管或气管切开导致声门的关闭功能丧失,机械通气患者胃肠内容物易反流误吸进入下呼吸道,导致VAP。<30°的平卧位是院内获得性肺炎的独立危险因素。

推荐意见11:若无禁忌证,机械通气的ARDS患者应采用30°～45°半卧位(推荐级别:B级)。

(7)俯卧位通气:俯卧位通气通过降低胸腔内压力梯度、促进分泌物引流和促进肺内液体移动,明显改善氧合。

推荐意见12:常规机械通气治疗无效的重度ARDS患者,若无禁忌证,可考虑采用俯卧位通气(推荐级别:D级)。

(8)镇静镇痛与肌松:机械通气患者应考虑使用镇静镇痛剂,以缓解焦虑、躁动、疼痛,减少过度的氧耗。合适的镇静状态、适当的镇痛是保证患者安全和舒适的基本环节。

推荐意见13:对机械通气的ARDS患者,应制订镇静方案(镇静目标和评估)(推荐级别:B级)。

推荐意见14:对机械通气的ARDS患者,不推荐常规使用肌松剂(推荐级别:E级)。

4.液体通气

部分液体通气是在常规机械通气的基础上经气管插管向肺内注入相当于功能残气量的全氟碳化合物,以降低肺泡表面张力,促进肺重力依赖区塌陷肺泡复张。

5.体外膜氧合技术(ECMO)

建立体外循环后可减轻肺负担,有利于肺功能恢复。

(三)ALI/ARDS药物治疗

1.液体管理

高通透性肺水肿是ALI/ARDS的病理生理特征,肺水肿的程度与ALI/ARDS的预后呈正相关。因此,通过积极的液体管理,改善ALI/ARDS患者的肺水肿具有重要的临床意义。

研究显示,液体负平衡与感染性休克患者病死率的降低显著相关,且对于创伤导致的ALI/ARDS患者,液体正平衡使患者的病死率明显增加。应用利尿药减轻肺水肿可能改善肺部病理情况,缩短机械通气时间,进而减少呼吸机相关性肺炎等并发症的发生。但是利尿减轻肺水肿的过程可能会导致心排血量下降,器官灌注不足。因此,ALI/ARDS患者的液体管理必须考虑两者的平衡,必须在保证脏器灌注的前提下进行。

推荐意见15:在保证组织器官灌注的前提下,应实施限制性的液体管理,有助于改善ALI/ARDS患者的氧合和肺损伤(推荐级别:B级)。

推荐意见16:存在低蛋白血症的ARDS患者,可通过补充清蛋白等胶体溶液和应用利尿药,有助于实现液体负平衡,并改善氧合(推荐级别:C级)。

2.糖皮质激素

全身和局部的炎症反应是ALI/ARDS发生和发展的重要机制,研究显示血浆和肺泡灌洗液中的炎症因子浓度升高与ARDS的病死率呈正相关。长期以来,大量的研究试图应用糖皮质激素控制炎症反应,预防和治疗ARDS。早期的三项多中心RCT研究观察了大剂量糖皮质激素对ARDS的预防和早期治疗作用,结果糖皮质激素既不能预防ARDS的发生,对早期ARDS也没有治疗作用。但对于变应原因导致的ARDS患者,早期应用糖皮质激素经验性治疗可能有效。

此外感染性休克并发 ARDS 的患者,如合并有肾上腺皮质功能不全,可考虑应用替代剂量的糖皮质激素。

推荐意见 17:不推荐常规应用糖皮质激素预防和治疗 ARDS(推荐级别:B 级)。

3.一氧化氮(NO)吸入

NO 吸入可选择性地扩张肺血管,而且 NO 分布于肺内通气良好的区域,可扩张该区域的肺血管,显著降低肺动脉压,减少肺内分流,改善通气血流比例失调,并且可减少肺水肿形成。临床研究显示,NO 吸入可使约 60% 的 ARDS 患者氧合改善,同时肺动脉压、肺内分流明显下降,但对平均动脉压和心排血量无明显影响。但是氧合改善效果也仅限于开始 NO 吸入治疗的 24~48 小时内。两个 RCT 研究证实 NO 吸入并不能改善 ARDS 的病死率。因此,吸入 NO 不宜作为 ARDS 的常规治疗手段,仅在一般治疗无效的严重低氧血症时可考虑应用。

推荐意见 18:不推荐吸入 NO 作为 ARDS 的常规治疗(推荐级别:A 级)。

4.肺泡表面活性物质

ARDS 患者存在肺泡表面活性物质减少或功能丧失,易引起肺泡塌陷。肺泡表面活性物质能降低肺泡表面张力,减轻肺炎症反应,阻止氧自由基对细胞膜的氧化损伤。目前肺泡表面活性物质的应用仍存在许多尚未解决的问题,如最佳用药剂量、具体给药时间、给药间隔和药物来源等。因此,尽管早期补充肺表面活性物质有助于改善氧合,还不能将其作为 ARDS 的常规治疗手段。有必要进一步研究,明确其对 ARDS 预后的影响。

5.前列腺素 E_1

前列腺素 E_1(PGE_1)不仅是血管活性药物,还具有免疫调节作用,可抑制巨噬细胞和中性粒细胞的活性,发挥抗炎作用。但是 PGE_1 没有组织特异性,静脉注射 PGE_1 会引起全身血管舒张,导致低血压。静脉注射 PGE_1 用于治疗 ALI/ARDS 目前已经完成了多个 RCT 研究,但无论是持续静脉注射 PGE_1,还是间断静脉注射脂质体 PGE_1,与安慰剂组相比,PGE_1 组在 28 天的病死率、机械通气时间和氧合等方面并无益处。有研究报道吸入型 PGE_1 可以改善氧合,但这需要进一步的 RCT 来研究证实。因此,只有在 ALI/ARDS 患者低氧血症难以纠正时,可以考虑吸入 PGE_1 治疗。

6.N-乙酰半胱氨酸和丙半胱氨酸

抗氧化剂 N-乙酰半胱氨酸(NAC)和丙半胱氨酸通过提供合成谷胱甘肽(GSH)的前体物质半胱氨酸,提高细胞内 GSH 水平,依靠 GSH 氧化还原反应来清除体内氧自由基,从而减轻肺损伤。静脉注射 NAC 对 ALI 患者可以显著改善全身氧合和缩短机械通气时间。而近期在 ARDS 患者中进行的 II 临床试验证实,NAC 有缩短肺损伤病程和阻止肺外器官衰竭的趋势,不能减少机械通气时间和降低病死率。丙半胱氨酸的 II、III 期临床试验也证实不能改善 ARDS 患者预后。因此,尚无足够证据支持 NAC 等抗氧化剂用于治疗 ARDS。

7.环氧化酶抑制剂

布洛芬等环氧化酶抑制剂可抑制 ALI/ARDS 患者血栓素 A_2 的合成,对炎症反应有强烈的抑制作用。小规模临床研究发现布洛芬可改善全身性感染患者的氧合与呼吸力学。对严重感染的临床研究也发现布洛芬可以降低体温、减慢心率和减轻酸中毒,但是亚组分析(ARDS 患者 130 例)显示,布洛芬既不能降低危重 ARDS 患者的患病率,也不能改善 ARDS 患者的 30 天生存率。因此,布洛芬等环氧化酶抑制剂尚不能用于 ALI/ARDS 的常规治疗。

8.细胞因子单克隆抗体或拮抗药

炎症性细胞因子在 ALI/ARDS 发病中具有重要作用。动物试验应用单克隆抗体或拮抗药中和肿瘤坏死因子(TNF)、白细胞介素(IL)-1 和 IL-8 等细胞因子可明显减轻肺损伤,但多数临床试验获得阴性结果。细胞因子单克隆抗体或拮抗药是否能够用于 ALI/ARDS 的治疗,目前尚缺乏临床研究证据。因此,不推荐抗细胞因子单克隆抗体或拮抗药用于 ARDS 治疗。

9.己酮可可碱及其衍化物利索茶碱

己酮可可碱及其衍化物利索茶碱均可抑制中性粒细胞的趋化和激活,减少促炎因子TNFA、IL-1 和 IL-6 等释放,利索茶碱还可抑制氧自由基释放。但目前尚无 RCT 试验证实己酮可可碱对 ALI/ARDS 的疗效。因此,己酮可可碱或利索茶碱不推荐用于 ARDS 的治疗。

10.重组人活化蛋白 C

重组人活化蛋白 C(rhAPC)具有抗血栓、抗炎和纤溶特性,已被试用于治疗严重感染。Ⅲ期临床试验证实,持续静脉注射 rhAPC 24 μg/(kg·h)×96 小时可以显著改善重度严重感染患者(APACHE Ⅱ>25)的预后。基于 ARDS 的本质是全身性炎症反应,且凝血功能障碍在 ARDS发生中具有重要地位,rhAPC 有可能成为 ARDS 的治疗手段。但目前尚无证据表明 rhAPC 可用于 ARDS 治疗,当然在严重感染导致的重度 ARDS 患者,如果没有禁忌证,可考虑应用rhAPC。rhAPC 高昂的治疗费用也限制了它的临床应用。

11.酮康唑

酮康唑是一种抗真菌药,但可抑制白三烯和血栓素 A_2 合成,同时还可抑制肺泡巨噬细胞释放促炎因子,有可能用于 ARDS 的治疗。但是目前没有证据支持酮康唑可用于 ARDS 的常规治疗,同时为避免耐药,对于酮康唑的预防性应用也应慎重。

12.鱼油

鱼油富含 ω-3 脂肪酸,如二十二碳六烯酸(DHA)、二十碳五烯酸(EPA)等,也具有免疫调节作用,可抑制二十烷花生酸样促炎因子释放,并促进 PGE_1 生成。研究显示,通过肠道为 ARDS患者补充 EPA、γ-亚油酸和抗氧化剂,可使患者肺泡灌洗液内中性粒细胞减少,IL-8 释放受到抑制,病死率降低。对机械通气的 ALI 患者的研究也显示,肠内补充 EPA 和 γ-亚油酸可以显著改善氧合和肺顺应性,明显缩短机械通气时间,但对生存率没有影响。

推荐意见 19:补充 EPA 和 γ-亚油酸有助于改善 ALI/ARDS 患者氧合,缩短机械通气时间(推荐级别:C 级)。

(刘新转)

第八节 急性呼吸衰竭

一、病因和发病机制

急性呼吸衰竭(acute respiratory failure,ARF)简称急性呼吸衰竭,是指者既往无呼吸系统疾病,由于突发因素,在数秒或数小时内迅速发生呼吸抑制或呼吸功能突然衰竭,在海平面大气压、静息状态下呼吸空气时,由于通气和/或换气功能障碍,导致缺氧伴或不伴二氧化碳潴留,产生一系列病理生理改变的紧急综合征。

病情危重时,因机体难以得到代偿,如不及时诊断,尽早抢救,会发生多器官功能损害,乃至危及生命。必须注意在实际临床工作中,经常会遇到在慢性呼吸衰竭的基础上,由于某些诱发因素而发生急性呼吸衰竭。

(一)急性呼吸衰竭分类

一般呼吸衰竭分为通气和换气功能衰竭 2 类,亦有人分为 3 类,即再加上一个混合型呼吸衰竭。其标准如下。

换气功能衰竭（Ⅰ型呼吸衰竭）以低氧血症为主,$PaO_2 < 8.0$ kPa（60 mmHg）,$PaCO_2 < 6.7$ kPa（50 mmHg）,$P_{(A-a)}O_2 > 3.3$ kPa（25 mmHg）,$PaO_2/PaO_2 < 0.6$。

通气功能衰竭（Ⅱ型呼吸衰竭）以高碳酸血症为主,$PaCO_2 > 6.7$ kPa（50 mmHg）,PaO_2 正常,$P_{(A-a)}O_2 < 3.3$ kPa（25 mmHg）,$PaO_2/PaO_2 > 0.6$。

混合性呼吸衰竭（Ⅲ型呼吸衰竭）:$PaCO_2 < 8.0$ kPa（60 mmHg）,$PaCO_2 > 6.7$ kPa（50 mmHg）,$P_{(A-a)}O_2 > 3.3$ kPa（25 mmHg）。

急性肺损伤和急性呼吸窘迫综合征属于Ⅰ型呼吸衰竭。

(二)急性呼吸衰竭的病因

可以引起急性呼吸衰竭的疾病很多,多数是呼吸系统的疾病。

1.各种导致气道阻塞的疾病

急性病毒或细菌性感染,或烧伤等物理化学性因子所引起的黏膜充血、水肿,造成上气道(指隆突以上至鼻的呼吸道)急性梗阻。异物阻塞也可以引起急性呼吸衰竭。

2.引起肺实质病变的疾病

感染性因子引起的肺炎为此类常见疾病,误吸胃内容物,淹溺或化学毒性物质及某些药物、高浓度长时间吸氧也可引起吸入性肺损伤而发生急性呼吸衰竭。

3.肺水肿

(1)各种严重心脏病、心力衰竭引起的心源性肺水肿。

(2)非心源性肺水肿,有人称之为通透性肺水肿,如急性高山病、复张性肺水肿。急性呼吸窘迫综合征(ARDS)为此种肺水肿的代表。此类疾病可造成严重低氧血症。

4.肺血管疾病

肺血栓栓塞是可引起急性呼吸衰竭的一种重要病因,还包括脂肪栓塞、气体栓塞等。

5.胸部疾病

如胸壁外伤、连枷胸、自发性气胸或创伤性气胸、大量胸腔积液等影响胸廓运动,从而导致通气减少或吸入气体分布不均,均有可能引起急性呼吸衰竭。

6.脑损伤

镇静药和对脑有毒性的药物、电解质平衡紊乱及酸、碱中毒、脑和脑膜感染、脑肿瘤、脑外伤等均可导致急性呼吸衰竭。

7.神经肌肉系统疾病

即便是气体交换的肺本身并无病变,因神经或肌肉系统疾病造成肺泡通气不足也可发生呼吸衰竭。如安眠药物或一氧化碳、有机磷等中毒,颈椎骨折损伤脊髓等直接或间接抑制呼吸中枢。也可因多发性神经炎、脊髓灰质炎等周围神经病变,多发性肌炎、重症肌无力等肌肉系统疾病,造成肺泡通气不足而呼吸衰竭。

8.睡眠呼吸障碍

睡眠呼吸障碍表现为睡眠中呼吸暂停,频繁发生并且暂停时间显著延长,可引起肺泡通气量降低,导致缺氧和二氧化碳潴留。

二、病理生理

(一)肺泡通气不足

正常成人在静息时有效通气量约为 4 L/min,若单位时间内到达肺泡的新鲜空气量减少到正常值以下,则为肺泡通气不足。

由于每分钟肺泡通气量(VA)的下降,引起缺氧和二氧化碳潴留,PaO_2 下降,$PaCO_2$ 升高。同时,根据肺泡气公式:$PaO_2 = (PB - PH_2O) \cdot FiO_2 - PaCO_2/R$($PaO_2$,PB 和 PH_2O 分别表示肺泡气氧分压、大气压和水蒸气压力,FiO_2 代表吸入气氧浓度,R 代表呼吸商),由已测得的 $PaCO_2$ 值,就可推算出理论的肺泡气氧分压理论值。如 $PaCO_2$ 为 9.3 kPa(70 mmHg),PB 为 101.1 kPa(760 mmHg),37 ℃时 PH_2O 为6.3 kPa(47 mmHg),R 一般为 0.8,则 PaO_2 理论值为 7.2 kPa(54 mmHg)。假若 $PaCO_2$ 的升高单纯因 VA 下降引起,不存在影响气体交换肺实质病变的因素,则说明肺泡气与动脉血的氧分压差[$P_{(A-a)}O_2$]应该在正常范围,一般为 0.4~0.7 kPa(3~5 mmHg),均在 1.3 kPa(10 mmHg)以内。所以,当 $PaCO_2$ 为9.3 kPa(70 mmHg)时,PaO_2 为 7.2 kPa(54 mmHg),动脉血氧分压应当在 6.7 kPa(50 mmHg)左右,则为高碳酸血症型的呼吸衰竭。

通气功能障碍分为阻塞性和限制性功能障碍。阻塞性通气功能障碍多由气道炎症、黏膜充血水肿等因素引起的气道狭窄导致。由于气道阻力与管径大小呈负相关,故管径越小,阻力越大,肺泡通气量越小,此为阻塞性通气功能障碍缺氧和二氧化碳潴留的主要机制。而限制性通气功能障碍主要机制则是胸廓或肺的顺应性降低导致的肺泡通气量不足,进而导致缺氧或合并二氧化碳潴留。

(二)通气/血流灌流(V/Q)失调

肺泡的通气与其灌注周围的毛细血管血流的比例必须协调,才能保证有效的气体交换。正常肺泡每分通气量为 4 L,肺毛细血管血流量是 5 L,两者之比是 0.8。如肺泡通气量与血流量的比率>0.8,示肺泡灌注不足,形成无效腔,此种无效腔效应多见于肺泡通气功能正常或增加,而肺血流减少的疾病(如换气功能障碍或肺血管疾病等),临床以缺氧为主。肺泡通气量与血流量的比率<0.8,使肺动脉的混合静脉血未经充分氧合进入肺静脉,则形成肺内静脉样分流,多见于通气功能障碍,肺泡通气不足,临床以缺氧或伴二氧化碳潴留为主。通气/血流比例失调,是引起低氧血症最常见的病理生理学改变。

(三)肺内分流量增加(右到左的肺内分流)

在肺部疾病如肺水肿、急性呼吸窘迫综合征(ARDS)中,肺泡无气所致肺毛细血管混合静脉血未经气体交换,流入肺静脉引起右至左的分流增加。动-静脉分流使静脉血失去在肺泡内进行气体交换的机会,故 PaO_2 可明显降低,但不伴有 $PaCO_2$ 的升高,甚至因过度通气反而降低,至病程晚期才出现二氧化碳蓄积。另外用提高吸入氧气浓度的办法(氧疗)不能有效地纠正此种低氧血症。

(四)弥散功能障碍

肺在肺泡-毛细血管膜完成气体交换。它由六层组织构成,由内向外依次为肺泡表面活性物质、肺泡上皮细胞、肺泡上皮细胞基膜、肺间质、毛细血管内皮细胞基膜和毛细血管内皮细胞。弥散面积减少(肺气肿、肺实变、肺不张)和弥散膜增厚(肺间质纤维化、肺水肿)是引起弥散量降低的最常见原因。因氧的弥散能力仅为二氧化碳的1/20,故弥散功能障碍只产生单纯缺氧。由于正常人肺泡毛细血管膜的面积大约为 $70\ m^2$,相当于人体表面积的 40 倍,故人体弥散功能的储备巨大,虽是发生呼吸衰竭病理生理改变的原因之一,但常需与其他 3 种主要的病理生理学变化同时发生、参与作用使低氧血症出现。吸氧可使 PaO_2 升高,提高肺泡膜两侧的氧分压时,弥散量随之增加,可以改善低氧血症。

(五)氧耗量增加

氧耗量增加是加重缺氧的原因之一,发热、寒战、呼吸困难和抽搐均将增加氧耗量。寒战耗氧量可达 500 mL,健康者耗氧量为 250 mL/min。氧耗量增加,肺泡氧分压下降,健康者借助增加肺泡通气量代偿缺氧。氧耗量增加的通气功能障碍患者,肺泡氧分压得不到提高,故缺氧也难以缓解。

总之,不同的疾病发生呼吸衰竭的途径不全相同,经常是一种以上的病理生理学改变的综合作用。

(六)缺氧、二氧化碳潴留对机体的影响

1.对中枢神经的影响

脑组织耗氧量占全身耗量的 $1/5\sim1/4$。中枢皮质神经元细胞对缺氧最为敏感,缺氧程度和发生的急缓对中枢神经的影响也不同。如突然中断供氧,改吸纯氮 20 秒可出现深昏迷和全身抽搐。逐渐降低吸氧的浓度,症状出现缓慢,轻度缺氧可引起注意力不集中、智力减退、定向障碍;随缺氧加重,PaO_2 低于 6.7 kPa(50 mmHg)可致烦躁不安、意识恍惚、谵妄;低于 4.0 kPa(30 mmHg)时,会使意识消失、昏迷;低于 2.7 kPa(20 mmHg)则会发生不可逆转的脑细胞损伤。

二氧化碳潴留使脑脊液氢离子浓度增加,影响脑细胞代谢,降低脑细胞兴奋性,抑制皮质活动;随着二氧化碳的增加,对皮质下层刺激加强,引起皮质兴奋;若二氧化碳继续升高,皮质下层受抑制,使中枢神经处于麻醉状态。在出现麻醉前的患者,往往有失眠、精神兴奋、烦躁不安的先兆兴奋症状。

缺氧和二氧化碳潴留均会使脑血管扩张,血流阻力减小,血流量增加以代偿之。严重缺氧会发生脑细胞内水肿,血管通透性增加,引起脑间质水肿,导致颅内压增高,挤压脑组织,压迫血管,进而加重脑组织缺氧,形成恶性循环。

2.对心脏、循环的影响

缺氧可刺激心脏,使心率加快和心搏量增加,血压上升。冠状动脉血流量在缺氧时明显增加,心脏的血流量远超过脑和其他脏器。心肌对缺氧非常敏感,早期轻度缺氧即在心电图上有变化,急性严重缺氧可导致心室颤动或心脏骤停。缺氧和二氧化碳潴留均能引起肺动脉小血管收缩而增加肺循环阻力,导致肺动脉高压和增加右心负荷。

吸入气中二氧化碳浓度增加,可使心率加快,心搏量增加,使脑、冠状血管舒张,皮下浅表毛细血管和静脉扩张,而使脾和肌肉的血管收缩,再加心搏量增加,故血压仍升高。

3.对呼吸影响

缺氧对呼吸的影响远较二氧化碳潴留的影响为小。缺氧主要通过颈动脉窦和主动脉体化学感受器的反射作用刺激通气,如缺氧程度逐渐加重,这种反射迟钝。

二氧化碳是强有力的呼吸中枢兴奋剂,吸入二氧化碳浓度增加,通气量成倍增加,急性二氧化碳潴留出现深大快速的呼吸;但当吸入二氧化碳浓度超过12%时,通气量不再增加,呼吸中枢处于被抑制状态。而慢性高碳酸血症,并无通气量相应增加,反而有所下降,这与呼吸中枢反应性迟钝;通过肾脏对碳酸氢盐再吸收和H^+排出,使血pH无明显下降;还与患者气道阻力增加、肺组织损害严重、胸廓运动的通气功能减退有关。

4.对肝、肾和造血系统的影响

缺氧可直接或间接损害肝功能使谷丙转氨酶上升,但随着缺氧的纠正,肝功能逐渐恢复正常。动脉血氧降低时,肾血流量、肾小球滤过量、尿排出量和钠的排出量均有增加;但当PaO_2<5.3 kPa(40 mmHg)时,肾血流量减少,肾功能受到抑制。

组织低氧分压可增加红细胞生成素促使红细胞增生。肾脏和肝脏产生一种酶,将血液中非活性红细胞生成素的前身物质激活成生成素,刺激骨髓引起继发性红细胞增多。有利于增加血液携氧量,但亦增加血液黏稠度,加重肺循环和右心负担。

轻度二氧化碳潴留会扩张肾血管,增加肾血流量,尿量增加;当$PaCO_2$超过8.7 kPa(65 mmHg),血pH明显下降,则肾血管痉挛,血流减少,HCO_3^-和Na^+再吸收增加,尿量减少。

5.对酸碱平衡和电解质的影响

严重缺氧可抑制细胞能量代谢的中间过程,如三羧酸循环、氧化磷酸化作用和有关酶的活动。这不但降低产生能量效率,还因产生乳酸和无机磷引起代谢性酸中毒。由于能量不足,体内离子转运的钠泵遭损害,使细胞内钾离子转移至血液,而Na^+和H^+进入细胞内,造成细胞内酸中毒和高钾血症。代谢性酸中毒产生的固定酸与缓冲系统中碳酸氢盐起作用,产生碳酸,使组织二氧化碳分压增高。

pH取决于碳酸氢盐与碳酸的比值,前者靠肾脏调节(1~3天),而碳酸调节靠肺(数小时)。健康人每天由肺排出碳酸达15 000 mmol之多,故急性呼吸衰竭二氧化碳潴留对pH影响十分迅速,往往与代谢性酸中毒同存在时,因严重酸中毒引起血压下降,心律失常,乃至心脏停搏。而慢性呼吸衰竭因二氧化碳潴留发展缓慢,肾碳酸氢根排出减少,不致使pH明显降低。因血中主要阴离子HCO_3^-和Cl^-之和为一常数,当HCO_3^-增加,则Cl^-相应降低,产生低氯血症。

三、临床表现

因低氧血症和高碳酸血症所引起的症状和体征是急性呼吸衰竭时最主要的临床表现。由于造成呼吸衰竭的基础病因不同,各种基础疾病的临床表现自然十分重要,需要注意。

(一)呼吸困难

呼吸困难是呼吸衰竭最早出现的症状。可表现为频率、节律和幅度的改变。早期表现为呼吸困难,呼吸频率可增加、深大呼吸、鼻翼翕动,进而辅助呼吸肌肉运动增强,呼吸节律紊乱,失去正常规则的节律。呼吸频率增加(30~40次/分)。中枢性呼吸衰竭,可使呼吸频率改变,如潮式呼吸、比奥呼吸等。

(二)低氧血症

当动脉血氧饱和度低于90%,PaO_2低于6.7 kPa(50 mmHg)时,可在口唇或指甲出现发绀,这是缺氧的典型表现。但患者的发绀程度与体内血红蛋白含量、皮肤色素和心脏功能相关,所以发绀是一项可靠但不特异的诊断体征。因神经与心肌组织对缺氧均十分敏感,在机体出现低氧血症时常出现中枢神经系统和心血管系统功能异常的临床征象。如判断力障碍、运动功能失常、烦躁不安等中枢神经系统症状。缺氧严重时,可表现为谵妄、癫痫样抽搐、意志丧失,以致昏迷、死亡。肺泡缺氧时,肺血管收缩,肺动脉压升高,使肺循环阻力增加,右心负荷增加,乃是低氧血症时血流动力学的一项重要变化。在心血管方面常表现为心率增快、血压升高。缺氧严重时则可出现各种类型的心律失常,进而心率减慢,周围循环衰竭,甚至心搏停止。

(三)高碳酸血症

由于急性呼吸衰竭时,二氧化碳蓄积进展很快,因此产生严重的中枢神经系统和心血管功能障碍。高碳酸血症出现中枢抑制之前的兴奋状态,如失眠,躁动,但禁忌给予镇静或安眠药。严重者可出现肺性脑病("二氧化碳麻醉"),临床表现为头痛、反应迟钝、嗜睡,以至神志不清、昏迷。急性高碳酸血症主要通过降低脑脊液 pH 而抑制中枢神经系统的活动。扑翼样震颤也是二氧化碳蓄积的一项体征。二氧化碳蓄积引起的心血管系统的临床表现因血管扩张或收缩程度而异。如多汗、球结膜充血水肿、颈静脉充盈、周围血压下降等。

(四)其他重要脏器的功能障碍

严重的缺氧和二氧化碳蓄积损伤肝、肾功能,出现血清转氨酶增高,碳酸酐酶活性增加,胃壁细胞分泌增多,出现消化道溃疡、出血。当 $PaO_2 < 5.3$ kPa(40 mmHg)时,肾血流减少,肾功能抑制,尿中可出现蛋白、血细胞或管型,血液中尿素氮、肌酐含量增高。

(五)水、电解质和酸碱平衡的失调

严重低氧血症和高碳酸血症常有酸碱平衡的失调,如缺氧而通气过度可发生急性呼吸性碱中毒;急性二氧化碳潴留可表现为呼吸性酸中毒。严重缺氧时无氧代谢引起乳酸堆积,肾脏功能障碍使酸性物质不能排出体外,二者均可导致代谢性酸中毒。代谢性和呼吸性酸碱失衡又可同时存在,表现为混合性酸碱失衡。

酸碱平衡失调的同时,将会发生体液和电解质的代谢障碍。酸中毒时钾从细胞内逸出,导致高血钾,pH 每降低 0.1 血清钾大约升高 0.7 mmol/L。酸中毒时发生高血钾,如同时伴有肾衰(代谢性酸中毒),易发生致命性高血钾症。在诊断和处理急性呼吸衰竭时均应予以足够的重视。

又如当测得的 PaO_2 的下降明显超过理论上因肺泡通气不足所引起的结果时,则应考虑存着除肺泡通气不足以外的其他病理生理学变化,因在实际临床工作中,单纯因肺泡通气不足引起呼吸衰竭并不多见。

四、诊断

一般说来,根据急慢性呼吸衰竭基础病史,如胸部外伤或手术后、严重肺部感染或重症革兰阴性杆菌败血症等,结合其呼吸、循环和中枢神经系统的有关体征,及时做出呼吸衰竭的诊断是可能的。但对某些急性呼吸衰竭早期的患者或缺氧、二氧化碳蓄积程度不十分严重时,单依据上述临床表现做出诊断有一定困难。动脉血气分析的结果直接提供动脉血氧和二氧化碳分压水平,可作为诊断呼吸衰竭的直接依据。而且,它还有助于我们了解呼吸衰竭的性质和程度,指导氧疗,呼吸兴奋剂和机械通气的参数调节,以及纠正电解质、酸碱平衡失调有重要价值故血气分析在呼吸衰竭诊断和治疗上具有重要地位。

急性呼吸衰竭患者,只要动脉血气证实 $PaO_2 < 8.0$ kPa(60 mmHg),常伴 $PaCO_2$ 正常或 < 4.7 kPa(35 mmHg),则诊断为 Ⅰ 型呼吸衰竭,若伴 $PaCO_2 > 6.7$ kPa(50 mmHg),即可诊断为 Ⅱ 型呼吸衰竭。若缺氧程度超过肺泡通气不足所致的高碳酸血症,则诊断为混合型或 Ⅲ 型呼吸衰竭。

应当强调的是不但要诊断呼吸衰竭的存在与否,尚需要判断呼吸衰竭的性质,是急性呼吸衰竭还是慢性呼吸衰竭基础上的急性加重,更应当判别产生呼吸衰竭的病理生理学过程,明确为Ⅰ型或Ⅱ型呼吸衰竭,以利采取恰当的抢救措施。

此外还应注意在诊治过程中,应当尽快去除产生呼吸衰竭的基础病因,否则患者经氧疗或机械通气后因得到足够的通气量维持氧和二氧化碳分压在相对正常的水平后可再次发生呼吸衰竭。

五、治疗

急性呼吸衰竭是需要抢救的急症。对它的处理要求迅速、果断。数小时或更短时间的犹豫、观望或拖延,可以造成脑、肾、心、肝等重要脏器因严重缺氧发生不可逆性的损害。同时及时、合宜的抢救和处置才有可能为祛除或治疗诱发呼吸衰竭的基础病因争取到必要的时间。治疗措施集中于立即纠正低氧血症,急诊插管或辅助通气、足够的循环支持。

(一)氧疗

通过鼻导管或面罩吸氧,提高肺泡氧分压,增加肺泡膜两侧氧分压差,增加氧弥散能力,以提高动脉氧分压和血氧饱和度,是纠正低氧血症的一种有效措施。氧疗作为一种治疗手段使用时,要选择适宜的吸入氧流量,应以脉搏血氧饱和度>90%为标准,并了解机体对氧的摄取与代谢及它在体内的分布,注意可能产生的氧毒性作用。

由于高浓度(FiO_2>21%)氧的吸入可以使肺泡气氧分压提高。若因PaO_2降低造成低氧血症或主因通气/血流失调引起的PaO_2下降,氧疗可以改善。氧疗可以治疗低氧血症,降低呼吸功和减少心血管系统低氧血症。

根据肺泡通气和PaO_2的关系曲线,在低肺泡通气量时,吸入低浓度的氧气,即可显著提高PaO_2,纠正缺氧。所以通气与血流比例失调的患者吸低浓度氧气就能纠正缺氧。

弥散功能障碍患者,因二氧化碳的弥散能力为氧的弥散能力20倍,需要更大的肺泡膜分压差才足以增强氧的弥散能力,所以应吸入更高浓度的氧(>35%)才能改善缺氧。

由肺内静脉分流增加的疾病导致的缺氧,因肺泡内充满水肿液,肺萎陷,尤在肺炎症血流增多的患者,肺内分流更多,所以需要增加外源性呼气末正压(PEEP),才可使萎陷肺泡复张,增加功能残气量和气体交换面积,提高PaO_2、SaO_2,改善低氧血症。

(二)保持呼吸道通畅

进行各种呼吸支持治疗的首要条件是通畅呼吸道。呼吸道黏膜水肿、充血,以及胃内容物误吸或异物吸入都可使呼吸道梗阻。保证呼吸道的畅通才能保证正常通气,所以是急性呼吸衰竭处理的第一步。

1.开放呼吸道

首先要注意清除口咽部分泌物或胃内反流物,预防呕吐物反流至气管,使呼吸衰竭加重。口咽部护理和鼓励患者咳痰很重要,可用多孔导管经鼻孔或经口腔负压吸引法,清除口咽部潴留物。吸引前短时间给患者吸高浓度氧,吸引后立即重新通气。无论是直接吸引或是经人工气道吸引均需注意操作技术,管径应适当选择,尽量避免损伤气管黏膜,在气道内一次负压吸引时间不宜超过15秒,以免引起低氧血症、心律失常或肺不张等因负压吸引造成的并发症。此法亦能刺激咳嗽,有利于气道内痰液的咳出。对于痰多、黏稠难咳出者,要经常鼓励患者咳痰。多翻身拍背,协助痰液排出;给予祛痰药使痰液稀释。对于有严重排痰障碍者可考虑用纤支镜吸痰。同时应重视无菌操作,使用一次性吸引管,或更换灭菌后的吸引管。吸痰时可同时作深部痰培养以分离病原菌。

2.建立人工气道

当以上措施仍不能使呼吸道通畅时,则需建立人工气道。所谓人工气道就是进行气管插管,于是吸入气体就可通过导管直接抵达下呼吸道,进入肺泡。其目的是为了解除上呼吸道梗阻,保护无正常咽喉反射患者不致误吸,和进行充分有效的气管内吸引,以及为了提供机械通气时必要的通道。临床上常用的人工气道为气管插管和气管造口术后置入气管导管两种。

气管插管有经口和经鼻插管两种。前者借喉镜直视下经声门插入气管,容易成功,较为安全。后者分盲插或借喉镜、纤维支气管镜等的帮助,经鼻沿后鼻道插入气管。与经口插管比较需要一定的技巧,但经鼻插管容易固定,负压吸引较为满意,与机械通气等装置衔接比较可靠,给患者带来的不适也较经口者轻,神志清醒患者常也能耐受。唯需注意勿压伤鼻翼组织或堵塞咽鼓管、鼻窦开口等,造成急性中耳炎或鼻窦炎等并发症。

近年来,已有许多组织相容性较理想的高分子材料制成的导管与插管,为密封气道用的气囊也有低压、大容量的气囊问世,鼻插管可保留的时间也在延长。具体对人工气道方法的选择,各单位常有不同意见,应当根据病情的需要,手术医师和护理条件的可能,以及人工气道的材料性能来考虑。肯定在3天(72小时)以内可以拔管时,应选用鼻或口插管,需要超过3周时当行气管造口置入气管导管,3~21天的情况则当酌情灵活掌握。

使用人工气道后,气道的正常防御机制被破坏,细菌可直接进入下呼吸道;声门由于插管或因气流根本不通过声门而影响咳嗽动作的完成,不能正常排痰,必须依赖气管负压吸引来清除气道内的分泌物;由于不能发音,失去语言交流的功能,影响患者的心理精神状态;再加上人工气道本身存在着可能发生的并发症。因此人工气道的建立常是抢救急性呼吸衰竭所不可少的,但必须充分认识其弊端,慎重选择,尽力避免可能的并发症,及时撤管。

3.气道湿化

无论是经过患者自身气道或通过人工气道进行氧化治疗或机械通气,均必须充分注意到呼吸道黏膜的湿化。因为过分干燥的气体长期吸入将损伤呼吸道上皮细胞和支气管表面的黏液层,使黏膜纤毛清除能力下降,痰液不易咳出,肺不张,容易发生呼吸道或肺部感染。

保证患者足够液体摄入是保持呼吸道湿化最有效的措施。目前已有多种提供气道湿化用的温化器或雾化器装置,可以直接使用或与机械通气机连接应用。

湿化是否充分最好的标志,就是观察痰液是否容易咳出或吸出。应用湿化装置后应当记录每天通过湿化器消耗的液体量,以免湿化过量。

(三)改善二氧化碳的潴留

高碳酸血症主要是由于肺泡通气不足引起,只有增加通气量才能更好地排出二氧化碳,改善高碳酸血症。现多采用呼吸兴奋剂和机械通气支持,以改善通气功能。

1.呼吸兴奋剂的合理应用

呼吸兴奋剂能刺激呼吸中枢或周围化学感受器,增强呼吸驱动、呼吸频率,潮气量,改善通气,同时氧耗量和二氧化碳的产出也随之增加。故临床上应用呼吸兴奋剂时要严格掌握适应证。

常用的药物有尼可刹米和洛贝林,用量过大可引起不良反应,近年来在西方国家几乎被淘汰。取而代之的有多沙普仑,对末梢化学感受器和延脑呼吸中枢均有作用,增加呼吸驱动和通气,对原发性肺泡低通气、肥胖低通气综合征有良好疗效,可防止COPD呼吸衰竭氧疗不当所致的二氧化碳麻醉。其治疗量和中毒量有较大差距故安全性大,一般用 0.5～2.0 mg/kg 静脉滴注,开始滴速1.5 mg/min,以后酌情加快,其可致心律失常,长期用有肝毒性及并发消化性溃疡。都可喜通过刺激颈动脉体和主动脉体的化学感受器兴奋呼吸,无中枢兴奋作用,对肺泡通气不良部位的血流重新分配而改善 PaO_2,都可喜不用于哺乳、孕妇和严重肝病,也不主张长期应用以防止发生外周神经病变。

COPD 并意识障碍的呼吸衰竭患者 临床常见大多数 COPD 患者的呼吸衰竭与意识障碍程度呈正相关,患者意识障碍后自主翻身、咳痰动作、对呼吸兴奋剂的反应均迟钝,并易于吸入感染,对此种病情,可明显改善通气外,并有改善中枢神经兴奋和神志作用,因而患者的防御功能增强,呼吸衰竭的病情亦随之好转。

间质性肺疾病、肺水肿、ARDS 等疾病 无气道阻塞但有呼吸中枢驱动增强,这种患者 PaO_2、$PaCO_2$ 常均降低,由于患者呼吸功能已增强,故无应用呼吸兴奋剂的指征,且呼吸兴奋剂可加重呼吸性碱中毒的程度而影响组织获氧,故主要应给予氧疗。

COPD 并膈肌疲劳、无心功能不全、无心律失常,心率≤100 次/分的呼吸衰竭 可选用氨茶碱,其有舒张支气管、改善小气道通气、减少闭合气量、抑制炎性介质、增强膈肌、提高潮气量的作用,已观察到血药浓度达 13 mg/L 时对膈神经刺激则膈肌力量明显增强,且可加速膈肌疲劳的恢复。以上的茶碱综合作用使呼吸功减少、呼吸困难程度减轻,同时由于呼吸肌能力的提高对咳嗽、排痰等气道清除功能加强,还有助于药物吸入治疗,以及对呼吸机撤离的辅助作用;剂量以 5 mg/kg 于 30 分钟静脉滴注使达有效血浓度,继以 0.5～0.6 mg/(kg·h)静脉滴注维持有效剂量,在应用中注意对心率、心律的影响,及时酌情减量和停用。

COPD、肺心病呼吸衰竭合并左心功能不全、肺水肿的患者,应先用强心利尿剂使肺水肿消退以改善肺顺应性,用抗生素控制感染以改善气道阻力,再使用呼吸兴奋剂才可取得改善呼吸功能的较好疗效。否则,呼吸兴奋剂虽可兴奋呼吸,但增加 PaO_2 有限,且呼吸功耗氧和生成二氧化碳量增多,反使呼吸衰竭加重。此种患者亦应不用增加心率和影响心律的茶碱类和较大剂量的都可喜,小剂量都可喜(<1.5 mg/kg)静脉滴注后即可达血药峰值,增强通气不好部位的缺氧性肺血管收缩,和增加通气好的部位肺血流,从而改善换气使 PaO_2 增高,且此种剂量很少发生不良反应,但剂量大于 1.5 mg/kg 可致全部肺血管收缩,且使肺动脉压增高、右心负荷增大。

不宜使用呼吸兴奋剂的情况。①使用肌肉松弛剂维持机械通气者:如破伤风肌强直时、有意识打掉自主呼吸者。②周围性呼吸肌麻痹者:多发性神经根神经炎、严重重症肌无力、高颈髓损伤所致呼吸肌无力、全脊髓麻痹等。③自主呼吸频率>20 次/分,而潮气量不足者:呼吸频率能够增快,说明呼吸中枢对缺氧或二氧化碳潴留的反应性较强,若使用呼吸兴奋剂不但效果不佳,而且加速呼吸肌疲劳。④中枢性呼吸衰竭的早期:如安眠药中毒早期。⑤患者精神兴奋、癫痫频发者。⑥呼吸兴奋剂慎用于缺血性心脏病、哮喘状态、严重高血压及甲亢患者。

2.机械通气

符合下述条件应实施机械通气:①经积极治疗后病情仍继续恶化。②意识障碍。③呼吸形式严重异常,如呼吸频率>35～40 次/分或<6～8 次/分,或呼吸节律异常,或自主呼吸微弱或消失。④血气分析提示严重通气和/或氧合障碍:PaO_2<6.7 kPa(50 mmHg),尤其是充分氧疗后仍<6.7 kPa(50 mmHg)。⑤$PaCO_2$ 进行性升高,pH 动态下降。

机械通气初始阶段,可给高 FiO_2(100%)以迅速纠正严重缺氧,然后依据目标 PaO_2、PEEP 水平、平均动脉压水平和血流动力学状态,酌情降低 FiO_2 至 50%以下。设法维持 SaO_2>90%,

若不能达到上述目标,即可加用 PEEP、增加平均气道压,应用镇静剂或肌松剂。若适当 PEEP 和平均动脉压可以使 $SaO_2 > 90\%$,应保持最低的 FiO_2。

正压通气相关的并发症包括呼吸机相关肺损伤、呼吸机相关肺炎、氧中毒和呼吸机相关的膈肌功能不全。

(四)抗感染治疗

呼吸道感染是呼吸衰竭最常见的诱因。建立人工气道机械通气和免疫功能低下的患者易反复发生感染。如呼吸道分泌物引流通畅,可根据痰细菌培养和药物敏感试验结果,选择有效的抗生素进行治疗。

(五)营养支持

呼吸衰竭患者因摄入能量不足、呼吸做功增加、发热等因素,机体处于负代谢,出现低蛋白血症,降低机体的免疫功能,使感染不宜控制,呼吸肌易疲劳不易恢复。可常规给予高蛋白、高脂肪和低碳水化合物,以及多种维生素和微量元素,必要时静脉内高营养治疗。

(刘　伟)

第九节　恶性胸腔积液

恶性胸腔积液又称癌性胸膜炎,按病因可分为胸膜的原发肿瘤和转移性肿瘤两大类。恶性胸腔积液占胸腔积液的 $25\% \sim 39\%$,胸腔积液中渗出液的 77% 为恶性肿瘤所致。估计约有 50% 的癌症患者在其病程中可发生恶性胸腔积液,老年患者的胸腔积液约有 90% 为恶性胸腔积液,中年人约为 60%,青年人仅为 2% 左右。

恶性胸腔积液常为晚期恶性肿瘤的并发症,有时是患者的首发症状。引起恶性胸腔积液最常见的肿瘤是肺癌、乳腺癌和淋巴瘤,三者共占 75%,其次是卵巢癌、胃癌、肉瘤、结肠癌。50% 以上的肺癌患者可发生恶性胸腔积液,有 $7\% \sim 15\%$ 的恶性胸腔积液患者无法明确原发病灶。

胸膜腔是胸膜脏层和壁层之间的密闭间隙。在正常情况下,胸腔中可含有 $10 \sim 20$ mL 液体,起润滑作用。然而每天进入胸腔的液体总量多达 $5 \sim 10$ L,其中 $80\% \sim 90\%$ 被肺静脉毛细血管和胸膜表面重吸收,余下的 $10\% \sim 20\%$ 被淋巴系统吸收,其产生与吸收处于动态平衡。任何病理因素的产生过多和吸收减少,都会引起胸腔积液。恶性胸腔积液的原因较多,主要有三方面:①肿瘤累及胸膜表面可引起通透性增加,进入胸腔的液体和蛋白增加,则产生渗出性胸腔积液。②纵隔淋巴结转移、肿瘤转移造成胸膜淋巴管阻塞,使胸膜淋巴引流减少,也可形成胸腔积液。③肿瘤分泌的调节物质使血管通透性增高。

恶性肿瘤发生的胸腔积液也可能与肿瘤胸膜转移无直接关系,如支气管阻塞和肺不张,可导致胸腔内负压增加,使液体渗出增加而形成胸腔积液;恶性肿瘤阻塞胸导管,引起胸腔淋巴回流障碍,产生乳糜胸腔积液;肺栓塞、上腔静脉压迫综合征及手术、化疗、放疗并发症等均可导致胸腔积液;恶性肿瘤慢性消耗导致低蛋白血症,可引起漏出性胸腔积液。

一、临床表现

由于恶性胸腔积液的病因及积液速度不同,其发病症状可呈隐匿或暴发性表现,约有 25%

的患者无症状,只有通过影像学检查才能被发现。

（一）咳嗽气喘

临床症状主要为呼吸系统症状,呼吸困难和干咳是最常见的两类症状。

（二）胸痛胸闷

某些患者可有胸部钝性酸痛、胸膜炎样疼痛、胸闷、疲乏等。

（三）呼吸困难

少量胸腔积液可以无明显症状,胸腔积液量产生越多越快则症状越重,甚至出现呼吸困难、端坐呼吸、发绀。

（四）血性胸腔积液

恶性胸腔积液绝大多数为血性,血性胸腔积液中80％以上为恶性,多数生长迅速。

（五）全身症状

疾病后期可出现虚弱、汗出、胸痛、全身不适或伴有发热等症状。

（六）影像检查

X线检查后前位和侧位胸片可证实胸腔有无积液,卧位片有助于明确胸腔积液是否移动或有无分隔。若怀疑存在分隔,可进行胸部CT扫描或B超检查以明确分隔部位。X线检查可能无法检测出少于30 mL的积液,但胸腔积液量＞50 mL时则敏感性可达100％。对于少量或存在分隔的胸腔积液实施B超检查可提高检出率和胸腔穿刺成功率。而与X线检查、B超相比,CT扫描可对胸膜增厚与胸腔积液进行鉴别。

恶性胸腔积液判定标准:积液在X线平片上低于第5前肋水平为少量积液;在第2～5前肋水平为中等量积液;第2前肋水平以上为大量积液。

二、治疗原则

恶性胸腔积液一旦确诊,应积极采用局部治疗和全身治疗。

（一）局部治疗

恶性胸腔积液一旦诊断明确,应积极对症治疗,尤其是对胸腔积液增长迅速、积液量较大的患者,如不及时治疗,可造成患者呼吸困难,危及生命。

（二）全身治疗

对恶性胸腔积液的治疗,既要考虑原发肿瘤的病理特点,又要结合转移癌的状况来选择全身化疗、抽放胸腔积液及局部化疗。如是恶性淋巴瘤、小细胞肺癌则对全身化疗敏感,应首选全身化疗;对其他恶性肿瘤引起的恶性胸腔积液,多采用胸腔局部化疗或双路径化疗。临床上经常见到,首发病症为胸腔积液,原发灶不明而又高度怀疑为恶性胸腔积液,但又尚未找到肿瘤细胞的情况,对此类患者也应进行有效的胸腔局部治疗。

三、治疗措施

（一）结合原发癌治疗

一旦确诊为恶性胸腔积液,即应采用全身化疗或局部化疗,恶性淋巴瘤、小细胞肺癌对全身化疗敏感,应首选全身化疗;对其他恶性肿瘤引起恶性胸腔积液,多采用胸腔局部化疗或双路径化疗。

(二)胸穿抽液

胸腔穿刺放液是临床最常使用的局部治疗手段,既可暂时缓解症状,同时也是恶性胸腔积液明确诊断的常用方法,还可同时进行胸腔局部化疗或生物治疗。一般每次抽液750~1 000 mL,可使症状缓解,但是3~7天后胸腔积液又复重聚,97%的患者在一个月内胸腔积液重聚又恢复到以前水平,反复抽放胸腔积液可使蛋白大量丢失,每100 mL胸腔积液中含有4 g蛋白,所以抽放胸腔积液要注意掌握节奏,补充人体清蛋白,重视全面综合治疗,尽量延缓胸腔积液的发展。反复胸腔穿刺抽放胸腔积液,易并发感染、气胸、支气管胸膜瘘及包裹性积液等,目前临床不主张采用单纯的胸腔穿刺抽液的方法治疗恶性胸腔积液。

胸腔闭式引流是目前临床常用,也是推荐治疗恶性胸腔积液的方法。一般在置管引流24~48小时可将积液排尽。当24小时引流总量<250 mL时才予停止引流。

(三)胸腔内局部化疗

胸腔积液引流后,胸腔内注入化疗药物,以达到抑制胸腔积液生长的效果,其客观有效率可达50%~60%,常用化疗药物为5-FU(750~1 000 mg)、MMC(8~10 mg)、DDP(40~80 mg)、PYM(40~60 mg)、ADM(30~60 mg)、TSPA(30 mg)、HCPT(10~20 mg)等。

或采用博来霉素30~40 mg/m^2,胸腔内注射。如第1次给药后5~7天胸腔积液未控制,可再次抽胸腔积液并注入药物。

博来霉素是治疗恶性胸腔积液最有效的药物之一,有效率为63%~85%。注入药物之前,先实施胸腔置管引流,尽量排净胸腔积液,然后注入药物。博来霉素治疗恶性胸腔积液的优点:①无骨髓抑制及免疫抑制作用。②缓解期较长,局部刺激轻。③腔内给药对肺组织几乎无毒性。④不影响患者同时接受联合化疗。

不良反应有发热,发生率为4%~20%,通常体温不超过38 ℃,数小时即可能自行消失,个别患者需要口服解热镇痛药。2%~16%的患者药后出现胸痛。个别患者出现皮疹及胃肠道反应,无须特殊处理。

(四)生物效应调节剂治疗

胸腔内给予生物反应调节剂,如白细胞介素-2、干扰素、香菇多糖、短小棒状杆菌、胞必佳等,临床效果也较满意。

1.白细胞介素-2(IL-2)

胸腔内注射100万~300万单位/次,每周注射1次,连用2~4次。

注入药物之前,先实施胸腔穿刺抽液或胸腔引流,应尽量将胸腔积液排放干净,将白细胞介素-2溶解于10~20 mL生理盐水中,然后将药物注入胸腔。胸腔内给药前半小时可肌内注射异丙嗪25 mg、口服解热镇痛药物如吲哚美辛25 mg,以减轻胸腔给药后引起的寒战、发热等不良反应。原则上不使用地塞米松,以避免降低白介素-2的疗效。

2.干扰素 α-2b(IFNα-2b)

胸腔内注射50×10^{6}单位/次,每周注射1次,连用2~4次。

干扰素胸腔内给药前可口服对乙酰氨基酚650 mg,腔内给药后6小时再口服1次。干扰素的不良反应主要见流感样症状、胸痛,偶见低血压。其他的不良反应有肝功能损害和骨髓抑制。干扰素局部给药较全身给药耐受性好,不良反应一般不严重。

3.胞必佳(N2CWS)

每次600 μg溶于生理盐水20 mL,胸腔内注射。每2天1次,连用4周。

胞必佳(红色诺卡菌细胞壁骨架,N2CWS)是一种由红色诺卡菌提取的含有调节免疫功能的物质,经临床证实对恶性胸腔积液具有较好的疗效,不良反应轻。对照组的有效率为53%,不良反应较重。

(五)粘连剂治疗

胸腔内注入粘连剂可使脏层和壁层胸膜粘连,达到姑息治疗的目的。粘连剂主要有以下几类:①生物制剂,包括细菌制剂,如链球菌制剂,此类药物见效快,疗效高,可达80%,但患者的反应大,常伴发热症状,因此须与地塞米松联合应用。短小棒状杆菌,其安全性相对较好。②抗生素类,如四环素。③化疗药物,包括PDD、ADM等。如果肿瘤对化疗敏感,化疗处理胸腔积液的疗效会更好。④其他如米帕林、滑石粉等。参见表7-11。

表 7-11 化疗药物和生物反应调节剂作为胸膜粘连剂的疗效评价

药物	有效率(%)	不良反应
博来霉素	64	发热、恶心、呕吐,偶见全身反应
阿霉素	47	恶心、疼痛、发热
米托蒽醌	62	骨髓抑制
顺铂	27	骨髓抑制
阿糖胞苷	27	骨髓抑制
依托泊苷	???	骨髓抑制
氟尿嘧啶	66	骨髓抑制
丝裂霉素	41	疼痛、发热
白细胞介素-2(IL-2)	48	发热
肿瘤坏死因子	87	流感样症状

化学硬化剂中疗效较好的是医用滑石粉,治疗有效率为80%～93%,发热和疼痛发生率分别为16%和7%。临床上可通过胸管给予滑石粉浆或胸腔镜喷洒滑石粉,两种方法的有效率无显著差别,但后者导致的痛苦感更小,患者易耐受,也较安全;对原发性肺癌和乳腺癌的治疗有效率较高。

多西环素治疗有效率为72%,疼痛发生率40%。博来霉素治疗有效率为64%,疼痛、发热和恶心发生率分别为28%、24%和11%,治疗费用较高。

(六)重组人血管内皮抑素治疗

恩度每次40～60 mg,胸腔内注射,每周注射1次,连用4次。

恶性浆膜腔积液的形成,与VEGF有着密切的联系,因此通过抑制VEGF来治疗恶性浆膜腔积液,具有坚实的理论基础。恩度腔内给药的剂量、频率和疗程,目前尚无明确的标准,临床报道多为小样本,剂量为每次15～60 mg,以每次60 mg居多;频率为1次/3周至2次/周不等。但以每周1次居多;疗程基本为2～4周期;当与化疗药物联合腔内给药时,有序贯应用,也有同时给药,各自依据有限的临床经验使用,还缺乏高级别的循证医学证据。

(七)放射治疗

如纵隔肿瘤或淋巴结肿大引起的中心性胸腔积液,尤其是对放疗敏感的恶性淋巴瘤或中央型肺癌,可获得较好疗效,有报道纵隔放疗能使68%的恶性淋巴瘤患者及50%的转移患者的乳糜胸受到控制。

放射性同位素为^{198}Au、^{32}P等也可行胸腔内放射治疗,可使胸膜间皮细胞和小血管硬化,尚可杀死恶性肿瘤细胞,但存在衰减剂量不容易掌握和放射防护等问题,临床应用不普遍。

四、预后

恶性胸腔积液的预后较差,存活时间一般在 4～12 个月,3 个月病死率为 65%,6 个月为84%。以恶性胸腔积液为首发症状患者平均存活时间约为 10 个月。其具体预后与患者全身状况、原发肿瘤类型、肿瘤负荷及胸腔积液生长速度有关。如乳腺癌伴有恶性胸腔积液,生存期平均可在一年以上;肺癌伴发恶性胸腔积液生存期很少超过 6 个月;卵巢癌和胃肠道肿瘤伴有恶性胸腔积液,平均生存期为 6 个月到 1 年;非霍奇金淋巴瘤伴恶性胸腔积液,平均生存期为 40 个月,而有持续性恶性胸腔积液,则生存期较短,为 6 个月。

（刘　伟）

第八章

消化系统危重症

第一节　急性上消化道出血

一、概论

急性上消化道出血是指屈氏韧带以上的食管、胃、十二指肠和胰管、胆管病变引起的急性出血,胃空肠吻合术后吻合口附近的空肠上段病变所致出血也属这一范围。临床表现为呕血、黑便、血便等。当出血量在短时间内超过 1 000 mL 或超过循环血量的 20％时,可引起周围循环障碍,严重者可危及生命。

(一)病因

上消化道疾病和全身性疾病均可引起上消化道出血,临床上最常见的病因是消化性溃疡、食管胃底静脉曲张破裂、急性胃黏膜损害及胃癌。糜烂性食管炎、食管贲门黏膜撕裂综合征引起的出血也不少见。

1.食管疾病

食管静脉曲张、食管贲门黏膜撕裂症(Mallory-Weiss综合征)、糜烂性食管炎、食管癌。

2.胃部疾病

胃溃疡、急性胃黏膜损害、胃底静脉曲张、门静脉高压性胃黏膜损害、胃癌、胃息肉。

3.十二指肠疾病

溃疡、十二指肠炎、憩室。

4.邻近器官疾病

胆管出血(胆石症、肝胆肿瘤等)、胰腺疾病(假性囊肿、胰腺癌等)、主动脉瘤破裂入上消化道。

5.全身性疾病

血液病(白血病、血小板减少性紫癜等)、尿毒症、血管性疾病(遗传性出血性毛细血管扩张症等)。

(二)诊断

1.临床表现特点

(1)呕血与黑便:是上消化道出血的直接证据。幽门以上出血且出血量大者常表现为呕血。

呕出鲜红色血液或血块者表明出血量大、速度快,血液在胃内停留时间短。若出血速度较慢,血液在胃内经胃酸作用后变性,则呕吐物可呈咖啡样。幽门以下出血表现为黑便,但如出血量大而迅速,幽门以下出血也可以反流到胃腔而引起恶心、呕吐,表现为呕血。黑便的颜色取决于出血的速度与肠道蠕动的快慢。粪便在肠道内停留的时间短,可排出暗红色的粪便。反之,空肠、回肠,甚至右半结肠出血,如在肠道中停留时间长,也可表现为黑便。

(2)失血性外周循环衰竭:急性外周循环衰竭是急性失血的后果,其程度的轻重与出血量及速度有关。少量出血可因机体的代偿机制而不出现临床症状。中等量以上出血常表现为头晕、心悸、口渴、冷汗、烦躁及昏厥。体检可发现面色苍白、皮肤湿冷、心率加快、血压下降。大量出血者可在黑便排出前出现晕厥与休克,应与其他原因引起的休克鉴别。老年人大量出血可引起心、脑方面的并发症,应引起重视。

(3)氮质血症:上消化道出血后常出现血中尿素氮浓度升高,24～28小时达高峰,一般不超过14.3 mmol/L(40 mg/dL),3～4天降至正常。若出血前肾功能正常,出血后尿素氮浓度持续升高或下降后又再升高,应警惕继续出血或止血后再出血的可能。

(4)发热:上消化道出血后,多数患者在24小时内出现低热,但一般不超过38 ℃,持续3～5天降至正常。引起发热的原因尚不清楚,可能与出血后循环血容量减少,周围循环障碍,导致体温调节中枢的功能紊乱,再加以贫血的影响等因素有关。

2.实验室及其他辅助检查特点

(1)血常规:红细胞及血红蛋白在急性出血后3～4小时开始下降,血细胞比容也下降。白细胞稍有反应性升高。

(2)隐血试验:呕吐物或黑便隐血反应呈强阳性。

(3)血尿素氮:出血后数小时内开始升高,24～28小时达高峰,3～4天降至正常。

3.诊断与鉴别诊断

根据呕血、黑便和血容量不足的临床表现,以及呕吐物、黑便隐血反应呈强阳性,红细胞计数和血红蛋白浓度下降的实验室证据,可做出消化道出血的诊断。下面几点在临床工作中值得注意。

(1)上消化道出血的早期识别:呕血及黑便是上消化道出血的特征性表现,但应注意部分患者在呕血及黑便前即出现急性周围循环衰竭的征象,应与其他原因引起的休克或内出血鉴别。及时进行直肠指检可较早发现尚未排出体外的血液,有助于早期诊断。

呕血和黑便应和鼻出血、拔牙或扁桃体切除术后吞下血液鉴别,通过询问发病过程与手术史不难加以排除。进食动物血液、口服铁剂、铋剂及某些中药,也可引起黑色粪便,但均无血容量不足的表现与红细胞、血红蛋白降低的证据,可以借此加以区别。呕血有时尚需与咯血鉴别,支持咯血的要点是:①患者有肺结核、支气管扩张、肺癌、二尖瓣狭窄等病史。②出血方式为咯出,咯出物呈鲜红色,有气泡与痰液,呈碱性。③咯血前有咳嗽、喉痒、胸闷、气促等呼吸道症状。④咯血后通常不伴黑便,但仍有血丝痰。⑤胸部X线片通常可发现肺部病灶。

(2)出血严重程度的估计:由于出血大部分积存于胃肠道,单凭呕出或排出量估计实际出血量是不准确的。根据临床实践经验,下列指标有助于估计出血量。出血量每天超过5 mL时,粪便隐血试验则可呈阳性;当出血量超过60 mL,可表现为黑便;呕血则表示出血量较大或出血速度快。若出血量在500 mL以内,由于周围血管及内脏血管的代偿性收缩,可使重要器官获得足够的血液供应,因而症状轻微或者不引起症状。若出血量超过500 mL,可出现全身症状,如头晕、心悸、乏力、出冷汗等。若短时间内出血量>1 000 mL,或达全身血容量的20%时,可出现循环衰竭表现,如四肢厥冷、少尿、晕厥等,此时收缩压可<12.0 kPa(90 mmHg)或较基础血压下降25%,心率>120次/分,血红蛋白<70 g/L。事实上,当患者体位改变时出现血压下降及心率加快,说明患者血容量明显不足、出血量较大。因此,仔细测量患者卧位与直立位的血压与心率,对估计出血量很有帮助。另外,应注意不同年龄与体质的患者对出血后血容量不足的代偿功能相差很大,因而相同出血量在不同患者引起的症状也有很大差别。

(3)出血是否停止的判断:上消化道出血经过恰当的治疗,可于短时间内停止出血。但由于肠道内积血需经数天(约3天)才能排尽,因此不能以黑便作为判断继续出血的指征。临床上出现以下情况应考虑继续出血的可能:①反复呕血,或黑便次数增多,粪质转为稀烂或暗红。②周围循环衰竭经积极补液输血后未见明显改善。③红细胞计数、血红蛋白测定与血细胞比容继续下降,网织红细胞持续增高。④在补液与尿量足够的情况下,血尿素氮持续或再次增高。

一般来讲,一次出血后48小时以上未再出血,再出血的可能性较小。而过去有多次出血史,本次出血量大或伴呕血,24小时内反复大出血,出血原因为食管胃底静脉曲张破裂、有高血压病史或有明显动脉硬化者,再出血的可能性较大。

(4)出血的病因诊断:过去病史、症状与体征可为出血的病因诊断提供重要线索,但确诊出血原因与部位需靠器械检查。①内镜检查:是诊断上消化道出血最常用与准确的方法。出血后24~48小时的紧急内镜检查价值更大,可发现十二指肠降部以上的出血灶,尤其对急性胃黏膜损害的诊断更具意义,因为该类损害可在几日内愈合而不留下痕迹。有报道,紧急内镜检查可发现约90%的出血原因。在紧急内镜检查前需先补充血容量,纠正休克。一般认为患者收缩压>12.0 kPa(90 mmHg)、心率<110次/分、血红蛋白浓度≥70 g/L时,进行内镜检查较为安全。若有活动性出血,内镜检查前应先插鼻胃管,抽吸胃内积血,并用生理盐水灌洗至抽吸物清亮,然后拔管行胃镜检查,以免积血影响观察。②X线钡餐检查:上消化道出血患者何时行钡餐检查较合适,各家有争论。早期活动性出血期间胃内积血或血块影响观察,且患者处于危急状态,需要进行输血、补液等抢救措施而难以配合检查。早期行X线钡餐检查还有引起再出血之虞,因此目前主张X线钡餐检查最好的出血停止和病情稳定数天后进行。③选择性腹腔动脉造影:若上述检查未能发现出血部位与原因,可行选择性肠系膜上动脉造影。若有活动性出血,且出血速度>0.5 mL/min时,可发现出血病灶。可同时行栓塞治疗而达到止血的目的。④胶囊内镜:用于常规胃、肠镜检查无法找到出血灶的原因未明消化道出血患者,是近年来主要用于小肠疾病检查的新技术。国内外已有较多胶囊内镜用于不明原因消化道出血检查的报道,病灶检出率在50%~75%,显性出血者病变检出率高于隐性出血者。胶囊内镜检查的优点是无创、患者容易接受,可提示活动性出血的部位。缺点是胶囊内镜不能操控,对病灶的暴露有时不理想,也不能取病理活检。⑤小肠镜:推进式小肠镜可窥见Treitz韧带远端约100 cm的空肠,对不明原因消化道出血的病因诊断率可达40%~65%。该检查需用专用外套管,患者较痛苦,有一定的并发症发生率。近年应用于临床的双气囊小肠镜可检查全小肠,大大提高了不明原因消化道出血的病因诊断率。据国内外报道双气囊全小肠镜对不明原因消化道出血的病因诊断率在60%~77%。双气囊全小肠镜的优势在于能够对可疑病灶进行仔细观察、取活检,且可进行内镜下止血治疗,如氩离子凝固术、注射止血术或息肉切除术等。对原因未明的消化道出血患者有条件的医院应尽早行全小肠镜检查。⑥放射性核素[99mTc]标记红细胞扫描注射[99mTc]标记红细胞后,连续扫描10~60分钟,如发现腹腔内异常放射性浓聚区则视为阳性。可依据放射性浓聚区所在部位及其在胃肠道的移动来判断消化道出血的可能部位,适用于怀疑小肠出血的患者,也可作为选择性腹腔动脉造影的初筛方法,为选择性动脉造影提供依据。

(三)治疗

上消化道出血病情急,变化快,严重时可危及患者生命,应采取积极措施进行抢救。这里叙述各种病因引起的上消化道出血的治疗的共同原则。

1.抗休克

上消化道出血的初步诊断一经确立,则抗休克、迅速补充血容量应放在一切医疗措施的首位,不应忙于进行各种检查。可选用生理盐水、林格液、右旋糖酐或其他血浆代用品。出血量较大者,特别是出现循环衰竭者,应尽快输入足量同型浓缩红细胞或全血。出现下列情况时有紧急输血指征:①患者改变体位时出现晕厥。②收缩压<12.0 kPa(90 mmHg)。③血红蛋白浓度<70 g/L。对于肝硬化食管胃底静脉曲张破裂出血者应尽量输入新鲜血,且输血量适中,以免门静脉压力增高导致再出血。

2.迅速提高胃内酸碱度

当胃内 pH 提高至 5 时,胃内胃蛋白酶原的激活明显减少,活性降低。而 pH 升高至 7 时,则胃内的消化酶活性基本消失,对出血部位凝血块的消化作用消失,起到协助止血的作用。自身消化作用的减弱或消失,对溃疡或破损部位的修复也起促进作用,有利于出血病灶的愈合。

3.止血

根据不同的病因与具体情况,因地制宜选用最有效的止血措施。

4.监护

严密监测病情变化,患者应卧床休息,保持安静,保持呼吸道通畅,避免呕血时血阻塞呼吸道而引起窒息。严密监测患者的生命体征,如血压、脉搏、呼吸、尿量及神志变化。观察呕血及黑便情况,定期复查红细胞数、血红蛋白浓度、血细胞比容。必要时行中心静脉压测定。对老年患者根据具体情况进行心电监护。

留置鼻胃管可根据抽吸物颜色监测胃内出血情况,也可通过胃管注入局部止血药物,有助于止血。

二、消化性溃疡出血

胃及十二指肠溃疡出血占全部上消化道出血病因的 50% 左右。

(一)诊断

(1)根据本病的慢性过程、周期性发作及节律性上腹痛,一般可做出初步诊断。出血前上腹部疼痛常加重,出血后可减轻或缓解。应注意约 15% 患者可无上腹痛病史,而以上消化道出血为首发症状。也有部分患者虽有上腹部疼痛症状,但规律性并不明显。

(2)胃镜检查常可发现溃疡灶。对无明显病史、诊断疑难或有助于治疗时,应争取行紧急胃镜检查。若有胃镜检查禁忌证或无条件行胃镜检查,可于出血停止后数天行 X 线钡餐检查。

(二)治疗

治疗原则与上述相同。一般少量出血经适当内科治疗后可于短期内止血,大量出血则应引起高度重视,宜采取综合治疗措施。

1.饮食

目前不主张过分严格的禁食。若患者无呕血或明显活动性出血的征象,可予流质饮食,并逐渐过渡到半流质饮食。但若患者有频繁呕血或解稀烂黑便,甚至暗红色血便,则主张暂时禁食,直至活动性出血停止才予进食。

2.提高胃内 pH 的措施

主要措施是静脉内使用抑制胃酸分泌的药物。静脉使用质子泵抑制剂如奥美拉唑首剂 80 mg,然后每 12 小时 40 mg 维持。国外有报道首剂注射 80 mg 后以每小时 8 mg 的速度持续静脉滴注,认为可稳定提高胃内 pH,提高止血效果。当活动性出血停止后,可改口服治疗。

3.内镜下止血

内镜下止血是溃疡出血止血的首选方法,疗效肯定。常用方法包括注射疗法,在出血部位附近注射 1∶10 000 肾上腺素溶液,热凝固方法(电极、热探头、氩离子凝固术等)。目前主张首选热凝固疗法或联合治疗,即注射疗法加热凝固方法,或止血类加注射疗法。可根据条件及医师经验选用。

4.手术治疗

经积极内科治疗仍有活动性出血者,应及时邀请外科医师会诊。手术治疗仍是消化性溃疡出血治疗的有效手段,其指征为:①严重出血经内科积极治疗仍不止血,血压难以维持正常,或血压虽已正常,但又再次大出血的。②以往曾有多次严重出血,间隔时间较短后又再次出血的。③合并幽门梗阻、穿孔,或疑有癌患者。

三、食管胃底静脉曲张破裂出血

食管胃底静脉曲张破裂出血为上消化道出血常见病因,出血量往往较大,病情凶险,病死率较高。

(一)诊断

(1)起病急,出血量往往较大,常有呕血。

(2)有慢性肝病史。若发现黄疸、蜘蛛痣、肝掌、腹壁静脉曲张、脾大、腹水等有助于诊断。

(3)实验室检查可发肝功能异常,特别是白/球蛋白比例倒置、凝血酶原时间延长、血清胆红素增高。血常规检查有红细胞、白细胞及血小板计数减少等脾功能亢进表现。

(4)胃镜检查或食管吞钡检查发现食管静脉曲张。

值得注意的是,有不少的肝硬化消化道出血原因不是食管胃底静脉曲张破裂出血所致,而是急性胃黏膜糜烂或消化性溃疡。急诊胃镜检查对出血原因部位的诊断具有重要意义。

(二)治疗

除按前述紧急治疗、输液及输血抗休克、使用抑制胃酸分泌药物外,下列方法可根据具体情况选用。

1.药物治疗

药物治疗是各种止血治疗措施的基础,在建立静脉通路后即可使用,为后续的各种治疗措施创造条件。

(1)生长抑素及其类似物:可降低门静脉压力。国内外临床试验表明,该类药物对控制食管胃底曲张静脉出血有效,止血有效率在 70%～90%,与气囊压迫相似。目前供应临床使用的有 14 肽生长抑素,用法是首剂 250 μg 静脉注射,继而 3 mg 加入 5% 葡萄糖液 500 mL 中,250 μg/h 连续静脉滴注,连用 3～5 天。因该药半减期短,若输液中断超过 3 分钟,需追加 250 μg 静脉注射,以维持有效的血药浓度。奥曲肽是一种合成的 8 肽生长抑素类似物,具有与 14 肽相似的生物学活性,半减期较长。其用法是奥曲肽首剂 100 μg 静脉注射,继而 600 μg,加入 5％葡萄糖液 500 mL 中,以 25～50 μg/h 速度静脉滴注,连用 3～5 天。生长抑素治疗食管静脉曲张破裂出血止血率与气囊压迫相似,其最大的优点是无明显的不良反应。在硬化治疗前使用有利于减少活动性出血,使视野清晰,便于治疗。硬化治疗后再静脉滴注一段时间可减少再出血的机会。

(2)血管升压素:作用机制是通过对内脏血管的收缩作用,减少门静脉血流量,降低门静脉及其侧支的压力,从而控制食管、胃底静脉曲张破裂出血。目前推荐的疗法是 0.2 U/min,持续静脉滴注,视治疗反应,可逐渐增加剂量,至 0.4 U/min。如出血得到控制,应继续用药 8～12 小时,然后停药。如果治疗 4～6 小时后仍不能控制出血,或出血一度中止而后又复发,应及时改用其他疗法。由于血管升压素具有收缩全身血管的作用,其不良反应包括血压升高、心动过缓、心律失常、心绞痛、心肌梗死、缺血性腹痛等。

目前主张在使用血管升压素同时使用硝酸甘油,以减少前者引起的全身不良反应,取得良好效果,尤以有冠心病、高血压病史者效果更好。具体用法是在应用血管升压素后,舌下含服硝酸甘油 0.6 mg,每30 分钟 1 次。也有主张使用硝酸甘油 40～400 μg/min 静脉滴注,根据患者血压调整剂量。

2.内镜治疗

(1)硬化栓塞疗法(EVS):在有条件的医疗单位,EVS 为当今控制食管静脉曲张破裂出血的首选疗法。多数报道 EVS 紧急止血成功率超过 90％,EVS 治疗组出血致死率较其他疗法明显降低。

适应证:一般来说,不论什么原因引起的食管静脉曲张破裂出血,均可考虑行 EVS,下列情况下更是 EVS 的指征:重度肝功能不全、储备功能低下如 Child C 级、低血浆蛋白质、血清胆红素升高的病例;合并有心、肺、脑、肾等重要器官疾病而不宜手术者;合有预后不良或无法切除之恶性肿瘤者,尤以肝癌为常见;已行手术治疗而再度出血,不可再次手术治疗,而常规治疗无效者;经保守治疗(包括三腔二囊管压迫)无效者。

禁忌证:有效血容量不足,血循环状态尚不稳定者;正在不断大量呕血者,因为行 EVS 可造成呼吸道误吸,加上视野不清也无法进行治疗操作;已濒临呼吸衰竭者,由于插管可加重呼吸困难,甚至呼吸停止;肝性脑病或其他原因意识不清无法合作者;严重心律失常或新近发生心肌梗死者;出血倾向严重,虽然内科纠正治疗,但仍远未接近正常者;长期用三腔二囊管压迫,可能造成较广泛的溃疡及坏死者,EVS 疗效常不满意。

硬化剂的选择:常用的硬化剂有下列几种。乙氧硬化醇(AS):主要成分为表面麻醉剂聚多卡醇与乙醇;AS 的特点是对组织损伤作用小,有较强的致组织纤维作用,黏度低,可用较细的注射针注入,是一种比较安全的硬化剂;AS 可用于血管旁与血管内注射,血管旁每点 2～3 mL,每条静脉内 4～5 mL,每次总量不超过 30 mL;乙醇胺油酸酯(EO):以血管内注射为主,因可引起较明显的组织损害,每条静脉内不超过 5 mL,血管旁每点不超过 3 mL,每次总量不超过 20 mL;十四羟基硫酸钠(TSS):据报道硬化作用较强,止血效果好,用于血管内注射;纯乙醇:以血管内注射为主,每条静脉不超过 1 mL,血管外每点不超过 0.6 mL;鱼肝油酸钠:以血管内注射为主,每条静脉 2～5 mL,总量不超过 20 mL。

术前准备:补充血容量,纠正休克;配血备用;带静脉补液进入操作室;注射针充分消毒,检查内镜、注射针、吸引器性能良好;最好使用药物先控制出血,使视野清晰,便于选择注射点。

操作方法:按常规插入胃镜,观察曲张静脉情况,确定注射部位。在齿状线上 2～3 cm 穿刺出血征象和出血最明显的血管,注入适量(根据不同硬化剂决定注射量)硬化剂。每次可同时注射 1～3 条血管,但应在不同平面注射(相隔 3 cm),以免引起术后吞咽困难。也有人同时在出血静脉或曲张最明显的静脉旁注射硬化剂,以达到直接压迫作用,继而化学性炎症、血管旁纤维结缔组织增生,使曲张静脉硬化。每次静脉注射完毕后退出注射针,用附在镜身弯曲部的止血气囊或直接用镜头压迫穿刺点 1 分钟,以达到止血的目的。若有渗血,可局部喷洒凝血酶或 25% 孟氏液,仔细观察无活动性出血后出镜。

术后治疗:术后应继续卧床休息,密切注意出血情况,监测血压等生命指征,禁食 24 小时,补液,酌情使用抗生素,根据病情继续使用降低门静脉压力的药物。首次治疗止血成功后,应在 1～2 周后进行重复治疗,直至曲张静脉完全消失或只留白色硬索状血管,多数病例施行 3～5 次治疗后可达到此目的。

并发症:较常见的并发症有:出血:在穿刺部位出现渗血或喷血,可在出血处再补注 1～2 针,可达到止血作用;胸痛、胸腔积液和发热:可能与硬化剂引起曲张静脉周围炎症、管溃疡、纵隔炎、胸膜炎的发生有关;食管溃疡和狭窄;胃溃疡及出血性胃炎:可能与 EVS 后胃血流淤滞加重、应激、从穿刺点溢出的硬化剂对胃黏膜的直接损害有关。

(2)食管静脉曲张套扎术(EVL):适应证、禁忌证与 EVS 大致相同。其操作要点是在内镜直视下把曲张静脉用负压吸引入附加在内镜前端特制的内套管中,然后通过牵拉引线,使内套管沿外套管回缩,把原放置在内套管上的特制橡皮圈套入已被吸入内套管内的静脉上,阻断曲张静脉的血流,起到与硬化剂栓塞相同的效果。每次可套扎 5～10 个部位。和 EVS 相比,两者止血率相近,可达 90% 左右。其优点是 EVL 不引起注射部位出血和系统并发症,值得进一步推广。

3.三腔二囊管

三腔二囊管压迫是传统的有效止血方法,其止血成功率在 44%～90%,由于存在一定的并发症,目前大医院已较少使用。主要用于药物效果不佳,暂时无法进行内镜治疗者,也适用于基层单位不具备内镜治疗的技术或条件者。

(1)插管前准备:①向患者说明插管的必要性与重要性,取得其合作。②仔细检查三腔管各通道是否通畅,气囊充气后作水下检查有无漏气,同时测量气囊充气量,一般胃囊注气 200～300 mL[用血压计测定内压,以 5.3～6.7 kPa(40～50 mmHg)为宜],食管囊注气 150～200 mL[压力以 4.0～5.3 kPa(30～40 mmHg)为宜],同时要求注气后气囊膨胀均匀,大小、张力适中,并做好各管刻度标记。③插管时若患者能忍受,最好不用咽部麻醉剂,以保存喉头反射,防止吸入性肺炎。

(2)正确的气囊压迫:插管前先测知胃囊上端至管前端的距离,然后将气囊完全抽空,气囊与导管均外涂液状石蜡,通过鼻孔或口腔缓缓插入。当至 50～60 cm 刻度时,套上 50 mL 注射器从胃管作回抽。如抽出血性液体,表示已到达胃腔,并有活动性出血。先将胃内积血抽空,用生理盐水冲洗。然后用注射器注气,将胃气囊充气 200～300 mL,再将管轻轻提拉,直到感到管子有弹性阻力时,表示胃气囊已压于胃底贲门部,此时可用宽胶布将管子固定于上唇一侧,并用滑车加重量 500 g(如 500 mL 生理盐水瓶加水 250 mL)牵引止血。定时抽吸胃管,若不再抽出血性液体,说明压迫有效,此时可继续观察,不用再向食管囊注气。否则应向食管囊充气 150～200 mL,使压力维持在 4.0～5.3 kPa(30～40 mmHg),压迫出血的食管曲张静脉。

(3)气囊压迫时间:第一个 24 小时可持续压迫,定时监测气囊压力,及时补充气体。每 1～2 小时从胃管抽吸胃内容物,观察出血情况,并可同时监测胃内 pH。压迫 24 小时后每间隔 6 小时放气 1 次,放气前宜让患者吞入液状石蜡 15 mL,润滑食管黏膜,以防止囊壁与黏膜黏附。

先解除牵拉的重力,抽出食管囊气体,再放胃囊气体,也有人主张可不放胃囊气体,只需把三腔管向胃腔内推入少许则可解除胃底黏膜压迫。每次放气观察 15～30 分钟后再注气压迫。间歇放气的目的在于改善局部血循环,避免发生黏膜坏死糜烂。出血停止 24 小时后可完全放气,但仍将三腔管保留于胃内,再观察 24 小时,如仍无再出血方可拔出。一般三腔二囊管放置时间以不超过 72 小时为宜,也有报告长达 7 天而未见黏膜糜烂者。

(4)拔管前后注意事项:拔管前先给患者服用液状石蜡 15～30 mL,然后抽空 2 个气囊中的气体,慢慢拔出三腔二囊管。拔管后仍需禁食 1 天,然后给予温流质饮食,视具体情况再逐渐过渡到半流质和软食。

三腔二囊管如使用不当,可出现以下并发症:①曲张静脉糜烂破裂。②气囊脱出阻塞呼吸道引起窒息。③胃气囊进入食管导致食管破裂。④食管和/或胃底黏膜因受压发生糜烂。⑤呕吐反流引起吸入性肺炎。⑥气囊漏气使止血失败,若不注意观察可继续出血引起休克。

4.经皮经颈静脉肝穿刺肝内门体分流术(TIPS)

TIPS 是影像学 X 线监视下的介入治疗技术。通过颈静脉插管到达肝静脉,用特制穿刺针穿过肝实质,进入门静脉。放置导线后反复扩张,最后在这个人工隧道内置入 1 个可扩张的金属支架,建立人工瘘管,实施门体分流,降低门静脉压力,达到治疗食管胃底曲张静脉破裂出血的目的。TIPS 要求有相当的设备与技术,费用昂贵,推广普及尚有困难。

5.手术治疗

大出血时有效循环血量骤降,肝供血量减少,可导致肝功能进一步的恶化,患者对手术的耐受性低,急症分流术死亡率达 15％～30％,断流术死亡率达 7.7％～43.3％。因此,在大出血期间应尽量采用各种非手术治疗,若不能止血才考虑行外科手术治疗。急症手术原则上采取并发症少、止血效果确切及简易的方法,如食管胃底曲张静脉缝扎术、门-奇静脉断流术等。待出血控制后再行择期手术,如远端脾-肾静脉分流术等,以解决门静脉高压问题,预防再出血。

四、其他原因引起的上消化道出血

(一)急性胃黏膜损害

本病是以一组胃黏膜糜烂或急性溃疡为特征的急性胃黏膜表浅性损害,常引起急性出血。主要包括急性出血性糜烂性胃炎和应激性溃疡,是上消化道出血的常见病因。

1.病因

(1)服用非甾体抗炎药(阿司匹林、吲哚美辛等)。

(2)喝大量烈性酒。

(3)应激状态(大面积烧伤、严重创伤、脑血管意外、休克、败血症、心肺功能不全等)。

2.诊断

(1)具备上述病因之一者。

(2)出血后 24～48 小时急诊胃镜检查发现胃黏膜(以胃体为主)多发性糜烂或急性浅表小溃疡,有时可见活动性出血。

3.治疗

本病以内科治疗为主。一般急救措施及补充血容量、抗休克与前述相同。本病的治疗要点如下。

(1)迅速提高胃内 pH,以减少 H^+ 反弥散,降低胃蛋白酶活力,防止胃黏膜自身消化,帮助凝血。可选用质子泵抑制剂如奥美拉唑或潘妥拉唑,具体用法见"消化性溃疡出血"。

(2)内镜下直视止血:包括出血部位的注射疗法、电凝止血或局部喷洒止血药(凝血酶或去甲肾上腺素溶液等)。

(3)手术治疗:应慎重考虑,因本病病变范围广泛,加上手术本身也是一种应激。对经内科积极治疗无效、出血量大者可考虑手术治疗。

(二)胃癌出血

胃癌一般为持续小量出血,急性大量出血者占20%~25%,对中年以上男性患者,近期内出现上腹部疼痛或原有疼痛规律消失,食欲下降,消瘦,贫血程度与出血量不符者,应警惕胃癌出血的可能。内镜、活检或X线钡餐检查可明确诊断。治疗方法是补充血容量后及早手术治疗。

(三)食管贲门黏膜撕裂综合征

由于剧烈干呕、呕吐或可致腹腔内压力骤增的其他原因,造成食管贲门部黏膜及黏膜下层撕裂并出血。为上消化道出血的常见病因之一,约占上消化道出血病因的10%,部分患者可致严重出血。急诊内镜检查是确诊的最重要方法,镜下可见纵形撕裂,长3~20 mm,宽2~3 mm,大多为单个裂伤,以右侧壁最多,左侧壁次之,可见到病灶渗血或有血痂附着。

治疗上除按一般上消化道出血原则治疗外,可在内镜下使用钛夹、电凝、注射疗法等。使用抑制胃酸分泌药物可减少胃酸反流,促进止血与损伤组织的修复。

(四)胆管出血

本病是指胆管或流入胆管的出血,可分为肝内型和肝外型出血。肝内型出血多为肝外伤、肝脏活检、PTC、感染和中毒后肝坏死、血管瘤、恶性肿瘤、肝动脉栓塞等病因所致。肝外型出血多为胆结石、胆管蛔虫、胆管感染、胆管肿瘤、经内镜胆管逆行造影下十二指肠乳头括约肌切开术后、T管引流等引起。

1.诊断

(1)有上述致病因素存在,临床上出现三大症状:消化道出血、胆绞痛及黄疸。

(2)经内镜检查未发现食管和胃内的出血病变,而十二指肠乳头部有血液或血块排出,即可确认胆管出血。必要时可行ERCP、PTC、选择性动脉造影、腹部探查中的胆管造影、术中胆管镜直视检查等,均有助于确诊。

2.治疗

首先要查明原发疾病,只有原发病查明后才能制定正确的治疗方案。轻度的胆管出血,一般可用保守疗法止血,急性胆管大出血则应及时手术治疗。除按上述一般紧急治疗、输液及输血、止血药物使用外,以下措施应着重进行。

(1)病因治疗。①控制感染:由于肝内或胆管内化脓性感染所引起的出血,控制感染至关重要,可选用肝胆管系统内浓度较高的抗生素,如头孢菌素类、喹诺酮类等抗生素静脉滴注,可联合两种以上抗生素。②驱蛔治疗:由胆管蛔虫引起者,主要措施是驱蛔、防治感染、解痉镇痛。在内镜直视下钳取嵌顿在壶腹内的蛔虫是一种有效措施。

(2)手术治疗:有下列情况可考虑手术治疗。①持续胆管大出血,经各种治疗仍血压不稳,休克未能有效控制者。②反复的胆管出血,经内科积极治疗无效者。③肝内或肝外有需要处科手术治疗的病变存在者。

(马福燕)

第二节　急性肠梗阻

急性肠梗阻是由于各种原因使肠内容物通过障碍而引起一系列病理生理变化的临床症候群。由于病因多种多样,临床表现复杂,病情发展迅速,使诊断比较困难,处理不当可导致不良后果。祖国医学对肠梗阻也早有记载,如关格、肠结、吐粪等均指此病。近年来对该病的认识虽然有了提高,但绞窄性肠梗阻的死亡率仍高达10%以上,是死亡率较高的急腹症之一。

一、病因及分类

(一)病因分类

肠梗阻是由不同原因引起,根据发病原因可分为三大类。

1.机械性肠梗阻

在临床中最为常见,是由于肠道的器质性病变,形成机械性的压迫或堵塞肠腔而引起的肠梗阻。机械性肠梗阻的常见原因有肠粘连、肿瘤、嵌顿疝、肠套叠、肠扭转、炎症狭窄、肠内蛔虫团或粪块、先天性肠畸形(旋转不良、肠道闭锁)等。

2.动力性肠梗阻

这是由于神经抑制或毒素作用使肠蠕动发生暂时性紊乱,使肠腔内容物通过障碍。根据肠功能紊乱的特点,又有麻痹性和痉挛性之分。麻痹性是由于肠管失去蠕动功能以致肠内容物不能运行,常见于急性弥漫性腹膜炎、腹部创伤或腹部手术后,当这些原因去除后,肠麻痹仍持续存在即形成麻痹性肠梗阻。痉挛性是由于肠壁肌肉过度收缩所致,在急性肠炎、肠道功能紊乱或慢性铅中毒时可以见到。

3.血运性肠梗阻

由于肠系膜血管血栓形成而发生肠管血液循环障碍,肠腔内虽无梗阻,但肠蠕动消失,使肠内容物不能运行。

在临床上,以机械性肠梗阻最多见,麻痹性肠梗阻也有见及,而其他类型的肠梗阻少见。

(二)其他分类

(1)根据是否有肠管血运障碍,肠梗阻可以分为单纯性和绞窄性肠梗阻两种。肠梗阻的同时不合并有肠管血循环障碍者称为单纯性肠梗阻,如肠腔堵塞、肠壁病变引起的狭窄或肠管压迫等一般无血运障碍,都属于单纯性肠梗阻。肠梗阻同时合并有血循环障碍者称为绞窄性肠梗阻,如嵌顿疝、肠套叠、肠扭转等随着病情发展,均可发生肠系膜血管受压,都属于绞窄性肠梗阻。在临床上鉴别是单纯性还是绞窄性对治疗有重要意义,绞窄性肠梗阻如不及时解除,可以很快导致肠坏死、穿孔,以致发生严重的腹腔感染和中毒性休克,死亡率很高。但有时鉴别困难,粘连性肠梗阻可能是单纯性的,也可能是绞窄性的。

(2)根据肠梗阻的部位,可分为高位小肠梗阻、低位小肠梗阻和结肠梗阻。梗阻部位不同,临床表现也有不同之处。如果一段肠袢两端受压,如肠扭转,则称为闭袢性肠梗阻,结肠梗阻时回盲瓣可以关闭防止逆流.也形成闭袢性肠梗阻。这类梗阻时,肠腔往往高度膨胀,容易发生肠壁坏死和穿孔。

（3）根据肠梗阻的程度，分为完全性肠梗阻和不完全性肠梗阻。

（4）根据梗阻发生的缓急，分为急性与慢性肠梗阻。

肠梗阻的这些分类主要是为了便于对疾病的了解及治疗上的需要，而且肠梗阻是处于不断变化的过程中，各类肠梗阻，在一定条件下是可以转化的。如单纯性肠梗阻治疗不及时，可能发展为绞窄性肠梗阻。机械性肠梗阻，梗阻以上的肠管由于过度扩张，到后来也可发展为麻痹性肠梗阻。慢性不完全性肠梗阻，也可由于炎症水肿加重而变为急性完全性肠梗阻。

二、病理生理

肠梗阻急性发生后，肠管局部和机体全身都将出现一系列复杂的病理生理变化。

（一）局部变化

主要是肠蠕动增加，肠腔膨胀、积气积液、肠壁充血水肿、通透性增加而引起变化。

1.肠蠕动增加

正常时肠蠕动由自主神经系统、肠管本身的肌电活动和多肽类激素的调节来控制。当发生肠梗阻时各种刺激增加而使肠管活动增加，梗阻近端肠管肠蠕动的频率和强度均增加，这是机体企图克服障碍的一种抗病反应。在高位肠梗阻时肠蠕动频率较快，每3～5分钟即有一次，低位小肠梗阻时间隔较长，可10～15分钟1次。因此，在临床上可以出现阵发性腹痛、反射性呕吐、肠鸣音亢进、腹壁可见肠型等。如梗阻长时间不解除，肠蠕动又可逐渐变弱甚至消失，出现肠麻痹。

2.肠腔膨胀、积气积液

肠梗阻的进一步发展，在梗阻以上肠腔出现大量积气积液，肠管也随之逐渐扩张、肠壁变薄。梗阻以下肠管则塌陷空虚。肠腔内气体70%是咽下的空气，30%是血液弥散至肠腔内和肠腔内细菌发酵所产生。这些气体大部分为氮气，很少能向血液内弥散，因而易引起肠腔膨胀。肠腔内的液体，一部分是饮入的液体，大部分则是胃肠道的分泌液。肠腔膨胀及各种刺激使分泌增加，但扩张、壁薄的肠管吸收功能障碍，因而使肠腔积液不断增加。

3.肠壁充血水肿、通透性增加

若肠梗阻再进一步发展，则出现肠壁毛细血管和小静脉的淤血、肠壁水肿、肠壁通透性增加、液体外渗，肠腔内液体可渗透至腹腔，血性渗液可进入肠腔。如肠腔内压力增高，使小动脉血流受阻，肠壁上出现小出血点，严重者，可出现点状坏死和穿孔。此时肠壁血运障碍，细菌和毒素可以透过肠壁渗至腹腔内，引起腹膜炎。

（二）全身性病理生理变化

由于不能进食、呕吐、脱水、感染而引起的体液、电解质和酸碱平衡失调以致中毒性休克等。

1.水和电解质缺失

大量体液丧失是急性肠梗阻引起的一个重要的病理生理变化。正常时胃肠道分泌液每天约8 000 mL，绝大部分在小肠吸收回到血液循环，仅约500 mL通过回盲瓣到达结肠。肠梗阻时回吸收障碍而液体自血液向肠腔继续渗出，于是消化液不断地积聚于肠腔内，形成大量的第三间隙液，实际上等于丧失到体外。再加上梗阻时呕吐丢失，可以迅速导致血容量减少和血液浓缩。体液的丢失也伴随大量电解质的丢失，高位肠梗阻时更为显著，低位肠梗阻时，积存在肠管内的胃肠液可达5～10 L。这些胃肠液约与血浆等渗，所以在梗阻初期是等渗性的脱水。胆汁、胰液及肠液均为碱性，含有大量的 HCO_3^-，加上组织灌注不良，酸性代谢产物增加，尿量减少，很容易引起酸中毒。胃液中钾离子浓度约为血清钾离子的两倍,其他消化液中钾离子浓度与血清钾离子浓度相等,因此,肠梗阻时也丧失大量钾离子,血钾浓度降低,引起肠壁肌张力减退,加重肠腔膨胀。

2.对呼吸和心脏功能的影响

由于肠梗阻时肠腔膨胀使腹压增高,横膈上升,腹式呼吸减弱,可影响肺泡内气体交换。同时可影响下腔静脉血液回流,使心排血量明显减少,出现呼吸循环功能障碍,甚至加重休克。

3.感染和中毒性休克

梗阻以上的肠内容物郁积、发酵、细菌繁殖并生成许多毒性产物,肠管极度膨胀,肠壁通透性增加,在肠管发生绞窄,失去活力时,细菌和毒素可透过肠壁到腹腔内引起感染,又经过腹膜吸收进入血液循环,产生严重的毒血症状甚至中毒性休克。这种感染性肠液在手术时如不经事先减压清除,梗阻解除后毒素可经肠道吸收迅速引起中毒性休克。再由于肠梗阻时,大量失水引起血容量减少,一旦发生感染和中毒,往往造成难复性休克,既有失液、失血,又有中毒因素的严重休克,可致脑、心、肺、肝、肾及肾上腺等重要脏器的损害,休克难以纠正。

总之,肠梗阻的病理生理变化程度随着梗阻的性质和部位不同而有差别。高位小肠梗阻容易引起脱水和电解质失衡,低位肠梗阻容易引起肠膨胀和中毒症状,绞窄性肠梗阻容易引起休克,结肠梗阻或闭袢性肠梗阻容易引起肠坏死、穿孔和腹膜炎。梗阻晚期,机体抗病能力明显低下,各种病理生理变化均可出现了。

三、临床表现

(一)症状

由于肠梗阻发生的急缓、病因不同、部位的高低及肠腔堵塞的程度不同而有不同的临床表现,但肠内容物不能顺利通过肠腔而出现腹痛、呕吐、腹胀和停止排便排气的四大症状是共同的临床表现。

1.腹痛

腹痛是肠梗阻最先出现的症状。腹痛多在腹中部脐周围,呈阵发性绞痛,伴有肠鸣音亢进,这种疼痛是由于梗阻以上部位的肠管强烈蠕动所致。腹痛是间歇性发生,在每次肠蠕动开始时出现,由轻微疼痛逐渐加重,达到高峰后即行消失,间隔一段时间后,再次发生。腹痛发作时,患者常可感觉有气体在肠内窜行,到达梗阻部位而不能通过时,疼痛最重,如有不完全性肠梗阻时,气体通过后则感疼痛立即减轻或消失。如腹痛的间歇期不断缩短,或疼痛呈持续性伴阵发性加剧,且疼痛较剧烈时,则肠梗阻可能是单纯性梗阻发展至绞窄性梗阻的表现。腹痛发作时,还可出现肠型或肠蠕动波,患者自觉似有包块移动,此时可听到肠鸣音亢进。当肠梗阻发展至晚期,梗阻部位以上肠管过度膨胀,收缩能力减弱,则阵痛的程度和频率都减低,当出现肠麻痹时,则不再出现阵发性绞痛,而呈持续性的胀痛。

2.呕吐

呕吐的程度和呕吐的性质与梗阻程度和部位有密切关系。肠梗阻的早期呕吐是反射性的,呕吐物为食物或胃液。然后有一段静止期,再发呕吐时间视梗阻部位而定,高位小肠梗阻,呕吐出现较早而频繁,呕吐物为胃液、十二指肠液和胆汁,大量丢失消化液,短期内出现脱水、尿少、血液浓缩,或代谢性酸中毒。如低位小肠梗阻时呕吐出现较晚,多为肠内容物在梗阻以上部位郁积到相当程度后,肠管逆蠕动出现反流性呕吐,吐出物可为粪样液体,或有粪臭味。如有绞窄性梗阻,呕吐物为血性或棕褐色。结肠梗阻仅在晚期才出现呕吐。麻痹性肠梗阻的呕吐往往为溢出样呕吐。

3.腹胀

腹部膨胀是肠腔内积液、积气所致。一般在梗阻发生一段时间后才出现,腹胀程度与梗阻部位有关。高位小肠梗阻由于频繁呕吐,腹胀不显著,低位小肠梗阻则腹胀较重,可呈全腹膨胀,或伴有肠型。闭袢性肠梗阻可以出现局部膨胀,叩诊鼓音。而结肠梗阻如回盲部关闭可以显示腹部高度膨胀而且不对称。慢性肠梗阻时腹胀明显,肠型与蠕动波也较明显。

4.停止排便排气

有无大便和肛门排气,与梗阻程度有关。在完全性梗阻发生后排便排气即停止。少数患者因梗阻以下的肠管内尚有残存的粪便及气体,由于梗阻早期,肠蠕动增加,这些粪便及气体仍可排出,不能因此而否定肠梗阻的存在。在某些绞窄性肠梗阻如肠套叠、肠系膜血管栓塞,患者可自肛门排出少量血性黏液或果酱样便。

(二)体征

1.全身情况

单纯性肠梗阻早期多无明显全身变化。但随梗阻后症状的出现,呕吐、腹胀、丢失消化液,可发生程度不等的脱水。若发生肠绞窄、坏死穿孔,出现腹膜炎时,则出现发热、畏寒等中毒表现。

一般表现为急性痛苦病容,神志清楚,当脱水或有休克时,可出现神志萎靡、淡漠、恍惚、甚至昏迷。肠梗阻时由于腹胀使膈肌上升,影响心肺功能,呼吸受限、急促,有酸中毒时,呼吸深而快。体温在梗阻晚期或绞窄性肠梗阻时,由于毒素吸收,体温升高,伴有严重休克时体温反而下降。由于水和电解质均有丢失,多属等渗性脱水,表现全身乏力,眼窝、两颊内陷,唇舌干燥,皮肤弹性减弱或消失。急性肠梗阻患者必须注意血压变化,可由于脱水、血容量不足或中毒性休克发生,而使血压下降。患者有脉搏快、面色苍白、出冷汗、四肢厥冷等外周循环衰竭时,血压多有下降,表示有休克存在。

2.腹部体征

腹部体征可按视、触、叩、听的顺序进行检查。

(1)急性肠梗阻的患者,一般都有不同程度的腹部膨胀,高位肠梗阻多在上腹部,低位小肠梗阻多在脐区,麻痹性肠梗阻呈全腹性膨隆。闭袢性肠梗阻可出现不对称性腹部膨隆。机械性梗阻时,常可见到肠型及蠕动波。

(2)腹部触诊时,可了解腹肌紧张的程度、压痛范围和反跳痛等腹膜刺激征,应常规检查腹股沟及股三角,以免漏诊嵌顿疝。单纯性肠梗阻时腹部柔软,肠管膨胀可出现轻度压痛,但无其他腹膜刺激征。绞窄性肠梗阻时,可有固定性压痛和明显腹膜刺激征,有时可触及绞窄的肠袢或痛性包块。压痛明显的部位,多为病变所在,痛性包块常为受绞窄的肠袢。回盲部肠套叠时,腊肠样平滑的包块常在右中上腹;蛔虫性肠梗阻时可为柔软索状团块,有一定移动度;乙状结肠梗阻扭转时包块常在左下腹或中下腹;癌肿性包块多较坚硬而疼痛较轻;腹外疝嵌顿多为圆形突出腹壁的压痛性肿块。

(3)腹部叩诊时,肠管胀气为鼓音,绞窄的肠袢因水肿、渗液为浊音。因肠管绞窄腹腔内渗液,可出现移动性浊音,必要时腹腔穿刺检查,如有血性腹水,则为肠绞窄证据。

(4)腹部听诊主要是了解肠鸣音的改变。机械性肠梗阻发生后,腹痛发作时肠鸣音亢进,随着肠腔积液增加,可出现气过水声,肠管高度膨胀时可听到高调金属音。麻痹性肠梗阻或机械性肠梗阻的晚期,则肠鸣音减弱或消失。正常肠鸣音一般在 3～5 次/分,5 次/分以上为肠鸣音亢进,少于 3 次为减弱,3 分钟内听不到肠鸣音为消失。

(三)实验室检查

单纯性肠梗阻早期各种化验检查变化不明显。梗阻晚期或有绞窄时,由于失水和血液浓缩,化验检查为判断病情及疗效可提供参考。

(1)血常规:血红蛋白、红细胞比容因脱水和血液浓缩而升高,与失液量成正比。尿比重升高,多在1.025～1.030。白细胞计数对鉴别肠梗阻的性质有一定意义,单纯性肠梗阻正常或轻度增高,绞窄性肠梗阻可达$(15～20)×10^9/L$,中性粒细胞亦增加。

(2)血 pH 及二氧化碳结合力下降,说明有代谢性酸中毒。

(3)血清 Na^+、K^+、Cl^- 等离子在早期无明显变化,但随梗阻存在,自身代谢调节的作用,内生水和细胞内液进入循环而稀释,使 Na^+、Cl^- 等逐渐下降,在无尿或酸中毒时,血清 K^+ 可稍升高,随着尿量的增加和酸中毒的纠正而大量排 K^+,血清 K^+ 可突然下降。

(四)X 线检查

这是急性肠梗阻常用的检查方法,常能对明确梗阻是否存在、梗阻的位置、性质及梗阻的病因提供依据。

1.腹部平片检查

肠管的气液平面是肠梗阻特有的 X 线表现。摄片时最好取直立位,如体弱不能直立时可取侧卧位。在梗阻发生 4～6 小时后,由于梗阻近端肠腔内积存大量气体和液体,肠管扩张,小肠扩张在 3 cm 以上,结肠扩张在 6 cm 以上,黏膜皱襞展平消失,小肠皱襞呈环形伸向腔内,呈"鱼骨刺"样的环形皱襞,多见于空肠梗阻。而回肠梗阻时,黏膜皱襞较平滑,至晚期时小肠肠袢内有多个液平面出现,典型的呈阶梯状。根据 Mall 描述将小肠分布位置分为五组:空肠上段为第一组,位于左上腹;第二组为空肠下段,在左下腹;第三组为回肠上段在脐周围;第四组为回肠中段,在右上腹;第五组为回肠下段,在右下腹。这样可以判断梗阻在小肠的上段、中段还是下段。结肠梗阻与小肠梗阻不同,因梗阻结肠近端肠腔内充气扩张,回盲瓣闭合良好时,形成闭袢性梗阻,结肠扩张十分显著,尤以壁薄的右半结肠为著,盲肠扩张超过 9 cm。结肠梗阻时的液平面,多见于升、降结肠或横结肠的凹下部分。由于结肠内有粪块堆积,液平面可呈糊状。如结肠梗阻时回盲瓣功能丧失,小肠内也可出现气液平面,此时应注意鉴别。

2.肠梗阻的造影检查

考虑有结肠梗阻时,可作钡剂灌肠检查。检查前清洁灌肠,以免残留粪块造成误诊。肠套叠、乙状结肠扭转和结肠癌等,可明确梗阻部位、程度及性质。多数为肠腔内充盈缺损及狭窄。在回结肠或结肠套叠时,可见套入的肠管头部呈新月形或杯口状阴影。乙状结肠扭转时,钡柱之前端呈圆锥形或鹰嘴状狭窄影像。另外钡剂或空气灌肠亦有治疗作用。早期轻度盲肠或乙状结肠扭转,特别是肠套叠,在钡(或空气)灌肠的压力下,就可将扭转或套叠复位,达到治疗目的。

肠梗阻时的钡餐检查,由于肠道梗阻,通过时间长,可能加重病情或延误治疗,多不宜应用。而水溶性碘油造影,视梗阻部位,特别是高位梗阻时,可以了解梗阻的原因及部位。

(五)B 超检查

B 超检查有助于了解肠管积液扩张的情况,判断梗阻的性质和部位,观察腹水及梗阻原因。肠梗阻患者 B 超常见到梗阻部位以上的肠管有不同程度的扩张,管径增宽,肠腔内有形态不定的强回声光团和无回声的液性暗区。如为实质性病变显示更好,在肠套叠时 B 超横切面可见

"靶环"状的同心圆回声,纵切面可显示套入肠管的长度,蛔虫团引起的肠梗阻可见局部平行旋涡状光带回声区。如肠管扩张明显、大量腹水、肠蠕动丧失,可能发生绞窄性肠梗阻或肠坏死。

四、诊断与鉴别诊断

急性肠梗阻的诊断,首先需要确定是否有肠梗阻存在,还必须对肠梗阻的程度、性质、部位及原因做出较准确的判断。

(一)肠梗阻是否存在

典型的肠梗阻具有阵发性腹部绞痛、呕吐、腹胀、停止排气排便四大症状及肠型、肠鸣音亢进等表现,诊断一般并不困难。但对于不典型病例、早期病例及不完全性肠梗阻,诊断时有一定困难,可借助X线检查给予帮助。一时难以确诊者,可一边治疗,一边观察,以免延误治疗。诊断时应特别注意与急性胰腺炎、胆绞痛、泌尿系统结石、卵巢囊肿扭转等鉴别,应做相关疾病的有关检查,以排除这些疾病。

(二)肠梗阻的类型

鉴别是机械性肠梗阻还是动力性肠梗阻(尤以麻痹性肠梗阻)。机械性肠梗阻往往有肠管器质性病变,如粘连、压迫或肠腔狭窄等,晚期虽可出现肠麻痹,但X线平片检查有助于鉴别。动力性肠梗阻常继发于其他原因,如腹腔感染、腹部外伤、腹膜后血肿、脊髓损伤或有精神障碍等,麻痹性肠梗阻虽有腹部膨胀,但肠型不明显、无绞痛、肠鸣音减弱或消失,这些与机械性梗阻的表现不同。

(三)肠梗阻的性质

鉴别是单纯性还是绞窄性肠梗阻。在急性肠梗阻的诊断中,这两者的鉴别极为重要。因为绞窄性肠梗阻肠壁有血运障碍,随时有肠坏死和腹膜炎、中毒性休克的可能,不及时治疗可危及生命。但两者的鉴别有时有一定困难,有以下表现时应考虑有绞窄性肠梗阻的可能。

(1)腹痛剧烈:阵发绞痛转为持续性痛伴阵发性加重。

(2)呕吐出现较早且频繁,呕吐物呈血性或咖啡样。

(3)腹胀不对称,有局部隆起或有孤立胀大的肠祥。

(4)出现腹膜刺激征或有固定局部压痛和反跳痛,肠鸣音减弱或消失。

(5)腹腔有积液,腹腔穿刺为血性液体。

(6)肛门排出血性液体或肛指检查发现血性黏液。

(7)全身变化出现早,如体温升高、脉率增快、白细胞计数升高,很快出现休克。

(8)X线腹部平片显示有孤立胀大的肠祥,位置固定不变。

(9)B超提示肠管扩张显著,大量腹水。

单纯性与绞窄性梗阻的预后不同,有人主张在两者不能鉴别时,在积极准备下以手术探查为妥,不能到绞窄症状很明显时才手术探查,以免影响预后。

(四)肠梗阻的部位

鉴别高位小肠梗阻还是低位小肠梗阻或是结肠梗阻。由于梗阻部位不同,临床表现也有所差异。高位小肠梗阻呕吐早而频,腹胀不明显;低位小肠梗阻呕吐出现晚而次数少,呕吐物呈粪样,腹胀显著;结肠梗阻,由于回盲瓣作用,阻止逆流,以致结肠高度膨胀形成闭祥性梗阻,其特点是进行性结肠胀气,可导致盲肠坏死和破裂,而腹痛较轻,呕吐较少,腹胀不对称,必要时以钡灌肠明确诊断。

（五）梗阻的程度

鉴别是完全性还是不完全性肠梗阻。完全性肠梗阻发病急，呕吐频，停止排便排气，腹部X线平片显示小肠内有气液平面呈阶梯状，结肠内无充气；不完全性肠梗阻发病缓，病情较长，腹痛轻，间歇较长，可无呕吐或偶有呕吐，每有少量排便排气，常在腹痛过后排少量稀便，腹部平片示结肠内少量充气。

（六）肠梗阻的原因

肠梗阻的病因要结合年龄、病史、体检及X线检查等综合分析，尽可能做出病因诊断，以便进行正确的治疗。

1.年龄因素

新生儿肠梗阻以肠道先天性畸形为多见，1岁以内小儿以肠套叠最为常见，1～2岁嵌顿性腹股沟斜疝的发生率较高，3岁以上的儿童应注意蛔虫团引起的肠梗阻，青壮年以肠扭转、肠粘连、绞窄性腹外疝较多，老年人则以肿瘤、乙状结肠扭转、粪便堵塞等为多见。

2.病史

如有腹部手术史、外伤史或腹腔炎症疾病史多为肠粘连或粘连带压迫所造成的肠梗阻；如患者有结核病史，或有结核病灶存在，应考虑有肠结核或腹腔结核引起的梗阻；如有长期慢性腹泻、腹痛应考虑有节段性肠炎合并肠狭窄；饱餐后剧烈活动或劳动考虑有肠扭转；如有心血管疾病，突然发生绞窄性肠梗阻，应考虑肠系膜血管病变的可能。

3.根据检查结果

肠梗阻患者除了腹部检查外，一定要注意腹股沟部检查，除外腹股沟斜疝、股疝嵌顿引起的梗阻，直肠指诊应注意有无粪便堵塞及肿瘤等，指套有果酱样大便时应考虑肠套叠。腹部触及肿块应多考虑为肿瘤性梗阻。大多数肠梗阻的原因比较明显，少数病例一时找不到梗阻的原因，需要在治疗过程中反复检查，再结合X线表现，或者在剖腹探查中才能明确。

五、治疗

肠梗阻的治疗要根据病因、性质、部位、程度和患者的全身性情况来决定，包括非手术治疗和手术治疗。不论是否采取手术治疗，总的治疗原则：①纠正肠梗阻引起的全身生理紊乱，纠正水、电解质及酸碱平衡紊乱。②去除造成肠梗阻的原因，采用非手术治疗或手术治疗。

（一）非手术治疗

非手术治疗措施也适用于每一个肠梗阻的患者，部分单纯性肠梗阻患者，经非手术疗法症状完全解除可免予手术，麻痹性肠梗阻，主要采用非手术疗法。对于需要手术的患者，这些措施为手术治疗创造条件也是必不可少的。

1.禁食、胃肠减压

这是治疗肠梗阻的重要措施之一。肠梗阻患者应尽早给予胃肠减压，有效的胃肠减压可减轻腹胀，改善肠管的血运，有利于肠道功能的恢复。腹胀减轻还有助于改善呼吸和循环功能。胃肠减压的方法是经鼻将减压管放入胃或肠内，然后利用胃肠减压器的吸引或虹吸作用将胃肠中气体和液体抽出，由于禁饮食，下咽的空气经过有效的减压，可使扭曲的肠袢得以复位，肠梗阻缓解。减压管有较短的单腔管（Levin管），可以放入胃或十二指肠内，这种减压管使用简便，对预防腹胀和高位小肠梗阻效果较好，另一种为较长的单腔或双腔管（Miller-Abbot管），管头端附有薄囊，待通过幽门后，囊内注入空气，利用肠蠕动，可将管带至小肠内梗阻部位，对低位小肠梗阻可能达到更有效的减压效果。缺点是插管通过幽门比较困难,有时需在透视下确定管的位置,比较费时。

2.纠正水、电解质和酸碱平衡紊乱

失水和电解质酸碱平衡紊乱是肠梗阻的主要生理改变,必须及时给予纠正。补给的液体应根据病史、临床表现及必要的化验结果来决定,掌握好"缺什么,补什么;缺多少,补多少"和"边治疗、边观察、边调整"的原则。

(1)补充血容量:由于大量体液的丧失,引起血容量不足,甚至休克。应快速按"先快后慢"来补充液体。失水的同时有大量电解质的丧失,也应按"先盐后糖"(先补充足够的等渗盐水,然后再补充葡萄糖溶液)来补给,绞窄性肠梗阻患者有大量血浆和血液的丢失,还需补充血浆或全血。一般按下列方法来决定补液量:当天补液量＝当天正常需要量＋当天额外丧失量＋既往丧失量的一半。

当天正常需要量:成人每天 2 000～2 500 mL,其中等渗盐水 500 mL,余为 5%或 10%葡萄糖液。

当天额外丧失量:指当天因呕吐、胃肠减压等所丧失的液体。胃肠液一般按等渗盐水∶糖＝2∶1补给。

既往丧失量:指发病以来,因呕吐、禁食等所欠缺的液体量,可按临床症状来估计。

在补液过程,必须注意血压、脉搏、静脉充盈程度、皮肤弹性及尿量和尿比重的变化,必要时监测中心静脉压(CVP)变化,在 CVP 不超过 1.18 kPa(12 cmH$_2$O)时认为是安全的。

肠梗阻时,一般都缺钾,待尿量充分时可适量补充钾盐。

(2)纠正酸中毒:肠梗阻患者大多伴有代谢性酸中毒,患者表现为软弱、嗜睡、呼吸深快,血液 pH、HCO$_3^-$、BE 均降低。估计碱量补充的常用方法。

补充碱量(mmol)＝(正常 CO$_2$CP－测得患者 CO$_2$CP)mmol×患者体重(kg)

1 克 NaHCO$_3$含 HCO$_3^-$ 12 mmol,1 克乳酸钠含 HCO$_3^-$ 9 mmol。

补碱时可先快速给予 1/2 计算量,以后再做血气分析,根据结果及患者呼吸变化情况决定是否继续补充。

3.抗生素的应用

应用抗生素可以减低细菌性感染,抑制肠道细菌,减少肠腔内毒素的产生和吸收,减少肺部感染等。一般单纯性肠梗阻不需应用抗生素,但对绞窄性肠梗阻或腹腔感染者,需应用抗生素以控制感染。抗生素选择应针对肠道细菌,以广谱抗生素及对厌氧菌有效的抗生素为好。

4.中医中药治疗

(1)针刺治疗:针刺疗法具有增强和调整胃肠蠕动作用,对较轻病例可达治疗目的,特别对麻痹性肠梗阻效果较好。常用主穴:足三里、合谷、天枢、中脘。呕吐者加上脘,腹胀重者加大肠俞,腹痛加内关。可用强刺激手法,或用电针,留针半小时至 1 小时。还可用耳针:交感、大肠、小肠。也有水针穴位注射,可选用新斯的明,双侧足三里各注射 0.25 mg,或 10%葡萄糖各注射 10 mL。

(2)其他疗法。①颠簸疗法:适用于早期肠扭转的患者。②推拿、按摩疗法:适用于腹胀不重,无腹膜刺激症状的单纯性肠梗阻、肠粘连、肠扭转、蛔虫性肠梗阻时。③总攻疗法:在一段时间内,综合各种中西医有效措施,发挥协同作用,产生最大的通下作用,以克服肠内容物通过障碍,缩短疗程。但总攻疗法应慎重,时间应控制在 20 小时之内。

5.中转手术治疗

在非手术治疗过程中，要严格观察患者的全身和腹部变化，必要时进行 X 线检查，随时判断梗阻是否解除，或是否需要中转手术。

肠梗阻解除的指征：全身情况改善，患者安静入睡；自觉腹痛明显减轻或基本消失；腹胀明显减轻或消失，肠型包块消散；高调肠鸣音消失；通畅的排气排便；X 线腹部平片液平面消失。

在非手术治疗过程中，观察不宜过长，一般单纯性肠梗阻可观察 24～48 小时，而绞窄性肠梗阻不宜超过 6 小时，根据情况及时中转手术。

中转手术指征：全身情况恶化，神志恍惚，烦躁甚至昏迷，脉率增快，体温升高；腹痛加重，由阵发性疼痛转为持续性疼痛，或腹痛很重转为无腹痛反应；腹软或轻压痛变为腹肌紧张及反跳痛，肠鸣音亢进转为减弱或消失；出现移动性浊音，腹腔穿刺有血性液体；白细胞及中性粒细胞计数增多；腹部 X 线平片显示肠管膨胀加重，横径增宽，液平面增大；粘连性肠梗阻或反复发作的肠梗阻，梗阻缓解不满意，有复发因素存在者；老年肠梗阻患者，有肿瘤可能时亦应考虑中转手术。

(二)手术治疗

手术是急性肠梗阻的重要治疗方法，大多数急性肠梗阻需要手术解除。手术治疗原则：争取较短时间内以简单可靠的方法解除梗阻，恢复肠道的正常功能。手术大致有四种：①解决引起梗阻的原因。②肠切除肠吻合术。③短路手术。④肠造瘘或肠外置术。肠梗阻的手术方式应根据梗阻的性质、原因、部位及患者的具体情况决定，各种式有其不同的适应证和要求，选择得当则可获得最佳临床效果。

1.肠切除术

由于某种原因使一段肠管失去生理功能或存活能力，如绞窄性肠坏死、肠肿瘤、粘连性团块、先天性肠畸形(狭窄、闭锁)需要行肠段切除术。切除范围要视病变范围而决定。

在绞窄性肠梗阻行肠切除时要根据肠祥的血运情况而决定部分肠切除术，合理判断肠壁生机是否良好，这是正确处理绞窄性肠梗阻的基础，如将可以恢复生机的肠祥行不必要的切除，或将已丧失活力的肠祥纳回腹腔，均会给患者带来损害，甚至危及生命。首先应正确鉴定肠壁生机，在肠祥的绞窄已经解除以后，用温热盐水纱布包敷 5～10 分钟，或在肠系膜根部用 0.5% 普鲁卡因行封闭注射以解除其可能存在的血管痉挛现象，如仍有下列现象存在，可作为判断肠管坏死的依据：①肠管颜色仍为暗紫色或发黑无好转。②肠管失去蠕动能力，可用血管钳等稍加挤压刺激仍无收缩反应者。③肠管终末动脉搏动消失。根据这些特点，受累肠祥不长，应将肠及其内容物立即予以切除并行肠吻合术。但有时虽经上述处理，仔细观察，肠管生机界限难以判断，且受累肠祥长度较长时，应延长观察时间，可用布带穿过系膜并将肠管放回腹腔，维持观察半小时、一小时乃至更长时间，同时维持血容量及正常血压，充分供氧，对可疑肠祥是否坏死失去生机做出肯定的判断，再进行适当处理。如患者情况极为严重，血压不易维持，可将坏死及可疑失去生机的肠祥做肠外置术，如以后肠管的色泽转佳，生机已恢复时，或坏死分界更加明确后，再做适当的肠切除吻合术。

肠切除术大致可分 3 步：①处理肠系膜，在预定切除肠曲的相应肠系膜上做扇形切口，切断并结扎系膜血管，注意不要损伤切除区邻近肠管的供应血管，肠管在切除线以外清除其系膜约 1 cm，确保系膜缘做浆肌层缝合。②切除肠曲的两端各置有齿钳两把，可适当斜行钳夹，保证对系膜缘有较好的血供，并可加大吻合口。离两侧钳夹约 5 cm 处，各放置套有橡胶管的肠钳一把，以阻断两侧肠内容物,切除病变肠段,吸去两端间肠内容物,肠壁止血。③将两断端靠拢,1号丝线做间断全层内翻吻合,然后在前后壁做间断浆肌层缝合,缝闭肠系膜缺口,以防内疝。

2.肠短路术

肠短路术又称肠捷径手术适用于急性炎症期的粘连、充血水肿严重、组织脆弱易撕裂、不能切除的粘连性肿块或肿瘤晚期不能切除而仅为解除梗阻的一种姑息性手术。其方法是在梗阻部位上下方无明显炎症、肠壁柔软的肠管间行短路吻合。肠短路手术有两种方式:一种是侧侧式,即在梗阻部位近、远端的肠管间做侧侧吻合;另一种是端侧式,即先将梗阻近侧胀大肠袢切除,远切端予以缝合关闭,近侧端与梗阻远端萎陷的肠袢做端侧吻合。两种术式的优劣各异,可根据病变的情况决定。如患者情况较差,手术以解除梗阻而病变不能再切除者或为完全性梗阻者,则以简单有效的侧侧吻合术为宜,以免在端侧吻合后梗阻近端的肠袢盲端有胀破的可能。如需做二期手术,且能根除梗阻病变者,作为二期病灶切除术前的准备手术,可行端侧式吻合。

3.肠造瘘术

肠造瘘术肠造瘘术包括小肠造瘘及结肠造瘘,主要用于危重患者,由于患者周身状况危急不能耐受更大手术操作时仍不失为一种有效地解除梗阻的外科疗法。但在小肠梗阻时,因术后营养、水电解质平衡都不易维持,造瘘口周围皮肤护理也很麻烦,因此,应竭力避免小肠造瘘术。对不能切除的结肠肿瘤或直肠肿瘤所致梗阻,或肿瘤虽能切除但因肠道准备不足,患者情况较差等情况下,适宜行结肠造瘘术或永久性人工肛门手术。肠造瘘术分为3种。

(1)断端造瘘,如为绞窄性肠梗阻、肠管已坏死,则须将坏死肠段切除,近端肠管从侧腹壁造瘘口处拖出并缝合固定,远端缝闭,待病情许可时再行二期手术。

(2)双口造瘘:将梗阻上方肠管提出行双口造瘘,主要适用于结肠梗阻或粘连性梗阻,肠管虽无坏死但无法分离,造瘘目的为单纯减压。

(3)插管造瘘:单纯插管造瘘作为解除肠道梗阻效果不理想,只有在坏死肠管切除后一期吻合,预防术后发生吻合口瘘时,可在吻合口上端肠管内插入减压管,并包埋固定在侧腹壁的腹膜上,戳孔引出,术后减压,避免吻合口瘘的发生。小肠高位插管造瘘又可作为供给肠内营养的备用通道。

4.其他手术

(1)肠粘连松解术及肠管折叠或肠排列。

(2)肠套叠复位术:使套叠的肠管退出并恢复原位。手术要求尽量在腹腔内操作,术者用手挤压套入部远端,轻柔地将套入部挤出。待完全复位后,仔细观察肠壁血运及蠕动情况,确认有无坏死表现。如为回结肠套叠,可将末端回肠与升结肠内侧壁稍予固定,以免再发生套叠。

(3)肠扭转复位术:将扭转的肠管复位后,恢复原来的功能位置。复位前应注意肠管血运情况及肠腔内容物多少,当肠腔内积存大量液体气体时,应先行减压后再复位,以免突然复位而使大量毒素吸收导致中毒性休克。

(4)肠减压术:如果术中见肠管极度扩张致手术有困难时,可先行肠管减压。常用减压方法有以下几种。①穿刺减压:用一粗针头接上吸引装置,直刺入膨胀的肠管,尽可能吸出肠内气体和液体,拔针后缝合针眼。因针头易堵塞,减压不满意。②橡皮管减压:在肠壁上做一小切口,置入橡皮管或导尿管,还可接上三通管,管周固定后进行吸引减压,可用生理盐水灌洗肠腔,减少中毒机会。③切开减压:对较游离肠管可提至切口外,周围保护好后可直接切开肠管进行减压,这种方法减压效果好,但易污染腹腔。

总之,肠梗阻的手术治疗应视患者梗阻情况而定。单纯性肠梗阻可采用解除引起梗阻机制的手术,如粘连松解术、肠切开取出堵塞异物术等,如肠管的病变为肿瘤、炎症可行肠切除、肠吻合术,狭窄病变不能切除时可做肠短路术。绞窄性肠梗阻应尽快采取解除梗阻机制的手术,如肠套叠或肠扭转的复位术、肠管坏死应行肠切除吻合术等。结肠梗阻时由于回盲瓣关闭作用,形成闭袢型肠梗阻,结肠血供也不如小肠丰富,单纯性肠梗阻也容易发生局部坏死和穿孔,应早期进行手术治疗。如患者全身情况差,腹胀严重,梗阻位于左半结肠时,可先以横结肠造瘘,待情况好转再行肠切除吻合,如肠管坏死,应将坏死肠段切除,做肠造瘘术,待全身情况好转后二期手术。由于结肠梗阻时出现的问题较多,手术治疗时需审慎的处理。

急性肠梗阻的预后与梗阻的病因、性质、诊治的早晚、术前后的处理及手术选择是否得当有关,多数良性梗阻效果较好,但单纯性肠梗阻的死亡率仍在 3% 左右,绞窄性肠梗阻的死亡率在 8% 左右,如诊治过晚死亡率可达 25% 以上。死亡多见于老年患者,主要原因是难复性休克、腹膜炎、肺部并发症、肠道术后并发症及全身衰竭等,因此应及时诊断、恰当的处理,减少死亡率。

急性肠梗阻的预防在某些类型的肠梗阻是可能的。如术后粘连性肠梗阻,在进行腹部手术时,操作轻柔,尽量减少脏器浆膜和腹膜的损伤,防止或减少术中胃肠道内容物对腹腔的污染,术后尽早恢复胃肠道蠕动功能,对预防粘连性肠梗阻有积极作用。有报告近年来在腹部手术后,腹腔内置入透明质酸酶可有效减少肠粘连的发生。积极防治肠蛔虫病是预防蛔虫团堵塞性肠梗阻的有效措施。避免饱食后强体力劳动或奔跑,可减少肠扭转的发生。腹腔内炎症及结核等病变,应积极治疗避免发展成粘连或狭窄,如患者存在发生肠梗阻的因素,应嘱患者注意饮食,以防止或减少肠梗阻的发病。

（马福燕）

第三节　肠　衰　竭

肠衰竭(IF)是由于肠道功能降低以至于胃肠道无法吸收营养的一种疾病。由Ⅰ型和Ⅱ型 IF 组成急性肠衰竭(AIF)。虽然其发病率相对较低,但Ⅱ型 AIF 十分严重且需要多学科专家治疗,并常在得到缓解之前持续很长时间。管理关键点:控制脓毒症、液体和电解质复苏、优化营养状况、伤口护理、适当的手术和积极康复。

一、概述

肠衰竭(IF)已经被定义为肠道功能减低至肠道满足吸收宏量营养素和/或水和电解质的最低需求之下,并需要静脉营养支持以保持健康和/或生长。吸收功能的减退并不需要静脉内营养以维持健康或生长,可以被认为是"肠功能不全或缺乏"。IF 可为获得性或先天性,胃肠道性或全身性,良性起源或恶性起源。IF 可能突然发生,或表现为慢性疾病缓慢、逐渐的演变过程,也可表现为自限性短期过程或长期持续病程(慢性肠衰竭,CIF)。

二、分类

根据发病的基础情况与代谢和预后标准,将 IF 归类为以下 3 型。①Ⅰ型:急性,短期,通常为自限性。②Ⅱ型:急性病情的延续,经常出现在代谢情况不稳定的患者,并在数周或数月期间需要复杂多学科护理和静脉营养补充。③Ⅲ型:慢性病情况下,代谢稳定的患者,数月或数年需要静脉补充营养。Ⅲ型IF可为可逆的或不可逆的。

Ⅰ型和Ⅱ型 IF 共同组成急性肠衰竭(AIF)。Ⅰ型 AIF 是一种常见的、短暂的、在大多数情况下自我限制的情况,在腹部手术围术期约 15% 的患者诊断为 AIF,或与重大疾病如颅脑损伤、肺炎,或急性胰腺炎、心脏术后相关。术后肠梗阻通常在几天内自行恢复,只需极少治疗。这些患者通常在外科病房,虽然有一些患者处于重症监护条件但也适合这一类分类。急性胃肠道损伤这一术语是为了描述重症患者中作为多脏器功能不全一部分的胃肠道功能不全(无论是否具有原发腹部病理情况)而提出的。急性胃肠功能损伤Ⅰ型(自限型)及Ⅱ型(需干预治疗)大致对应 AIFⅠ型,有着一致的评估方法和管理需求。

Ⅱ型 IF 是伴随脓毒症的/代谢性/复杂营养性并发症的少见临床情况。可作为创伤结果逐步发生;也可伴随因急性情况(如肠扭转、绞窄性疝、肠系膜血栓形成或腹部创伤)而需要行肠切除后发生;也可随肠道手术并发症(吻合口漏,无法识别的肠道损伤、瘘管形成、腹壁撕裂,腹腔镜探查或开腹)发生,常常出现在先前存在的明显的临床并发症情况下。Ⅱ型 AIF 的患者往往需要专门的医疗设施,如专门 IF 单元、重症监护。Ⅱ型 IF 年发病率估计为 9 例/每百万人口。最常见的结果为全肠康复(约 40%),长期肠内营养,或转变为Ⅲ型 IF 并需要长期 HPN(家庭肠外营养)(约 50%)。Ⅱ型 IF 院内病死率报道高达9.6%～13%。

三、治疗原则

表现为瘘或肠造口出量增多的典型Ⅱ型 AIF 患者可能伴有脓毒症或可能伴有短肠综合征(占新入院 AIF 的 30%)。虽然这种现象在某种程度上一定会在所有胃肠道手术情况下被观察到,但没有统一治疗 AIF 的临床手段。

虽然治疗的关键方面在于治疗导致 AIF 的潜在情况,但普遍认为一些涉及多学科的治疗措施(表 8-1)必须应用以成功治疗 AIF。英国索尔福德大学也提出了非常相似的指导意见。

表 8-1　肠衰竭分类

		描述	持续	举例	治疗目标
Ⅰ型	AIF Ⅰ型	急性情况。其他脏器功能不全常出现,当其他脏器功能不全纠正时,AIF 常为自限性	数天	术后麻痹性肠梗阻或作为 MODS 的一部分出现	度过急性期。稳定动态平衡。缓解 IF
Ⅱ型	AIF Ⅱ型	急性病情的延续。持续的代谢不稳定	数周到数月	伴或不伴瘘的复发性腹腔脓毒症。短肠综合征急性期	达到无脓毒症并无脏器功能不全的稳态,缓解 IF 或过渡到慢性 IF
Ⅲ型	CIF	慢性器官衰竭不伴有伴随急性器官衰竭。稳态临床情况	数月至数年	短肠综合征。肠动力障碍	保持动态平衡。优化营养和伤口状态。可能的情况下保持恢复肠完整性

控制脓毒症包括发现脓毒症的征象,放射线下或应用手术引流液体和脓肿。个体化的抗生素治疗,应优先考虑应用肠外或肠内营养应以优化酸碱、电解质和水化状态,方法包括液体补液及抗酸和抗动力药物的使用(通常是质子泵抑制剂和洛哌丁胺)。也需要防止严重营养不良患者

开始营养支持后出现再喂养综合征的手段。伤口护理需要专科护理,可能包括伤口管理者,造口用具,双套管吸引,真空连接敷料系统等。应行积极康复并使用任何保留/排除肠道,这通常会包括肠内喂养,有时经造瘘口喂养,或近端液体回输。之后,通过影像学手段精确评估胃肠道状态和功能将允许后续的手术计划,直到初始损伤经过至少3个月且只有当有证据表明急性炎性反应在很大程度上缓解以后(体重及血清蛋白的改善;炎症标志物恢复正常水平;较低的瘘出量),否则手术是不明智的。

认真遵守上述项目可预测对 ECF 治疗成功的机会。类似"SNAP"方法也侧重于依照培养、拭子结果、腹部成像、识别其他可能感染源(如呼吸道和泌尿道感染,心内膜炎)而进行的脓毒症检测和治疗。需要进行营养与饮食评估,以便当必须进行补充饮食时应用最合适的方法:肠内营养(鼻胃管、灌肠、食糜回灌)或肠外营养(外周或中心静脉)。

四、治疗措施

(一)控制脓毒症

脓毒症是 AIF 患者死亡的主要原因。如果脓毒症起源于腹腔,须立即祛除感染源并进行合适的引流。然而,在某些情况下,没有发现明显可祛除的感染源,这时脓毒症可能是由细菌易位引起的(如结肠炎、严重肠管扩张,无穿孔的亚急性肠缺血等)。寻找和识别脓毒症的早期症状是十分必要的。患者可能没有表现出典型的感染迹象,如发热或血清 C 反应蛋白水平升高。然而,未控制的败血症的临床症状可能包括心动过速、疲劳、脑病、液体潴留和水肿、黄疸,最终出现新发或恶化的器官功能衰竭的临床特点。实验室检查可以提示白细胞计数较少或白细胞计数增多,单独出现的淋巴细胞计数减少、血红蛋白含量减低,作为肝功能异常指标而出现的血浆清蛋白和转铁蛋白水平的降低。

虽然根据培养结果的个体化的、有针对性的抗生素治疗是必需的,但只进行抗生素治疗只能满足少数 AIF 患者的需求。因此,必须识别和治疗脓毒症来源,如经皮或外科手术引流腹腔脓肿。此外,需要考虑非腹源性败血症来源,肺炎是其中最常见的。中心静脉导管应始终被认为是可能的感染源。需意识到伴迁延不愈感染及长期应用抗生素的重症患者的继发真菌脓毒症风险,在那些口腔卫生差的患者中要特别注意。

(二)优化水合和营养状态

AIF 患者的临床和代谢状况取决于胃肠功能障碍的程度和部位及潜在的疾病和其他器官功能。在短肠综合征(SBS)的病例中,这也取决于手术切除范围及是否存在回肠盲肠瓣和/或结肠。在最初阶段,AIF 液体和营养的管理目的是通过补充体液和电解质达到血流动力学稳定。此后,控制液体损失和满足能源需求变为主要任务。

1.补充液体和电解质

液体复苏是所有 AIF 患者基本步骤,并需要在任何营养干预前开始执行。经小肠的液体流量每天为 6~8 L,主要为胃肠道分泌物但也包括饮用的液体。80%左右的液体在空肠和回肠吸收,通常只有 1~1.5 L 的液体进入结肠,其中只有约 150 mL 不被吸收。结肠的储备能力十分巨大,在 24 小时内结肠能增加再摄取水量至 5 L。在接受了广泛肠切除的患者中,肠液丢失与残余小肠长度成反比,并由于部分或全结肠切除而恶化。末端空肠造口或近端回肠造口的患者常发展为脱水及电解质缺乏(特别是镁、钾和钠)。尤其是电解质紊乱可加重胃肠动力障碍,应使所有 AIF 患者的电解质处于正常值。相较于失去空肠,由于部分多余的胆盐和未吸收的脂肪达到结肠及空肠不能够适应此类物质,回肠切除术会导致相应的更严重的吸收不良及腹泻(胆盐腹泻和脂肪泻)。AIF 患者肠道损失的数量级在早期肠切除后是最大的,并可能因伴随因素如肠道炎症、肠道运动不良而加重。无论多少小肠存在,存在腹内脓毒症或其他潜在的疾病(如 Crohn,腹腔疾病,放射性肠炎或艾迪生氏病)可以显著提高肠输出(即没有短肠综合征)。

AIF 患者应输入液体以弥补所有的丢失并保持尿量至少为 1 mL/(kg·h)。患者应接受足够量的水,通常超过 30~40 mL/(kg·d)的标准体积。大量的液体和电解质通过腹泻、过量造口流出物丢失,鼻胃引流管必须仔细监测和更换。尿钠浓度是水合状态的敏感指标,尿钠<20 mmol/L(或<50 mmol/24 h),钠/钾比<1,表示液体和/或钠耗竭。这将先于血液尿素或肌酐的变化。应每周监测数次,直到达到液体平衡稳态。

治疗脓毒症的液体疗法是最具挑战性的,因为液体状态优化用于维持足量器官灌注,以防止进一步脏器损伤所代替,所以在这个阶段不可避免的达到正平衡。同时,需要迅速合理的控制脓毒症来源以限制不稳定期持续时间,并允许早期"去复苏"(晚期目标导向性液体清除/反向容量复苏)以实现临时液体负平衡而不影响血流量。

2.营养支持

营养干预是所有 AIF 患者的关键方面,需进行相应的评估、计划、治疗和监测。

(1)营养状况评价:一些筛查营养不良的工具可以用来评估营养状况或营养方面风险。这些量表都包括类似的变量,通常包括体重减轻,体质指数(BMI)、食物的摄入,和持续疾病严重程度分级(NRS-2002)。营养不良诊断有两种方法,其一需要 BMI<18.5 kg/m² 来定义营养不良;其二需要满足无意识的体重下降(强制标准)和 BMI 降低或无脂质量指数(FFMI)降低两项标准之一。体重减少可以是在不确定时间内>10%的平常体重减少,超过 3 个月>5%的平常体重减少。BMI 降低在受试人群中指年轻人 BMI<20 kg/m²,>70 岁老年人<22 kg/m²。低无脂质量指数在男性和女性中分别为<15 kg/m² 和<17 kg/m²。

然而所有 AIF 患者的初步筛查必须扩展到营养状况的全面评估。人体测量学是可靠的诊断方式。最常见的人体测量方法是体重(实际、理想、调整)、BMI、臂围、皮褶厚度。然而,在 AIF 患者中,尤其是重症早期阶段每天体液波动或处于高度脱水风险中的肠输出量不稳定的患者中,这些测量方法的可靠性有所损失。同样的偏差出现在生物电阻抗分析(BIA)中。BIA 是一个身体组分的评估,理论上可以被用来评估组织的水合作用和细胞膜的完整性。然而 BIA 的结果只有在稳态液体平衡的患者中具有完全说服力。BIA 测量可得出阻抗,电阻和电抗,相位角(PHA),与生物电阻抗矢量分析(BIVA)。特别是 PHA,目前被认为是组织健康的标志,因为它是由身体细胞质量,细胞膜完整性和功能所决定。各种临床情况下,包括人类免疫缺陷病毒感染、癌症、手术和慢性肝病已经证明 PHA 的预后价值。目前对于身体组分,PHA,或水合状态的BIA 有效性没有专门在 AIF 患者中进行评估。握力(或肌力)测定法来评估肌肉力量和功能是有效的,但又在特定的 AIF 环境下,其有效性还有待证明。

一些血液测试被用来评估 AIF 情况下的营养状态。这些措施包括血清蛋白(清蛋白、运铁蛋白、甲状腺素转运蛋白)、血肌酐、血尿素氮(BUN)、淋巴细胞计数。然而,这些指标都没能够明确定义营养状态。

血清蛋白应被视为疾病严重程度和手术风险的标志。它不应该被用作在急性期营养状态的标志物。此外,与炎性细胞因子反应类似,清蛋白会从血液循环渗透到血管外间隙,导致其血浆浓度降低。这种下降与患者的潜在营养状况没有直接关系。

（2）确定营养需求和喂养途径：身体组分评估后，必须确定营养要求。衡量能源需求最准确的方法是间接测热法。如 ICU 患者身上所证明的一样，应用其以发现代谢变化并允许合理地调整营养计划，可能会改善临床结果。如果间接测热法不可行，应根据患者分解/合成代谢状态，或疾病时相，接受 $25\sim35$ kcal/(kg·d)(1 kcal=4.186 kJ)的热量。其他预测公式的使用一般不准确。在 AIF 患者中，在肠外营养中蛋白摄入量通常应增加至 1.5 g/(kg·d)或给予等量氨基酸。所有的微量营养素(维生素和微量元素)和电解质应该从营养治疗开始时应用。需要小心患者有再喂养综合征风险。

由于高代谢状态不仅要使负能量和总蛋白平衡、肌肉丢失最小化，还需要维持组织功能，尤其是肝脏、免疫系统、骨骼肌和呼吸肌，所以脓毒症营养计划尤其具有挑战性。尽管间接测热法是评估能源需求的方法，但简单的公式也可应用于制订营养干预计划。可以得出结论，对脓毒症患者，总能源需求很少超过25 kcal/(kg·d)，而蛋白质摄入通常应增加到 1.5 g/(kg·d)。过量能量摄入，如过度喂养或静脉高营养，可能会损害肝功能，引起胆汁淤积性黄疸、精神错乱和代谢亢进，需要更多的氧气，产生更多的二氧化碳，因此需要增加肺通气，所以是有害的、必须避免的。

足量口服营养摄入在多数 AIF 患者是不现实的。因此，需要明确一个最佳替代方案。营养可通过肠内途径(经鼻胃管或鼻腔肠管，有时或通过胃或空肠造口术，或通过进入远端小肠的造瘘口)或肠外营养途径(通过外周或通常经中心静脉)。即使肠内喂养是首选喂养方式，但必须记住，经过肠内唯一途径往往难以满足腹腔脓毒症患者的能量和蛋白质需求。积累性能量净负平衡与越来越多的并发症相关。因此，如果不是全肠外营养补充应予以肠内营养。然而，由于即使是最精确的营养摄入不会导致肌肉质量增加，其在未被控制的脓毒症情况下也无法发挥作用。此外，营养支持过程中，发育停滞或缺乏体重增加可能是持续性败血症的主要特征。

（3）肠外营养：虽然肠内营养在绝大多数患者群体已被证明为最有益的营养方式，但是由于 AIF/ECF 患者胃肠道完整性受损，肠内营养相对难以满足此类患者营养需求。因此，肠外营养往往是主要的选择，单独应用肠外营养或与肠内营养一起应用(补充性 PN)。

静脉脂肪乳剂是肠外营养(PN)配方的基本组成部分，是能量和必需脂肪酸的主要来源。大豆油脂肪乳剂是第一种商业化的静脉脂类，具有高含量的必需脂肪酸和长链多不饱和脂肪酸(PUFA)。在各种的临床情况下，它已被证明是安全的并具有良好耐受性。然而，由于 PUFA 大量含有促炎作用的 ω-6 多不饱和脂肪酸，促使人们开发应用其他脂类例如中链甘油三酯(MCT)、橄榄油、鱼油部分代替大豆油的脂肪乳。MCT 和富含橄榄油的乳剂相较于多不饱和脂肪酸不易发生脂质过氧化，且鱼油中的二十碳五烯酸和二十二碳六烯酸，ω-3 多不饱和脂肪酸具有良好的免疫调节作用，甚至具有抗炎特性。

（4）肠内营养：即使选择肠外营养作为营养支持手段，也应始终考虑通过肠道途径喂养。这种支持手段在伴有胃肠道梗阻性疾病、穿孔或无效体外引流时是不可行的，胃肠道血流受损时或血流动力学不稳定时也视为禁忌。肠内营养可能不需要针对疾病的特异性配方；许多不同标准口服营养补剂或肠内营养制剂可能对肠道衰竭有利，可根据其能量和易用性选择。如谷氨酰胺或 ω-3 多不饱和脂肪酸之类的特殊免疫营养应用还需进一步研究。由于如此多的 AIF 患者患有净分泌型短肠综合征，要素膳溶液不作为首要推荐，但是对于胃肠道不耐受聚合配方患者可以考虑要素膳溶液。

（5）远端喂养：除了肠内营养一般的积极效果之外，远端食物给予锻炼胆胰分泌负反馈，即所谓的回肠制动。胃肠道特有的运动形式，如食糜再输注，被认为能够刺激患者的远端小肠，否则食糜难以达到或进行往复运动。这些胃肠运动方式导致近端分泌和/或营养配方剂从近端吻合口或 ECF 进入小肠远端。这代表了一种产生下游（发出的）小肠和结肠重建消化道的连续性生理方式，这将有助于预测和避免术后问题（腹泻、大便失禁、结肠狭窄的识别等）。这种再输注方式包括肠液收集和肠道远端部分的输注。支持这一点的肠外需求减少（或避免）已经令人信服地显示能够使 ECF 相关性肝病 PN 患者碱性磷酸酶、谷氨酰转肽酶及胆红素恢复正常。食糜再输注似乎能增强肠道功能及营养状态。

（6）经口营养：禁食被认为有利于促进瘘的愈合和恢复（例如急性期近端高输出瘘），除此之外建议患者普食。应该考虑规律饮食及口服营养液。有经验的营养师监督能够带来最好的结果，这些患者中的许多净分泌状态问题的患者后续需要严格限盐饮食。

（7）营养摄入的监控：尽可能精确地记录营养摄入以利于及时修改营养物质及液体摄入。在重症监护室的患者，频繁的检查和操作可能会引起喂养的中断（尤其是肠内营养的情况），导致临床上预先规定及实际实施营养素方面的分歧。模拟视觉尺度的应用可能是有帮助的，但是在这种情况下不是需要特别验证。

（三）减少胃肠丢失和/或增加肠道吸收的药物

一些药物可以用来减少瘘或造口漏出。对于一个小肠切除的患者高胃肠纤维蛋白血是正常反应，这将导致胃增加胃酸的分泌。质子泵抑制剂的使用（开始是静脉注射后来是口服或肠内使用）极大地减少了高胃肠纤维蛋白血反应，减少了远端输出。

抗运动疗法，用于治疗腹泻和改善营养吸收，这样的药物包括洛哌丁胺、磷酸可待因和抗胆碱能药物（如地芬诺酯）。洛哌丁胺并不被明显吸收，没有影响大脑的不良反应，因此高剂量可安全有效地用于减少胃肠分泌。为了延长洛哌丁胺在胃肠道内经过的时间，可能建议患者在摄入前打开胶囊（并将其与乳制品或果汁混合）以提高药效率。磷酸可待因可被吸收，并容易通过血-脑屏障导致嗜睡。但是与洛哌丁胺相比它有更长的作用时间并对不同肠道阿片受体有部分拮抗作用，因此这两种药物可以互补。抗胆碱能药物有时被用于抵抗运动，但抗胆碱能作用（特别是口干不良反应会与脱水相混淆）限制了其使用。抗胃肠运动的药物应当避免在难治性梭状芽孢杆菌相关腹泻的情况下应用，在危重病患者中仅用于除外肠道感染的患者。考来烯胺或降脂树脂Ⅱ号应考虑患者的结肠连续性，如腹泻可能是由于胆汁酸盐的结肠毒性所致。然而，胆酸螯合剂使用的时机需要考虑的因素是不要与患者服用的其他药物相互作用。患者应被告知在任何药物或食物摄入两个小时后服用。在广泛的小肠切除的情况下，应避免应用这些药物，因为应用它们可能增加脂肪的吸收。

生长抑素是一种由 14 个氨基酸组成的肽激素。它会抑制生长激素、胃肠和胰腺激素的释放。它可以减少消化液的分泌（特别是胰液），促进水和电解质吸收，维持水电解质和酸碱平衡，改善肠壁血液循环，减少细菌和毒素的吸收，降低血浆毒素水平，加快炎症消退，刺激 T 细胞增殖，提高身体免疫力。合成的生长抑素，如奥曲肽，通常用来降低肠内流体载荷。然而，最近的一项荟萃分析表明生长抑素和奥曲肽两种药物会增加瘘关闭的可能性并减少瘘关闭的时间。

（四）避免并发症、促进康复

1.伤口监护

许多的药物可以用于常规的伤口监护，但是成功干预的关键点是伤口监护的专门小组和瘘管监护人员。瘘管位于腹壁缺陷部位构成最大的挑战，带或不带引流管通常会得到伤口处理者最好的治疗。放置一个吸引引流管造成袋子里负压（"轻微的真空"）导致液体不断从伤口流出，帮助伤口愈合。该系统还创造了一个潮湿的环境,刺激了正常的肉芽组织的生长。应用特定的真空辅助闭合技术也有好处。然而,当应用于暴露于腹壁缺陷的肠管,与促进肠瘘和伤口闭合相比,真空辅助闭合技术很可能造成肠管损害。有计划的用生理盐水加抗生素每天清洗 2～3 次,这与营养护理必然有关系,以增加瘘管闭合的机会。

2.口腔监护

在患者很长时间需要禁食或"不允许吞咽"的情况下,特定的耐心指导和监护是必要的,以减少不适,并鼓励继续保持这种状态。禁食经常导致患者不适,包括口腔干燥(嘴巴和舌头干涩);说话困难;唾液厚腻黏性,牙齿觉得被包裹和不洁净;并出现嘴唇干裂。在禁食人员中严格的口腔监护方法被证明能降低吸入性肺炎的风险。因此,在病情严重的Ⅱ型 AIF 患者中应考虑到这一点。

3.导管监护

重要的是,只有经验丰富的医师才能负责置入静脉导管。同样,所有监护人员应该遵守严格的无菌操作规定。减少中心静脉导管(CVC)感染的方法包括洗手的方法,使用完整的消毒隔离技术,提醒去掉不必要的导管,避免股静脉定位。抗微生物涂层的导管可能会降低导管菌斑定植和导管相关性感染,但已证明对于临床诊断脓毒症或病死率没有益处。使用导管的护理比它的选择更重要。如果患者需要家庭肠外营养一个共同的折中办法是最初使用外周中心静脉置管(PICC)。所有导管应在完全无菌条件下放置,理想的情况是在一个专用的区域。

4.运动监护

尽管缺乏具体的证据证明Ⅱ型 AIF 患者的早期康复治疗有益,但卧床休息的有害影响需要监护人员早期指导患者活动。在理疗师的监督下及严格督促协议评估患者的能力后,需要实现普通 ICU 和中级保健人群早期离床活动。

5.避免呼吸道并发症及其他并发症

营养不良患者接受择期上腹手术时,胸壁扩张度减少伴有呼吸肌虚弱,肺部并发症增加。急诊腹部手术后,增加肺部并发症的风险因素包括年龄＞50 岁,体重指数＜21 或≥30 kg/m²,上或上、下腹部切口。误吸胃内容物的危险因素包括气管插管、呕吐、平仰卧位,胃管,年龄的增加,腹部手术,清醒度降低。显然在长时间脓毒症的 AIF 患者所有这些不利因素都是常见的,这些患者极度疲劳,增加了脑病和危重病性多发性神经病与肌病的风险。他们的多种干预措施及对镇痛的相关高需求进一步增加了风险。

(五)外科手术方法

腹部脓毒症的有效管理是决定 AIF 患者预后的最重要因素。任何延迟管理都将加重患者的预后。腹腔脓毒症的治疗需要从源头控制,可以通过剖腹手术或腹腔镜检查或放射引导下微创手术方式引流,有时甚至是通过两种方法的结合。旨在针对特定病原体的抗微生物治疗都应该随手术处理局部同时进行。从外科手术的角度如果小肠被打开,当有腹膜炎时,不要尝试吻合术,这一点很重要。相反,如果不进行切除术不能排出肠内容物,应将两个肠端由腹取出。必须记住,在最初的剖腹手术后,腹腔可能会有几周甚至几个月的易激惹状态,因此在这种情况下,任何重建手术都是危险的。因此,早期的手术应该仅限于控制脓毒症。在腹部严重污染的情况下,持续缺血坏死、持久化高腹压可能将伤口敞开("开放腹部"或"腹腔造口")几天。

(六)肠衰竭相关性肝病

AIF 患者有患肝脏并发症的风险。这些异常应该命名为"肠衰竭相关性肝病(IFALD)",因为这个词充分描述了肝脏畸变,替代了术语"肠外营养相关性肝病(PNALD)"。PN 中出现异常肝功能测试的概率从 15% 到 85%。一般来说,那些数值轻度升高,即使 PN 继续,也会在恢复肠内或经口进食后正常化,一旦停止通常解决完全。IFALD 的严重程度还取决于基础疾病,尤其是持续的脓毒症和原本存在的肝脏疾病。特别常见于新生儿和婴儿。IFALD 病原学的因素可分为 3 个主要群体,大多数患者有多个原因:PN 相关性(例如过剩或不足的营养物质,或供料不足,营养毒性);IF 相关性(短肠综合征、禁食、细菌过度生长,肝肠循环的破坏,药物尤其是抗生素等);系统性和/或腹部炎症相关的(如脓毒症、腹腔感染)因素。

毫无疑问,AIF 患者肝脏并发症的主要原因是脓毒症。因此,对脓毒症的有效处理是所有干预措施的关键。预防其他类型的 IFALD 包括消除可能的其他上述风险因素。管理集中于治疗非营养性原因(胆囊结石手术、治疗脓毒症等);优化肠外营养(调整脂质和葡萄糖,避免能量超载,第二和第三代脂质乳剂等)。

当这些还不够充分的时候,还可以考虑:药物治疗(其中可能包括熊去氧胆酸、胆碱和牛磺酸);肝脏和小肠的移植(IFALD 是进行肠移植最常见的原因之一)。

IFALD 是肠道衰竭患者一个主要的不良预后的标记,胆红素吸收的增加与短期和长期不良预后相关。

(七)肠衰竭中心

为改善 AIF 患者的预后,推荐由专业的,有经验的和多学科的团队提供治疗方案,并提供充足的诊断、治疗和干预措施。

经验是决定 IF 中心质量的关键因素之一,AIF 提出旨在专注于 Ⅱ 型肠衰竭的管理,应该看到至少有 20 例患者/年。危重病学专家、介入放射科医师、泌尿科医师、妇科医师、整形外科医师、心理学家、职业理疗师及社会工作者都是有价值的多学科团队的必要成员。患者需要开放性腹部伤口的复杂的管理。为了实现这一目标,需要更多的康复中心,而不是急症医院来管理这些患者。只有少数几个单位有必要的资源,但这些完整的康复中心应该在世界范围内发展起来以改善患者的管理。AIF 团体提出以下的质量措施来治疗 Ⅱ 型肠衰竭的患者。

1.结构

病房内的专科或专用区域;一定数量的有肠衰竭管理经验的员工。

2.肠衰竭多学科团队

专门时间用于肠道衰竭护理的肠胃科或外科专家;用于肠衰竭治疗团队的专业护士(营养、瘘管护理、伤口护理),药剂师和营养师团队。

3.可用的基本设施

适当的肠衰竭患者病房护理率;重症监护现场设备;介入放射学的支持;静脉通路经验;多学科专业肠衰竭门诊;24 小时可获得专家建议的安排。

4.流程

评估和管理协议(如营养评估、导管护理、伤口护理、液体平衡、肠外和肠内营养);患者管理、跟踪和质量控制结构化数据收集;定期审计临床实践。

5.结果评估

病死率;再次造瘘率;CVC 感染率;计划外再住院率;计划外手术、侵入性治疗和生活质量监测。

（刘新转）

第四节　重型病毒性肝炎

大多数病毒性肝炎预后良好,少部分人出现肝功能衰竭,我国定名为重型肝炎,预后较差。起病 10 天内出现急性肝功能衰竭现象称急性重症型;起病 10 天以上出现肝功能衰竭现象称亚急性重症型;在有慢性肝炎、肝硬化或慢性病毒携带状态病史的患者,出现肝功能衰竭表现称慢性重型肝炎。

一、诊断

(一)病因

本病病原体为各型肝炎病毒。肝炎病毒与机体的免疫反应都与本病的发病有关。发病多有诱因,如急性肝炎起病后,未适当休息、治疗,嗜酒或服用损害肝脏药物、妊娠或合并感染等。

(二)诊断要点

1.病史

急、慢性肝炎患者有明显的恶心、呕吐、腹胀等消化道症状。肝功能严重损害,特别是黄疸急骤加深,血清总胆红素$>171~\mu mol/L$ 或每天上升幅度$>17~\mu mol/L$。在胆红素增高的同时,血清转氨酶活性反而相对较低,呈"胆-酶分离"现象。凝血酶原活动$\leqslant 40\%$,有肝性脑病、出血、腹水等表现。要注意区别急性、亚急性、慢性重型肝炎的不同点,发病 10 天以内出现的重型肝炎是急性重型肝炎,其特点为肝性脑病出现早、肝浊音界缩小较明显。发病 10 天至 8 周出现的重型肝炎为亚急性重型肝炎,临床表现主要为严重消化道症状、重度黄疸、水肿及腹水,可有肝性脑病。慢性重型肝炎是在原有慢性肝炎或肝炎后肝硬化基础上出现的亚急性重型肝炎的临床表现,肝浊音界缩小不明显,病程一般较长。

2.危重指标

(1)突然出现精神、神志改变,即肝性脑病变化,从轻微的情绪与言行改变至严重的肝性脑病。

(2)短期内黄疸急剧加重,胆固醇或胆碱酯酶明显降低。

(3)腹胀明显加重,出现"胃型";腹水大量增加、尿量急剧减少等表现。

(4)凝血酶原活动度极度减低,出血现象明显,或有 DIC 表现。

(5)出现严重并发症如感染、肝肾综合征等。

3.辅助检查

(1)血常规:急性重型肝炎可有白细胞计数升高及核左移。慢性重型肝炎由于脾功能亢进,故白细胞总数升高不明显,血小板计数多有减少。

(2)肝功能明显异常:尤以胆红素升高明显,胆固醇(酯)与胆碱酯酶明显降低。慢性重型肝炎多有清蛋白明显减少,球蛋白升高,A/G 比值倒置。

(3)凝血酶原时间延长:凝血酶原活动度降低至 40% 以下。可有血小板减少、纤维蛋白原减少、纤维蛋白降解产物(FDP)增加等 DIC 的表现。

(4)血氨升高:正常血氨静脉血中应$<58~\mu mol/L(100~\mu g/dL)$,动脉血氨更能反映肝性脑病

的轻重。

（5）氨基酸谱的测定：支链氨基酸正常或轻度减少，而芳香氨基酸增多，故支/芳比值下降。

（6）脑电图：可有高电压及阵发性慢波。脑电图检查有助于肝性脑病的早期诊断及判断预后。

（7）肾功能检查：有肝肾综合征时常有尿素及血清肌酐升高。

（8）各种肝炎病毒标志物检查：可确定病原及发现多型病毒重叠感染病例。

（9）肝活检：对不易确诊的病例应考虑做肝穿刺活检。但术前、术后应做好纠正出血倾向的治疗。如注射维生素 K_1、凝血酶原复合物、新鲜血浆，以改善凝血酶原活动度。术前、术后还可注射止血药。加强监护以防意外。

（三）鉴别诊断

1.药物及肝毒性毒物引起的急性中毒性重型肝炎

应有服药史及毒物史，如抗结核药、磺胺类药、抗真菌药（酮康唑）等，中草药中的川楝子、雷公藤、黄药子也可引起，毒物中有毒蕈中毒、蛇毒等。

2.妊娠急性脂肪肝

多发生于第 1 胎，妊娠后期。表现为急性上腹痛、频繁呕吐、黄疸深重、出血，很快出现昏迷、抽搐，B 超检查可见肝脏回声衰减。

二、治疗

（一）治疗原则

主要是综合治疗，包括支持疗法，防止肝坏死，改善肝功能，促进肝细胞再生，防止出血、肝性脑病、肝肾综合征、合并感染等并发症。

（二）常规治疗

1.一般支持疗法

（1）绝对卧床休息，记 24 小时液体出入量，密切观察病情变化。

（2）保证必要的热量供应，尽可能减少饮食中的蛋白质，以控制肠内氨的来源。补充足量维生素 C、维生素 K_1 及 B 族维生素。

（3）静脉输液，以 10％葡萄糖液 1 500～2 000 mL/d，内加水飞蓟素、促肝细胞生长素、维生素 C 2.0～5.0 g，静脉滴注。大量维生素 E 静脉滴注，有助于消除氧自由基的中毒性损害。

（4）输新鲜血浆或全血，2～3 次/天，人血清蛋白 5～10 g，1 次/天。

（5）支链氨基酸 250 mL，1～2 次/天。

（6）根据尿量及血中钠、钾、氯化物检测结果，调整补充电解质，以维持电解质平衡，防止低血钾。

2.防止肝细胞坏死，促进肝细胞再生

（1）肝细胞再生因子（HGF）80～120 mg 溶于 10％葡萄糖液 250 mL，静脉滴注，1 次/天。

（2）胸腺肽 15～20 mg/d，溶于 10％葡萄糖液内静脉滴注。

（3）10％葡萄糖液 500 mL 加甘利欣 150 mg 或加强力宁注射液 80～120 mL，静脉滴注，1 次/天。10％门冬氨酸钾镁 30～40 mL，溶于 10％葡萄糖液中静脉滴注，1 次/天。长期大量应用注意观察血钾。复方丹参注射液 8～16 mL 加入 500 mL 右旋糖酐 40 静脉滴注，1 次/天。改善微循环，防止 DIC 形成。

（4）前列地尔，开始为 $100\ \mu g/d$，以后可逐渐增加至 $200\ \mu g/d$，加于 10% 葡萄糖液 $500\ mL$ 中缓慢静脉滴注，半个月为 1 个疗程。

（5）胰高血糖素-胰岛素（GI）疗法，方法为胰高血糖素 $1\ mg$，普通胰岛素 $10\ U$ 共同加入 10% 葡萄糖液 $500\ mL$ 内，缓慢静脉滴注，$1\sim2$ 次/天。

3.防治肝性脑病

（1）严格低蛋白饮食，病情严重时可进无蛋白饮食，待病情好转后再逐渐增加。

（2）口服乳果糖糖浆 $10\sim30\ mL$，3 次/天以使粪便 pH 降到 5 为宜，从而达到抑制肠道细菌繁殖、减轻内毒素血症。选用大黄煎剂、小量硫酸镁、20% 甘露醇 $20\sim50\ mL$、新霉素、食醋保留灌肠等。

（3）防止低血钾与碱血症，用支链氨基酸或六合氨基酸 $250\ mL$ 静脉滴注，$1\sim2$ 次/天。

（4）消除脑水肿，有脑水肿倾向者用 20% 甘露醇 $250\ mL$，加压快速静脉滴注。

4.防治出血

（1）观测血小板计数、凝血酶原时间、纤维蛋白原等，以便及早发现 DIC 征兆，尽早采取相应措施。早期应给改善微循环、防止血小板聚集的药物，如川芎嗪 $160\sim240\ mg$、复方丹参注射液 $8\sim18\ mL$、双嘧达莫 $400\sim600\ mg$ 等加入葡萄糖液，静脉滴注。$500\ mL$ 右旋糖酐 40 加山莨菪碱注射液 $10\sim20\ mg$，静脉滴注，如确已发生 DIC，应按 DIC 治疗。

（2）凝血因子的应用，纤维蛋白原 $1.5\ g$ 溶于 $100\ mL$ 注射用水中，缓慢静脉滴注，1 次/天。输新鲜血浆或新鲜全血。

（3）大剂量维生素 K_1 应早应用，有人认为大剂量维生素 K_1、维生素 C、维生素 E 合用，可使垂死的肝细胞复苏。

（4）酚磺乙胺 $500\ mg$，静脉注射，1 或 2 次/天。

（5）对有消化道大出血者，除输血及全身用止血药外，应进行局部相应处理。消化道出血，可口服凝血酶，每次 $2\ 000\ U$；奥美拉唑 $40\ mg$ 静脉注射，每 6 小时 1 次，西咪替丁，每晚 $0.4\sim0.8\ g$，可防治胃黏膜糜烂出血。对门静脉高压引起的上消化道出血，在血压许可的条件下，持续静脉滴注酚妥拉明以降低门静脉压，可起到理想的止血效果。酚妥拉明 $20\sim30\ mg$ 加入 10% 葡萄糖液 $1\ 000\sim1\ 500\ mL$ 缓慢静脉滴注 $8\sim12$ 小时，注意观察血压。

5.防治肾衰竭

（1）尽量避免用有肾毒性的药物。

（2）选用川芎嗪、复方丹参、山莨菪碱、右旋糖酐 40 等。如已有肾功能不全、尿少者，应按急性肾衰竭处理。注意水电解质平衡，防止高血钾。

（3）适当用利尿药，可用呋塞米 $20\sim100\ mg$ 稀释后静脉注射。

（4）经用药不能缓解高血钾与氮质血症，应行腹膜透析。

6.防感染

（1）注意口腔护理，保持病室空气清新，防止交叉感染。及早发现感染征兆，要特别注意腹腔、消化道、呼吸道、口腔、泌尿系统感染。可用乳酸菌制剂，以 $<50\ ℃$ 的低温水冲服，以预防肠道感染。

（2）及早用抗生素，在没有找到致病菌前，一般首先考虑革兰阴性菌感染，全面考虑选用抗生素。要特别注意避免使用肾毒性与肝毒性抗生素。

（刘新转）

第五节 暴发性肝衰竭

暴发性肝衰竭(FHF)是指突然出现大量肝细胞坏死或肝功能显著异常,并在首发症状出现后8周内发生肝性脑病(HE)的一种综合征。其临床特点是起病急、病情危重,症状表现多样,肝细胞广泛坏死,目前缺乏有效治疗手段,病死率高。

一、病因与发病机制

(一)病因

1.病毒感染

(1)肝炎病毒:包括各型肝炎病毒,其中以乙肝病毒所致者占首位。

(2)其他病毒:如EB病毒、巨细胞病毒、疱疹病毒及柯萨奇病毒等。

2.药物及化学毒物

(1)药物性肝损伤最常见,如抗结核药、对乙酰氨基酚(扑热息痛)、四环素、甲基多巴、氟烷、单胺氧化酶抑制剂及磺胺药等。

(2)化学性毒物如四氯化碳、毒蕈及无机磷等。

3.代谢异常

如急性妊娠期脂肪肝、半乳糖血症、遗传性酪氨酸血症、Reye综合征及Wilson病等。

4.肝脏缺血及缺氧

如各种原因所致的充血性心力衰竭、感染性休克、肝血管阻塞等。

5.肿瘤

如原发性或继发性肝癌,以后者为常见。

(二)发病机制

1.致病因素对肝细胞损伤

(1)肝炎病毒导致肝细胞坏死:急性肝炎有3.8%～6.7%可发生FHF,这取决于肝炎病毒的致病力和机体对该病毒敏感性。其机制是:①病毒直接使肝细胞变性坏死。②机体产生的免疫抗体对病毒感染的肝细胞(靶细胞)发生免疫破坏作用。

(2)药物或毒物对肝细胞损伤:某些药物(如抗结核药)在肝脏内分解代谢,其代谢产物以共价键与肝细胞连接,形成新的大分子结构,是造成肝细胞坏死的重要原因之一;酶诱导剂能增强单胺氧化酶抑制剂的肝细胞毒性作用;四环素可结合到肝细胞的tRNA上,影响肝细胞的合成作用;毒蕈含有蝇蕈碱,能抑制肝细胞RNA聚合酶,抑制肝细胞蛋白质合成。

2.肝内代谢物浓度的影响

肝细胞大量坏死导致肝功能严重损伤,因此,与肝脏有关的体内许多代谢产物浓度也发生显著变化,表现为内源性和外源性异常物质增多,如血氨、短链脂肪酸(SCFA)、硫醇、乳酸等毒性物质增加;反之,维持人体正常功能的物质,如支链氨基酸、α-酮戊二酸、延胡索酸及草酰乙酸减少,干扰脑组织代谢,可产生精神、神经症状,严重时可发生肝性脑病。

二、诊断

(一)临床表现

临床表现取决于原发病及肝损害程度,而且常伴有多脏器功能受累。

1.神经系统障碍(脑病)

疾病早期因两侧前脑功能障碍,表现为性格改变和行为异常,如情绪激动、视幻觉、精神错乱、睡眠颠倒。病情加重后累及脑干功能受损,出现意识障碍,陷入昏迷,称为肝性脑病。

2.黄疸

出现不同程度的黄疸,且进行性加重。

3.脑水肿

50%～80%的患者有脑水肿表现,如呕吐,球结膜水肿,并使昏迷程度加深。当发生脑疝时两侧瞳孔大小不等,可致呼吸衰竭死亡。

4.出血

因肝功严重受损使凝血因子合成减少,故常伴有严重出血倾向,危重者可发生急性 DIC。主要表现上消化道出血及皮肤黏膜广泛出血。若发生大出血后,血容量减少,血氨增高,诱发或加重肝性脑病。

5.肺部病变

患者可发生多种肺部病变,如肺部感染、肺水肿及肺不张等,其中肺水肿的发生率异常增高,可导致突然死亡。

6.肾衰竭

FHF 患者合并急性肾衰竭的发生率为 70%～80%。表现为少尿、无尿、氮质血症及电解质紊乱。

7.低血压

大多数患者伴有低血压,其原因是出血、感染、心肺功能不全及中枢性血管运动功能受损所致。

(二)辅助检查

1.血清转氨酶

早期升高,晚期可降至正常。

2.血清胆红素

以结合胆红素升高为主,并出现"酶胆分离"现象,即胆红素进行性升高时转氨酶却降低,提示预后不良。

3.凝血与抗凝功能检查

多种凝血因子活性降低,凝血酶原时间延长,且用维生素 K 不能纠正。抗凝血酶Ⅲ和 α 血浆抑制物合成障碍,与肝脏受损程度呈正相关,可用于对预后判断。

4.血清蛋白与前清蛋白

早期患者血清前清蛋白及清蛋白即可明显降低,可用于早期诊断。

5.血浆氨基酸

FHF 患者血液芳香族氨基酸显著增高,支链氨基酸降低。

6.甲胎蛋白

血清甲胎蛋白轻度升高。

7.影像学检查

如腹部超声、CT、磁共振等检查,可观察肝脏萎缩和坏死程度。

8.颅内压检测

颅内压升高,常用持续导管测压。

(三)诊断标准

1983 年 Koretz 提出早期诊断要点如下。

(1)患者无肝炎病史,体检时肝脏明显缩小,周身情况渐差。

(2)神志模糊,或新近有性格、行为改变。

(3)肝功能检查异常、凝血酶原时间延长,超过对照 3 秒以上。

(4)低血糖。

(5)重度高胆红素血症。

(6)血氨升高。

(7)脑电图异常。

三、急救措施

FHF 的病因复杂,病情变化多端,进展迅速,治疗上必须采取综合措施才能降低病死率,具体措施如下。

(一)严密监护及支持疗法

(1)患者应安置在监护病房。严格记录各项生命体征及精神、神经情况,预防感染,对病情变化应及时处理。

(2)补充足够的热量及营养,每天热量为 1 200～1 600 kJ,必须输注 10％葡萄糖液、多种维生素,适当辅以新鲜血浆、全血和清蛋白等。

(3)维持电解质和酸碱平衡,特别应纠正低血钾,如出现稀释性低血钠,应限制入水量。

(二)护肝治疗

1.胰高血糖素

胰岛素疗法可用胰高血糖素 1 mg,胰岛素 8 U,溶于 10％葡萄糖溶液 250～500 mL 中静脉滴注,每天 1 次,2 周为 1 个疗程。本疗法可阻止肝坏死,促进肝细胞再生。

2.能量合剂

每天一剂,同时可给肝素 250 mL。

3.六合或复方氨基酸

复方氨基酸 250 mL,或支链氨基酸 250～500 mL 静脉滴注,可调整体内氨基酸失衡。

4.促肝细胞生长因子(HGF)

每天 80～120 mg,溶于 5％～10％葡萄糖溶液 250～500 mL 中静脉滴注。该药可促进肝细胞再生,保护肝细胞膜,并能增强肝细胞清除内毒素的功能。

(三)并发症的治疗

1.肝性脑病

可采取的治疗方式包括支持治疗、药物治疗及对症治疗等。禁止或限制蛋白质摄入、脱氨、酸化肠道减少氨的吸收、抗感染、必要时甘露醇脱水等治疗。

2.出血倾向

对皮肤黏膜出血可用足量维生素 K_1，输注新鲜血浆及补充凝血因子、凝血酶原复合物、酚磺乙胺等；消化道常发生急性胃黏膜病变而出血，可用组织胺 H_2 受体阻滞剂及壁细胞质子泵阻滞剂奥美拉唑，或口服凝血酶；若发生 DIC 出血时应使用肝素每次 $0.5\sim1$ mg/kg，加入 $5\%\sim10\%$ 葡萄糖溶液 500 mL 中静脉滴注，用试管法测定凝血时间，维持在 $20\sim25$ 分钟，出血好转后停药。在肝素化的基础上，给予新鲜血浆或全血。

3.脑水肿

限制输液量，常规应用脱水剂，如 20% 甘露醇 200 mL，快速静脉滴注，每 $6\sim8$ 小时 1 次；地塞米松 $5\sim10$ mg，静脉滴注，每 $8\sim12$ 小时 1 次。

4.肾衰竭

早期可常规使用利尿剂，如尿量仍不增加，按功能性肾功衰竭处理，或行透析疗法。

5.感染

必须尽早抗感染治疗。应避免使用有损肝功能和肾功能的抗生素，如红霉素、四环素和氨基甙类药物。常选用氨苄西林和头孢菌素类抗生素。

6.调整免疫功能

可用胸腺肽 20 mg 加入 10% 葡萄糖内静脉滴注；干扰素 100 万单位，每周 $2\sim3$ 次，肌内注射。

(四)肝移植

肝移植是目前较新的治疗方法，但价格昂贵、条件受限，目前尚难普及应用。

(刘新转)

第六节　急性重症胆管炎

急性重症胆管炎(ACST)过去称为急性梗阻性化脓性胆管炎(AOSC)，是由于胆管梗阻和细菌感染，胆管内压升高，肝脏胆血屏障受损，大量细菌和毒素进入血液循环，造成以肝胆系统病损为主，合并多器官损害的全身严重感染性疾病，是急性胆管炎的严重形式。

一、病因及发病机制

其病因及发病机制主要与以下因素有关。

(一)胆管内细菌感染

正常人胆汁中无细菌。当胆管系统发生病变时(如结石、蛔虫、狭窄、肿瘤和胆管造影等)，可引起胆汁含菌数剧增，并在胆管内过度繁殖，形成持续菌胆症。细菌的种类绝大多数为肠源性细菌，以需氧革兰阴性杆菌阳性率最高，其中以大肠埃希菌最多见，也可见大肠埃希菌、副大肠埃希菌、产气杆菌、铜绿假单胞菌、变形杆菌和克雷伯菌属等。需氧和厌氧多菌种混合感染是 ACST 细菌学特点。细菌产生大量强毒性毒素是引起本病全身严重感染综合征、休克和多器官衰竭的重要原因。

(二)胆管梗阻和胆压升高

导致胆管梗阻的原因有多种,常见的病因依次为结石、寄生虫感染(蛔虫、中华分支睾吸虫)、纤维性狭窄。较少见的梗阻病因有胆肠吻合术后吻合口狭窄、医源性胆管损伤狭窄、先天性肝内外胆管囊性扩张症、先天性胰胆管汇合畸形、十二指肠乳头旁憩室、原发性硬化性胆管炎、各种胆管器械检查操作等。胆管梗阻所致的管内高压是 ACST 发生、发展和恶化的首要因素。

(三)内毒素血症和细胞因子的作用

内毒素是革兰阴性菌细胞壁的一种脂多糖成分,其毒性存在于类脂 A 中。内毒素具有复杂的生理活性,在 ACST 的发病机制中发挥重要作用。

(四)高胆红素血症

当胆管压力超过 3.4 kPa(25.7 mmHg)时,肝毛细胆管上皮细胞坏死、破裂,胆汁经肝窦或淋巴管逆流入血,即胆小管静脉反流,胆汁内结合和非结合胆红素大量进入血液循环,引起以结合胆红素升高为主的高胆红素血症。

(五)机体应答反应

1.机体应答反应异常

各种损伤因所触发的体内多种内源性介质反应,在脓毒症和多器官功能障碍的发病中所起的介导作用也非常重要。

2.免疫防御功能减弱

本病所造成的全身和局部免疫防御系统的损害是感染恶化的重要影响因素。

二、分型

(一)病理分型

1.胆总管梗阻型胆管炎

主要由于胆总管的梗阻而发生的 ACST,此型占 80% 以上。病理范围波及整个胆管系统,较早出现胆管高压和梗阻性黄疸,病情发展迅速,很快成为全胆管胆管炎。

2.肝内胆管梗阻型胆管炎

主要是肝内胆管结石合并胆管狭窄发生的胆管炎。因病变常局限于肝内的一叶或一段,虽然有严重感染存在,可无明显腹部疼痛,黄疸也往往较少发生。此型胆管炎的临床症状比较隐蔽,同时由于肝内感染灶因胆管梗阻,得不到通畅引流,局部胆管扩张,很快出现胆管高压,胆血屏障被破坏,大量细菌内毒素进入血内,发生败血症。

3.胰源性胆管炎

胆管急性感染时,可发生急性胰腺炎。反之,胰腺炎时,胰液反流入胆管引起胰源性胆管炎或胆囊炎。此型患者往往是胰腺炎与胆管炎同时存在,增加了病理的复杂性与严重性。

4.胆管反流性胆管炎

在胆管肠道瘘或胆肠内引流术后,特别是胆总管十二指肠吻合术后,由于肠道内容物和细菌进入胆管,尤其当胆管有梗阻时,可引起复发性反流性胆管炎。

5.寄生虫性胆管炎

临床上常见的寄生虫性胆管炎,多由胆管蛔虫所引起,占胆管疾病的 8%～12%。中华分支睾吸虫被人体摄入,寄生于肝胆管和胆囊内。如引起胆管梗阻和感染,可发生急性胆管炎,严重病例可出现梗阻性黄疸和肝脓肿。肝包囊虫破入胆管后,也可发生急性胆管炎。严重的胆管感染可引起中毒性休克。

6.医源性胆管炎

内镜技术和介入治疗的发展,相应一些操作如 PTC、PTCD、ERCP、EST、经"T"形管进行胆管造影、经"T"形管窦道胆管镜取石等,术后发生急性胆管炎的概率越来越多,特别是在胆管梗阻或感染的情况下更易发生。

(二)临床分型

1.暴发型

有些 ACST 可迅速发展为感染性休克和胆源性败血症,进而转变为弥散性血管内凝血(DIC)或多器官系统衰竭(MODS)。肝胆系统的病理改变呈急性蜂窝织炎,患者很快发展为致命的并发症。

2.复发型

若胆管由结石或蛔虫形成活塞样梗阻或不完全梗阻,感染胆汁引流不畅,肝胆系统的急性、亚急性和慢性病理改变可交替出现并持续发展。胆管高压使毛细胆管和胆管周围发生炎症、局灶性坏死和弥漫性胆源性肝脓肿。感染也可扩散到较大的肝内、外胆管壁,引起胆管壁溃疡及全层坏死穿孔,形成膈下或肝周脓肿。肝内或肝周脓肿可能是化脓性细菌的潜在病灶,使急性胆管炎呈多次复发的病理过程。感染灶内血管胆管瘘,可导致胆管感染和周期性大出血。

3.迁延型

在胆管不全性梗阻和慢性炎症情况下,胆管壁发生炎性肉芽肿和纤维性愈合,继而发展为瘢痕性胆管狭窄、胆汁性肝硬化和局灶性肝萎缩等病理改变。这些改变又常合并肝内隐匿性化脓性病灶,在肝功能逐渐失代偿情况下,致使急性化脓性胆管炎的临床经过呈迁延性,最终发展为整个肝胆系统多种不可逆性病理损害,预后不良。

4.弥漫型

ACST 的感染成为全身性脓毒血症。由于感染的血液播散,引起肝、肺、肾、脾、脑膜等器官的急性化脓性炎症或脓肿形成。在急性化脓性胆管炎反复发作的同时,出现多器官和系统的功能衰竭。

三、临床表现

(一)原发胆管疾病

多数患者有长期胆管感染病史,部分患者有过 1 次以上胆管手术史。原发胆管疾病不同,临床表现也有所不同。

1.胆管蛔虫病和先天性胆管病

胆管蛔虫病和先天性胆管病多见于儿童和青年,胆管蛔虫症多为剑突下阵发性钻头顶样绞痛,症状与体征分离。

2.胆管结石

胆管结石多于青壮年起病,持续而呈阵发性加剧的剑突下或右上腹绞痛,可伴不同程度的发热和黄疸。

3.胆管肿瘤

胆管肿瘤以中老年最为常见,多表现为持续性上腹胀痛,放射至同侧肩背部,常伴有进行性重度梗阻性黄疸。可在胆管造影或介入治疗后出现腹痛加剧、寒战发热和全身中毒症状。接受过胆管手术治疗的患者,多在反复发作急性胆管炎后出现 ACST。

(二)急性胆管感染和全身脓毒性反应

急性胆管感染的症状为各类胆管炎所共有。典型表现为右上腹痛、发热和黄疸的 Charcot 三联征,临床表现因原发病不同而异。根据梗阻部位不同,将其分为肝内梗阻和肝外梗阻两型。

1.肝外胆管梗阻型

肝外胆管梗阻型一般起病较急骤,腹上区较剧烈疼痛、畏寒发热及黄疸,即 Charcot 三联征,这是肝外梗阻型 ACST 的典型临床表现。腹痛多为持续性,并有阵发性加剧。高热是此症的特点,热型多为弛张热,常是多峰型,体温一般持续在 39 ℃以上,不少患者可达 41 ℃。发热前常有畏寒或寒战,有时每天可能有多次寒战及弛张高热。

(1)恶性胆管梗阻:多有深度黄疸和高胆红素血症,尿黄如茶、大便秘结,少数患者胆管完全阻塞,黄疸在不断加深的同时粪便变成灰白色,常伴恶心、呕吐。腹部检查时发现腹上区饱满,腹式呼吸减弱,右上腹及剑突下有明显压痛及肌紧张,肝呈一致性增大,并有明显的压痛和叩击痛,肋下触及肿大的胆囊。

(2)合并肝脓肿时:该处的肋间饱满,凹陷性水肿,并有定点压痛。炎症波及周围者,腹上区压痛及肌紧张更明显。胆管、胆囊发生坏疽穿孔后,则表现局限性或弥漫性腹膜炎刺激征,即有明显压痛、反跳痛和肌紧张。

2.肝内胆管梗阻型

肝内胆管梗阻型指左、右肝胆管汇合以上的梗阻,在我国最常见。其主要特点是阻塞部位越高腹痛越轻,甚至可无疼痛,仅以寒热为主诉而就诊者并不罕见。若非双侧一级胆管同时受阻,则无黄疸或轻度黄疸。缺乏上腹压痛和腹膜刺激征,肝脏常呈不均匀的肿大,以患侧肿大显著,并有明显压痛和叩击痛,胆囊一般不肿大。病变侧肝脏可因长期或反复梗阻致肝纤维化、萎缩。由于梗阻部位高而局限,胆管内高压缺乏缓冲余地,更易发生胆管周围炎及败血症,故全身感染症状常更突出。由于临床症状不典型,易延误诊治。

(三)感染性休克和多器官功能衰竭(MODS)

ACST 常起病急骤,多在腹痛和寒战之后出现低血压,病情严重者可发生于发病后数小时内。出现低血压之前,患者常烦躁不安、脉搏增快、呼吸急促、血压可短暂上升,随后迅速下降、脉搏细弱。随着病情加重发生神志障碍,以反应迟钝、神志恍惚、烦躁不安、谵妄、嗜睡多见,重者可发展至昏迷状态。过去曾认为,低血压和肝性脑病是主要表现,事实上脓毒性反应可累及、循环、呼吸、中枢神经系统及肝脏、肾脏等全身各重要系统及器官而出现相应的症状,因而其临床表现是复杂多样的。

四、辅助检查

(一)实验室检查

除年老体弱和机体抵抗力很差者外,多有血白细胞计数显著增高,其上升程度与感染严重程度成正比,分类可见核左移;胆管梗阻和肝细胞坏死可引起血清胆红素、尿胆红素、尿胆素、碱性磷酸酶、血清转氨酶、γ-谷氨酰转肽酶、乳酸脱氢酶等升高。如同时有血清淀粉酶升高,表示伴有胰腺炎。血小板计数降低和凝血酶原时间延长,提示有 DIC 倾向。此外,常可有低氧血症、代谢性酸中毒、低血钾、低血糖等。血细菌培养阳性,细菌种类与胆汁中培养所得一致。

(二)B超检查

B超检查是最常应用的简便、快捷、无创伤性辅助诊断方法,可显示胆管扩大范围和程度以估计梗阻部位,可发现结石、蛔虫、直径大于 1 cm 的肝脓肿、膈下脓肿等。可见胆总管甚至肝内胆管均有明显扩大(一般直径在 1.5～2.5 cm),胆管内有阻塞因子存在(主要是胆石和胆管蛔虫,偶可为胆管癌或壶腹部癌),肝脏或胆囊也常有增大。

(三)胸、腹部X线检查

胸、腹部X线检查有助于诊断脓胸、肺炎、肺脓肿、心包积脓、膈下脓肿、胸膜炎等。胆肠吻合手术后反流性胆管炎的患者,腹部X线平片可见胆管积气。上消化道钡餐示肠胆反流。腹部X线平片还可同时提供鉴别诊断,可排除肠梗阻和消化道穿孔等。

(四)CT检查

ACST 的 CT 图像,不仅可以看到肝胆管扩张、结石、肿瘤、肝脏增大、萎缩等的征象,有时尚可发现肝脓肿。若怀疑急性重症胰腺炎,可做 CT 检查。

(五)经内镜逆行胆管引流(ERBD)、经皮肝穿刺引流(PTCD)

ERBD、PTCD 既可确定胆管阻塞的原因和部位,又可做应急的减压引流,但有加重胆管感染或使感染淤积的胆汁漏入腹腔的危险。如果 B 超检查发现肝内胆管有扩张,进一步做经皮胆管穿刺(PTC),更可以明确真相,抽出的胆汁常呈脓性,细菌培养结果阳性者往往达 90% 以上;胆管内压也明显增高,一般均在 2.5 kPa(250 mmH$_2$O)以上,有时可高达 3.9 kPa(400 mmH$_2$O)。

(六)磁共振胆胰管成像(MRCP)

MRCP 可以详尽地显示肝内胆管树的全貌、阻塞部位和范围。图像不受梗阻部位的限制,是一种无创伤性的胆管显像技术,已成为目前较理想的影像学检查手段。MRCP 比 PTC 更清晰,它可通过三维胆管成像(3DMRC)进行多方位不同角度扫描观察,弥补平面图上由于组织影像重叠遮盖所造成的不足,对梗阻部位的确诊率达 100%,对梗阻原因确诊率达 95.8%。

五、诊断

(一)诊断标准

除根据病史、体征和辅助检查外,可参照全国座谈会制订的标准诊断,即有胆管梗阻,出现休克(动脉收缩压低于 9.3 kPa)或有以下两项者,即可诊断为重症急性胆管炎:①精神症状。②脉搏大于 120 次/分。③白细胞计数 $20×10^9$/L。④体温 39 ℃ 或低于 36 ℃。⑤胆汁为脓性伴有胆管压力明显增高。⑥血培养阳性或内毒素升高。

ACST 可因胆管穿孔、肝脓肿溃破引起脓毒败血症、胆管出血、邻近体腔脓肿及多脏器化脓性损害和功能障碍,故可出现相应的多种症状,须密切观察,及时检查确诊。但是,重症急性胆管炎的病理情况复杂,不能待所有症状全部出现。肝外胆管梗阻型患者,术中探查见胆总管压力较高,内有脓性胆汁,常伴有结石和蛔虫等,胆汁细菌培养常为阳性。肝内胆管梗阻型,则手术中可见肝外胆管内压不高,胆汁也可无脓性改变,但当松动肝内胆管的梗阻后,即有脓性胆汁涌出,便可确定哪侧肝胆管梗阻。

(二)临床分期

ACST 的病理情况复杂,临床过程也不一致,根据疾病发展的基本规律,按"华西分级标准"可以归纳为四级。

1.Ⅰ级(单纯 ACST)

胆管有梗阻和感染的因素,并出现急性胆管炎的症状,病变局限于胆管范围内。

2.Ⅱ级(ACST 伴感染性休克)

胆管梗阻和感染发展,产生胆管高压,胆管积脓,出现内毒素血症、败血症和感染性休克。

3.Ⅲ级(ACST 伴胆源性肝脓肿)

胆管压力进一步增高,肝脏的病理损伤加重,继发肝脓肿,患者表现为顽固性败血症、脓毒血症和感染性休克,内环境紊乱难以纠正。

4.Ⅳ级(ACST 伴多器官衰竭)

患者休克进一步发展,引起多器官系统衰竭,危及患者生命。

分级是病情程度的划分,但病情恶化并不一定按顺序逐级加重,患者可因暴发性休克而迅速死亡,也可不经休克或肝脓肿而发生多器官功能衰竭。经有效的治疗后,病情又可出现不同程度的缓解,甚至痊愈。

六、治疗

(一)处理原则

ACST 一经诊断,应迅速采用强有力的非手术治疗措施。根据患者对治疗的早期反应来决定进一步采取何种治疗对策。如经过数小时的非手术治疗和观察,病情趋于稳定,全身脓毒症表现减轻,腹部症状和体征开始缓解,则继续采用非手术疗法。一旦非手术治疗反应不佳,即使病情没有明显恶化或病情一度好转后再度加重,则应积极地进行胆管减压引流。早期有效地解除胆管梗阻、降低胆压是急性重症胆管炎治疗的基本着眼点和关键环节。长期实践证明,外科手术是最迅速、最确切的胆管减压方法。但急症手术也存在一些不足之处。

首先,患者处于严重感染中毒状态下,对手术和麻醉的耐受能力均差,手术死亡率和并发症发生率较择期手术高。

其次,局部组织因急性炎症,有时合并凝血功能障碍甚至伴有肝硬化、门静脉高压,加上过去胆管手术所形成的瘢痕性粘连等,常给手术带来很大困难,少数极困难者亦有由于渗血不止或找不到胆管而被迫终止手术的。

最后,由于此症常发生在合并有复杂胆管病理改变的基础上,如广泛的肝内胆管结石或肝胆管狭窄,在全身和局部恶劣条件下,不允许较详细探查和处理肝内胆管和肝脏病变,常需再次手术解决。

近年来,非手术胆管减压术已成为急性重症胆管炎急症处理方法之一,对胆管起到一定的减压作用,使患者度过急性期,经充分检查和准备后,行计划性择期手术,从而避免因紧急手术时可能遗留的病变而需二期手术处理。但是,各种非手术胆管减压方法的治疗价值是有限的,有其特定的适应证,并且存在一定的并发症,不能完全取代传统的手术引流。因此,外科医师应根据患者的具体病情、梗阻病因及可能的肝胆系统病变范围来选择有利的胆管减压方式和时机,并处理好全身治疗和局部治疗、手术与非手术治疗的关系。

(二)全身治疗

全身治疗的目的是有效的控制感染、恢复内环境稳定、纠正全身急性生理紊乱、积极的防治休克及维护重要器官功能,为患者创造良好的手术时机,是急性重症胆管炎治疗的基本措施,也是胆管减压术围术期处理的重要内容。

1.一般处理措施

(1)全面检查,了解患者的主要脏器功能。

(2)改善全身状态。

(3)禁食及胃肠减压;保持呼吸道通畅,给予吸氧;高热者采取物理降温,因应用药物降温常对肝脏不利,故应慎用;解痉止痛。

2.纠正全身急性生理紊乱

(1)补充血容量和纠正脱水应在动脉压、中心静脉压、尿量、血气和电解质、心肺功能等监测下补充血容量,纠正脱水。

(2)纠正电解质紊乱和代谢性酸中毒。

(3)营养和代谢支持急性重症胆管炎患者处于全身高代谢状态,同时由于肝脏首先受累而易于发生代谢危机。因此,当循环稳定后,应即经胃肠外途径给予营养和代谢支持。

3.抗菌药物治疗合理的选择

抗菌药物是有效的控制感染的重要环节之一。急性重症胆管炎的细菌大多来自肠道,最常见的是混合细菌感染。在选用药物时,应首先选用对细菌敏感的广谱抗菌药物,既要注意能控制需氧菌,又要注意控制厌氧菌,同时强调要足量和联合用药,这既可扩大抗菌谱、增强抗菌效果,又可降低和延缓耐药性的产生。

4.防治休克

出现休克时,要严密监护,做好中心静脉压的测定、监护和动态分析。留置导尿管,记录每小时的尿量和密度。防治休克主要包括以下几个方面。

(1)扩充血容量:维持每小时尿量在 30 mL 以上。

(2)纠正酸中毒:纠正酸中毒可以改善微循环,防止弥散性血管内凝血的发生和发展,并可使心肌收缩力加强和提高血管对血管活性药物的效应。

(3)血管活性药物的应用:血管活性药物包括扩血管和缩血管两类药物。无论应用何种血管活性药物,必须补足有效血容量,纠正酸中毒,这对扩血管药物来讲尤为重要。除早期轻型休克或高排低阻型可单独应用缩血管药物外,晚期病例或低排高阻型宜应用扩血管药物,如山莨菪碱、阿托品、酚妥拉明等。也可将扩血管药物和缩血管药物联合应用,常用的药物为多巴胺或多巴酚丁胺与间羟胺联用,既可增加心排血量,又不增加外围血管阻力,并扩张肾动脉,以维护肾功能。缩血管药物单独应用时以选用间羟胺或去氧肾上腺素为宜。

(4)肾上腺糖皮质激素:能抑制脓毒症时活化巨噬细胞合成、释放促炎性细胞因子,以及改善肝脏代谢,因而有助于控制急性重症胆管炎时肝内及全身炎症反应。能使血管扩张以改善微循环,增强对血管活性药物的反应,在一定程度上具有稳定细胞溶酶体膜的作用,减轻毒血症症状。强调早期、大剂量、短程使用。常用剂量为氢化可的松每天 200~400 mg,地塞米松每天 10~20 mg,待休克纠正后即应停用。

(5)防治弥散性血管内凝血:可用复方丹参注射液 20~40 mL 加入 10%葡萄糖液 250 mL 中静脉滴注,每天 1~2 次。亦可用短程小量肝素治疗,剂量为 0.5~1.0 mg/kg,每 4~6 小时静脉滴注 1 次,使凝血时间(试管法)延长至正常的 2~3 倍。

(6)强心剂的应用:急性重症胆管炎时,多为低排高阻型休克,故宜早期使用毛花苷 C 0.4 mg加入 5%葡萄糖溶液 40 mL 中静脉滴注,以增强心肌功能,使肺循环及体循环得以改善。如发生心功能衰竭,4~6 小时可重复 1 次。

5.积极支持各器官系统功能和预防多器官功能衰竭

(1)注意肝脏功能变化:ACST 往往引起肝脏功能的严重损害,目前监测方法尚不能及早发现肝功能衰竭,多在出现精神症状、肝性脑病后做出诊断,因此必须高度重视肝脏功能的保护。

(2)防止肾衰竭:肾衰竭的临床判定指标虽然明确,多能及早发现,但肾脏不像肝脏那样具有较大储备力,一旦发生衰竭,救治亦比较困难,因此应注意预防肾衰竭和对肾脏的监护。应在充分补足液体量的同时间断应用利尿剂,以利于排除毒性物质、"冲洗"沉积于肾小管内的胆栓。当少尿或无尿时,应给予大剂量呋塞米(400～500 mg/d)及酚妥拉明、普萘洛尔,也可用微量泵持续静脉泵入多巴胺。

(3)预防呼吸功能衰竭:呼吸功能衰竭早期临床上也无简便易行的观察指标,一旦症状明显,肺功能障碍处于不可逆状态,往往缺乏有效治疗措施。必要时可用呼吸道持续加压呼吸(PEEP),以提高组织的氧供应。

(三)非手术胆管减压

胆管梗阻所致的胆管内高压是炎性病变发展和病情加重的基本原因,不失时机的有效胆管减压是缓解病情和降低死亡率的关键。近年来,非手术性胆管减压术已用于 ACST 的治疗,并获得了一定的疗效。

1.内镜鼻胆管引流(ENBD)

ENBD 是通过纤维十二指肠镜,经十二指肠乳头向胆管内置入 7 F 鼻胆管引流管,由十二指肠、胃、食管、鼻引出体外。此法具有快捷、简便、经济、创伤小、患者痛苦小、并发症少、恢复快、不用手术和麻醉等特点,是一种安全可靠的非手术引流减压方法。ENBD 可重复行胆管造影,具有诊断价值,能明确胆管梗阻的原因和程度,可抽取胆汁进行细菌培养、取出胆管蛔虫,对于泥沙样结石、胆泥或结石小碎片,可经鼻胆管冲洗引流。通过胆管口括约肌切开,用气囊导管或取石篮将结石取出,如胆管内的结石太大,取出困难,可用特制的碎石篮先将结石夹碎。部分病例经单用此法可得到治愈。但这一积极措施只适用于部分胆管病变,如胆总管下端结石的病例,而在高位胆管阻塞时引流常难达到目的。对于胆总管多发结石包括需机械碎石的大结石,在紧急情况下完全清除胆管病变,建立满意胆管减压并非必要,并具有潜在的危险性。通过胆管口括约肌切开还有利于胰液的引流,降低胰管压力,减少胰腺炎的发生。影响其治疗效果的主要因素是鼻导管管径较细,易为黏稠脓性胆汁、色素性结石沉渣和胆泥所堵塞。

因此,泥沙样胆结石引起者,不宜采用 ENBD。最常见的并发症是咽部不适、咽炎及导管脱出。导管反复插入胰管,也有感染扩散,可诱发胰腺炎,甚至发生急性重症胰腺炎。ENBD 前后应用生长抑素及直视下低压微量注射造影剂可降低胰腺炎的发生。

2.内镜下乳头切开术(EST)

这是一项在 ERCP 基础上发展而来的治疗性新技术,随着该项技术的不断改良,其安全性和成功率也在提高,乳头括约肌切开以后,胆管内的结石可以随即松动、排出,胆管内的高压脓性胆汁也可以向下引流而达到胆管减压的目的。

3.内镜胆管内支撑管引流

经纤维内镜置入胆管内支撑管引流,它不仅可以解除胆管梗阻,通畅胆汁引流,排出淤滞的胆汁,而且保证了胆肠的正常循环,是一种比较理想的、符合生理的非手术引流方法。内支撑管分别由聚乙烯、聚四氟乙烯制成。现多采用一种有许多侧孔且两端各有侧瓣的直的内支撑管(5～9 F)。最常见的并发症是胆汁引流不通畅引起胆管炎。缺点是不能重复造影,支撑管堵塞时不能冲洗,只有在内镜下换管。

4.经皮经肝穿刺胆管引流(PTCD)

PTCD是在PTC的基础上,经X线透视引导将4~6 F导管置入阻塞以上胆管的适当位置,可获得满意的引流效果。它既可以引流肝外胆管,也可以引流单侧梗阻的肝内胆管。本法适用于肝内胆管扩张者,特别适用于肝内阻塞型。具有操作方便、成功率高、疗效显著等特点。可常规作为此症的初期治疗措施,为明确胆管病变的诊断及提出确定性治疗对策赢得时间。

PTCD内引流是使用导丝通过梗阻部位进入梗阻下方,再将有多个侧孔的引流管沿导丝送入梗阻下方,使胆汁经梗阻部位进入十二指肠。若肝门部梗阻,需要在左、右肝管分别穿刺置管。PTCD本身固有的并发症包括出血、胆瘘、诱发加重胆管感染及脓毒症。进行完善的造影,应在PTCD后数天病情确已稳定后进行。当肝内结石致肝内胆管系统多处梗阻,或肝内不同区域呈分隔现象,以及色素性结石沉渣和胆泥易堵塞引流管时,引流出来的胆汁量常不能达到理想程度。

因此,应选择管径足够大的导管,在超声引导下有目的的做选择性肝内胆管穿刺。PTCD后每天以抗菌药物溶液常规在低压下冲洗导管和胆管1~2次。引流过程中,一旦发现PTCD引流不畅或引流后病情不能改善时,应争取中转手术。经皮肝穿刺后,高压脓性胆汁可经穿刺孔或导管脱落后的窦道发生胆管腹腔漏,形成局限性或弥漫性腹膜炎,还可在肝内形成胆管血管漏而导致脓毒败血症、胆管出血等并发症,故仍须谨慎选用,不能代替剖腹手术引流。在老年、病情危重不能耐受手术者,可作为首选对象。对于凝血机制严重障碍、有出血倾向或肝、肾功能接近衰竭者,应视为禁忌证。

以上几种非手术的胆管引流法各有其适应证:①对于胆管结石已引起肝内胆管明显扩张者,一般以PTCD最为相宜。②对嵌顿在壶腹部的胆石,可考虑做内镜括约肌切开。③对壶腹部癌或胆管癌估计不可能根治者,可通过内镜做内引流术作为一种姑息疗法。总之,胆石症患者一旦急性发作后引起急性胆管炎,宜在患者情况尚未恶化以前及时做手术治疗,切开胆管、取尽胆石并设法使胆管通畅引流,这是防止病变转化为ACST的关键措施。

(四)手术治疗

近年来由于强有力的抗菌药物治疗和非手术胆管减压措施的应用,使需要急症手术处理的ACST病例有减少趋势。然而,各种非手术措施并不能完全代替必要的手术处理,急症手术胆管减压仍是降低此病死亡率的基本措施。目前,摆在外科医师面前的是手术的适应证和时机的选择。因此,应密切观察病情变化,以及对全身支持治疗和非手术胆管减压的反应,在各器官功能发生不可逆损害病变之前,不失时机地行胆管引流。

1.手术治疗的目的

手术治疗的目的是解除梗阻、祛除病灶、胆管减压、通畅引流。

2.手术适应证

手术时机应掌握在Charcot三联征至Reynold五联征之间,如在已发生感染性休克或发生多器官功能衰竭时手术,往往为时过晚。恰当的掌握手术时机是提高疗效的关键,延误手术时机则是患者最主要的死亡因素。若出现下列情况时应及时手术。

(1)经积极非手术治疗,感染不易控制,病情无明显好转,黄疸加深、腹痛加剧、体温在39 ℃以上,胆囊胀大并有持续压痛。

(2)出现精神症状或预示出现脓毒性休克。

（3）肝脓肿破裂、胆管穿孔引起弥漫性腹膜炎。对于年老体弱或有全身重要脏器疾病者，因代偿功能差，易引起脏器损害，一旦发生，难以逆转，故应放宽适应证，尽早手术。

3.手术方法

手术方法主要根据患者的具体情况而定，其基本原则是以抢救生命为主，关键是行胆管减压，解除梗阻，通畅引流。手术方法应力求简单、快捷、有效，达到充分减压和引流的目的即可。有时为了避免再次手术而追求一次性彻底解决所有问题，在急症手术时做了过多的操作和过于复杂的手术，如术中胆管造影、胆囊切除、胆肠内引流术等，对患者创伤大，手术时间延长，反而可加重病情。对于复杂的胆管病变，难以在急症情况下解决者，可留做二期手术处理。分期分阶段处理，适应病情的需要，也是正常、合理的治疗过程。强调应根据患者具体情况采用个体化的手术方法。

（1）急诊手术：急诊手术并非立即施行手术，在实施手术前，需要4～8小时的快速准备，以控制感染、稳定血压及微循环的灌注，保护重要器官，使患者更好地承受麻醉和手术，以免发生顽固性低血压及心搏骤停，更有利于手术后恢复。①胆总管切开减压、解除梗阻及"T"形管引流是最直接而有效的术式，可以清除结石和蛔虫，但必须探查肝内胆管有无梗阻，尽力去除肝胆管主干即1～2级分支内的阻塞因素，以达到真正有效的减压目的。胆管狭窄所致梗阻常不允许在急症术中解除或附加更复杂的术式，但引流管必须置于狭窄以上的胆管内。遗漏肝内病灶是急诊手术时容易发生的错误。怎样在手术中快速和简便了解胆道系统病变和梗阻是否完全解除，应引起足够重视。术中胆管造影时，高压注入造影剂会使有细菌感染的胆汁逆流进入血液循环而使感染扩散，因而不适宜于急诊手术时应用。术中B超受人员和设备的限制，术中纤维胆管镜检查快捷安全，图像清晰，熟练者5～10分钟即可全面观察了解肝内外胆管系统，尚有助于肝内外胆管取石及病灶活组织检查，值得推广。若病情允许，必要时可劈开少量肝组织，寻找扩大的胆管置管引流。失败者可在术中经肝穿刺近侧胆管并置管引流，也可考虑"U"形管引流。术后仍可用胆管镜经"T"形管窦道取出残留结石，以减少梗阻与感染的发生。②胆囊造瘘：胆囊管细而弯曲还可有炎性狭窄或阻塞因素，故一般不宜以胆囊造瘘代替胆管引流，在肝内胆管梗阻更属禁忌。肝外胆管梗阻者，若寻找胆管非常艰难，病情又不允许手术延续下去，亦可切开肿大的胆囊，证实其与胆管相通后行胆囊造瘘术。③胆囊切除术：胆管减压引流后可否同时切除胆囊，须慎重考虑。对一般继发性急性胆囊炎，当胆管问题解决后，可恢复其形态及正常功能，故不应随意切除。严重急性胆囊炎症如坏疽、穿孔或合并明显慢性病变，可行胆囊切除术。有时也要根据当时病情具体对待，如全身感染征象严重、休克或生命体征虽有好转但尚不稳定者，均不宜切除胆囊，以行胆囊造瘘更恰当。④胆肠内引流术：胆肠内引流术应慎重，我国肝内胆管结石、狭窄多见，在不了解肝内病变情况下，即使术中病情允许，加做胆肠内引流术也带有相当盲目性，可因肝内梗阻存在而发生术后反复发作的反流性化脓性胆管炎，给患者带来更多痛苦及危险。但是，对于部分无全身严重并发症，主要是由于胆管高压所致神经反射性休克，在解除梗阻，大量脓性胆汁涌出后，病情有明显好转，血压等重要生命体征趋于平稳。梗阻病变易于一次彻底解决的年轻患者，可适当扩大手术范围，包括对高位胆管狭窄及梗阻的探查如狭窄胆管切开整形和胆肠内引流术。

胆肠内引流术除能彻底解除梗阻外，还有以下优点：①内引流术使胆汁中的胆盐、胆酸直接进入肠道，可迅速将肠道内细菌产生的内毒素灭活并分解成无毒的亚单位或微聚物，降低血中内毒素浓度，减轻内毒素对心、肺、肝、肾及全身免疫系统的损害，起到阻断病情发展的作用。②有益于营养物质消化吸收,胆汁进入肠道有利于脂肪及脂溶性维生素消化吸收,改善患者营养状况。③避免水、盐、电解质及蛋白质的丢失,有益于内环境稳定。④缩短住院时间。⑤避免再次手术。

(2)择期手术:ACST 患者急性炎症消退后,为了去除胆管内结石及建立良好的胆汁引流通道,需要进行择期手术疗。①胆总管切开后取结石"T"形管引流是最常用的方法,术中运用纤维胆管镜有助于发现及取出结石。②胆总管十二指肠侧侧吻合术是简单、快速和有效的胆肠内引流术,但因术后容易产生反流性胆管炎和"漏斗综合征"等并发症,已很少被采用。③胆肠 Roux-en-Y 式吻合术有肝内胆管狭窄及结石存在时,可经肝膈面或脏面剖开狭窄胆管,取除肝内结石。胆管整形后与空肠做 Roux-en-Y 式吻合术。该手术被认为是较少引起胆内容物反流的可靠内引流手术方法。有人提出,将空肠袢的盲端置入皮下,术后如有复发结石或残留结石,可在局麻下切开皮肤,以空肠袢盲端为进路,用手指或胆管镜取石。④间置空肠胆管十二指肠的吻合术既能预防反流性胆管炎和十二指肠溃疡,又能保证肠道的正常吸收功能,是目前较为理想的胆肠内引流方法。⑤肝叶切除手术病变局限于一叶、段肝脏或因长期胆管梗阻而导致局限性肝叶萎缩及纤维化者,可做病变肝叶切除术。

(刘新转)

第七节 急性胰腺炎

一、概述

急性胰腺炎是指多种病因导致胰酶在胰腺内被激活后引起胰腺自身消化的炎症反应。临床上以急性腹痛及血、尿淀粉酶的升高为特点,病情轻重不等。按临床表现和病理改变,可分为轻症急性胰腺炎(MAP)和重症急性胰腺炎(SAP)。前者多见,临床上占急性胰腺炎的 90%,预后良好;后者病情严重,常并发感染、腹膜炎和休克等,死亡率高。

二、病因和发病机制

(一)胆管疾病

胆石、蛔虫或感染致使壶腹部出口处梗阻,使胆汁排出障碍,当胆管内压超过胰管内压时,胆汁、胆红素和溶血磷脂酰胆碱及细菌毒素可逆流入胰管,或通过胆胰间淋巴系统扩散至胰腺,损害胰管黏膜屏障,进而激活胰酶引起胰腺自身消化。

(二)十二指肠疾病与十二指肠液反流

一些伴有十二指肠内压增高的疾病,如肠系膜上动脉压迫、环状胰腺、胃肠吻合术后输入段梗阻、邻近十二指肠乳头的憩室炎等,常有十二指肠内容物反流入胰管,激活胰酶,引起胰腺炎。

(三)大量饮酒和暴饮暴食

可增加胆汁和胰液分泌,引起十二指肠乳头水肿和 Oddi 括约肌痉挛;乙醇还可使胰液形成蛋白"栓子",使胰液排泄受阻,引发胰腺炎。

(四)胰管梗阻

胰管结石或蛔虫、狭窄、肿瘤、胰腺分裂症等均可引起胰管阻塞,管内压力增高,胰液渗入间质,导致急性胰腺炎。

(五)手术与外伤

腹部手术可能直接损伤胰腺或影响其血供。ERCP检查时可因重复注射造影剂或注射压力过高,引起急性胰腺炎(约3%)。腹部钝挫伤可直接挤压胰腺组织引起胰腺炎。

(六)内分泌与代谢障碍

甲状旁腺功能亢进症、甲状旁腺肿瘤、维生素 D 过量等均可引起高钙血症,产生胰管钙化、结石形成,进而刺激胰液分泌和促进胰蛋白酶原激活而引起急性胰腺炎。高脂血症可使胰液内脂质沉着,引起血管的微血栓或损坏微血管壁而伴发胰腺炎。

(七)感染

腮腺炎病毒、柯萨奇病毒 B、埃可病毒、肝炎病毒感染均可伴急性胰腺炎,特别是急性重型肝炎患者可并发急性胰腺炎。

(八)药物

与胰腺炎有关的药物有硫唑嘌呤、肾上腺糖皮质激素、噻嗪类利尿药、四环素、磺胺类、甲硝唑、阿糖胞苷等,使胰液分泌或黏稠度增加。

另外,有5%~25%的急性胰腺炎病因不明,称之为特发性胰腺炎。

急性胰腺炎的发病机制尚未完全阐明。相同的病理生理过程是胰腺消化酶被激活而造成胰腺自身消化。胰腺分泌的消化酶有两种形式:一种是有活性的酶,如淀粉酶、脂肪酶等;另一种是以前体或酶原形式存在的无活性酶,如胰蛋白酶原、糜蛋白酶原、弹性蛋白酶原、磷脂酶 A、激肽酶原等。胰液进入十二指肠后被肠酶激活,使胰蛋白酶原转变为胰蛋白酶,胰蛋白酶又引起一连串其他酶原的激活,将磷脂酶原 A、弹性蛋白酶原、激肽酶原分别激活为磷脂酶 A、弹性蛋白酶、激肽酶。磷脂酶 A 使磷脂酰胆碱转变为溶血磷脂酰胆碱,破坏胰腺细胞和红细胞膜磷脂层、使胰腺组织坏死与溶血;弹性蛋白酶溶解血管壁弹性纤维而致出血;激肽酶将血中激肽原分解为激肽和缓激肽,从而使血管扩张和通透性增加,引起水肿和休克。脂肪酶分解中性脂肪引起脂肪坏死。激活的胰酶并可通过血行与淋巴途径到达全身,引起全身多脏器(如肺、肾、脑、心、肝)损害和出血坏死性胰腺炎。研究提示,胰腺组织损伤过程中一系列炎性介质(如氧自由基、血小板活化因子、前列腺素、白三烯、补体、肿瘤坏死因子等)起着重要介导作用,促进急性胰腺炎的发生和发展。

三、临床特点

(一)症状

1.腹痛

腹痛为本病最主要表现。95%的急性胰腺炎患者腹痛是首发症状,常在大量饮酒或饱餐后突然发作,程度轻重不一,可以是钝痛、钻顶或刀割样痛,呈持续性,也可阵发性加剧,不能为一般解痉药所缓解。多数位于上腹部、脐区,也可位于左右上腹部,并向腰背部放射。弯腰或起坐前倾位可减轻疼痛。轻症者在3~5天即缓解,重症腹痛剧烈、且持续时间长。由于腹腔渗液扩散,可弥漫呈全腹痛。

2.恶心、呕吐

大多数起病后即伴恶心、呕吐,呕吐常较频繁。呕吐出食物或胆汁,呕吐后腹痛不能缓解。

3.发热

大多数为中等度以上发热。一般持续 3～5 天,如发热持续不退或逐日升高,则提示为出血坏死性胰腺炎或继发感染。

4.黄疸

常于起病后 1～2 天出现,多为胆管结石或感染所致,随着炎症消退逐渐消失,如病后 5～7 天出现黄疸,应考虑并发胰腺假性囊肿压迫胆总管的可能,或由于肝损害而引起肝细胞性黄疸。

5.低血压或休克

重症常发生低血压或休克,患者烦躁不安、皮肤苍白湿冷、脉搏细弱、血压下降,极少数可突然发生休克,甚至猝死。

(二)体征

轻症急性胰腺炎腹部体征较轻,上腹有中度压痛,无或轻度腹肌紧张和反跳痛,均有腹胀,一般无移动性浊音。

重症急性胰腺炎上腹压痛明显,并有腹肌紧张及反跳痛,出现腹膜炎时则全腹明显压痛、腹肌紧张,重者有板样强直。伴肠麻痹者有明显腹胀、肠鸣音减弱或消失,可叩出移动性浊音。腹水为少量至中等量,常为血性渗液。少数重症患者两侧胁腹部皮肤出现蓝-棕色瘀斑,称为 Grey-Turner 征;脐周皮肤呈蓝-棕色瘀斑,称为 Cullen 征,是血液、胰酶、坏死组织穿过筋膜和肌层进入皮下组织所致。起病 2～4 周因假性囊肿或胰及其周围脓肿,于上腹可扪及包块。

(三)并发症

1.局部并发症

(1)胰腺脓肿:一般在起病后 2～3 周,因胰腺或胰周坏死组织继发细菌感染而形成脓肿。

(2)假性囊肿:多在起病后 3～4 周形成。由于胰液和坏死组织在胰腺本身或胰周围被包裹而形成囊肿,囊壁无上皮,仅为坏死、肉芽、纤维组织。囊肿常位于胰腺体、尾部,数目不等、大小不一。

2.全身并发症

重症急性胰腺炎常并发不同程度的多脏器功能衰竭(MOF)。

(1)急性呼吸衰竭(呼吸窘迫综合征):呼吸衰竭可在胰腺炎发病 48 小时即出现。早期表现为呼吸急促,过度换气,可呈呼吸性碱中毒。动脉血氧饱和度下降,即使高流量吸氧,呼吸困难及缺氧也不易改善,乳酸血症逐渐加重。晚期 CO_2 排出受阻,呈呼吸性及代谢性酸中毒。

(2)急性肾衰竭:少尿、无尿、尿素氮增高,可迅速发展成为急性肾衰竭,多发生于病程的前 5 天,常伴有高尿酸血症。

(3)心律失常与心功能不全:胰腺坏死可释放心肌抑制因子,抑制心肌收缩,降低血压,导致心力衰竭。心电图可有各种改变,如 ST-T 改变、传导阻滞、期前收缩、心房颤动或心室颤动等。

(4)脑病:表现为意识障碍、定向力丧失、幻觉、躁动、抽搐等,多在起病后 3～5 天出现。若有精神症状者,预后差,死亡率高。

(5)其他:如弥散性血管内凝血(DIC)、糖尿病、败血症及真菌感染、消化道出血、血栓性静脉炎等。

(四)辅助检查

1.白细胞计数

多有白细胞计数增多及中性粒细胞核左移。

2.淀粉酶测定

淀粉酶升高对诊断急性胰腺炎有价值,但无助于水肿型和出血坏死型胰腺炎的鉴别。

(1)血淀粉酶:在起病后 6~12 小时开始升高,24 小时达高峰,常超过正常值 3 倍以上,维持 48~72 小时后逐渐下降。若淀粉酶反复升高,提示复发;若持续升高,提示有并发症可能。需注意:淀粉酶升高程度与病情严重性并不一致。在重症急性胰腺炎,如腺泡破坏过甚,血清淀粉酶可不高,甚或明显下降。某些胰外疾病也可引起淀粉酶升高,如胆囊炎、胆石症、溃疡穿孔、腹部创伤、急性阑尾炎、肾功能不全、急性妇科疾病、肠梗阻或肠系膜血管栓塞等,均可有轻度淀粉酶升高。

(2)尿淀粉酶:尿淀粉酶升高较血淀粉酶稍迟,发病后 12~24 小时开始升高,下降缓慢,可持续 1~2 周,急性胰腺炎并发肾衰竭者尿中可测不到淀粉酶。

3.血清脂肪酶测定

急性胰腺炎时,血清脂肪酶的增高较晚于血清淀粉酶,于起病后 24~72 小时开始升高,持续 7~10 天,对起病后就诊较晚的急性胰腺炎患者有诊断价值,而且特异性也较高。

4.血钙测定

急性胰腺炎时常发生低钙血症。低血钙程度和临床病情严重程度相平行。若血钙低于 1.75 mmol/L,仅见于重症胰腺炎患者,为预后不良征兆。

5.其他生化检查

急性胰腺炎时,暂时性血糖升高常见,与胰岛素释放减少和胰高糖素释放增加有关。持久性的血糖升高(>10 mmol/L)反映胰腺坏死。部分患者可出现高脂血症、高胆红素血症。胸腔积液或腹水中淀粉酶可明显升高。如出现低氧血症、低蛋白血症、血尿素氮升高等,均提示预后不良。

6.影像学检查

超声与 CT 显像对急性胰腺炎及其局部并发症有重要的诊断价值。急性胰腺炎时,超声与 CT 检查可见胰腺弥漫性增大,其轮廓及其与周围边界模糊不清,胰腺实质不均,坏死区呈低回声或低密度图像,并清晰显示胰内、外组织坏死的范围与扩展方向,对并发腹膜炎、胰腺囊肿或脓肿诊断也有帮助。肾衰竭或因过敏而不能接受造影剂者可行磁共振检查。

X 线胸片可显示与胰腺炎有关的肺部表现,如胸腔积液、肺不张、急性肺水肿等。腹部平片可发现肠麻痹或麻痹性肠梗阻征象。

四、诊断和鉴别诊断

急性上腹痛,血、尿淀粉酶显著升高时,应想到急性胰腺炎的可能,但重症胰腺炎淀粉酶可能正常,故诊断必须结合临床表现、必要的实验室检查和影像检查结果,并排除其他急腹症者方能确立诊断。具有以下临床表现者有助于重症胰腺炎的诊断:①烦躁不安、四肢厥冷、皮肤呈斑点状等休克征象。②腹肌强直,腹膜刺激征阳性,Grey-Turner 征或 Cullen 征出现。③血钙降至 2 mmol/L 以下,空腹血糖>11.2 mmol/L(无糖尿病史),血尿淀粉酶突然下降。④腹腔穿刺有高淀粉酶活性的腹水。

前已述及,胰腺外疾病也可出现淀粉酶升高,许多胸腹部疾病也会出现腹痛,故在诊断急性胰腺炎时,应结合病史、体征、心电图、有关的实验室检查和影像学检查加以鉴别。

五、急诊处理

(一)一般处理

1.监护

严密观察体温、脉搏、呼吸、血压与尿量。密切观察腹部体征变化,不定期检测血、尿淀粉酶和电解质(K^+、Na^+、Cl^-、Ca^{2+})、血气分析、肾功能等。

2.维持血容量及水、电解质平衡

因呕吐、禁食、胃肠减压而丢失大量水分和电解质,需给予补充。尤其是重症急性胰腺炎,胰周大量渗出,有效血容量下降将导致低血容量性休克。每天补充 3 000～4 000 mL 液体,包括晶体溶液和胶体溶液,如输新鲜血、血浆或清蛋白,注意电解质与酸碱平衡,尤其要注意低钾和酸中毒。

3.营养支持

对重症胰腺炎尤为重要。早期给予全胃肠外营养(TPN),如无肠梗阻,应尽早进行空肠插管,过渡到肠内营养(EN)。可增强肠道黏膜屏障,防止肠内细菌移位。

4.止痛

可用哌替啶 50～100 mg 肌内注射,必要时可 6～8 小时重复注射。禁用吗啡,因吗啡对 Oddi 括约肌有收缩作用。

(二)抑制或减少胰液分泌

1.禁食和胃肠减压

以减少胃酸和胰液的分泌,减轻呕吐与腹胀。

2.抗胆碱能药物

如阿托品 0.5 mg,每 6 小时肌内注射 1 次,能抑制胰液分泌,并改善胰腺微循环,有肠麻痹者不宜使用。

3.制酸药

如静脉滴注 H_2 受体拮抗药法莫替丁,或静脉注射质子泵抑制剂奥美拉唑 20～40 mg,可以减少胃酸分泌以间接减少胰液分泌。

4.生长抑素及其类似物奥曲肽

可抑制缩胆囊素、促胰液素和促胃液素释放,减少胰酶分泌,并抑制胰酶和磷脂酶活性。

(三)抑制胰酶活性

可抑制胰酶分泌及已释放的胰酶活性,适用于重症胰腺炎早期治疗。

1.抑肽酶

(1)抑制胰蛋白酶。

(2)抑制纤溶酶和纤溶酶原的激活因子,从而阻止纤溶酶原的活化,可以防治纤维蛋白溶解引起的出血。

2.加贝酯

加贝酯是一种合成胰酶抑制药,具有强力抑制胰蛋白酶、激肽酶、纤溶酶、凝血酶等活性作用,从而阻止胰酶对胰腺的自身消化作用。

(四)抗生素

因胆管感染、急性胰腺炎继发感染及肠道细菌移位,故可给予广谱抗生素。

(五)并发症的处理

急性呼吸窘迫综合征除用地塞米松、利尿药外,还应做气管切开,并使用呼吸终末正压人工呼吸器。有高血糖或糖尿病时,使用胰岛素治疗;有急性肾衰竭者采用透析治疗。

(六)内镜下 Oddi 括约肌切开术(EST)

适用于胆源性胰腺炎合并胆管梗阻或胆管感染者,行 Oddi 括约肌切开术和/或放置鼻胆管引流。

(七)手术治疗

适应证有:①急性胰腺炎诊断尚未肯定,而又不能排除内脏穿孔、肠梗阻等急腹症时,应进行剖腹探查。②合并腹膜炎经抗生素治疗无好转者。③胆源性胰腺炎处于急性状态,需外科手术解除梗阻。④并发胰腺脓肿、感染性假性囊肿或结肠坏死,应及时手术。

(刘新转)

第九章

急 诊 护 理

第一节 概　述

急诊护理的重点是处理急性病的发病最初阶段和对危重病抢救全过程的护理工作。对急诊患者迅速、准确、有效地实施急诊护理措施，不仅能使患者的生命转危为安，为患者进行进一步全面治疗赢得时间，同时也为患者的康复打下了基础，在急诊抢救过程中护理质量的优劣对于保证抢救的顺利进行、防止和减少并发症、降低病死率、提高抢救成功率，具有极其重要的意义。

急诊护理的要点是：①预检分诊：详细了解病情，迅速做出判断；②急诊抢救：立即采取有效救护措施，维持患者生命；③病情观察与监护：充分估计到可能发生的病情变化，密切监察病情，作好应急准备。

急诊救护的范围是：心搏骤停，休克，急性创伤，重要脏器衰竭，意外事故，各种危象，严重水电解质、酸碱失衡，各专科危重急诊。

一、预检分诊

危重急诊必须护送到指定救护地点，一面予以紧急处理，一面立即通知有关医护人员进行抢救，做到先抢救后挂号。

检诊时对病员做到：①看。精神、神态、步态、面色、表情等。②问。主要病史和接触史，症状和相关症状，听取主诉。③查。根据不同病史查体温、脉搏、呼吸、血压、瞳孔和必要的初步体格检查及化验，并在病历卡上做有关记录。④安排就诊。根据预检印象进行分科挂号，安排患者到有关科室就诊。⑤登记。一般患者先登记后诊治，紧急情况危及生命者如严重创伤、各种意外等先抢救后登记。登记内容包括姓名、性别、年龄、工作单位和住址、就诊时间和初步诊断。

预检分诊要点：①应由爱伤观念强、态度和蔼、具有高度责任心和丰富临床经验的护士担任预检工作；②检诊者应熟悉急诊范围，对各种常见急诊症状有鉴别诊断能力，扼要了解病情，重点观察体征，进行必要检查，迅速做出判断，按轻重缓急分科处置；③遇有成批伤病员时，应立即通知有关科主任及医教部，组织抢救工作；对烈性传染病等按传染病报告制度及时汇报；涉及刑事、民事纠纷的伤病员应向公安，保卫部门报告。

(一)急诊范围

急诊范围主要包括：①突发高热，体温超过 38.5 ℃；②急性外伤：如脑外伤、骨折、脱臼、撕裂伤、软组织挫伤、烧伤等在 24 小时内未经治疗者;③急性腹痛:如阑尾炎、胃及十二指肠穿孔、肠梗阻、胆道感染、尿路结石发作、嵌顿性疝、宫外孕、临产等;④急性大出血:如外伤性出血、咯血、吐血、便血、妇科出血、鼻出血、可疑内出血等;⑤急性心力衰竭、心律失常、心动过速、心动过缓、心肌梗死;⑥晕厥、昏迷、休克、抽搐、梅尼埃症发作者、高血压、血压超过 24.0/14.2 kPa 以上,急性肢体运动障碍及瘫痪;⑦窒息、面色青紫、呼吸困难、中暑、溺水、触电、濒死、假死;⑧耳道、鼻道、咽部、眼内、气管、支气管及食道中有异物者;⑨急性感染:如中耳炎、乳腺炎、丹毒、蜂窝织炎等,体温超过 38 ℃;⑩急性过敏性疾病、严重哮喘、急性喉炎等;⑪各种急性中毒(含食物中毒);⑫急性尿潴留、泌尿系统严重感染、眼观或镜观血尿;⑬眼睛急性疼痛、红肿、突然视力障碍、急性青光眼、电光性眼炎、眼外伤、角膜溃疡等;⑭烈性传染病可疑者;⑮发病突然、症状剧烈、发病后迅速恶化者。

(二)常见急诊首诊分科标准

1.腹痛

急性腹痛是急腹症的主要表现,腹痛部位一般明确,常有明显压痛,反跳痛和肌紧张,腹式呼吸受限等。包括内、外、妇、儿、传染各科多种疾病。

(1)内科急腹症:①先发热后腹痛或开始腹痛即出现"热";②腹痛较缓,位置不明确,按压腹部或经呕吐、排便、排气后,疼痛有所好转;③可有压痛,但较轻微,位置不固定,无明显腹膜刺激征,扪不到包块或肿物;④腹式呼吸正常,或发病时就出现呼吸增快。

(2)外科急腹症:①腹痛是首要症状,发作时无体温升高,随后才有发热;②腹痛突然、剧烈、进展快、改变体位疼痛缓解不明显。部位明确恒定,拒按;③有明显腹膜刺激征;④腹部触及包块或肿物;⑤腹式呼吸明显抑制或消失;⑥白细胞常增加。

常见急性炎症:急性穿孔、急性梗阻、急性绞窄、腹腔内出血等急腹症及腹痛剧烈伴发热或黄疸均为外科范围。

(3)妇产科急腹症:①腹痛伴阴道出血;②腹痛,有停经史,伴有出血,低血压休克倾向者。

(4)传染科急腹症腹痛伴腹泻。

2.头痛

头痛指颅内外各种性质的疼痛症状。主要有血管性头痛、脑血管病性头痛、颅内压力改变性头痛、头面部神经痛、癫痫性头痛及颅脑外伤、颅内感染、五官疾病、颅骨及椎骨病变、全身性及中毒性疾病、精神情绪改变等引起的头痛。

(1)内科:头痛伴发热或高血压、结核性、化脓性脑膜炎。

(2)外科:颅脑外伤、颅内占位。

(3)传染科:流脑、乙脑。

(4)神经科:头痛剧烈不发热、血压不高、病毒性、霉菌性脑炎。

(5)耳鼻喉科:耳源性脑炎、急性上颌窦炎、急性鼻窦炎、急性中耳炎等伴发的头痛。

3.眩晕

眩晕指机体对于空间关系的定向感觉障碍。表现为旋转、摇晃、移动、倾斜或头昏、头胀、头重脚轻等,常伴随有眼球震颤、听觉障碍、颅内压增高等体征。

(1)耳鼻喉科:眩晕伴有耳鸣、恶心、呕吐、视物旋转、听力下降等由耳鼻喉科诊治。

(2)神经科:除耳鼻喉科的眩晕外均属神经科诊治。

4.外伤

根据受伤部位及伤情划分就诊科室。

(1)骨科:①四肢、脊椎骨折、骨盆骨折;②四肢大面积或严重软组织损伤;③手外伤。

(2)眼科:眼、眉部外伤。

(3)口腔科:口腔、颌面部外伤。

(4)耳鼻喉科:耳、鼻部外伤。

(5)普外科:除上述情况者。

5.消化道出血

因炎症、机械、血管、肿瘤等因素及全身疾病或消化系统邻近组织病变所致消化系统出血,表现为呕血、黑便或便血等症状,出血量大时出现休克征象。

(1)内科:①胃、十二指肠溃疡出血;②食道静脉曲张破裂出血(有肝炎、肝硬化病史者);③全身性疾病引起出血。

(2)外科:①急性外伤引起出血;②有肝硬化、门脉高压(做过手术者);③有胃、十二指肠或肠癌手术者;④明确肝癌者;⑤肝、胆道感染出血者。

6.昏迷

昏迷指各种原因引起的意识障碍,患者呼之不应,各种反射减弱或消失,严重者生命体征常有改变。

(1)内科:CO中毒昏迷、有机磷中毒昏迷、安眠药及其他口服药物中毒昏迷、糖尿病昏迷、高渗性高血糖非酮症性昏迷、低血糖昏迷、肝硬化肝昏迷、尿毒症昏迷、中暑昏迷等。

(2)外科:有外伤史或电击伤史昏迷、颅内肿瘤昏迷者。

(3)神经科:有癫痫史或原因不明之昏迷、脑血管意外、脑梗死。

(4)妇产科:妊娠期昏迷(除外心、肝、肾病史)。

(5)传染科:流脑、乙脑等疑有传染病昏迷者、急性肝病昏迷。

7.泌尿系统疾病

(1)外科:血尿、急性尿潴留无明显内科、神经科原发病者、急性损伤、肾绞痛、急性淋病。

(2)妇科:尿潴留为产后或妊娠期者。

(3)内科:除上述情况的泌尿系统疾病。

8.过敏性疾病

(1)内科有过敏症状而无皮疹者。

(2)皮肤科有过敏症状并有皮疹者。

9.脑血管意外

(1)内科:①风心病脑栓塞者;②陈旧性脑血管疾病病情稳定出现肺部感染者。

(2)神经科:脑出血、脑血管痉挛、脑梗死、急性脑血管病合并肺部感染者。

10.破伤风病

(1)骨科:破伤风病有骨折者。

(2)外科:破伤风病无骨折者。

(3)小儿科:新生儿破伤风。

11.便血

(1)外科:便鲜血无痢疾样症状。

(2)传染科:便血伴有痢疾样症状。

12.其他

(1)溺水、自溢由内科处置。

(2)刎颈有气管伤者由耳鼻喉科处置;有血管损伤、食管伤者由外科处置。

(3)肢体瘫痪:非脑血管意外、无外伤史者由神经科诊治。

(4)恶性肿瘤晚期:行过手术者由手术科室首诊;未行手术者,按原发病部位划分科室。

(5)化脓性扁桃体炎由耳鼻喉科首诊。

二、急诊抢救

急诊科是抢救急诊危重患者的重要阵地。其救治对象多为突发性急危患者,病种复杂,病情多变,若不及时救护,稍有延误便会影响治疗结果,甚至危及患者生命。急诊抢救以"急"为中心,对病情紧急的患者及时诊治、处理,对生命受到威胁的患者应立即组织人力、物力,按科学的抢救程序进行及时、有效的抢救。

(一)急诊抢救护理常规

1.正确分诊

正确分诊是争取时间,获得抢救成功的第1关。急诊分诊工作一般在预检室进行。由有一定临床经验的急诊科护士(师)担任预检分诊工作。预检分诊中要区别急诊与急救。一般急诊按一看、二问、三检查、四分诊原则进行检诊。护士应详细了解病史和体征,根据需要测试体温、脉搏、呼吸、血压、瞳孔、神志等,并根据需要进行血、尿、粪常规化验。综合分析病情,迅速做出判断,检诊后分科挂号,按轻重缓急依次安排就诊;发现危重患者给予急救,立即送入抢救室,边检诊边护送,简单扼要了解病史,围绕重点进行体检,根据病情立即组织人力、物力实施抢救。要求做到先抢救后挂号。遇有传染病或可疑传染病应分到隔离室或传染科就诊。急诊预检分诊正确率应在96％以上。

预检护士应主动出迎救护车,尽快对重危患者预检分诊,有条件的急诊科应设导医服务;开展以患者为中心达到高效、畅通、规范的救护。

2.严密观察病情

细致的病情观察,可以为早期确诊提供依据;又可及时发现严重并发症的征象;还可以在患者发生病情急骤变化时,为抢救患者生命赢得宝贵时间。观察护士应具备丰富的专业知识、高度的责任心和观察入微的注意力,才能及时发现和掌握情况,做出正确的判断和应答。观察的内容主要有意识状态、生命体征、局部症状、急诊用药反应、心理状况等方面,要求正确掌握观察方法、密切观察病情变化,随时作好应急准备。对应用各种监护仪进行观察抢救的患者,要严密观察监护仪的示波结果,注意机器的运转是否正常,若发生故障应首先观察和处理患者,保证患者抢救工作的连续性,然后再查明故障原因进行排除。对患者的观察应是连续的过程,应不分昼夜地进行,并要做好观察记录。班班交接。

3.积极配合抢救

正确及时实施救护措施和执行治疗计划是赢得抢救成功的保证。参加抢救的护理人员必须具有高度的责任观念,精湛的操作技术,牢固的专业理论、良好的工作作风和健康的身体素质。在抢救患者过程中,患者病情危急,用药复杂,抢救措施甚多。护士除了应熟练掌握急救技能及熟悉急救仪器,药品的使用外,还应注意以下几点。

（1）及时实施预见性救护措施：当患者病情凶险，护士在医师未到达前即应对病情有初步的判断和了解，并立即给予正确的护理处理。如气管插管、面罩给氧、建立静脉通道、采取血标本、备血、插管洗胃等；一般在抢救室应设置有常见急症的救护程序或救护流程图或抢救预案，以指导抢救工作顺利开展。

（2）协调抢救工作：抢救中应组织严密，分工明确，医护密切配合。对涉及多专科的抢救患者，护士要及时与有关科室取得联系，并作好配合工作。如有需要临床辅助科检查的项目，应尽早通知，及时取样检查，尽快获得结果。需要手术者，应立即行术前准备，并通知手术室。

（3）正确执行医嘱：认真执行医嘱，严格"三查七对"。对抢救过程中的口头医嘱，在执行前先复诵一遍，经医师认可后再操作，并及时记录。可按听、问、看、补等顺序进行（即听清医嘱、再问一遍、看清药名、及时补记）。抢救中所用药物的空袋（瓶）或安瓿留下，待抢救结束核实后方可弃之。

（4）管理好抢救现场：抢救室内保持空气新鲜，抢救物品必须做到"四定"。抢救患者时注意维持秩序，使抢救工作忙而不乱，抢救结束后，及时清理和补充。

（5）加强护理和记录：在抢救过程中不可忽视基础护理和心理护理。对清醒者必须给予鼓励和解释，争取患者的合作。要及时清除污物，保持呼吸道通畅，保护好皮肤，预防各种并发症。并要作好详细完整的抢救记录，重大抢救专人负责，记录后签全名，以视重视和负责。

（二）严重多发伤的救护

严重多发伤多由车祸、高处坠落、地震、工伤事故、爆炸伤、火器伤等所致。严重多发伤伤员创伤范围广泛，失血量较大，生理紊乱严重，伤情变化快，抢救开始几分钟的处置正确与否可能会关系到伤员的存亡，故抢救人员必须争分夺秒对伤情做出快速判断，并采取有效急救措施，在救护过程中，复苏、伤情判断和紧急处理三者同时进行，为挽救患者生命必须抓紧时间。

1.临床特点

（1）所有严重的多发伤都伴有一系列复杂的全身反应，相互影响，使创伤反应持久、显著，随时危及患者生命。

（2）受伤范围广，伤势重，伤情变化迅速，并发症多，致残率高，感染机会多。

（3）创伤出血量大，休克发生率高，可重叠存在低血容量性休克与心源性休克，早期易发生低氧血症。

（4）重要的多内脏器官损伤或出血可迅速导致患者死亡。

（5）易漏诊，伤员的表面可见组织的毁损常掩盖了内脏损伤，开放伤掩盖了闭合伤伤情或浅表伤掩盖深部创伤，延误了及时诊断。

（6）有些需多科室抢救的伤员，要避免因强调分而治之或相互推诿致使一些严重的多发伤伤员失去抢救机会。

2.抢救

高效、快速的救护是为严重多发创伤的濒死伤员赢得抢救时机的关键。

（1）重视现场和转运途中的急救。尽量缩短院前救护时间，以最快速度、最短的时间将伤员送到能进行确定性救治的医院。在急救现场及转运途中应尽早、不间断地实施有效的救护措施。

（2）充分了解受伤经过，分析受伤机理。全面考虑，分清主次，掌握抢救程序，危急者先进行抢救，做到早期确诊，及时处置。

（3）判断生命体征。迅速判断有无危及生命的紧急情况，并优先处理威胁伤员生命的伤情。

如影响循环或呼吸系统的伤情应优先处理。合并有脑、腹或胸部伤并均处于紧急情况时,应分别同时给予适当处理。有休克者尽快给予抗休克治疗。

(4)及时掌握有无多系统损伤的问题,迅速对伤员进行全面有重点的检查。可用"CRASH-PLAN"挤压伤计划的字母顺序检诊。为防止抢救过程的漏诊,急救措施实施后还应重复检诊。一旦发现多系统损伤应抓住救治时机,采用确定性救治方案,如怀疑有腹腔脏器伤时应反复进行床旁 B 超和腹腔诊断性穿刺,在抗休克的同时做好术前准备工作。

(5)预先制定治疗计划和抢救分工法(表 9-1)。

表 9-1　急诊护士抢救配合分工制度

配合人员数	主要任务	抢救程序
1	根据基本生命支持及高级生命支持,有条不紊地按计划进行。根据伤情判断选择相应的救护措施	建立静脉通道、备血,保持呼吸道通畅,给氧、皮试、导尿,采用监测手段遵医嘱进行各种治疗和护理
2	甲:负责循环系统及记录	甲:建立静脉通道、备血、皮试;负责抢救记录工作
	乙:负责呼吸系统及联络	乙:保证呼吸道通畅、给氧;负责对外联络
3	甲:负责循环系统,进行各种治疗	甲:建立两个以上静脉通道、备血,采集化验标本;协助实施止血措施、配合进行各种检查;执行所有口头医嘱
	乙:负责呼吸系统,观察病情及抢救记录	乙:清除呼吸道梗阻,保持其通畅,吸痰、给氧、人工呼吸、气管插管或切开;观察生命体征;完整记录抢救记录单
	丙:负责对外联络,保证物质供应	丙:术前准备工作,如剃头、备血、皮试等;对外联络、提血、补充急救药品及物品

(6)规范的救护程序——VIPC 顺序。

V——Ventilation:保持患者呼吸通畅和充分给氧,纠正低氧血症。必要时可采用气管插管、环甲膜穿刺、气管切开术等方法保持气道通畅,采用呼吸机辅助呼吸。

I——Infusion:立即扩充血容量,输液输血,改善微循环,及时、有效地恢复循环血量。采用迅速建立有效静脉通道,遵循早期、快速、足量补充容量的原则扩容,输入液体总量按失血量 2～3 倍的液体输入,并尽早应用全血。早期患者除颅脑伤外应强调扩容的速率,可借助输液泵快速补液。成人 30 分钟内可输入平衡液 2 000～3 000 mL。

P——Pulsation:对心泵功能监测。监测心电变化及血流动力学变化情况。及时发现和纠正心源性休克。

C——Contral bleeding:紧急控制出血。对外出血伤口敷料加压包扎、钳夹止血、止血带结扎等方法,对疑有内出血患者应警惕脑、胸、腹三腔损伤性大出血,可行胸、腹腔穿刺或腹腔灌洗以确诊并制定止血措施,必要时行紧急开颅、开胸、开腹探查或选用动脉内阻塞止血法。

3.救护要点

(1)具备对紧急手术的判断能力:对严重颅脑伤,一侧或两侧瞳孔散大者;胸腹腔内大出血,肝脾破裂,经抢救后血压不升或升后复降者;心脏外伤,心包填塞者;骨盆粉碎性骨折,腹膜后血肿增大;伴有多发伤不能搬动,重度休克需要紧急手术止血者等进行初步判断,做好现场手术准备工作。

(2)能熟练配合各种急诊手术:抢救性外科手术的原则是首先抢救生命,其次保全功能。一般根据损伤确定手术顺序,常为胸、腹、颅脑、泌尿、四肢外伤,若两处损伤均危及患者生命时可分组同时进行手术。

(3)掌握并熟练运用急救技术:在抢救过程中,伤情估计和抢救工作同时进行。如判断呼吸功能不全者应立即采取保持呼吸道通畅的措施,改善缺氧状态。当患者出现反常呼吸时,应立即行气管插管和人工呼吸,有张力性气胸者立即做胸腔闭式引流术。对严重出血性休克患者应迅速止血(有明显外出血可压迫出血的近心端)、扩容(快速建立 2 个以上有效通道)、吸氧、留置导尿、适时应用抗休克裤等措施。

(4)密切观察病情变化:可采用一看、二摸、三听、四问的方法,尽快了解患者的主要生命体征情况;并通过视、触、叩、听做出全身伤情的估计,根据细小变化特征,做出预见性的救护措施。如患者出现口渴、脸色苍白伴腹部受伤时应立即建立静脉通道、给氧、做好腹腔穿刺准备,必要时导尿,做好术前准备。

(5)对严重多发伤应按抢救预案有计划地进行抢救,每次治疗、检查、救护措施都应有计划地进行,尽量减少搬动患者次数。

(6)抢救或手术后监测与护理:严重多发伤经急诊抢救或手术处理后,应进入 EICU,对呼吸、循环、肝、肺、肾功能进行全面系统的连续监测,以防病情恶化及可能发生的并发症,为机体的修复进行综合治疗。

(三)大批急诊患者抢救的护理

在平时或战时都会遇到大批的抢救患者。如集体食物中毒、瓦斯爆炸、塌方、煤气中毒、交通事故、地震、灾害等突发事件,需在短时间内接受大量的救护任务。无论是在战场、创伤或意外事故现场或是在急诊科室处理成批患者,对成批伤员的紧急救护,都是非常重要的。

1.临床特点

(1)由于突发事件发生后,造成大批伤员或病员,加上救护人员、围观者等,造成抢救场所人员众多且杂乱。因此维持良好的救护秩序是保证抢救顺利进行的条件之一。

(2)意外事故所造成的伤病员病情复杂。不少伤病员病情危重、变化迅速、进展快,短时间内可危及生命。

(3)成批患者的病情常轻重不一。某些伤病表面看起来较严重(如患者有明显外出血、患者大声呻吟或叫喊等),易引起医护人员的重视,而不声不响的伤病员(有的病情危重或休克、反应淡漠),或早期尚未充分暴露症状的患者不被重视而延误抢救。

2.救护成批患者的抢救

关键是有完整的救治系统,权威性的组织指挥,具有相当救护能力的救护人员。首先要组织好抢救人员,分类分组,明确分工,统一指挥,密切配合,有条不紊地进行现场及急诊科室的救护工作。

(1)建立急救网络:做到组织、人员、技术、思想、物质五落实。随时做好在接到救护信号后迅速奔赴事故现场或救治地点开展救护工作的准备。

(2)救护人员到达现场或救治地点后,应根据伤病员的伤情及人数多少分成若干救护小组进行工作。如预检分诊组、复苏组、轻伤组、转运组等。各组应指定一名负责人。

(3)预检成批伤员时,应由有经验的救护人员根据病员的生命体征及伤病情,准确迅速将伤病员按轻重缓急分组分类进行救护和处置。根据伤病员病情的轻重,决定抢救的先后次序并通知医疗机构作全面救治的准备。对危及生命的伤病员应就地抢救,等平稳后转送。对轻病员也须仔细观察一定时间后才能离开。

3.急诊科(室)的抢救

(1)接到成批抢救信息后,边向上级领导汇报,边做好各种抢救准备工作(包括人员、物品、场地等),并由专人统一指挥抢救。

(2)迅速协调各科室人员参加抢救工作。如手术室做好手术准备,检验科、血库、药房、放射科等辅助科室做好保障工作,担架员做好运送工作,科领导负责组织、指挥维持救护秩序等工作。

(3)若大批外伤者,各类病员分类入室进行抢救和处置,其救护原则同严重多发伤的救护原则。

(4)急诊科(室)救护人员必须分工明确,协同作战,忙而不乱、快速准确地开展救护工作。并严密观察每一个伤病员的全身反应,避免误漏诊。

(四)一般创伤的救护

1.闭合性损伤的救护

应检查深部组织或脏器有无损伤。对皮下血肿,可压迫包扎,伤后数小时内不可热敷,24 小时后可以热敷;早期血肿也可穿刺抽吸后加压包扎,切忌切开引流,以防继发感染。

2.开放性损伤的救护

(1)擦伤:去掉擦伤表面异物,可用软刷刷洗后再用生理盐水冲洗,最后用 1% 氯己定消毒液冲洗,表层涂以红汞,必要时可采用暴露方法。

(2)刺伤及穿通伤:去除异物及坏死组织,只作清创,不进行缝合。

(3)切割伤、撕裂伤及挫伤:根据污染程度、损伤种类、部位及伤后经历时间来决定清创术后伤口一期缝合的适应证(伤后 6 小时内可行一期缝合;被人或动物咬伤的伤口原则上不进行一期缝合)。

(4)伤口一期缝合处理的步骤:初步止血(一般压迫止血);剃毛和冲洗伤口(剃去伤口周围毛发,创口用无菌纱布以肥皂和生理盐水洗刷或冲洗);暴露创面,常规消毒,局部麻醉,以无菌镊子去除异物,检查伤口深度、宽度及有无肌腱、血管或神经损伤;创面经氯己定液消毒和冲洗后,用手术刀、剪刀或镊子将坏死组织、异物清除,修整创缘(面部、眼睑、口唇、手、指、阴茎等要少去组织),缝合皮肤(缝合时不留无效腔,皮缘应紧密对合,皮肤缺损大时,可游离植皮或作皮瓣移植,缝合前对明显的出血点应结扎止血);无菌纱布包扎固定伤口,四肢创伤者,应抬高患肢以减轻肿胀和疼痛。

(5)开放伤术后处理及拆线:若留置引流管(条),应在术后 24～48 小时内去掉。术后 2～3 天检查伤口。拆线时间应根据愈合情况,全身状态及局部因素来确定。一般面部伤口拆线时间在缝合后 3～5 天,头皮、躯干、手指等伤口为 7～14 天,足趾伤口为 10～14 天。

(6)抗生素和破伤风抗毒素的应用:常规破伤风抗毒素 1 500 IU(皮试阴性后)肌内注射。伤口污染严重、被人或动物咬伤和可疑有异物残留时,可用抗生素预防感染。

(刘晓莉)

第二节　淹　溺

一、疾病概论

淹溺又称溺水,是指人淹没于水中,水和水中污泥、杂草堵塞呼吸道或反射性喉、支气管痉挛引起通气障碍而窒息。如跌入粪池、污水池和化学物品池中,可引起皮肤和黏膜损伤及全身中毒。

(一)病因及发病机制

1.病因

淹溺最常见的原因是溺水,造成淹溺的主要因素包括以下几点。

(1)游泳时或意外事件时落入水中,可发生淹溺。如游泳中换气过度,体内 CO_2 排出过多,引起呼吸性碱中毒,导致手足抽搐;疲劳过度、水温过低等原因可引起腓肠肌痉挛而发生淹溺。

(2)水下作业时潜水用具发生故障,发生潜水病,或潜水时间过长、过度疲劳,而使体内血氧饱和度过低,引起意识障碍而发生淹溺。

(3)人不慎跌入粪池、污水池、化学物质储存池中,造成淹溺,并引起皮肤和黏膜损伤及全身中毒。

2.发病机制

(1)人淹没于水中,多因紧张、惊恐、寒冷等因素的强烈刺激,反射性地引起喉头和支气管痉挛,声门紧闭,造成缺氧。

(2)由于缺氧,淹溺者被迫进行深呼吸。吸入的水愈多,肺顺应下降愈明显,最终出现呼吸衰竭,产生低氧血症、高碳酸血症及呼吸性酸中毒,并可伴有代谢性酸中毒。低氧血症及组织缺氧最终导致肺水肿甚至脑水肿。

(3)如呼吸道吸入淡水,水可迅速经肺泡被吸收入血液循环,使血容量增加,血液稀释而发生血、电解质平衡失常,红细胞破裂引起血管内溶血,血钾浓度增高,血钠、血钙、血氯浓度降低,血浆蛋白减少。如海水进入呼吸道和肺泡,引起血容量减少,造成血液浓缩,血钠、血氯、血钙、血镁浓度增加。高钙血症可引起心动过缓和传导阻滞,甚至心脏停搏;高镁血症可抑制中枢神经和周围神经,扩张血管,而血容量减少又使血压下降,动脉血氧分压降低,机体缺氧,引起脑水肿、代谢性酸中毒,最终导致心力衰竭、循环障碍。两者的病理特点比较见表9-2。

表 9-2　淡水淹溺与海水淹溺病理特点比较

项目	淡水淹溺	海水淹溺
血液总量	增加	减少
血液渗透压	降低	增加
电解质变化	钾离子增加、钠离子、钙离子、镁离子减少	钠离子、钙离子、镁离子、氯离子增加
心室颤动发生率	常见	少见
主要死因	急性肺水肿、脑水肿、心力衰竭、心室颤动	急性肺水肿、脑水肿、心力衰竭

(二)临床表现

患者从水中被救上岸后,主要表现有:①神志不清。②皮肤发绀、四肢冰冷。③呼吸、心跳微弱或已停止,血压测不到。④口旁、鼻内充满泡沫状液体。⑤胃扩张。

(三)救治原则

(1)立即清理口、鼻中的污泥、水草等杂物,保持呼吸道畅通。若呼吸道被水阻塞,要立即取俯卧位,头偏向一侧,腹下垫高,救护者用手按压其背部;或救护者一腿跪地一腿屈膝,将淹溺者腹部置于救护者屈膝的腿上,头向下并偏向一侧,救护者用手按压其背部,可使呼吸道和胃部的积水倒出;也可将淹溺者扛在救护者的肩上,肩顶住淹溺者的腹部,上下抖动以达到排水的目的。注意排水时间不可过长,倒出口、咽、气管内的水分即可,以免延误抢救的时机。如为海水淹溺,高渗性液体使血浆渗入肺部,此时应取低头仰卧位,以利水分引流。

(2)呼吸、心脏停搏者立即行心肺脑复苏。

(3)输氧:几乎所有的患者都存在低氧血症。可吸入高浓度氧或进行高压氧治疗,如有条件可使用人工呼吸机。

(4)复温:如患者体温过低,根据情况做好体外或体内复温措施。

(5)维持水、电解质平衡:淡水淹溺者,适当限制入水量,并积极补充氯化钠溶液;海水淹溺者,因血容量低,不宜过分限制入水量,并注意补液,纠正低血容量;根据患者病情,酌情补充碳酸氢钠。以纠正代谢性酸中毒。

(6)防治并发症:如肾上腺糖皮质激素可防治肺水肿、脑水肿、ARDS及溶血等。如合并急性肾功能不全、心律失常、心功能不全、弥散性血管内凝血等,应及时做出相应处理。

二、护理评估

(一)病史

淹溺最常见于儿童、青少年。应详细了解淹水的时间、水温、被救起的方式、现场处理情况等。

(二)身心状况

1.症状与体征

患者常有意识障碍,牙关紧闭,呼吸、心脏搏动微弱或停止。皮肤黏膜苍白或发绀,四肢发冷,口腔、鼻腔内可充满泡沫、泥沙、水草等,上腹部膨胀、隆起伴胃扩张。复苏过程中可出现各种心律失常、心力衰竭、ARDS、脑水肿、弥散性血管内凝血及急性肾衰竭等,病程中常合并肺部感染。淹溺发生在寒冷水中,可出现低温综合征。

2.心理与社会

患者苏醒后,常可出现焦虑、恐惧、失眠,甚至出现短时记忆丧失。

(三)辅助检查

1.血常规

淡水淹溺者可出现血红蛋白下降。

2.血气分析

可出现低氧血症、高碳酸血症、呼吸性酸中毒合并代谢性酸中毒。

3.电解质

淡水淹溺者可出现血清钠、血清氯降低,血清钾增高;海水淹溺者,血清钠、血清氯、血清镁、血清钙可增高。

4.胸部X线检查

可见肺不张或肺水肿,肺野可见大片絮状炎性渗出物。

三、护理诊断

(一)液体量过多

液体量过多与淹溺者吸入的水可迅速经肺泡进入血液循环,使血容量增加有关。

(二)意识障碍

意识障碍与低氧血症、脑组织缺氧、肺水肿、脑水肿有关。

(三)潜在并发症:心脏停搏

心脏停搏与心肌严重缺氧、电解质紊乱、心律失常有关。

四、护理目标

(1)清除患者体内过多体液,恢复正常呼吸。

(2)患者意识清楚,反应正常,生活自理。

(3)患者未发生心脏停搏,或心脏停搏经心肺脑复苏后恢复正常。

五、护理措施

(一)一般护理

(1)迅速清除呼吸道异物。

(2)吸氧:对于心肺复苏有效者,给予高流量氧气吸入。

(3)迅速建立静脉通道,并保持输液畅通。

(4)加强基础护理:对昏迷患者要注意皮肤护理,定时翻身,以预防压疮;呼吸道分泌物较多者,应吸痰、翻身、拍背,以利排痰;定时清洁口腔。可留置胃管,用于胃肠减压和防止呕吐。

(二)急救护理

(1)立即行心肺脑复苏,直至出现自主呼吸和心律。如心脏搏动、呼吸未恢复者,继续行人工呼吸和胸外心脏按压,边转运边抢救。

(2)注意患者的神志变化,昏迷患者要观察瞳孔的大小、对光反射,注意有无散大、固定。

(3)监测每小时尿量。出入量相差过多时应通知医师,便于及时发现肾脏损害和心力衰竭。

(4)严密观察生命体征的变化。随时采取应急措施,做好观察记录。

(5)对于神志已经清醒,肺部检查正常,但还存在缺氧、酸中毒或低温者,应注意保温,并继续留在观察室,以防止病情反复和恶化。对于淹溺的危重患者,呼吸、心脏搏动没有恢复或已恢复但不稳定者,应送重症监护病房抢救。对于心电监护的心律、血压、血氧饱和度的变化,随时通知医师,及时处理。

(6)对复苏成功者,要观察 24~48 小时,防止患者出现病情反复。

(三)心理护理

患者清醒后,精神可能受到极大刺激和创伤,甚至留下遗忘症、惊恐等精神症状。针对患者的具体情况,护士应针对患者的具体情况,给予患者精心的心理护理。培养患者的自理能力,使心理重新康复。

六、护理评价

(1)患者肺水肿消退,呼吸频率、节律正常,低氧血症被纠正。

(2)患者神志清楚,思维敏捷,恐怖心理消除。

(3)未发生心脏停搏,或经复苏术后心律恢复正常,生命体征平稳。

(刘晓莉)

第三节 休 克

休克是人体在各种病因打击下引起的以有效循环血量急剧减少、组织器官的氧和血液灌流不足、末梢循环障碍为特点的一种病理综合征。

目前休克分为失血性休克、感染性休克、创伤性休克、心源性休克、神经源性休克和过敏性休克。在外科中常见的是失血性休克、感染性休克和创伤性休克。

一、特级护理

对休克患者 24 小时专人护理,制订护理计划,在实施过程中根据患者休克的不同阶段和病情变化,及时修改护理计划。随时做好重症护理记录。

二、严密观察病情变化

除每 15～30 分钟为患者测量脉搏、呼吸、血压外,还应观察以下变化。

(一)意识和表情

休克患者的神态改变如烦躁、淡漠、恐惧,昏迷是全身组织器官血液灌注不足的一种表现,应将患者仰卧位,头及躯干部抬高 20°～30°,下肢抬高 15°～20°,防止膈肌及腹腔脏器上移,影响心肺功能,并可增加回心血量,改善脑血流灌注量。

(二)皮肤色泽及温度

休克时患者面色及口唇苍白,皮肤湿冷,四肢发凉,皮肤出现出血点或瘀斑,可能为休克已进入弥散性血管内凝血阶段。

(三)血压、脉压及中心静脉压

休克时一般血压常低于 10.6/6.6 kPa(80/50 mmHg),脉压<4.0 kPa(<30 mmHg)。因其是反应血容量最可靠的方法,对心功能差的患者,可放置 Swan-Ganz 导管,监测右心房压、肺动脉压、肺毛细血管嵌压及心排血量,以了解患者的血容量及心功能情况。

(四)脉搏及心率

休克患者脉搏增快,随着病情发展,脉搏减速或出现心律不齐,甚至脉搏摸不到。

(五)呼吸频率和深度

注意呼吸的次数和节律,如呼吸增快、变浅,不规则为病情恶化,当呼吸每分钟增至 30 次以上或下降至 8 次以下,为病情危重。

(六)体温

休克患者体温一般偏低,感染性休克的患者,体温可突然升高至 40 ℃以上,或骤降至常温以下,均反映病情危重。

(七)瞳孔

观察双侧瞳孔的大小、对光反射情况,如双侧瞳孔散大、对光反射消失,说明脑缺氧和患者病情严重。

(八)尿量及尿比重

休克患者应留置导尿管,每小时测尿量 1 次,如尿量每小时少于 30 mL,尿比重增高,说明血容量不足;每小时尿量在 30 mL 以上,说明休克有好转。若输入一定量的液体后尿量仍不足平均每小时 30 mL,则应监测尿比重和血肌酐,同时注意尿沉渣的血细胞、球型等。怀疑有急性肾小球坏死者,更应监测血钠、尿钠和尿肌酐,以便了解肾脏的损害情况。

三、补充血容量注意输液速度

休克主要是全身组织、器官血液灌注不足引起。护士应在血压及血流动力学监测下调节输液速度。当中心静脉压低于正常值时,应加快输液速度;高于正常值时,说明液体输入过多、过快,应减慢输液速度,防止肺水肿及心、肺功能衰竭。

四、保持呼吸道通畅

休克(尤其是创伤性休克)有呼吸反常现象,应随时注意清除患者口腔及鼻腔的分泌物,以保持呼吸道通畅,同时给予氧吸入。昏迷患者口腔内应放置通气管,并注意听诊肺部,监测动脉血气分析,以便及时发现缺氧或通气不足。吸氧浓度一般为 40%～50%,每分钟 6～8 L 的流量。

五、应用血管活性药物的护理

(一)从低浓度慢速开始

休克患者应用血管活性药,应从低浓度慢速开始,每 5 分钟监测血压 1 次,待血压平稳后改为每 15～30 分钟监测 1 次。并按等量浓度严格掌握输液滴数,使血压维持在稳定状态。

(二)严防液体外渗

静脉滴入升压药时,严防液体外渗,造成局部组织坏死。出现液体外渗时,应立即更换输液部位,外渗部位应用 0.25%普鲁卡因做血管周围组织封闭。

六、预防并发症的护理

(一)防止坠床

对神志不清、烦躁不安的患者,应固定输液肢体,并加床挡防止坠床,必要时将四肢以约束带固定于床旁。

(二)口腔感染

休克、神志不清的患者,由于唾液分泌少容易发生口腔感染,床旁应备口腔护理包。根据口腔 pH 选择口腔护理液,每天做 4 次口腔护理,保持口腔清洁,神志不清的患者做口腔护理时,要认真检查黏膜有无异常。

(三)肺部感染

休克、神志不清的患者由于平卧位,活动受限,易发生坠积性肺炎。因此,应每天 4 次雾化吸入,定时听诊双肺部以了解肺部情况,必要时给予吸痰。

(四)压疮

休克患者由于血液在组织灌注不足,加之受压部位循环不良,极易发生压疮。因此,应保持皮肤护理,保持皮肤清洁、干燥、卧位舒适,定时翻身,按摩受压部位及骨突处,检查皮肤有无损伤,并严格接班。

(刘晓莉)

第四节　昏　迷

　　昏迷是一种严重的意识障碍、随意运动丧失、对体内外(如语言、声音、光、疼痛等)一切刺激均无反应并出现病理反射活动的一种临床表现。在临床上,可由多种原因引起,并且是病情危重的表现之一。因此,如遇到昏迷的患者,应及时判断其原因,选择正确的措施,争分夺秒地抢救,以挽救患者生命。

　　昏迷的原因分为颅内、颅外因素。①颅内因素:中枢神经系统炎症(脑膜炎、脑脓肿、脑炎等),脑血管意外(脑出血、脑梗死、蛛网膜下腔出血),占位性病变(脑肿瘤、颅内血肿),脑外伤、癫痫。②颅外病因:严重感染(败血症、伤寒、中毒性肺炎等),心血管疾病(休克、高血压脑病、阿-斯综合征等),内分泌与代谢性疾病(糖尿病酮症酸中毒、低血糖、高渗性昏迷、肝昏迷、尿毒症等),药物及化学物品中毒(有机磷农药、一氧化碳、安眠药、麻醉剂、乙醚等),物理因素(中暑、触电)。

一、昏迷的临床表现

　　昏迷是病情危重的标志,病因不同其临床表现也各异。

　　(1)伴有抽搐者,见于癫痫、高血压脑病、脑水肿、尿毒症、脑缺氧、脑缺血等。

　　(2)伴有颅内压增高者,见于脑水肿、脑炎、脑肿瘤、蛛网膜下腔出血等。

　　(3)伴有高血压者,见于高血压脑病、脑卒中、嗜铬细胞瘤危象。

　　(4)伴有浅弱呼吸者,见于肺功能不全、药物中毒、中枢神经损害。

　　(5)患者呼出气体的气味对诊断很有帮助,如尿毒症患者呼出气体有氨气味,酮症酸中毒有烂苹果味,肝昏迷有肝臭味。

二、护理评估

(一)健康史

　　应向患者的家属或有关人员详细询问患者以往有无癫痫发作、高血压病、糖尿病及严重的心、肝、肾和肺部等疾病。了解患者发作现场情况,发病之前有无外伤或其他意外事故(如服用毒物、高热环境下长期工作、接触剧毒化学药物和煤气中毒等),最近患者的精神状态和与周围人的关系。

(二)身体状况

1.主要表现

　　应向患者家属或有关人员详细询问患者的发病过程、起病时有无诱因、发病的急缓、持续的时间、演变经过;昏迷是首发症状还是由其他疾病缓慢发展而来的,昏迷前有无其他表现(指原发病的表现:如有无剧烈头痛、喷射样呕吐;有无心前区疼痛;有无剧烈的咳嗽、咳粉红色痰液、严重的呼吸困难、发绀;有无烦躁不安、胡言乱语;有无全身抽搐;有无烦渴、多尿、烦躁、呼吸深大、呼气呈烂苹果味等),以往有无类似发作史,昏迷后有无其他的表现。

2.体格检查

　　(1)观察检查生命体征。①体温:高热提示有感染性或炎症性疾病。过高可能为中暑或中枢性高热(脑干或下丘脑损害)。过低提示为休克、甲状腺功能低下、低血糖、冻伤或镇静安眠药过量。②脉搏:不齐可能为心脏病。微弱无力提示休克或内出血等。过速可能为休克、心力衰竭、高热或甲状腺功能亢进危象。过缓可能为房室传导阻滞或阿-斯综合征。缓慢而有力提示颅内压增高。③呼吸:深而快的规律性呼吸常见于糖尿病酸中毒,称为 Kussmual 呼吸;浅而快速的规律性呼吸见于休克、心肺疾病或安眠药中毒引起的呼吸衰竭;脑的不同部位损害可出现特殊的呼吸类型,如潮式呼吸提示大脑半球广泛损害,中枢性过度呼吸提示病变位于中脑被盖部,长吸式呼吸为脑桥上部损害所致,丛集式呼吸系脑桥下部病变所致,失调式呼吸是延髓特别是其下部损害的特征性表现。④血压:过高提示颅内压增高、高血压脑病或脑出血。过低可能为脱水、休克、心肌梗死、镇静安眠药中毒、深昏迷状态等。昏迷时不同水平脑组织受损的表现见表 9-3。

表 9-3　昏迷对不同水平脑组织受损的表现

脑受损部位	意识	呼吸	瞳孔	眼球运动	运动功能
大脑	嗜睡、昏睡、昏迷、去皮质状态	潮式呼吸	正常	游动、向病灶侧凝视	偏瘫、去皮质强直
间脑	昏睡、昏迷、无动性缄默	潮式呼吸	小	游动、向病灶侧凝视	偏瘫、去皮质强直
中脑	昏睡、昏迷、无动性缄默	过度换气	大、光反应消失	向上或向下偏斜	交叉偏、去大脑强直
脑桥	昏睡、昏迷、无动性缄默	长吸气性、喘息性	小如针尖样	浮动向病灶对侧凝视	交叉偏、去大脑强直较轻
延髓	昏睡、昏迷、无动性缄默	失调性、丛集性呼吸	小或大	眼-脑反射消失	交叉性瘫呈迟缓状态

(2)神经系统检查。①瞳孔:正常瞳孔直径为 2.5～4 mm,小于 2 mm 为瞳孔缩小,大于 5 mm 为瞳孔散大。双侧瞳孔缩小见于吗啡中毒、有机磷杀虫药中毒、巴比妥类药物中毒、中枢神经系统病变等,如瞳孔针尖样缩小(小于 1 mm),常为脑桥病变的特征,1.5～2.0 mm 常为丘脑或其下部病变。双侧瞳孔散大见于阿托品、山莨菪碱、多巴胺等药物中毒,中枢神经病变见于中脑功能受损;双侧瞳孔散大且对光反射消失表示病情危重。两侧瞳孔大小若相差 0.5 mm 以上,常见于小脑天幕病及霍纳综合征。②肢体瘫痪:可通过自发活动的减少及病理征的出现来判断昏迷患者的瘫痪肢体。昏迷程度深的患者可重压其眶上缘,疼痛可刺激健侧上肢出现防御反应,患侧则无;可观察患者面部疼痛的表情判断有无面瘫;也可将患者双上肢同时托举后突然放开任其坠落,瘫痪侧上肢坠落较快,即坠落试验阳性;偏瘫侧下肢常呈外旋位,且足底的疼痛刺激下肢回缩反应差或消失,病理征可为阳性。③脑膜刺激征:伴有发热者常提示中枢神经系统感染;不伴发热者多为蛛网膜下腔出血。如有颈项强直应考虑有无中枢神经系统感染、颅内血肿或其他造成颅内压升高的原因。④神经反射:昏迷患者若没有局限性的脑部病变,各种生理反射均呈对称性减弱或消失,但深反射也可亢进。昏迷伴有偏瘫时,急性期患侧肢体的深、浅反射减退。单侧病理反射阳性,常提示对侧脑组织存在局灶性病变,如果同时出现双侧的病理反射阳性,表明存在弥漫性颅内损害或脑干病变。⑤姿势反射:观察昏迷患者全身的姿势也很重要,临床上常见两种类型:一种为去大脑强直,表现为肘、腕关节伸直,上臂内旋和下肢处于伸展内旋位。提示两大脑半球受损且中脑及间脑末端受损。另一种为去皮质强直,表现为肘、腕处于屈曲位,前臂外翻和下肢呈伸展内旋位。提示中脑以上大脑半球受到严重损害。这两种姿势反射,可为全身性,亦

可为一侧性。

(3)检查患者有无原发病的体征:有无大小便失禁,呼气有无特殊气味,皮肤颜色有无异常,肢端是否厥冷,肺部听诊有无湿啰音,听诊心脏的心音有无低钝,有无心脏杂音,腹肌有无紧张,四肢肌肉有无松弛,四肢肌力有无减退,眼球偏向哪侧,眼底检查有无视盘水肿。

(三)心理状况

由于患者病情发展快、病情危重,以及抢救中紧张的气氛、繁多的抢救设施,常引起患者家属的焦虑,而病情的缓解需要时间,家属常因关心患者而产生对治疗效果不满意。

(四)实验室检查

1.CT 或 MRI 检查

怀疑脑血管意外的患者可采取本项目,可显示病变的性质、部位和范围。

2.脑脊液检查

怀疑脑膜炎、脑炎、蛛网膜下腔出血的患者可选择,可提示病变的原因。

3.血糖、尿酮测定

怀疑糖尿病酮症酸中毒、高渗性昏迷、低血糖的患者可选择本项目,能及时诊断,并在治疗中监测病情变化。此外,根据昏迷患者的其他病因选择相应的检查项目,以尽快作出诊断,为挽救患者生命争取时间。

(五)判断昏迷程度

由于昏迷患者无法沟通,导致询问病史困难,因此,护士能够正确地进行病情观察和判断就显得非常重要,首先应先确认呼吸和循环系统是否稳定,而详细完整的护理体检应等到对患者昏迷的性质和程度判断后再进行。

1.临床分级法

主要是给予言语和各种刺激,观察患者反应情况,加以判断,如呼叫姓名、推摇肩臂、压迫眶上切迹、针刺皮肤、与之对话和嘱其执行有目的的动作等。注意区别意识障碍的不同程度:①嗜睡,是程度最浅的一种意识障碍,患者经常处于睡眠状态,唤醒后定向力基本完整,但注意力不集中,记忆稍差,如不继续对答,很快又入睡。②昏睡,处于较深睡眠状态,不易唤醒,醒时睁眼,但缺乏表情,对反复问话仅能做简单回答,回答时含混不清,常答非所问,各种反射活动存在。③昏迷,意识活动丧失,对外界各种刺激或自身内部的需要不能感知。按刺激反应及反射活动等可分三度(表9-4)。

表 9-4　昏迷的临床分级

昏迷分级	疼痛刺激反应	无意识自发动作	腱反射	瞳孔对光反射	生命体征
浅昏迷	有反应	可有	存在	存在	无反应
中昏迷	重刺激可有	很少	减弱或消失	迟钝	轻度变化
深昏迷	无反应	无	消失	消失	明显变化

2.昏迷量表评估法

(1)格拉斯哥昏迷量表(GCS):是在 1974 年英国 Teasdale 和 Jennett 制定的。以睁眼(觉醒水平)、言语(意识内容)和运动反应(病损平面)三项指标的 15 项检查结果来判断患者昏迷和意识障碍的程度。以上三项检查共计 15 分,凡积分低于 8 分,预后不良;5～7 分预后恶劣;积分小于 4 分者罕有存活。即以 GCS 分值愈低,脑损害的程度愈重,预后亦愈差。而意识状态正常者应为满分(15 分)。

此评分简单易行,比较实用。但临床发现:3 岁以下小孩不能合作;老年人反应迟钝,评分偏低;语言不通、聋哑人、精神障碍患者等使用受到限制;眼外伤影响判断;有偏瘫的患者应根据健侧作为判断依据。此外,有人提出,GCS 用于评估患者意识障碍的程度,不能反映出极为重要的脑干功能状态(表 9-5)。

表 9-5　GCS 计分法

记分项目	反应	计分
I.睁眼反应	自动睁眼	4
	呼唤睁眼	3
	刺激睁眼	2
	任何刺激不睁眼	1
II.语言反应	对人物、时间、地点定向准确	5
	不能准确回答以上问题	4
	胡言乱语、用词不当	3
	散发出无法理解的声音	2
	无语言能力	1
III.运动反应	能按指令动作	6
	对刺痛能定位	5
	对刺痛能躲避	4
	刺痛时肢体屈曲(去皮质强直)	3
	刺痛时肢体过伸(去大脑强直)	2
	对刺痛无任何反应	1

(2)Glasgow-Pittsburgh 昏迷观察表:在 GCS 的临床应用过程中,有人提出尚需综合临床检查结果进行全面分析,同时又强调脑干反射检查的重要性。为此,Pittsburgh 又加以改进补充了另外四个昏迷观察项目,即对光反射、脑干反射、抽搐情况和呼吸状态,称之 Glasgow-Pittsburgh 昏迷观察表,见表 9-6。合计为七项 35 级,最高为 35 分,最低为 7 分。在颅脑损伤中,35～28 分为轻型,27～21 分为中型,20～15 分为重型,14～7 分为特重型颅脑损伤。该观察表即可判定昏迷程度,也反映了脑功能受损水平。

表 9-6　Glasgow-Pittsburgh 昏迷观察表

	项目	评分		项目	评分
I.睁眼反应	自动睁眼	4		大小不等	2
	呼之睁眼	3		无反应	1
	疼痛引起睁眼	2	V.脑干反射	全部存	5
	不睁眼	1		睫毛反射消失	4
II.语言反应	言语正常(回答正确)	5		角膜反射消失	3
	言语不当(回答错误)	4		眼脑及眼前庭反射消失	2
	言语错乱	3		上述反射皆消失	1

续表

	项目	评分		项目	评分
	言语难辨	2	Ⅵ.抽搐情况	无抽搐	5
	不语	1		局限性抽搐	4
Ⅲ.运动反应	能按吩咐动作	6		阵发性大发作	3
	对刺激能定位	5		连续大发作	2
	对刺痛能躲避	4		松弛状态	1
	刺痛肢体屈曲反应	3	Ⅶ.呼吸状态	正常	5
	刺痛肢体过伸反应	2		周期性	4
	无反应(不能运动)	1		中枢过度换气	3
Ⅳ.对光反应	正常	5		不规则或低换气	2
	迟钝	4		呼吸停止	1
	两侧反应不同	3			

三、护理诊断

(一)意识障碍

与各种原因引起的大脑皮质和中脑的网状结构发生抑制有关。

(二)清理呼吸道无效

与患者意识丧失不能正常咳嗽有关。

(三)有感染的危险

与昏迷患者的机体抵抗力下降、呼吸道分泌物排出不畅有关。

(四)有皮肤完整性受损的危险

与患者意识丧失而不能自主调节体位、长期卧床有关。

四、护理目标

(1)患者的昏迷减轻或消失。

(2)患者的皮肤保持完整,无压疮发生。

(3)患者无感染的发生。

五、昏迷的救治原则

昏迷患者的处理原则:主要是维持基本生命体征,避免脏器功能的进一步损害,积极寻找和治疗病因。具体包括以下内容。

(1)积极寻找和治疗病因。

(2)维持呼吸道通畅,保证充足氧供,应用呼吸兴奋剂,必要时进行插管行辅助呼吸。

(3)维持循环功能,强心、升压、抗休克。

(4)维持水、电解质和酸碱平衡。对颅内压升高者,应迅速给予脱水治疗。每天补液量1 500～2 000 mL,总热量为1 500～2 000 kcal。

（5）补充葡萄糖，减轻脑水肿，纠正低血糖。用法是每次 50％葡萄糖溶液 60～100 mL 静脉滴注，每4～6 小时 1 次。但怀疑为高渗性非酮症糖尿病昏迷者，最好等血糖结果回报后再给葡萄糖。

（6）对症处理。防治感染，控制高血压、高热和抽搐，注意补充营养。注意口腔呼吸道、泌尿道和皮肤护理。

（7）给予脑代谢促进剂。

六、护理措施

（一）急救护理

（1）速使患者安静平卧，下颌抬高以使呼吸通畅。

（2）松解腰带、领扣，随时清除口咽中的分泌物。

（3）呼吸暂停者立即给氧或口对口人工呼吸。

（4）注意保暖，尽量少搬动患者。

（5）血压低者注意抗休克。

（6）有条件尽快输液。

（7）尽快呼叫急救站或送医院救治。

（二）密切观察病情

（1）密切观察患者的生命指征，神志、瞳孔的变化，神经生理反射有无异常，注意患者的抽搐、肺部的啰音、心音、四肢肢端温度、尿量、眼底视神经、脑膜刺激征、病理反射等，并及时、详细记录，随时对病情作出正确的判断，以便及时通知医师并及时进行相应的护理，并预测病情变化的趋势，采取措施预防病情的恶化。

（2）如患者出现呼吸不规则（潮式呼吸或间停呼吸）、脉搏减慢变弱、血压明显波动（迅速升高或下降）、体温骤然升高、瞳孔散大、对光反射消失，提示患者病情恶化，须及时通知医师，并配合医师进行抢救。

（三）呼吸道护理

协助昏迷患者取平卧位，头偏向一侧，防止呕吐物误吸造成窒息（图 9-1）。帮助患者肩下垫高，使颈部舒展，防止舌后坠阻塞呼吸道，保持呼吸道通畅。立即检查口腔、喉部和气管有无梗阻，及时吸引口、鼻内分泌物，痰黏稠时给予雾化吸入。用鼻管或面罩吸氧，必要时需插入气管套管，机械通气。一般应使 PaO_2 至少高于 10.7 kPa（80 mmHg），$PaCO_2$ 在 4.0～4.7 kPa（30～35 mmHg）。

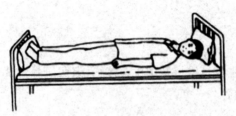

图 9-1　昏迷患者的卧位

（四）基础护理

1.预防感染

每 2～3 小时翻身拍背 1 次，并刺激患者咳嗽，及时吸痰。口腔护理 3～4 次/天，为防止口鼻干燥,可用 0.9%氯化钠水溶液纱布覆盖口鼻。患者眼睑不能闭合时,涂抗生素眼膏加盖纱布。做好会阴护理,防止泌尿系统感染。

2.预防压疮

昏迷患者由于不能自主调整体位,肢体长期受压容易发生压疮,护理人员应每天观察患者的骶尾部、股骨大转子、肩背部、足跟、外踝等部位,保持床单柔软、清洁、平整,勤翻身,勤擦洗,骨突处做定时按摩,协助患者被动活动肢体,并保持功能位,有条件者可使用气垫床。

3.控制抽搐

可镇静止痉,目前首选药物是地西泮,10～20 mg 静脉滴注,抽搐停止后再静脉滴注苯妥英钠 0.5～1.0 g,可在 4～6 小时内重复给药。

4.营养支持

给昏迷患者插胃管,采取管喂补充营养,应保证患者每天摄入高热量、高蛋白、高维生素、易消化的流质饮食,如牛奶、豆浆或混合奶、菜汤、肉汤等。B族维生素有营养神经的作用,应予以补充。鼻饲管应每周清洗、消毒 1 次。

5.清洁卫生

(1)每天帮患者清洁皮肤,及时更换衣服,保持床铺的清洁干燥;如患者出现大小便失禁,应及时清除脏衣服,用清水清洁会阴部皮肤,迅速更换干净的衣服,长期尿失禁或尿潴留的患者,可留置尿管,定期开放(每 4 小时 1 次),每天更换 1 次尿袋,每周更换 1 次尿管,每天记录尿量和观察尿液颜色,如患者意识转清醒后,应及时拔出尿管,鼓励和锻炼患者自主排尿;如患者出汗,应及时抹干净,防止患者受凉。

(2)每天对患者进行口腔清洁,观察口腔和咽部有无痰液或其他分泌物、呕吐物积聚,如发现有,应及时清理口咽部和气管,防止患者误吸造成窒息。

(五)协助医师查明和去除病因

(1)遵医嘱采取血液、尿液、脑脊液、呕吐物等标本进行相应的检查,以查明患者昏迷的病因。

(2)及时建立静脉通道,为临床静脉用药提供方便。

(3)针对不同病因,遵照医嘱采取相应的医疗措施进行抢救。如有开放性伤口应及时止血、缝合、包扎;如消化道中毒者,及时进行催吐、洗胃、注射解毒剂;如糖尿病酮症酸中毒患者,及时应用胰岛素治疗并迅速补充液体;如癫痫持续状态患者,应及时应用苯妥英钠等药物。

(4)遵照医嘱维持患者的循环和脑灌注压,对直接病因已经去除的患者,可行脑复苏治疗(应用营养脑细胞的药物)以促进神经功能的恢复。

(六)健康教育

应向患者家属介绍如何照顾昏迷的患者,应注意哪些事项,如病情恶化,应保持镇静,及时与医师和护士联系。患者意识清醒后,应向患者和家属宣传疾病的知识,指导他们如何避免诱发原发病病情恶化的因素,并指导患者学会观察病情,及时发现恶化征象,及时就诊,以防止昏迷的再次发生。

七、护理评价

(1)患者的意识是否转清醒。

(2)患者的痰液是否有效排出。

（3）呼吸道是否保持通畅。

（4）皮肤是否保持完整，有无压疮，肺部有无感染发生。

（李　莎）

第五节　急性中毒

一、急性中毒的诊断

急性中毒的诊断主要根据中毒病史和临床表现及实验室检查。

（一）中毒病史

采集中毒病史是诊断的首要环节。生产性中毒者重点询问工种、操作过程、接触的毒物种类和数量、接触途径、同伴发病情况。非生产性中毒者，了解患者的精神状态、本人或家人经常服用的药物，收集患者可能盛放毒物的容器、纸袋和剩余毒物。仔细询问发病过程、症状、治疗药物与剂量及治疗反应等。

（二）临床表现

急性中毒常有其特征性临床表现，现将具有这些特征的常见毒物举例如下。

1.呼气、呕吐物和体表的气味

（1）蒜臭味：有机磷农药，磷。

（2）酒味：乙醇及其他醇类化合物。

（3）苦杏仁味：氰化物及含氰苷果仁。

（4）尿味：氨水，硝酸铵。

（5）其他有特殊气味的毒物：汽油，煤油，苯，硝基苯。

2.皮肤黏膜

（1）樱桃红：氰化物，一氧化碳。

（2）潮红：乙醇，抗胆碱药（含曼陀罗类）。

（3）发绀：亚硝酸盐，苯的氨基与硝基化合物。

（4）多汗：有机磷毒物，毒蘑菇，解热镇痛药。

（5）无汗：抗胆碱药。

（6）牙痕：毒蛇和毒虫咬蜇中毒。

3.眼

（1）瞳孔缩小：有机磷毒物，阿片类。

（2）瞳孔扩大：抗胆碱药，苯丙胺类，可卡因。

（3）视力障碍：有机磷毒物，甲醇，肉毒毒素。

4.口腔

（1）流涎：有机磷毒物，毒蘑菇。

（2）口干：抗胆碱药，苯丙胺类。

5.神经系统

(1)嗜睡、昏迷:镇静催眠药,抗组胺类,抗抑郁药,醇类,阿片类,有机磷毒物,有机溶剂等。

(2)抽搐惊厥:毒鼠强,氟乙酰胺,有机磷毒物,氯化烃类,氰化物,肼类(如异烟肼),士的宁。

(3)肌肉颤动:有机磷毒物,毒扁豆碱。

(4)谵妄:抗胆碱药。

(5)瘫痪:肉毒毒素,可溶性钡盐。

6.消化系统

(1)呕吐:有机磷毒物,毒蘑菇。

(2)腹绞痛:有机磷毒物,毒蘑菇,巴豆,砷、汞化合物,腐蚀性毒物。

(3)腹泻:毒蘑菇,砷、汞化合物,巴豆,蓖麻子。

7.循环系统

(1)心动过速:抗胆碱药,拟肾上腺素药,醇类。

(2)心动过缓:有机磷毒物,毒蘑菇,乌头,可溶性钡盐,洋地黄类,β受体阻滞剂,钙通道阻滞剂。

(3)血压升高:苯丙胺类,拟肾上腺素药。

(4)血压下降:亚硝酸盐类,各种降压药。

8.呼吸系统

(1)呼吸减慢:阿片类,镇静安眠药。

(2)哮喘:刺激性气体,有机磷毒物。

(3)肺水肿:刺激性气体,有机磷农药。

急性中毒常侵犯多种器官,不同的毒物中毒侵犯的器官亦异,各种急性中毒引起的不同系统中毒的表现和相关的中毒毒物及可能的中毒机制见表9-7。

表 9-7　急性中毒的临床表现、相关毒物和中毒机制

中毒表现	相关毒物和中毒机制
皮肤黏膜	
1.灼伤	直接腐蚀作用:强酸、强碱、甲醛、苯酚、甲酚皂溶液(来苏儿)
2.发绀	(1)肺水肿:有机磷杀虫剂、刺激性气体、安妥
	(2)高铁血红蛋白血症:亚硝酸盐、苯胺、硝基苯等
3.黄疸	(1)肝损害:四氯化碳,抗结核药,雄激素、毒蕈等
	(2)溶血性贫血:苯胺、硝基苯、有毒动植物(毒蛇、毒蕈)
眼睛	
1.瞳孔扩大	抗胆碱能作用:阿托品和莨菪碱类
2.瞳孔缩小	胆碱能作用:有机磷杀虫剂、氨基甲酸酯类杀虫剂
3.视神经损害	致代谢障碍:甲醇
呼吸系统	
1.呼吸气味	乙醇(酒味);氰化物(苦杏仁味);有机磷杀虫剂、黄磷、铊(蒜味);硫化氢(臭蛋味);氯化氢胆碱(鱼腥样臭味)
2.呼吸加快	酸中毒:水杨酸类、甲醇

中毒表现	相关毒物和中毒机制
3.呼吸减慢或无力	(1)窒息性毒物:一氧化碳、硫化氢、氰化物
	(2)中枢神经抑制:麻醉药、镇静安眠药、抗精神失常药
	(3)神经肌肉接头麻醉:箭毒、肉毒、蛇毒、河豚
4.呼吸困难	肺水肿:同发绀
循环系统	
1.心律失常	(1)强心苷:洋地黄、夹竹桃、蟾蜍
	(2)兴奋迷走神经:乌头、附子
	(3)兴奋交感神经拟肾上腺素药、三环类抑郁药
	(4)心肌损害:依米丁、砷剂、锑剂、磷化氢
2.心脏骤停	(1)毒物直接作用于心肌:洋地黄、奎尼丁、氨茶碱、依米丁
	(2)缺氧:窒息性毒物
	(3)低钾血症:可溶性钡盐、棉酚、排钾性利尿药
3.低血压、休克	(1)窒息性毒物
	(2)中枢神经抑制:麻醉药、镇静安眠药、抗精神失常药
	(3)降血压药
	(4)剧烈吐泻:三氧化二砷、二氧化汞、硫酸铜
	(5)有毒动物:毒蛇、毒蜘蛛、河豚
消化系统	
急性胃肠炎症状	(1)直接刺激:三氧化二砷等金属
	(2)胆碱能作用:有机磷杀虫剂、毒蕈等
泌尿系统	
急性肾衰竭	(1)肾小管中毒:升汞、四氯化碳、氨基糖苷类抗生素、噻嗪类利尿药、有毒动植物(毒蕈、鱼胆、斑蝥)
	(2)肾缺血:上述引起低血压、休克的毒物
	(3)肾小管堵塞:磺胺药的磺胺结晶、砷化氢引起的血红蛋白尿
血液系统	
1.溶血性贫血	红细胞破坏增多:苯胺、硝基苯、有毒的动植物(毒蛇、毒蕈)
2.再生障碍性贫血或白细胞减少	骨髓造血抑制:抗肿瘤药、放射病
3.出血	(1)血小板减少:见上述骨髓造血抑制
	(2)血小板功能异常:阿司匹林
	(3)凝血功能异常:肝素、香豆素类、敌鼠钠盐等
神经系统	
1.昏迷	(1)中枢神经抑制:麻醉药、镇静安眠药、抗精神失常药
	(2)抑制呼吸中枢:有机溶剂
	(3)缺氧:窒息样毒物、亚硝酸盐、有机磷杀虫剂等

续表

中毒表现	相关毒物和中毒机制
2.惊厥	(1)窒息性毒物 (2)中枢神经兴奋剂、抗抑郁药 (3)其他:异烟肼、有机氯杀虫剂

(三)实验室检查

毒物的实验室过筛对确定诊断和判定毒物类型有帮助,急性口服中毒者,检验呕吐物和胃抽吸物或尿液,其阳性率大于血液,对中毒的靶器官可进行相应的功能和器械检查。对于慢性中毒,检查环境中及病尿和血液中的毒物,可帮助确诊或排除诊断。

1.毒物分析

从可疑物质、食物和水检查毒物,也可从中毒患者呕吐物、洗胃液、血、尿检查毒物或其分解产物。

2.特异性化验检查

如有机磷中毒血液胆碱酯酶活性减低,一氧化碳中毒血中可测出碳氧血红蛋白,亚硝酸盐中毒血中可检出高铁血红蛋白。

3.非特异性化验检查

根据病情进行检查:血常规、血气分析、血清电解质、血糖、肌酐、血尿素氮、肝功能、心电图、X线检查、CT检查等,从而了解各脏器的功能及并发症。

(四)急性中毒的诊断

若突然出现昏迷、惊厥、呼吸困难、发绀、呕吐等危重症状和体征,又有明确的毒物接触史,平素健康者,诊断急性中毒不难,解毒药试验治疗有效和相应毒物的实验室鉴定可帮助确诊,尤其是对毒物接触史不明确者更有意义,还要进行相应的鉴别诊断(图9-2)。

二、急性中毒的救治

急性中毒的救治原则是阻止毒物继续作用于人体和维持生命,包括清除未被吸收的毒物、促进已吸收进入血液毒物的排除、特异性抗毒治疗及对症支持疗法。

急救:危重患者先检查生命体征如呼吸、血压、心率和意识状态,立即采取有效急救措施,保证有效循环和呼吸功能。

(一)清除未被吸收的毒物

1.呼吸道染毒

脱离染毒环境,撤至上风或侧风方向,以3%硼酸、2%碳酸氢钠拭洗鼻咽腔及含漱。

2.皮肤染毒

脱去染毒衣服,用棉花、卫生纸吸去肉眼可见的液态毒物,用镊子夹去毒物颗粒,对染毒的皮肤用5%碳酸氢钠液或肥皂水清洗。

3.眼睛染毒

毒物液滴或微粒溅入眼内或接触有毒气体时,用3%硼酸、2%碳酸氢钠或大量清水冲洗。

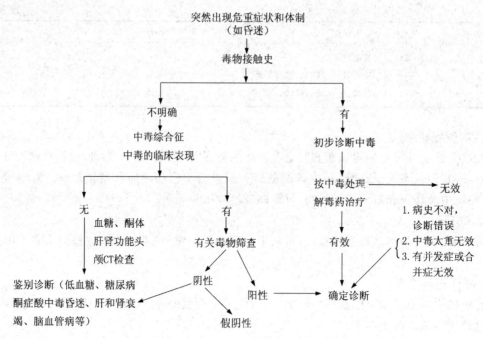

图 9-2　急性中毒的诊断思路

4.经口中毒

(1)催吐:对神志清醒胃内尚存留有毒物者,立即催吐。常用催吐方法:用压舌板探触咽腭弓或咽后壁催吐,吐前可令其先喝适量温水或温盐水 200～300 mL,或口服 1/2 000 高锰酸钾 200～300 mL;口服吐根糖浆 15～20 mL,以少量水送服;皮下注射阿扑吗啡 3～5 mg(只用于成人)。腐蚀性毒物中毒、惊厥、昏迷、肺水肿,严重心血管疾病及肝病禁催吐,孕妇慎用。

(2)洗胃:经口中毒者,胃内毒物尚未完全排空,可用洗胃法清除毒物。一般在摄入 4～6 小时内效果最好,饱腹、中毒量大或减慢胃排空的毒物,超过 6 小时仍要洗胃。腐蚀性毒物中毒禁洗胃,昏迷者要防止误吸。常用洗胃液为 1:5 000 高锰酸钾,2%～4%碳酸氢钠,紧急情况下用一般清水。腐蚀性毒物中毒早期用蛋清或牛奶灌入后吸出 1～2 次。若已知毒物种类,可选用含相应成分的洗胃液(表 9-8),以利于解毒,特别是活性炭作为强有力的吸附剂,能有效地吸收毒物促进排泄,近年来受到重视。

表 9-8　已知毒物对洗胃液的选择

洗胃液的种类	适用的毒物	禁用(无效)的毒物
保护剂		
5%牛奶或蛋清	一般腐蚀性毒物、硫酸铜、氯酸盐、铬酸盐	
溶解剂		
液状石蜡	脂溶性毒物:汽油、煤油等	
吸附剂		
10%活性炭悬液	大多数毒物,除外右侧无效的毒物	无效的毒物:汞、铁、锂、溴化物、碳酸氢物、无机酸和碱、乙醇

续表

洗胃液的种类	适用的毒物	禁用(无效)的毒物
氧化解毒剂		
1∶5 000 高锰酸钾	催眠药、镇静药、阿片类、烟碱、生物碱、氰化物、砷化物、无机磷、士的宁	禁用:硫代磷酸酯如对硫磷等
中和剂		
0.3% 氧化镁	硫酸、阿司匹林、草酸	
10% 面糊和淀粉	碘、碘化物	
沉淀剂		
2% 碳酸氢钠	有机磷杀虫剂、氨基甲酸酯类、拟菊酯类、苯、铊、汞、硫、铬、硫酸亚铁、磷	禁用:敌百虫和强酸(硫酸、硝酸、盐酸、碳酸)
保护剂		
1%～3% 鞣酸	吗啡类、辛可芬、洋地黄、阿托品、草酸、乌头、黎芦、发芽马铃薯、毒蕈	
5% 硫酸钠	氯化钡、碳酸钡	
5% 氯化钙	氟化物	

洗胃宜用较粗的胃管,以防食物堵塞。洗胃时应先吸出胃内容物留做毒物鉴定,然后再灌入洗胃液,每次灌入 300～500 mL,反复灌洗,洗胃液总量根据情况而定,一般洗至无毒物气味或高锰酸钾溶液不变色为止,一般成人常需 2～5 L,个别可达 10 L;在拔出胃管时,应将胃管前部夹住,以免残留在管内的液体流入气管而引起吸入性肺炎和窒息。洗胃的禁忌证与催吐的相同,但昏迷患者可气管插管后洗胃,以防误吸。

(3)吸附:洗胃后从胃管灌入药用活性炭 50～100 g 的悬浮液 1～2 次。

(4)导泻:用以清除肠道内尚未吸收的毒物。灌入吸附剂后,再注入泻药如 50% 硫酸镁 50 mL、20% 甘露醇 50～100 mL。肾功能不全者和昏迷患者不宜使用硫酸镁,以免抑制中枢神经系统。一般不用油类泻药,以免促进脂溶性毒物吸收。近年来提出有效的导泻剂是山梨醇1～2 g/kg。

(5)灌肠:经导泻处理如无下泻,可用盐水、温水高位灌肠数次。灌肠适用于毒物已摄入 6 小时以上,而导泻尚未发生作用者,对抑制肠蠕动的毒物(如巴比妥类、阿托品类和阿片类等)和重金属所致中毒等尤其适用,而腐蚀剂中毒时禁用。一般用 1% 温肥皂水 500～1 000 mL 做高位连续灌洗,若加入活性炭会促使毒物吸附后排出。

(二)排除已吸收进入血液的毒物

1.加强利尿

大量输液加利尿药,清除大部分分布于细胞外液、与蛋白质结合少的主要经肾由尿排除的毒物或代谢产物。利尿药与控制尿 pH 相结合可增加毒物的离子化,减少肾小管的再吸收,加速毒物排出。碱性利尿(5% 碳酸氢钠静脉滴注使尿 pH 达到 7.5～9.0)对下列毒物排泄效果好:苯巴比妥、阿司匹林、磺胺。酸性利尿(维生素 C 静脉滴注使尿 pH 达到 4.5～6.0)对苯丙胺类、奎宁、奎尼丁有效。

加强利尿时应注意水、电解质、酸碱平衡,禁忌证为心、肾功能不全及低钾等。

2.血液置换

放出中毒者含有毒物的血液,输入健康供血者的血液作置换以排除已吸收的毒物。特别适用于溶血性毒物(如砷化氢)、形成高铁血红蛋白的毒物(如苯胺)及水杨酸类中毒。因大量输血易产生输血反应及其他并发症,目前此法已少用,但在无特效抗毒药及其他有效排除血中毒物方法的情况下,仍可采用。

3.血液透析

血液透析适用于相对分子质量在 350 以下、水溶性、不与蛋白质结合、在体内分布比较均匀的毒物中毒,毒物可经透析液排出体外。急性中毒血液透析的适应证:摄入大量可透析的毒物;血药浓度高已达致死量;临床症状重,一般治疗无效;有肝、肾功能损害;已发生严重并发症。

血液透析可清除的毒物有巴比妥类、副醛、水合氯醛、苯海拉明、苯妥英钠、苯丙胺类、乙醇、甲醇、异丙醇、乙二醇、柳酸盐、非那西丁、各种抗生素、卤素化合物、硫氰酸盐、氯酸钠(钾)、重铬酸钾、地高辛、甲氨蝶呤、奎宁等。

4.血液灌流

血液灌流适用于分子量大、非水溶性、与蛋白质结合的毒物,比血液透析效果好。适应证与血液透析同。

适用于血液灌流清除的药物有短效巴比妥类、甲硅酮、格鲁米特、地西泮类、甲丙氨酯、吩噻嗪类、阿米替林、去郁敏、丙咪嗪、地高辛、普鲁卡因胺、毒蕈毒素、有机氯农药、百草枯、有机磷农药等。

5.血浆置换

理论上对存在血浆中的任何毒物均可清除,但实际应用于与血浆蛋白结合牢固,不能以血液透析或血液灌流清除的毒物中毒。用血液分离机可以在短时间内连续从患者体内去除含有毒物的血浆,输入等量的置换液,方法简便安全。

(三)特效解毒治疗

急性中毒诊断明确后,应及时针对不同中毒毒物使用特效解毒剂治疗,常用特效解毒剂见表 9-9。

表 9-9　常用特效解毒剂

特效解毒剂	适应证
纳洛酮	阿片类麻醉性镇痛药中毒
氯解磷定、碘解磷定、双复磷	有机磷化合物中毒
盐酸戊乙奎醚、阿托品、东莨菪碱	有机磷化合物中毒
二巯丁二钠、二巯丙磺钠	砷、汞、锑等中毒
依地酸钙钠、喷替酸钙钠	铅、铜、镉、钴等中毒
普鲁士蓝(亚铁氰化铁)	铊中毒
去铁胺	急性铁剂过量中毒
亚甲蓝(美蓝)	亚硝酸钠、苯胺等中毒
维生素 K_1	抗凝血类杀鼠剂中毒
氟马西尼	苯二氮䓬类药物中毒
维生素 B_6	肼类(含异烟肼)中毒

续表

特效解毒剂	适应证
亚硝酸钠、亚硝酸异戊酯	氰化物中毒
硫代硫酸钠	氰化物中毒
乙醇	甲醇中毒
毒扁豆碱、催醒宁	莨菪类药物中毒
乙酰半胱氨酸(痰易净)	对乙酰氨基酚(扑热息痛)中毒
乙酰胺(解氟灵)	有机氟农药中毒
氧、高压氧	一氧化碳中毒
特异性地高辛抗体片段	地高辛类药物中毒
各种抗毒血清	肉毒、蛇毒、蜘蛛毒等中毒

特异的解毒药应用后会获得显著疗效,宜尽早使用。常用解毒药的种类、作用机制和用法详见表9-10。

表 9-10　常用解毒药的种类、作用机制和用法

解毒药	拮抗毒物	作用机制	用法
依地酸钙钠	铅	形成螯合物	1 g/d 静脉滴注,3 天为 1 个疗程,休息 3～4 天可重复
二巯丙醇	砷、汞	同上	2～3 mg/kg 肌内注射,第 1～2 天每 4～6 小时 1 次,第 3～10 天每天 2 次
二巯丙磺钠	砷、汞、铜、锑	同上	5% 溶液 5 mL/d 肌内注射,3 天为 1 个疗程,休息 4 天后可重复
二巯丁二钠	锑、铅、汞、砷、铜	同上	1～2 g/d 静脉注射或肌内注射,连用 3 天为 1 个疗程,休息 4 天可重复
去铁胺	铁	同上	肌内注射:开始 1 g,以后每 4 小时 1 次,每次 0.5 g,注射 2 天后,每 4～12 小时 1 次,1 天总量<6 g;静脉注射:剂量同肌内注射,速度保持15 mg/(kg·h)
亚甲蓝(美蓝)	亚硝酸盐、苯胺、硝基苯	还原高铁血红蛋白	1～2 mg/kg 稀释后缓慢静脉注射,必要时 30～60 分钟后重复 1 次
亚硝酸钠	氰化物	形成氰化高铁血红蛋白	3% 溶液 10 mL 缓慢静脉注射(速度 2 mL/min)
硫代硫酸钠	氰化物	形成毒性低的硫氰酸盐	25% 溶液 50 mL 缓慢静脉注射,紧接在亚硝酸钠后用
盐酸戊乙奎醚	有机磷杀虫剂	抗胆碱能作用	见有机磷中毒部分
阿托品	有机磷杀虫剂、氨基甲酸酯类	抗胆碱能作用	见有机磷中毒部分
氯解磷定	有机磷杀虫剂	复活胆碱酯酶	见有机磷中毒部分
纳洛酮	阿片类	拮抗阿片受体	肌内注射或静脉注射:每次 0.4～0.8 mg,根据病情重复

续表

解毒药	拮抗毒物	作用机制	用法
氟马西尼	苯二氮䓬类	拮抗苯二氮䓬受体	开始静脉注射 0.3 mg,60 秒内未达到要求可重复,连续总量达 20 mg

(四)对症支持疗法

急性中毒不论有无特效解毒药物,应及时给予一般内科对症支持治疗,如给氧、输液、维持电解质酸碱平衡、抗感染、抗休克等。

三、急性中毒的预防

除自杀或他杀性蓄意中毒较难预防外,一般中毒都可通过各种预防措施而收到良好的效果。

(一)加强防毒宣传

为防止中毒发生,应针对各种中毒的不同特点做好宣传教育,如冬天农村或部分城镇居民多用煤火炉取暖,应宣传如何预防一氧化碳中毒等。

(二)加强环境保护及药品和毒物管理

(1)加强环境保护措施,预防大气和水资源污染,改善生产环境条件,做到有毒车间的化学毒物不发生跑、冒、滴、漏,并进行卫生监督,以预防职业中毒和地方病的发生。

(2)加强药物的管理:医院和家庭用药一定要严格管理,特别是麻醉药品、精神病药品及其他毒物药品,以免误服(特别是小儿)或过量使用中毒。

(3)加强毒物管理:对所有毒物,不管是贮存、运输或使用等过程均应严格按规定管理,以确保安全。

(三)预防日常生活中毒

除常见的药物中毒外,主要是预防食用有毒或变质的动植物如各种毒蕈或河豚中毒等。

四、急性中毒的护理

(一)护理目标

(1)挽救患者生命。

(2)终止毒物的继续接触和吸收。

(3)减轻身体、心理痛苦。

(4)健康教育,避免再发生。

(二)护理措施

(1)接诊及护理:①护士要按事先分工有序地开始接诊和施救。首先判断意识、触摸大动脉搏动,对生命功能作出初步评估。如果判断为心脏、呼吸停止,呼叫医师并立即开始心肺复苏。除上述情况之外,测量血压、呼吸、体温,进一步评价。如发现有生命征不稳定,则首先开放和保护气道,建立静脉通道,维持血压,纠正心律失常,在生命征稳定后方能执行其他治疗措施。②接诊昏迷或意识状态改变的患者,一定要将中毒作为可能原因之一,向护送其入院的亲属、同事、医师等询问情况。常见的情况,如找不到原因的昏迷人、从火场救出的伤者、不明原因的代谢性酸中毒者,年轻人发生不明原因可能危及生命的心律失常,小儿发生无法解释的疲倦及意识不清,不明原因的急性多发性器官受损症状、群体出现类似的症状、体征等都应考虑到中毒的可能性。

怀疑中毒存在时,注意询问毒物接触史、既往史、用药史、生活习惯、生活和工作环境、性格变化等。多数情况能确定中毒原因、背景、时间和初始症状。③护士应时刻保持敏锐的观察力和应变能力,如果预感到有突发特大公共卫生事件发生时,应迅速报告行政部和护理部,迅速启动紧急预案,启动以急诊科为中心的护理救治网络。对大规模患者快速分类,将患者分为重、中、轻、死亡4类并标识。在分类的同时,迅速简洁地分流患者。重症患者原则上在急诊科就地抢救;中度患者在进行一些必要的处理后转运至病房继续治疗;轻度患者在救治人员不足的情况下可暂缓处理或直接在门诊及病房观察。批量患者救治的应急状态工作要流程化,如准备床单位、准备抢救设施、输液等批量工作分别由3名(组)护士执行,可节约时间。建简易病历,固定在床尾,随做随记,便于医师、护士查阅,同时保证患者个人资料的完整性。

(2)清除毒物:①皮肤、黏膜和眼内污染毒物时或者呕吐物沾染患者皮肤时,护士要迅速去除患者衣物,用大量流水或生理盐水冲洗。②指导和帮助患者催吐。机械催吐法,先让患者1次饮入大杯清水(约500 mL),再用手指或汤匙等餐具刺激咽后壁,引起呕吐,排出毒物,反复进行直到吐出物为清水为止,此过程护士予以协助,防止患者呛咳、虚脱或病情变化。催吐禁用于昏迷、惊厥、主动脉瘤、食管静脉曲张、近期发生过心肌梗死的患者及孕妇、服汽油煤油及腐蚀性毒物者。③胃肠排空后的患者才可给服活性炭吸附毒性物质,若4~6小时后大便中没有出现活性炭,可再给予半量。但观察到患者有肠胀气、肠阻塞为禁忌。服用泻剂时注意观察患者大便次数、量、性状。

(3)密切观察病情:持续监测心电、血压、呼吸等生命体征,注意瞳孔、意识的变化,通过疼痛刺激、呼唤姓名、对话等方法判断意识状态。发现任何异常变化及时报告医师处理。

护士应该熟悉常见毒物中毒的特殊综合征。例如,有机磷中毒的特征性表现是呼吸大蒜味、流涎、多汗、肌颤、瞳孔缩小、肺水肿;急性酒精中毒表现为颜面潮红或苍白,呼气带酒味,情绪激动、兴奋多语,自控力丧失,有时粗鲁无礼。重度中毒表现为躁动不安、昏睡或昏迷、呼吸浅慢;甲醇中毒出现视力模糊,呼吸深大;洋地黄、奎宁类、毒蕈等中毒时心动过缓;巴比妥、地西泮类药物、严重一氧化碳中毒时肌力减弱;巴比妥、阿片类、氰化物中毒时呼吸骤停或屏气。各种刺激性毒物,如有机磷、强酸强碱经口服者或毒蕈、食物中毒时剧烈腹痛、腹泻伴恶心呕吐;有机磷、吗啡类、毒蕈、巴比妥类中毒瞳孔缩小;阿托品、乙醇、莨菪碱类、麻黄碱类瞳孔散大;亚硝酸盐类、氰化物、苯胺、麻醉药等皮肤黏膜发绀,而一氧化碳中毒呈樱桃红色;亚硝酸盐中毒时氧疗下仍显著发绀;蛇毒、阿司匹林、肝素等中毒时出血等。

(4)保持呼吸道通畅,有效给氧:对昏迷或意识障碍者立即使其平卧,头后仰、偏向一侧,及时清除口、鼻腔分泌物和呕吐物,防止误吸导致窒息,保持呼吸道畅通。观察患者面色、口唇、指(趾)甲有无发绀,监测血氧饱和度来判断缺氧情况和了解是否改善。在气道通畅的基础上,根据病情采取鼻导管、面罩等不同方法吸氧,重症患者行气管插管、气管切开术后机械通气给氧,做好相应的护理。

(5)在治疗和处置开始前留取血、尿、呕吐物、衣物等标本,注明标本收集时间,由医师、护士双签名封存,以备毒物鉴定时用和作为法律依据。

(6)迅速建立2~3条静脉通道,选肘正中等粗大静脉,大号留置针输液,固定良好,防止因患者烦躁脱落。根据患者血压、心率、中心静脉压、尿量等综合情况调整输液速度,根据治疗需要的急缓,合理安排用药顺序。

(7)留置导尿,观察尿量、颜色、性质,准确记录出入量。尿量是反应组织灌注和有效循环血流量的指标,是临床治疗的重要依据。

(8)意识不清、兴奋、躁动者做好安全防护,经常巡视、防止意外发生。使用床栏,必要时约束肢体,以防坠床。按时翻身,防止压疮。

(9)心理护理和健康指导:急性中毒中,自杀性中毒占首位,这类患者多有巨大的心理问题,诱因可能是负性生活事件、精神抑郁、对未来失去信心等,了解自杀原因和患者心理,是心理护理的关键。自杀性中毒者常有情绪性自我贬低,存在悔恨、羞耻情绪,心理脆弱,缺乏自我调节和控制能力,不愿交流也不愿亲友探视,有时不配合抢救,甚至再次自杀。护士要加强与患者及其家庭的沟通,鼓励患者找到倾诉对象,通过沟通减轻自杀者心理冲突所致的负性情绪,引导其正确地对待失败和各种心理压力,树立宽容、积极的人生观。要尊重自杀者的人格、感情、志向,不伤害其自尊,消除其自杀未遂的羞耻感,能理智地面对现实、接受治疗。对有强烈自杀倾向的患者,必须设专人陪护,密切观察,与其家人沟通配合,防范再发生类似事件,渡过危机期。

食入不洁食物、含过量亚硝酸盐食物、未煮熟的四季豆、误食毒蕈等食物中毒常群体发病,应就有关常识指导患者。农药中毒死亡率高,要宣传农药安全使用和保管方法,降低危害。对酗酒和滥用药物者劝诫,说明危害。

(李　莎)

参 考 文 献

[1] 李圣青.呼吸危重症临床实践手册[M].上海:复旦大学出版社,2021.

[2] 刘英姿,张志业,张超,等.临床急重症抢救与监护技术[M].成都:四川科学技术出版社,2022.

[3] 夏小军.常见肿瘤诊疗方案中西医结合[M].兰州:甘肃科学技术出版社,2021.

[4] 冀霞,杨胜军,彭宁.呼吸与危重症医学[M].广州:世界图书出版广东有限公司,2021.

[5] 邵小平,黄海燕,胡三莲.实用危重症护理学[M].上海:上海科学技术出版社,2021.

[6] 韩成龙.临床重症医学综合救护[M].北京:中国纺织出版社,2022.

[7] 徐知菲.临床急重症与麻醉学[M].西安:陕西科学技术出版社,2021.

[8] 夏朝霞,杨朝英,宗龙泽.急诊与危重症诊疗学[M].上海:上海交通大学出版社,2022.

[9] 董桂银,卢唤鸽.临床常见急危重症护理研究[M].北京:中国纺织出版社,2021.

[10] 张伟,昌广平,鲁柏涛.新编急危重症诊疗精要[M].西安:西安交通大学出版社,2022.

[11] 李向波.重症与急救[M].天津:天津科学技术出版社,2021.

[12] 贾娟,贾素芳,冯姗.实用急危重症诊治与护理[M].北京:中国纺织出版社,2022.

[13] 吕建农.重症医学[M].南京:东南大学出版社,2021.

[14] 王辉.现代危重症诊断与防治[M].长沙:湖南科学技术出版社,2021.

[15] 高烨,周雪雷,温雅.临床常见危重症监护与诊疗精要[M].上海:上海交通大学出版社,2022.

[16] 张亚武,罗晓玲,居洁勤.临床常见急危重症规范化诊治与护理[M].上海:上海交通大学出版社,2022.

[17] 张海海.急危重症诊疗实践[M].济南:山东大学出版社,2021.

[18] 迟玉春.现代急危重症护理[M].北京:科学技术文献出版社,2021.

[19] 王宇,王涛,苏红军,等.急诊急救与重症监护[M].哈尔滨:黑龙江科学技术出版社,2022.

[20] 潘文彦.实用重症临床护理规范[M].上海:复旦大学出版社,2021.

[21] 詹庆元,黄絮.内科重症监护病房工作手册[M].北京:人民卫生出版社,2022.

[22] 刘冰,杨硕,任维凤.急危重症诊疗救治[M].北京:中国纺织出版社,2021.

[23] 鹿庆波,薛飞,王永生,等.实用危重症监护技术[M].哈尔滨:黑龙江科学技术出版社,2022.

[24] 姜诗谦,周庆,张波,等.临床急危重症急救[M].济南:山东大学出版社,2021.

[25] 张兴展.重症医学科诊疗实践[M].北京:中国纺织出版社,2021.

[26] 冯婷婷,李俊娟,王美芳.现代急危重症诊疗学[M].汕头:汕头大学出版社,2022.

[27] 刘飞飞,刘秋霞,杜桂敏,等.内科疾病治疗与危重症处理实践[M].西安:世界图书出版西安有限公司,2021.

[28] 高永莉.急危重症常用护理技术规范与风险防范[M].成都:四川科学技术出版社,2021.

[29] 王先芳.呼吸系统重症急救与监护技术[M].北京:科学出版社,2021.

[30] 苗军华,刘辉,牛永杰,等.临床急危重症疾病诊治与护理[M].青岛:中国海洋大学出版社,2022.

[31] 吕志兰.医院感染管理与急危重症护理[M].北京:中国纺织出版社,2021.

[32] 苏庆琪.危重症诊治精粹与应急护理探索[M].天津:天津科学技术出版社,2021.

[33] 冉健,李金英,陈明.现代急危重症与护理实践[M].汕头:汕头大学出版社,2021.

[34] 张雪梅,徐超,苏萌,等.常见急危重症临床诊疗[M].北京:科学技术文献出版社,2021.

[35] 蒋晨茜,雷雅彦.常见急危重症临床诊疗新思维[M].北京:中国纺织出版社,2021.

[36] 邵峻,姚昊,张洵,等.急性 A 型主动脉夹层合并心脏压塞的处理策略[J].中国胸心血管外科临床杂志,2022,29(8):997-1002.

[37] 张欣欣,罗源,杨庆斌,等.纤维支气管镜吸痰联合肺泡灌洗对重症肺炎并发呼吸衰竭患者疗效、CPIS 评分及血清炎性指标水平的影响[J].山东医药,2022,62(4):86-88.

[38] 严玉娇,王虹,丁娟,等.危重症患者气道管理的研究进展[J].护理实践与研究,2021,18(15):2252-2255.

[39] 张秀华,梁东,刘华勇,等.急性冠脉综合征患者左主干分叉病变的危险因素研究[J].中国临床医生杂志,2022,50(11):1319-1321.

[40] 杨新平,邓艳华,刘静,等.观察呼吸机辅助治疗重症呼吸衰竭患者的效果[J].中国药物与临床,2021,21(5):787-788.